Eloise C. J. Carr
Eileen M. Mann

Schmerz und Schmerzmanagement

Praxishandbuch für Pflegeberufe

2., vollständig überarbeitete und ergänzte Auflage

Aus dem Englischen von Michael Herrmann
Deutschsprachige Ausgabe herausgegeben
von Prof. Jürgen Osterbrink
Deutschsprachige Ausgabe bearbeitet
von Dr. Ulrich Ringeler

Verlag Hans Huber

Eileen M. Mann. Dozentin und Pflegeexpertin (Postgraduate Education) an der School of Health and Social Services der Universität Bournemouth, UK

Eloise C. J. Carr. Associate Dean (Postgraduate Students) an der School of Health and Social Services der Universität Bournemouth, UK

Prof. Dr. Jürgen Osterbrink (dt. Hrsg.). Uni-Professor für Pflegewissenschaft an der Paracelsus Medizinischen Privatuniversität, Strubergasse 21, A-5020 Salzburg
E-Mail: juergen.osterbrink@pmu.ac.at

Lektorat: Jürgen Georg, Svenja Hahn
Bearbeitung: Dr. med. Ulrich Ringeler
Herstellung: Karolina Andonovska
Gestaltung: Peter E. Wüthrich
Titelillustration: pinx. Design-Büro, Wiesbaden
Umschlag: Claude Borer, Basel
Satz: Claudia Wild, Konstanz
Druck und buchbinderische Verarbeitung: AZ Druck und Datentechnik, Kempten
Printed in Germany

Bibliografische Information der Deutschen Nationalbibliothek
Die Deutsche Nationalbibliothek verzeichnet diese Publikation in der Deutschen Nationalbibliografie; detaillierte bibliografische Angaben sind im Internet unter http://dnb.d-nb.de abrufbar

Dieses Werk, einschließlich aller seiner Teile, ist urheberrechtlich geschützt. Jede Verwertung außerhalb der engen Grenzen des Urheberrechtes ist ohne schriftliche Zustimmung des Verlages unzulässig und strafbar. Das gilt insbesondere für Kopien und Vervielfältigungen zu Lehr- und Unterrichtszwecken, Übersetzungen, Mikroverfilmungen sowie die Einspeicherung und Verarbeitung in elektronischen Systemen.
Die Verfasser haben größte Mühe darauf verwandt, dass die therapeutischen Angaben insbesondere von Medikamenten, ihre Dosierungen und Applikationen dem jeweiligen Wissensstand bei der Fertigstellung des Werkes entsprechen.
Da jedoch die Pflege und Medizin als Wissenschaft ständig im Fluss sind, da menschliche Irrtümer und Druckfehler nie völlig auszuschließen sind, übernimmt der Verlag für derartige Angaben keine Gewähr. Jeder Anwender ist daher dringend aufgefordert, alle Angaben in eigener Verantwortung auf ihre Richtigkeit zu überprüfen.
Die Wiedergabe von Gebrauchsnamen, Handelsnamen oder Warenbezeichnungen in diesem Werk berechtigt auch ohne besondere Kennzeichnung nicht zu der Annahme, dass solche Namen im Sinne der Warenzeichen-Markenschutz-Gesetzgebung als frei zu betrachten wären und daher von jedermann benutzt werden dürfen.

Anregungen und Zuschriften bitte an:
Verlag Hans Huber
Lektorat: Pflege
z. Hd.: Jürgen Georg
Länggass-Strasse 76
CH-3000 Bern 9
Tel: 0041 (0)31 300 4500
Fax: 0041 (0)31 300 4593
juergen.georg@hanshuber.com
www.verlag-hanshuber.com

Das vorliegende Buch ist eine Übersetzung aus dem Englischen. Der Originaltitel lautet «Pain» von Eileen M. Mann und Eloise C. J. Carr. © 2009. Palgrave/MACMILLAN PRESS LTD, Houndmills, Basingstoke, Hampshire, London

2., vollständig überarbeitete und ergänzte Auflage 2010
© 2002/2010 der deutschsprachigen Ausgabe by Verlag Hans Huber, Hogrefe AG, Bern
ISBN 978-3-456-84729-0

Inhaltsverzeichnis

Geleitwort zur 2. deutschen Ausgabe 13

Geleitwort zur 2. englischen Ausgabe 15

Vorwort zur 2. englischen Ausgabe 17

Danksagung 19

Einleitung 21

1. Die mehrdimensionale Natur des Schmerzes 25

1.1	Hintergrund	26
1.2	Warum wurde Schmerz so fehlverstanden?	27
1.3	Einführung in die Neurophysiologie	31
1.3.1	Schmerzfasern oder Nozizeptoren	32
	1.3.1.1 A-delta-Fasern	32
	1.3.1.2 C-Fasern	34
1.3.2	Nicht schmerzbezogene Empfindung – A-beta-Fasern	35
1.4	Die Gate-Control-Theorie	37
1.5	Psychosoziale Auswirkungen von Schmerz	45
1.6	Die Neuromatrix-Theorie	50
1.7	Zum Abschluss	52
1.8	Multiple-Choice-Test	53
1.9	Antworten zum Multiple-Choice-Test	55

2. Das Schmerz-Assessment 57

2.1	Hintergrund	58
2.2	Schmerz-Assessment – Wozu?	58
2.3	Der Zeitpunkt des Schmerz-Assessments	60
2.4	Die Form der Schmerzeinschätzung	61

2.4.1	Verbale Kommunikation		61
2.4.2	Sichtbare Anzeichen von Schmerz		62
2.4.3	Physische Anzeichen von Schmerz		63
2.5	Faktoren der Pflegenden, die die Schmerz-Einschätzung beeinträchtigen		65
2.6	Faktoren der Patienten, die die Schmerz-Einschätzung beeinträchtigen		65
2.6.1	Alter		66
	2.6.1.1	Der ältere Mensch	66
	2.6.1.2	Kleinkinder und Neugeborene	67
2.6.2	Geschlecht		68
2.7	Schmerz-Assessment-Skalen		68
2.7.1	Visuelle Analogskala		69
2.7.2	Einfache deskriptive und numerische Skalen		70
2.7.3	London Hospital Pain Observation Chart		70
2.7.4	Kurzform des McGill Pain Questionnaire		71
2.7.5	Brief Pain Inventory		73
2.7.6	Leeds Assessment of Neuropathic Symptoms and Signs (LANSS) Pain Scale		75
2.7.7	Schmerztagebücher		78
2.7.8	Charts für den regelmäßigen Gebrauch im Alltag		78
2.7.9	Charts zur Überwachung der kontinuierlichen Epiduralanalgesie und der PCIA		81
2.8	Die Praxis verändern – Einführen eines Schmerz-Assessment-Instruments		85
2.9	Zum Abschluss		87
2.10	Multiple-Choice-Test		88
2.11	Antworten zum Multiple-Choice-Test		90

3. Erkennen von Hemmnissen einer effizienten Schmerzlinderung 93

3.1	Hintergrund	94
3.2	Gesundheitsfachpersonen	94
3.3	Verbessern der Praxis	98
3.4	Hemmnisse eines effizienten Schmerzmanagements seitens der Patienten	104
3.4.1	Patienten halten Pflegende für die Autorität hinsichtlich ihrer Schmerzen	106
3.4.2	Geringe Erwartungen an eine Schmerzlinderung	107
3.4.3	Kultur und Religion	107

3.4.4	Angst vor Injektionen	108
3.4.5	Angst vor Abhängigkeit	108
3.4.6	Auswirkungen von Schmerz	109
3.5	Organisatorische Aspekte	109
3.6	Barrieren eines effektiven Schmerzmanagements im klinischen Bereich	110
3.6.1	Arbeitsanforderungen	110
3.6.2	Fehlende Verantwortlichkeit	111
3.6.3	Zur Bedeutung von Verantwortlichkeit	112
3.6.4	Institutionelle Verfahrensweisen	113
3.6.5	Verändern lokaler Vorgehensweisen	114
3.6.6	Nationale Richtlinien und Vorgehensweisen	114
3.6.7	Globale Richtlinien und Vorgehensweisen	115
3.7	Zum Abschluss	116
3.8	Multiple-Choice-Test	117
3.9	Antworten zum Multiple-Choice-Test	119

4. Behandlung akuter Schmerzen 123

4.1	Hintergrund	124
4.2	Die Perspektive des Patienten – das Auftreten akuter Schmerzen	125
4.3	Was ist ein «Akut-Schmerz-Dienst»?	129
4.4	Medikamentöse Schmerztherapie	136
4.4.1	Häufig angewandte Analgetika	136
4.4.2	Analgetika gegen leichte bis mäßige Schmerzen	137
4.4.3	Nichtsteroidale entzündungshemmende Substanzen	137
4.4.3.1	Acetylsalicylsäure	138
4.4.3.2	Ibuprofen	139
4.4.3.3	COX-2-spezifische NSA	139
4.4.4	Opioide und ihre Anwendung	140
4.4.5	Schwächere Opioide	141
4.4.5.1	Codein	141
4.4.5.2	Dihydrocodein	141
4.4.5.3	Tramadol	141
4.4.6	Stärkere Opioide	143
4.4.6.1	Morphin	143
4.4.6.2	Diamorphin	143
4.4.6.3	Oxycodon	144
4.4.6.4	Fentanyl	144
4.4.6.5	Methadon	145

		4.4.6.6	Pethidin	145
		4.4.6.7	Nalbuphin	146
		4.4.6.8	Buprenorphin	146
		4.4.6.9	Naloxon	147
	4.4.7	Sucht, Toleranz und Abhängigkeit		148
		4.4.7.1	Sucht	148
		4.4.7.2	Toleranz	149
		4.4.7.3	Abhängigkeit	149
	4.4.8	Entonox™		150
	4.4.9	Verbesserung der Analgetikaverordnung		152
	4.4.10	Patientenkontrollierte Analgesie		156
	4.4.11	Epiduralanalgesie		157
	4.4.12	Nervenblockaden		158
4.5		Nichtmedikamentöse Ansätze in der Akutschmerztherapie		159
4.5.1		Psychologische Vorbereitung und Vermitteln von Informationen		159
4.5.2		Massage		160
4.5.3		Entspannungstechniken		160
4.5.4		Ablenkung		161
4.5.5		Trost		162
4.5.6		Transkutane elektrische Nervenstimulation		163
4.6		Zum Abschluss		164
4.7		Multiple-Choice-Test		165
4.8		Antworten zum Multiple-Choice-Test		167

5. Management chronischer Schmerzen 171

5.1		Hintergrund		172
5.2		Was sind chronische nicht-maligne oder Dauerschmerzen?		174
5.3		Chronische Schmerzen aus der Sicht des Patienten		178
5.4		Das Management chronischer Schmerzen		180
5.5		Medikamentöse Ansätze des Schmerzmanagements – Ko-Analgetika		182
5.5.1		Adjuvante medikamentöse Therapie		183
		5.5.1.1	Antidepressiva	183
		5.5.1.2	Antikonvulsiva	184
		5.5.1.3	Spasmolytika	184
		5.5.1.4	Antihypertonika	185
		5.5.1.5	Kortikosteroide	185
		5.5.1.6	Zentrale Muskelrelaxanzien: Benzodiazepine	185
		5.5.1.7	Ketamin	185

		5.5.1.8	Capsaicin	186
		5.5.1.9	Lokalanästhetika	186
		5.5.1.10	Bisphosphonate, Chemotherapie und Strahlentherapie	186
	5.5.2	Opioide in der Behandlung nichtmaligner Schmerzen	187
	5.5.3	Regionale Nervenblockaden	188
5.6	Nichtmedikamentöse Ansätze des Managements chronischer Schmerzen	189
	5.6.1	Physikalische Techniken des Schmerzmanagements	190
		5.6.1.1	Akupunktur	190
		5.6.1.2	Akupressur	191
		5.6.1.3	Massage	191
		5.6.1.4	Chiropraktik	192
		5.6.1.5	Transkutane elektrische Nervenstimulation	192
		5.6.1.6	Rückenmarkstimulation	193
		5.6.1.7	Wärmebehandlung	194
		5.6.1.8	Kältebehandlung	194
		5.6.1.9	Aromatherapie	194
		5.6.1.10	Reflexologie	195
	5.6.2	Psychologische Interventionen	195
		5.6.2.1	Kognitive Verhaltenstherapie	195
		5.6.2.2	Entspannung	196
		5.6.2.3	Biofeedback	196
		5.6.2.4	Hypnose	197
		5.6.2.5	Geleitete Imagination	197
		5.6.2.6	Musiktherapie	198
	5.6.3	Kräuter und Nahrungsergänzungsmittel	199
		5.6.3.1	Kräuterzubereitungen	199
		5.6.3.2	Nahrungsergänzungsmittel	200
5.7	Weitere Überlegungen zum Schmerzmanagement	200
5.7.1	Placebo	200
5.7.2	Körperliche Betätigung	201
5.7.3	Vertrauensvolle therapeutische Beziehungen	201
5.7.4	Gesellschaftliche Aktivitäten	203
5.8	Professionelle Kooperation im Schmerzmanagement	203
5.9	Zum Abschluss	205
5.10	Multiple-Choice-Test	206
5.11	Antworten zum Multiple-Choice-Test	208

6. Schmerzmanagement bei schutzbedürftigen Patienten 211

6.1	Hintergrund..	212
6.2	Definieren der Hemmnisse...........................	215
6.3	Schmerz beim älteren Menschen......................	215
6.4	Schmerzmanagement beim kognitiv beeinträchtigten älteren Menschen..................................	220
6.5	Lernbehinderung und hirnverletzte Patienten........	228
6.6	Neugeborene und Kinder im vorsprachlichen Alter...	230
6.6.1	Medikamentöse Strategien...........................	237
6.6.2	Nichtmedikamentöse Strategien.....................	237
6.7	Ethnische Minderheiten..............................	240
6.8	Zum Abschluss.......................................	244
6.9	Multiple-Choice-Test.................................	245
6.10	Antworten zum Multiple-Choice-Test................	247

7. Die Pflege von Patienten mit komplizierten Schmerzen 249

7.1	Hintergrund..	250
7.2	Schmerz nach einer schweren Verbrennung............	252
7.2.1	Verbandwechsel.......................................	253
7.2.2	Psychosoziale Interventionen........................	254
7.2.3	Psychologische Strategien...........................	256
7.3	Schmerz nach einer Rückenmarkverletzung...........	257
7.3.1	Forschungsergebnisse – Zusammenfassung...........	258
7.3.2	Leben mit einer Rückenmarkverletzung..............	259
7.4	Schmerz bei Patienten mit Sichelzellanämie.........	261
7.4.1	Leben mit Sichelzellanämie..........................	262
7.4.2	Forschungsergebnisse – Zusammenfassung...........	264
7.5	Affektive Störungen und Schmerz....................	266
7.5.1	Angst..	266
7.5.2	Depression..	267
7.5.3	Posttraumatische Belastungsstörung.................	267
7.5.4	Hypochondrie...	268
7.5.5	Somatisierungsstörungen.............................	268
7.5.6	Münchhausen-Syndrom..............................	269
7.5.7	Zusammenfassung....................................	270
7.6	Missbrauch psychotroper Substanzen................	271
7.6.1	Schmerzen bei Patienten mit bekanntem Missbrauch psychotroper Substanzen.............................	271

7.6.2	Das Management der Schmerzkontrolle bei opioidabhängigen Patienten.............................	273
7.7	Therapierefraktärer Schmerz und sekundärer Krankheitsgewinn/-verlust...........................	278
7.7.1	Sozialpolitik..	280
7.7.2	Der Einfluss von Rechtsstreitigkeiten.......................	280
7.7.3	Entlastung von Verantwortung, geringe Arbeitszufriedenheit, starker mentaler Stress................................	281
7.7.4	Der Einfluss der Familie....................................	282
7.8	Zum Abschluss..	284
7.9	Multiple-Choice-Test...	285
7.10	Antworten zum Multiple-Choice-Test........................	287

8. Anhang.. 289

8.1	Glossar..	289
8.2	Literaturverzeichnis (engl.).................................	296
8.3	Nützliche Adressen..	315
8.3.1	Nützliche Adressen (CH)....................................	317
8.4	Literaturverzeichnis (dt)....................................	318
8.5	Wichtige Zeitschriften......................................	321
8.6	Integrierte Unterrichtseinheit – Schmerz...................	321
8.7	Das Projekt «Schmerzfreies Krankenhaus»...................	340
8.7.1	Idee des Projektes...	340
8.7.2	Besonderheiten des Projektaufbaus.........................	342
8.7.3	Ablauf und Methodik..	342
8.7.3.1	Projektdurchführung..	342
8.7.3.2	Befragung der Mitarbeiter..................................	344
8.7.3.3	Befragung der Patienten....................................	344
8.7.4	Ergebnisse..	345
8.7.5	Bedeutung für die Pflege....................................	348
8.7.6	Zertifizierung..	348
8.7.6.1	Aufbau der Gesellschaft....................................	349
8.7.6.2	Inhalte der Zertifizierung...................................	349
8.7.6.3	Aufgaben der Certkom e. V.................................	351
8.7.6.3.1	Beratung zur Vorbereitung auf die Zertifizierung........	351
8.7.6.3.2	Zertifizierungsvisitation....................................	351
8.7.6.4	Bedeutung für die Pflege...................................	352
8.8	Expertenstandard Schmerzmanagement in der Pflege. Entwicklung – Konsentierung – Implementierung (Mai 2005).....	352

8.9	Opioidinduzierte Obstipation: Literaturanalyse zu Pathophysiologie und Behandlung	358
8.9.1	Summary	358
8.9.2	Key words	359
8.9.3	Zusammenfassung	359
8.9.4	Schlüsselwörter	359
8.9.5	Hintergrund	360
8.9.6	Literaturrecherche	361
8.9.7	Pathophysiologie	361
8.9.8	Behandlungsoptionen	362
8.9.8.1	Nicht pharmakologische Behandlung	326
8.9.8.2	Behandlung mit Laxantien	363
8.9.8.3	Rektale Entleerungshilfen	366
8.9.8.4	Prokinetische Medikamente	366
8.9.8.5	Behandlung mit Opioidantagonisten	367
8.9.8.6	Fazit	368

Sachwortverzeichnis 373

Geleitwort zur 2. deutschen Ausgabe

> Es gibt keinen Schmerz, der nicht zu übertreffen wäre, das einzig Unendliche ist der Schmerz.
> *(Elias Canetti)*

Wer konnte ahnen, dass der Zahnarzt William Morton als er am 16. Oktober 1846 zum ersten Mal Äther zum Zweck der Anästhesie einsetzte, eine bis dahin unbekannte Profession begründete: Den Berufsstand der in der Anästhesie und Schmerztherapie Tätigen. Der Aufbau der Schmerztherapie, der noch fast 125 Jahre dauern sollte, war ein konsequenter weiterer Schritt.

In der Zwischenzeit wurden Ärzte und Pflegende spezialisiert, Medikamente und Techniken entwickelt. Das Ziel einer umfassenden und funktionierenden schmerztherapeutischen Versorgung wurde allerdings bis heute noch nicht erreicht.

Vor dem Hintergrund interprofessionell organisierter, klinischer wie auch außerklinischer Versorgungsstrukturen, kaum noch vertretbarer Budgets bei steigenden Fallzahlen und dem damit verbundenen ethischen Spannungsfeld ist wie zur Zeit Morton's eine Standortbestimmung und eine *state of the art* (Neu-) Definition erforderlich.

Insbesondere der pflegerischen Versorgung von Schmerzpatienten kommt eine besondere Bedeutung zu. Die heutige Herausforderung ist, die Leistungsfähigkeit und Wirksamkeit der Pflege zu erhöhen, aber gleichzeitig trotz der Widrigkeiten der klinischen Versorgung, Pflege als eine Dienstleistung am Menschen zu erhalten. Schmerzpatienten benötigen neben einer umfassenden ärztlichen Versorgung eine klinisch bedeutsame, mitfühlende, aber auch eine wissenschaftlich fundierte Pflege.

Um den zunehmenden Pflegebedürfnissen von Schmerzpatienten zu entsprechen, ist es notwendig, verlässliche und solide Techniken und Methoden zu kennen und zu nutzen. Interprofessionelle wissenschaftliche Erkenntnisse sind hierbei unabdingbar, da sie Faktenwissen aufgrund von Forschung und theoriegestütztem Verständnis umfassen.

Diese vielschichtigen Anforderungen der pflegerischen Praxis, die neuen Aufgabenbereiche bei der Versorgung von Schmerzpatienten, wie die immer rascher werdende Verlagerung der pflegerischen Versorgung in den ambulanten Bereich und die pflegerisch geführte Beratung, erfordern nicht nur neue Denk- und Handlungskompetenzen, sondern auch konsequente interprofessionelle Auseinandersetzungen insbesondere im klinischen Alltag. Daher wird sich das Leistungsprofil der ärztlichen und pflegerischen Fachkräfte aufgrund der genannten Entwicklung ändern und Pflegende werden sich den neuen Herausforderungen stellen müssen.

Die Bestrebungen bei der Versorgung von Schmerzpatienten sollten ein Ziel verfolgen: Das klinische Urteils- und Handlungsvermögen an den Orten, wo Pflege gelehrt, gelernt und praktisch umgesetzt wird, sollte zur Tatsächlichkeit werden, um die pflegerische Leistung im ökonomischen Spannungsfeld beweisgestützt steigern zu können.

Warum ist unter Berücksichtigung obiger Gegebenheiten und Notwendigkeiten eine Neuauflage des schon etablierten Buches von Eileen Mann und Eloise Carr erforderlich? Durch eine angemessene, den Erkenntnissen der modernen Analgesie entsprechende Schmerztherapie, die medikamentöse und nicht-medikamentöse Therapien verknüpft, könnten vielen Patienten Schmerzen, vor allem starke Schmerzen erspart bleiben. Die positiven Folgen wären betrieblich gesehen eine vernehmliche Verweildauerverkürzung im Krankenhaus wie auch eine Reduktion von kurzfristigen Wiedereinweisungen; gesundheitsökonomisch gesehen eine Reduktion der Krankheitsraten wie auch nicht zuletzt die Zunahme an Lebensqualität bei Betroffenen und deren Angehörigen.

Daher wird sich die schmerztherapeutische Versorgung sich nicht nur interdisziplinär, sondern mehr und mehr auch interprofessionell ausrichten müssen. Pflegerische Handlungen wie Schmerzmessung und -dokumentation, das Wissen und die Nutzung von medikamentösen und nicht-medikamentösen Maßnahmen und insbesondere pflegerisch basierte Beratung und Schulung haben noch keinen ausreichenden Transfer in die Praxis gefunden. Etablierte Schulungen wie der Kurs PAIN NURSE am Klinikum Nürnberg (http://www.cekib.de/pain/), der Expertenstandard «Schmerzmanagement in der Pflege» des Deutschen Netzwerks für Qualitätsentwicklung in der Pflege (www.dnqp.de) und Zertifizierungen von schmerztherapeutischen Leistungen von z. B. Certkom (www.certkom.com) sind wesentliche Steigbügel um die pflegerische und ärztliche Leistung zu optimieren beziehungsweise im letzteren Fall zu spiegeln.

Ich wünsche Ihnen viel Freude beim Bearbeiten des Textes und der kritischen Diskussion mit Ihren ärztlichen und pflegerischen Kolleginnen und Kollegen. Der Erfolg bei Ihrem neu ausgerichteten Schmerzmanagement wird die logische Konsequenz sein.

Salzburg im Herbst 2009

Univ. Prof. Dr. Jürgen Osterbrink
Paracelsus Medizinische Privatuniversität
Institut für Pflegewissenschaft
Strubergasse 21, 5020 Salzburg

Geleitwort zur 2. englischen Ausgabe

Schmerzen sind für viele Menschen eine häufige Erfahrung. Etwa einer von sieben Briten lebt mit chronischen Schmerzen (Chronic Pain Policy Coalition, 2007) und 78 % der Notaufnahmen gehen auf Schmerzen zurück (Wagner, 2008). Anhaltende Schmerzen nach häufigen Operationen, wie etwa dem Verschluss einer Leistenhernie, einer Operation der Brust oder am Thorax, einer Beinamputation und einer koronaren Bypass-OP sind ziemlich häufig und treten bei 10 bis 15 % der Patienten auf (Nikolajsen et al., 2006). Schmerz hat beträchtliche Auswirkungen auf die Lebensqualität eines Menschen, indem er sich auf die Arbeitsfähigkeit, soziale Aktivitäten und übliche tägliche Aktivitäten, wie körperliche Betätigung, Schlafen, Gehen und das Sexualleben, auswirkt.

Mit der Ausbildung von Gesundheitsfachpersonen befasst, habe ich der 2. Auflage dieses Buches erwartungsvoll entgegengesehen. In manchen Bereichen hat das Gebiet des Schmerzmanagements in den 8 Jahren seit Erscheinen der 1. Auflage bedeutende Entwicklungen durchlaufen. Unser mittels moderner Bildgebungstechniken wachsendes Wissen der komplexen Zusammenhänge der Schmerzphysiologie und unser zunehmendes Verstehen der psychologischen und emotionalen Komponenten des Schmerzerlebens haben die Bedeutung eines biopsychosozialen Modells von Schmerz weiter gestärkt. In jüngerer Zeit hat die Forschung vor allem die Komplexität der Schmerzwahrnehmung und der daran beteiligten Regionen des Gehirns hervorgehoben. Die Bedeutung der zerebralen Emotionszentren beim Modifizieren schmerzbezogener Botschaften des Nervensystems und beim Generieren des Schmerzerlebens beleuchtet zunehmend die Rolle des Gefühls bei der Schmerzwahrnehmung. Die Komplexität des für die Schmerzwahrnehmung verantwortlichen Nervensystems unterstreicht darüber hinaus die Notwendigkeit einer Behandlung von Schmerz auf individueller Basis und die Bedeutung des Schmerz-Assessments.

Parallel zu diesen Entwicklungen kam es in der Praxis zu einer Weiterentwicklung von Diensten und Techniken bei akuten und chronischen Schmerzen. Trotz dieser Entwicklungen gibt es allerdings noch immer Belege für ungelinderte Schmerzen in Settings der Akutversorgung, bei Menschen mit chronischen

Erkrankungen sowie bei besonders vulnerablen Gruppen wie älteren Menschen, Kindern und Menschen mit Lernbehinderungen. Die Gründe dafür sind komplex, jedoch wird aus vielen der Forschungsarbeiten ganz klar ein Befund deutlich, und zwar ein Ausbildungsdefizit in puncto Schmerz unter den in der Gesundheitsversorgung Tätigen. Offiziell wurde dies im «Neuen Schmerzmanifest» der Chronic Pain Policy Coalition (2007) aufgegriffen, worin die Notwendigkeit hervorgehoben wurde, dass Edukation integraler Bestandteil jeglichen beruflichen Trainings sein solle.

Die aktualisierte Ausgabe dieses innovativen Buches erscheint daher zu einem wichtigen Zeitpunkt. Es soll nicht nur Informationen über Assessment und Management von Schmerzen liefern, sondern dies auch auf interaktive und strukturierte Weise tun, die eine nützliche Edukationserfahrung bietet. In dieser Ausgabe wird die Leserin/der Leser gefordert und angeregt, das gebotene Wissen zu nehmen und über das eigene Handeln nachzudenken und – was noch wichtiger ist – dieses Lernen auf die eigene Praxis anzuwenden und damit das Schmerz-Assessment und -Management zu verbessern. Die Autorinnen vermitteln den LeserInnen auch nützliche praktische Ressourcen, darunter Assessment-Bögen und -Algorithmen sowie Dosierungsanleitungen.

Für in der Gesundheitsversorgung Tätige kann es keine schönere berufliche Erfüllung geben, als die Schmerzen und das Leiden der von ihnen Versorgten zu lindern, und dieses Buch trägt dazu bei, sie zu befähigen und dies zu erreichen. Die Autorinnen sind zwei der angesehensten Praktikerinnen und Forscherinnen auf dem Gebiet des Schmerzes, und ihr Vorgehen beim Integrieren von Theorie und Praxis spiegelt sich in der Struktur dieses Textes wider.

Vermehrtes Wissen über Schmerz bessert das Erleben des Patienten selbst nur wenig, solange es nicht in der Praxis angewandt wird. Der hier gewählte Ansatz – die LeserInnen beim Umsetzen der beträchtlichen Informationen über Schmerz-Assessment und -Management in ihren Arbeitsalltag zu unterstützen – wird helfen, dies zu überwinden.

Dr. Nick Allcock

Literatur

Chronic Pain Policy Coalition (2007) A new pain manifesto, http://www.paincoalition.org.uk/.
Nikolajsen L., Brandsborg B., Lucht U., Jensen T. S. and Kehlet H. (2006) Chronic pain following total hip arthroplasty: A nationwide questionnaire study. Acta Anaesthesioligica Scandinavica, **50**(4): 495–500.
Wagner J. M. (2008) Acute Pain in the Emergency Department: *Clinical Practice, Research, and Development,* http://medscape.com/viewarticle/576475.

Vorwort zur 2. englischen Ausgabe

Betrachtet man das Vorwort von vor acht Jahren, so hat es im Schmerzmanagement zwar Veränderungen und Verbesserungen gegeben, die jedoch nicht weit genug reichten. Regelmäßig finden sich in der Literatur zur Gesundheitsversorgung der vergangenen 40 Jahre Forschungsarbeiten, in denen eine unzureichende Behandlung von Schmerzen dokumentiert wird, und selten vergeht eine Woche ohne eine Geschichte über unnötige Schmerzen und unnötiges Leiden. Verbesserungen des Schmerzmanagements sind zwar bis zu bestimmten Gruppen vorgedrungen, insgesamt besteht das Problem eines inadäquaten Schmerzmanagements jedoch in allen Altersgruppen, Kulturen, Kliniken und Gemeinden weiter. Pflegende wurden mit der Qualitätskontrolle in der Pflege beauftragt (DH, 2008) und bei solchen Vorhaben muss das Schmerzmanagement eine zentrale Stellung einnehmen.

Wissensdefizite sind anerkanntermaßen der häufigste Grund für ein schlechtes Schmerzmanagement und Edukation ist vielleicht das wichtigste verfügbare Instrument, um dem zu begegnen. Vielleicht lesen Sie dies, ohne mit der Wimper zu zucken, vielleicht akzeptieren Sie es auch, aber das wäre wohl anders, würden wir schreiben: «Wieder einmal war ein Wissensdefizit für den Fehler des Kapitäns verantwortlich, als vergangene Woche zum dritten Mal ein Transatlantikflug im Meer endete». Es gäbe einen nationalen Aufschrei, Menschen würden nicht mehr fliegen und – so meinen wir – es würde ein obligates Training für alle Piloten eingeführt. Schmerz-Edukation wird in den Curricula der Grundausbildung oft vernachlässigt, und zwar nicht nur bei Pflegenden, sondern berufsgruppenübergreifend. Dennoch sind Schmerzen einer der Hauptgründe dafür, dass Menschen ihren Hausarzt aufsuchen, und leider sind Schmerzen auch weiterhin eine Erfahrung, die so oft eine Begleiterscheinung jeglicher Interaktion mit Dienstleistern in der Gesundheitsversorgung darstellt.

Der Raum in gedrängten Lehrplänen ist heftig umkämpft und oft erhalten Schmerzen dabei keine hohe Priorität. Diese Herausforderungen können zwar Ziele unserer Edukationsinitiativen sein, aber eine Frage bleibt: Wie kann Edukation die Praxis verändern? Vor ein paar Jahren begannen wir, erfahrenen, in verschiedenen klinischen Bereichen tätigen Pflegepersonen einige Kurse in Schmerzmanagement zu geben. In unseren Unterricht nahmen wir auch Aktivitäten auf, die sie dazu ermutigten, Informationen aus ihrem eigenen klinischen Bereich zu sammeln und über diese Befunde zusammen mit denen aus Forschungsstudien nachzudenken. Diese beiden Dimensionen zusammenzuführen hatte enorme Auswirkungen. Plötzlich war da eine Energie, entstanden durch die Spannung zwischen dem, was in der Praxis geschah, und dem, was dort geschehen *könnte* – die Möglichkeit, eine Vision. Die ungeordnete Welt der Praxis zu überbrücken bestärkte uns bei unserem auf Studierende ausgerichteten Ansatz, die Edukation zum Thema Schmerz in Angriff zu nehmen, und wir haben es nicht bedauert.

Wir hoffen, dass Ihnen dieses Buch gefällt, und haben den Eindruck, Ihr Ringen und Ihre Frustrationen zu teilen. Aber was noch wichtiger ist: Wir hoffen, dass es Ihnen das Selbstvertrauen vermittelt, das gesammelte Wissen anzuwenden, um Schmerzen Leidenden die bestmögliche Pflege zukommen zu lassen.

Eileen M. Mann
Eloise C. J. Carr

Literatur

DH (Department of Health) (2008) Framing the Nursing and Midwifery Contribution. Driving up the quality. London, TSO.

Danksagung

Die Inspiration, Ideen aufzugreifen und in ein Buch zu verwandeln, fällt nicht leicht und viele Menschen haben auf unserem Weg ihren Einfluss ausgeübt. Ganz in der Nähe unseres Zuhauses, an der Universität von Bournemouth, sorgte die «Clinical Leaders in Pain Scholarship group» für Enthusiasmus und fachlich qualifizierte Diskussionen, die uns beim Entwickeln des Buches enorm geholfen haben; Jan Barrett, Ruth Day, Mandy Layzell, Rachel Weddell und Mary Pay.

Etwas weiter entfernt hat die «British Pain Society's Special Interest Group in Pain Education» ein anregendes nationales Netzwerk zur Verfügung gestellt, über das wir mit anderen Menschen in Kontakt kamen, die sich der Verbesserung des Schmerzmanagements durch Edukation widmen.

Wichtig ist, dass unsere eigenen Studierenden unseren Wunsch nach Verbesserung des Schmerzmanagements geteilt und unsere neuartigen Lernansätze begeistert genutzt haben. Wir danken ihnen für die Beschreibungen ihrer Erfahrungen.

Lynda Thompson von Palgrave Macmillan hat uns bei der Stange gehalten und enorm unterstützt, und Maggie Lythgoe, unsere Lektorin, war akribisch genau und wir hatten viel Spaß zusammen. Bei einem Unternehmen dieser Art sind es stets unsere Familien, denen wir so viel schulden. Wahrhaft dankbar sind wir Peter und Tim für ihre selbstlose Unterstützung, ihr Verständnis und ihre Geduld mit unserer technischen Wirrnis am Computer.

Es wurde jede Anstrengung unternommen, um alle Inhaber von Urheberrechten ausfindig zu machen. Sollte jedoch versehentlich jemand übersehen worden sein, wird der Verlag gerne bei erster Gelegenheit die entsprechenden Maßnahmen treffen.

Einleitung

Über den Aufbau dieses Buches

Dieses Lehrbuch wurde – ausgehend von der mehrdimensionalen Natur des Schmerzes – um sieben Kernkapitel herum aufgebaut. Wichtig ist, Kapitel 1 als Erstes durchzuarbeiten, da es die Grundlage für das folgende Lernen bildet. Noch vor der Implementierung jedweder Strategien der Schmerzlinderung bedarf es zwingend einer Beurteilung und Einschätzung des Schmerzes, da dies die Grundlage der Evaluation bildet. Das Assessment ist der Dreh- und Angelpunkt eines effizienten Schmerzmanagements, und wir bitten Sie daher dringend, anschließend Kapitel 2 durchzuarbeiten. Wir hoffen, dass Kapitel 3 über die Barrieren eines effektiven Schmerzmanagements Sie dazu inspiriert, die traditionelle Praxis kritisch zu hinterfragen, und Ihnen den Wunsch vermittelt, Veränderungen zu implementieren. Anschließend können Sie sich entweder für den akuten (Kap. 4) oder den chronischen Schmerz (Kap. 5) entscheiden, was immer Ihnen für Ihr eigenes Lernen am besten geeignet erscheint und Ihrem Interesse entgegenkommt. In Kapitel 6 und 7 schließlich wird auf pragmatische Weise das Management von Schmerzen bei gebrechlichen Menschen bzw. Personen betrachtet, deren Schmerz eine starke Belastung darstellt. Abgesehen von Kindern und älteren Menschen werden viele dieser Gruppen in Lehrbüchern zum Thema Schmerz nicht immer erwähnt.

Zu Ihrer Unterstützung haben wir versucht, Ihnen realistische Ansätze und weiterführende Literatur zu bieten. Wo es angemessen erschien, haben wir versucht, elektronische Versionen von Texten und Richtlinien aufzunehmen, die über das Internet z. B. auf folgenden Web-Seiten zugänglich sind:

- British Pain Society – www.britishpainsociety.com
- Bandolier – www.jr2.ox.ac.uk/bandolier/ – mit Verknüpfungen zur Schmerz-Seite
- Cochrane Collaboration – http://www.cochrane.org/
- International Association for the Study of Pain (IASP) – www.iasp-pain.org/index.html
- National Guideline Clearinghouse – www.guideline.gov.

Außerdem gibt es reichlich Quellen im Internet, die Ihnen in Form von Vorträgen, Zeitschriftenartikeln und Tagungsunterlagen beim Zugang zu Online-Edukation helfen. Wir haben Lernmaterialien von nützlichen Web-Seiten, wie etwa Medscape (www.medscape.com/home) genannt, bei denen Sie Details eintragen können und dann Zugang zu dem gegenwärtig verfügbaren Material bekommen. Medscape wurde in den USA entwickelt, um Gesundheitsfachpersonen mit umfassenden und sachdienlichen Informationen zu versorgen. Von dieser Web-Seite aus erhalten Sie regelmäßig E-Mails mit neuen Themen, Zeitschriften und Tonaufzeichnungen, Transskripten und Dia-Vorträgen bekannter Vortragender. Dazu müssen Sie sich einen Benutzernamen und ein Passwort zulegen. Auf manchen anderen Web-Seiten haben Sie auch die Möglichkeit, sich für eine Benachrichtigung per E-Mail zu registrieren, wenn neues Material veröffentlicht wird oder verfügbar ist. Dies hilft Ihnen, Ihre Suche nach Material und Unterstützung auf Ihre persönlichen Bedürfnisse zuzuschneiden und das Material zu erhalten, sobald es elektronisch publiziert ist.

Das Peer Watch Institute (http.//www.peerview-institute.org/ntk/ntk.nsf/html/index.html) betreibt einen «Need to Know (NTK) Watch service», einen kostenlosen täglichen E-Mail-Dienst, der in Zusammenarbeit mit über 290 000 Ärzten entwickelt wurde. Ein adapterbarer, überwachter Therapiesucher und die «NTK Scored Science» liefern Ihnen die wichtigsten klinischen Inhalte, herausgesucht von Fachleuten aus dem gleichen Fachgebiet. Die Registrierung könnte einfacher nicht sein.

Über den Gebrauch dieses Buches

Wir empfehlen Ihnen, sich zunächst ein A4-Ringbuch, sieben Trennblätter (eines für jedes Kapitel) sowie einen schönen, dicken Stapel A4-Papier zu kaufen. So können Sie sich beim Durcharbeiten der Kapitel Notizen machen und diese abheften; außerdem hilft es beim Einordnen von Quellen, denen Sie nachgehen.

Jedes Kapitel beginnt mit mehreren Lernresultaten. Dies sind die Lernziele, und Sie sollten am Schluss eines jeden Kapitels in der Lage sein, sie zu erreichen. Wir fügen einige hinführende Literatur an, um Ihnen ein wenig Hintergrund und Verständnis zu vermitteln, bevor Sie mit dem Kapitel beginnen.

Über jedes Kapitel verteilt ist eine Reihe von Besonderheiten, wie im Folgenden beschrieben:

- *Praktische Übungen*: Im Text finden sich Tätigkeiten, die von Ihnen durchzuführen sind und auf dem eben Gelesenen beruhen. Sie sind für Ihr Lernen von zentraler Bedeutung, und wir bitten Sie dringend, sich dafür reichlich Zeit zu nehmen. Sie vermitteln Ihnen tiefere Einblicke und ein besseres Verständnis der besprochenen Thematik.

- *Time-out*: Diese Abschnitte sollen Zeit zum Nachdenken bieten und ein wenig Raum schaffen, um Reflexionen über persönliche Erfahrungen niederzuschreiben. Sie können dies für sich allein tun, besser ist es jedoch zusammen mit einer Kollegin bzw. einem Kollegen. Wir können viel von der Erfahrung anderer lernen, und ein gemeinsames Arbeiten kann helfen, die Diskussion zu eröffnen.
- *Fallgeschichten*: Dabei handelt es sich um Schilderungen, die für gewöhnlich aus unserer Praxis stammen und bei denen es um das Erleben einer Person bzw. Familie und deren Schmerz geht. Am Schluss kommen gewöhnlich einige Fragen zum Nachdenken.
- *«Kaffeepausen»*: Es ist wichtig, dass Sie Pause machen, daher haben wir uns die Freiheit genommen, Ihnen dafür eine Entschuldigung zu liefern.

Wenn möglich, haben wir auch Schaubilder aufgenommen, um den Text zu vereinfachen. Der Klarheit und des raschen Zugriffs halber werden Fakten unter Umständen tabellarisch aufgeführt und in Kästen gestellt.

Am Schluss eines jeden Kapitels findet sich weiterführende Literatur, die in jedem Kapitel zitierte Literatur steht am Schluss des Buches. Es ist nicht unsere Absicht, dass Sie alles lesen, sondern dass Sie sich einzelne Themen Ihren Interessen entsprechend «herauspicken». Wir haben versucht, Sie an Kapitel und Artikel heranzuführen, die sowohl informativ als auch gut geschrieben sind.

Wie kann ich mein eigenes Lernen beurteilen?

Dies ist keine Standardfrage, sondern wir haben den Eindruck, es sei hilfreich, wenn Sie hinsichtlich Ihrer Arbeit ein gewisses Feed-back bekommen. Am Schluss eines jeden Kapitels stehen zehn Multiple-Choice-Fragen. Versuchen Sie, diese Fragen zu beantworten, bevor Sie in den mitgelieferten Antworten nachschauen, da diese Fragen eine rasche und einfache Art der Überprüfung Ihres Wissens darstellen. Sollten Sie Ihre Pflegeausbildung bereits abgeschlossen haben, so bedenken Sie, dass diese Arbeit zu Ihrer beruflichen Vita beitragen und ein nützlicher Nachweis dafür sein kann, das Sie den Anforderungen von PREP (dem theoretisch, klinischen Pflichtfortbildungsprogramm für Pflegende des Vereinten Königreiches) entsprechen und sich klinisch auf dem neuesten Stand halten. Auch hoffen wir, dass Ihr Studium eine erfreuliche Erfahrung wird.

1 Die mehrdimensionale Natur des Schmerzes

Lernresultate

Nach Abschluss dieses Kapitels wird die/der Lernende in der Lage sein, ...

- ... zeitgenössische Schmerztheorien zu untersuchen.
- ... den Einfluss von Mechanismen des Öffnens und Schließens der «Tore» in Beziehung zur Schmerzwahrnehmung zu setzen.
- ... die neurale Schmerzleitung anhand der Wirkungsweise zweier häufig angewandter Analgetika zu beschreiben.
- ... die physischen, psychischen und sozialen Einflüsse mit Auswirkungen auf das Schmerzerleben einer Person kritisch zu diskutieren.

Literatur zum Thema

Galea M. (2002) Neuroanatomy of the nociceptive system, in Strong J., Unruh A., Wright A. and Baxter G. (eds) *Pain: A Textbook for Therapists*, Chapter 2. Edinburgh, Churchill Livingstone.

Godfrey H. (2005) Understanding pain, part 1: Physiology of pain. *British Journal of Nursing*, **14**: 846–52.

Gudin J. (2004) Expanding our understanding of central sensitisation. Medscape Neurology & Neurosurgery, www.medscape.com/viewarticle/481798.

Eide P. (2000) Wind-up and the NMDA receptor complex from a clinical perspective. *European Journal of Pain*, **4**: 5–15.

Mann E. and Carr E. (2006) *Pain Management (Essential Clinical Skills for Nurses)*. Oxford, Blackwell Publishing.

McQuay H., *Pain and its control*. The Oxford Pain Site at Bandolier, www.jr2.ox.ac.uk/bandolier/booth/painpag/wisdom/C1html.

Okuse K. (2007) Pain signalling pathways: from cytokines to ion channels. *International Journal of Biochemistry and Cell Biology*, **39**: 490–6.

The Wellcome Trust Pain website, Sensing damage, www.wellcome.ac.uk/en/pain/microsite/science.html.

Wright A. (2002) Neurophysiology of pain and pain modulation, in Strong J., Unruh A., Wright A. and Baxter G. (eds) *Pain: A Textbook for Therapists*, Chapter 3. Edinburgh, Churchill Livingstone.0

1.1 Hintergrund

Schmerz ist anders als jede andere Empfindung. Er ist keine messbare Einzelreaktion, wie der Blutdruck oder der Puls; für die Person mit Schmerzen ist es eine umfassende Erfahrung, die sich nicht objektiv messen lässt. Das Schmerzerleben hängt nicht nur von der Stärke des Stimulus ab, der die Schmerzempfindung ausgelöst hat, sondern die Schmerzwahrnehmung eines Menschen hängt auch davon ab, wie das Gehirn auf den Umgang mit den empfangenen Botschaften vorbereitet ist.

Diese Mechanismen können enormen Abweichungen unterworfen sein, und zwar nicht nur von Person zu Person, sondern auch situationsbedingt. Sie können von Faktoren abhängen, wie:

- der Stimmung eines Menschen (unglücklich, furchtsam, ängstlich?)
- der Erinnerung an eine frühere schmerzhafte Erfahrung
- der Umgang mit früheren Schmerzepisoden und die Kontrolle früher aufgetretener Schmerzen
- der Ursache des Schmerzes und ihrer Bedeutung für die leidende Person
- der kulturelle Hintergrund eines Menschen und die Betrachtungsweise von Schmerz, mit der er großgezogen wurde
- der Tageszeit und dem, was im Umfeld sonst noch geschieht. Ist die Umgebung interessant oder langweilig? Treten die Schmerzen mitten in der Nacht auf?
- Auch die genetische Konstellation eines Menschen kann von Bedeutung sein.

All diese Faktoren können die Art und Weise verändern, in der ein Schmerzreiz vom Gehirn interpretiert wird. Die Mechanismen der Schmerzwahrnehmung sind extrem komplex und es wurden viele Versuche einer Erklärung dieser Komplexität unternommen. In diesem Kapitel werden die theoretische Grundlage der Schmerzwahrnehmung und ihre Beziehung zur *einfachen* Neurophysiologie untersucht. Dann betrachten wir, in welcher Beziehung zeitgenössische Theorien zu Menschen stehen, die tatsächlich Schmerzen haben, und wie diese Theorien unser Wissen und unsere Einsicht in Zusammenhänge mehren können.

1.2 Warum wurde Schmerz so fehlverstanden?

Philosophen vergangener Epochen betrachteten Schmerz als Emotion, als Ungleichgewicht zwischen Körpersäften oder Heimsuchung durch einen bösen Geist. Das Herz galt als Zentrum des schmerzvollen Erlebens. Diese stark vereinfachenden Theorien der Schmerzwahrnehmung galten noch bis vor gar nicht so langer Zeit.

Eine grundlegende Theorie beruhte auf den Schriften des Philosophen René Descartes aus dem 17. Jahrhundert. Er beschrieb Schmerz als Funken eines Feuers, welches Fäden in der Haut stimuliert, um im Gehirn «Glocken» in Gang zu setzen – eine durchgehende Leitung von der Haut zum Gehirn. Obwohl Anatomen die komplexe Anordnung von Nervenbahnen schon vor langer Zeit erkannt hatten, wurde diese stark vereinfachende Vorstellung von einer Botschaft, die direkt vom Ort des Schmerzes zum Gehirn zieht, erst vor rund 40 Jahren hinterfragt.

Die Wissenschaft hat sich der Probleme der Schmerzwahrnehmung nur ganz allmählich angenommen, ist dafür jedoch nicht allein verantwortlich: Viele Faktoren, wie etwa soziale Einstellungen gegenüber Schmerz und kulturelle Glaubenssätze haben dazu geführt, dass man nur wenig über Schmerz wusste und ihn nur unzureichend beherrschte. Jahrhundertelang brachten diese Einstellungen und Überzeugungen Menschen dazu, Schmerz als in gewisser Weise nützlich, spirituell stärkend, Charakter formend oder als unvermeidbaren Teil von Krankheit und Verletzung zu akzeptieren. Nun, da wir erkennen, dass nicht Schmerz, sondern Analgesie und positive Schmerzkontrollstrategien spürbare Vorteile bieten, erkennen wir allmählich die tatsächlichen Vorteile einer guten Schmerzkontrolle [Kehlet/Holte, 2001]. Genauer gesagt lassen eine verbesserte Datenerhebung und zunehmende Kenntnisse der Schmerzmechanismen darauf schließen, dass es Verbindungen zwischen einer schwachen Kontrolle akuter Schmerzen und einem Risiko einer ernsthaften Erkrankung [Royal College of Surgeons/College of Anesthetists, 1990] und sogar chronischer Schmerzen gibt [Bandolier, 2002].

Indem die Schmerzwahrnehmung sowohl inter- als auch intraindividuell stark variiert, wird verständlich, warum das einfache, «fest verdrahtete» System von Descartes unmöglich zutreffen kann; die Mechanismen der Schmerzwahrnehmung sind bei weitem komplexer. Erst 1965 veröffentlichten die Professoren Melzack und Wall ihre Arbeit über eine neue Schmerztheorie, die Gate-Control-Theorie, welche die Grundbegriffe der Schmerzphysiologie revolutionieren sollte.

> **Time-out**
>
> Denken Sie an eine Ihrer Schmerzerfahrungen:
> - Welche Ursache hatte der Schmerz?
> - Betrachten Sie Qualität, Intensität und Lokalisation dieses Schmerzes.
> - Wie haben Sie sich dabei gefühlt?

Jeder Mensch hat irgendwann einmal Schmerzen gehabt. Eine 1994 in England durchgeführte landesweite Studie an stationär behandelten Patienten zeigte, dass 3163 Patienten (61 %) unter Schmerzen litten, darunter 1042 (33 %) ständig oder die meiste Zeit [Bruster et al., 1994]. Auch wenn dies inzwischen ein wenig veraltet ist, sprechen auch neuere Daten weiterhin dafür, dass das Schmerzmanagement in Kliniken bei weitem nicht optimal ist. Eine im Jahre 2002 in 18 britischen Kliniken durchgeführte Umfrage ergab, dass 22 % der Patienten 24 Stunden nach einer Operation selbst in Ruhe mäßige bis schwere Schmerzen hatten und 39 % 7 Tage postoperativ über mäßigen Bewegungsschmerz berichteten [Taverner, 2003].

Im Bereich des ambulanten Operierens, wo Schmerzen absehbar sind und relativ leicht beherrschbar sein sollten, kamen Wu et al. [2002] in einer Übersichtsarbeit zu dem Schluss, dass durchschnittlich 45 % der ambulant behandelten Patienten nach dem Eingriff Schmerzen haben. Eine weitere Studie von McHugh und Thoms [2002] sprach dafür, dass Schmerzen 2 Tage nach einer Operation bei 21 % der Patienten ein Problem waren und die Heilung verzögerten. Schmerzen bewirken nicht nur Letzteres, eine viel ernstere Folge besteht vielmehr darin, dass ein gewisser Prozentsatz der Patienten nach einer Operation chronische Schmerzen entwickelt. Besonders gefährdet sind Patienten nach Thorakotomie und Hernienkorrektur, wobei die Daten für eine starke Verbindung zwischen schwacher Schmerzkontrolle und der Gefahr der Chronifizierung sprechen [Callesen et al., 1999; Bandolier, 2002; Page, 2005].

Schmerzen in einem geografischen Kontext einzuschätzen ist schwieriger, aber es gibt einige Arbeiten hierzu. In einer großen schottischen Studie aus dem Jahre 1999 berichteten etwas mehr als 50 % der Befragten über irgendeine Art chronischer Schmerzen [Elliot et al., 1999]. Jüngere Forschungsarbeiten aus Dänemark sprechen für eine Gesamtprävalenz chronischer Schmerzen von 19 %, wobei diese Forschung auch die negativen Folgen für den Leidenden, seine Familie und die Gesellschaft im Allgemeinen hervorhob. Die Wahrscheinlichkeit, den Arbeitsplatz zu verlieren, war bei Menschen mit chronischen Schmerzen 7-mal höher. Diese Gruppe schätzte auch die eigene Gesundheit als schlecht ein und hatte doppelt so viele Kontakte zu verschiedenen Angehörigen des Gesundheitswesens wie die Kontrollgruppe [Eriksen et al., 2003].

Bei tumorbedingten Schmerzen ergibt die Forschung ein besonders verstörendes Bild. Nach konservativen Schätzungen der Weltgesundheitsorganisation aus den frühen 90er-Jahren des 20. Jahrhunderts litten z. B. mindestens 4 Mio. Menschen unter tumorbedingten Schmerzen, die bei vielen nicht zufrieden stellend behandelt wurden [Foley, 1993]. Auch im Jahre 2007 ist die Situation noch immer problematisch. Einer systematischen Literaturübersicht zufolge leidet ein beträchtlicher Anteil der Tumorpatienten an mäßigen bis schweren Schmerzen und erhält keine adäquate Behandlung [van den Beuken-van Everdingen et al., 2007]. Auch unter der älteren Bevölkerung kann die Ziffer alarmierend sein: Eine Studie ergab, dass 45 bis 80 % der BewohnerInnen einer Langzeitpflegeeinrichtung in den USA unter «signifikanten» Schmerzen litten [Loeb, 1999].

Haben Sie während der zurückliegenden Time-out-Phase herausfinden können, an welchen «Schmerztyp» Sie sich erinnert haben? Der erste, klar erkennbare Schmerztyp fällt entweder unter «akut» oder «chronisch». Akute Schmerzen* setzen im Allgemeinen plötzlich ein, haben ein vorhersehbares Ende und gehen mit einem Trauma oder einer akuten Erkrankung, z. B. einer Appendizitis oder Cholezystitis* einher. Demgegenüber werden chronische Schmerzen* üblicherweise als seit über 3 Monaten bestehend beschrieben, auch wenn viele dies als zu stark vereinfacht ansehen [Waddell, 1997]. Unangefochten bleibt die Tatsache, dass sich Schmerz auf viele Aspekte im Leben eines Menschen auswirkt: z. B. auf die Stimmung, den Schlaf und die Beziehung zu anderen.

Wir werden akute und chronische Schmerzen in späteren Abschnitten dieses Kapitels untersuchen. Es könnte jedoch von Nutzen sein, schon an dieser Stelle zu betonen, dass es sich bei chronischen Schmerzen nicht bloß um akute Schmerzen handelt, die sich nicht gebessert haben. Chronische Schmerzen könnten einige der Entzündungsmechanismen in Verbindung mit akuten Schmerzen beinhalten, aber auch Begleiterscheinung einer Schädigung oder Funktionsstörung von Nerven und der «Neuordnung» des Zentralnervensystems selbst sein. Chronische Schmerzen haben potenziell auch massive psychische Begleiterscheinungen, wenn Patienten erkennen, dass sie unter Umständen für den Rest ihres Lebens mit Schmerzen leben müssen.

Chronische Schmerzen können mit einer degenerativen Erkrankung, wie etwa einer Osteoarthrose*, verbunden sein oder – was ziemlich frustrierend ist – in keinerlei erkennbarem Zusammenhang mit einer Organpathologie, wie etwa bei Migräne oder dem Reizdarmsyndrom, stehen. In manchen Fällen lassen sich chronische Schmerzen durch keinerlei benennbare Erkrankung erklären, was nicht heißt, dass sie nicht sehr real verspürt werden, jedoch kann der Grund für diese Schmerzen oder der Schmerz erzeugende Auslöser vage und daher schwierig zu behandeln sein.

Zwar werden Schmerzen gewöhnlich als akut oder chronisch beschrieben, jedoch gibt es viele weitere Deskriptoren für Schmerz, darunter nozizeptiv*, neuropathisch*, behandelbar/unbehandelbar*, akut auf chronischer Grundlage*, anhaltend/anhaltend intermittierend*, fortgeleitet*, somatisch*, viszeral* und Phantomschmerz*. Schauen Sie zur Definition dieser Begriffe ins Glossar, weil Sie wissen müssen, welcher Art von Schmerz Sie gegenüberstehen, bevor Sie sich auf die Suche nach Ursache und Behandlung begeben.

Das Management von Schmerz wird unser Leben auch weiterhin beherrschen, und zwar aus mehreren Gründen. Bei alternden Populationen wird die Inzidenz degenerativer Erkrankungen, wie etwa der Arthritis, stetig zunehmen. Ferner überleben Menschen heutzutage Erkrankungen, an denen sie früher gestorben wären, und oft leben sie mit Krankheiten wie Krebs, multipler Sklerose*, zystischer Fibrose* und systemischem Lupus erythematodes*. Neue Krankheiten, wie z. B. die HIV-Infektion* und AIDS*, treten auf und können ebenfalls dazu führen, dass Patienten mit erheblichen Schmerzproblemen zum Arzt gehen.

Wie kann uns nun die Schmerztheorie helfen, die menschliche Schmerzerfahrung zu verstehen? In der Gate-Control-Theorie flossen alle gängigen anatomischen, physiologischen, biochemischen und psychologischen Daten, die in den 60er-Jahren des 20. Jahrhunderts verfügbar waren, zusammen. Trotz einiger Modifikationen hat sich die Theorie über die Zeit hinweg bewährt und wird später eingehender behandelt. Zunächst einmal erforschen wir die Grundlagen der Neurophysiologie des Schmerzes und betrachten dann, wie uns die Gate-Control-Theorie hilft, die gelebte Schmerzerfahrung zu verstehen. Anschließend erkunden wir kurz eine neuere Theorie, die Neuromatrix-Theorie, welche eine Hypothese zur Entstehung und zum Erleben länger anhaltender Schmerzen bietet. Zuallererst ist es hilfreich zu definieren, was wir eigentlich unter Schmerz verstehen.

Praktische Übung

Denken Sie darüber nach, was der Begriff «Schmerz» für Sie bedeutet. Halten Sie stichwortartig fest, wie Sie Schmerz beschreiben würden. Versuchen Sie nur aufzuschreiben, was Schmerz *ist*; vermeiden Sie es, zu schreiben, wie er auf Sie wirkt.

Viele Menschen haben Schmerz zu definieren versucht und es hilft, eine Definition zu haben. McCaffery und Beebe [1994, S. 15] definierten Schmerz als...

> ... stets so, wie die empfindende Person sagt, dass er ist, und vorhanden, wann immer sie sagt, dass er vorhanden ist.

Die International Association for the Study of Pain [IASP, 1986: 5216] bietet eine andere Definition an:

> Eine unangenehme sensorische und emotionale Erfahrung in Verbindung mit einer tatsächlichen oder möglichen Gewebsschädigung oder beschrieben in Begriffen einer solchen Schädigung.

Was wir jedoch tatsächlich über Schmerz wissen ist, dass es sich um eine subjektive Empfindung handelt, die von unseren früheren Schmerzerfahrungen geformt wird und für die jeweils leidende Person vollkommen individuell ist.

Time-out

Denken Sie über die beiden Definitionen nach:
- Wie hilfreich sind sie für Ihren Arbeitsalltag?
- Fragen Sie einige Kolleginnen und Kollegen nach deren Sichtweise.

Die Definition von McCaffery und Beebe besagt, der Schmerz eines Individuums sei einzigartig und dem Patienten sei stets Glauben zu schenken. Sich die Einstellung anzueignen, dem Patienten stets zu glauben, ist für ein effizientes Schmerzmanagement grundlegend. Indessen sagt uns die Definition wenig über die Schmerzerfahrung, die in der zweiten Definition klarer hervortritt. Letztere spiegelt auch ein mehrdimensionales Verständnis von Schmerz wider, das zur Gate-Control-Theorie passt.

1.3 Einführung in die Neurophysiologie

Ein Trauma, eine Operation und eine entzündliche Erkrankung verursachen eine Reaktion am Ort der Gewebsdurchtrennung oder -schädigung sowie eine physiologische Reaktion im gesamten Körper. Die Gewebsschädigung führt zur Freisetzung oder Produktion einer ganzen Reihe chemischer Substanzen, die miteinander und mit Nervenendigungen reagieren. Diesen Prozess beschrieb man blumig als «biologische Kernreaktion» und die daraus resultierenden Chemikalien als «entzündliche Chemikaliensuppe». Nachdem diese chemischen Substanzen die Nervenendigungen erregt haben, ziehen Signale zum Hinterhorn des Rückenmarks* und dann aufwärts bis zur Hirnrinde, wo die Schmerzwahrnehmung stattfindet. Leserinnen und Lesern, die dies ausführlicher erkunden möchten, bietet die «Begleitende Literatur» zu Beginn des Kapitels einige Quellen.

1.3.1 Schmerzfasern oder Nozizeptoren

Die Nerven selbst werden unterteilt nach der Art der Botschaft, die sie übermitteln, hinsichtlich ihrer Größe und in Bezug auf die Leitungsgeschwindigkeit ihrer Fasern. Es gibt drei Arten von Nervenfasern, die für uns von besonderem Interesse sind. Zwei von ihnen – die A-delta- und die C-Fasern – leiten die Schmerzempfindung, während die A-beta-Fasern andere Empfindungen übermitteln, die nicht notwendigerweise schmerzhaft sind, wie z. B. Wärme und Berührung.

1.3.1.1 A-delta-Fasern

Bei einer Reizung übertragen A-delta-Fasern schnell und führen zu einer augenblicklichen Reflexantwort, die bewirkt, dass Gewebe rasch von einer Schadensquelle zurückgezogen wird. Stellen Sie sich vor, Sie würden Ihre Hand auf eine heiße Herdplatte legen: Sie werden sie so rasch zurückziehen, dass Sie sich Ihrer Bewegung nicht einmal bewusst werden. Der Schmerz setzt unmittelbar ein und ist scharf und lokalisiert. Diese von den A-delta-Fasern übermittelte Art der Empfindung wird als «erster» oder «schneller» Schmerz bezeichnet.

Die Fasern ziehen zum Hinterhorn des Rückenmarks, das in «Laminae*» genannte Zellschichten aufgeteilt ist. Diese wurden entsprechend ihrer Lokalisierung durchnummeriert.

Nach ihrem Einmünden überwiegend in Lamina I geben die Nerven lange Fasern ab, die zur anderen Seite des Rückenmarks kreuzen und dann zum Thalamus* und zu somatosensorischen* Bereichen der Hirnrinde* ziehen (Abb. 1-1). Da die A-delta-Fasern im «denkenden» Teil der Hirnrinde enden, können wir den Schmerz ziemlich genau lokalisieren.

Eben diese Fasern sind auch verantwortlich für die Wahrnehmung eines Nadelstichs.

Interessanterweise tragen sie an ihrer Oberfläche keine Opioidrezeptoren und reagieren daher nicht auf Analgetika vom Opioidtyp. Pflegende scheinen dies schon lange gewusst zu haben, denn ein Patient, dem durch Morphin Erleichterung verschafft wurde, wird auch weiterhin ein unangenehmes Gefühl haben, wenn er mit einer Nadel gestochen wird: Der Patient zuckt auch jetzt noch zusammen, denn er ist gegenüber dieser Empfindung nicht unsensibel, nur weil ein zuvor bereits vorhandener Schmerz unter Kontrolle gebracht wurde. Dieser «erste Schmerz» ist als Schutzmechanismus noch immer intakt, um sicherzustellen, dass das Gewebe keinen weiteren potenziellen Schäden ausgesetzt wird. Dieser Schutzreflex lässt sich erst durch eine Nervenblockade oder eine sehr tiefe Narkose des Patienten blockieren.

1. Die mehrdimensionale Natur des Schmerzes

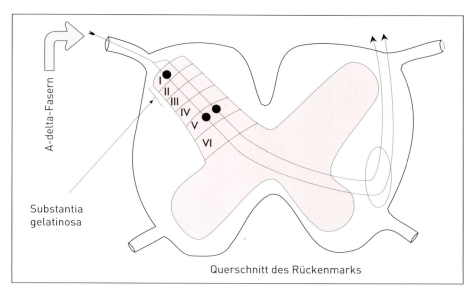

Abbildung 1-1: Die synaptische Aktivität von A-delta-Fasern im Rückenmark

Es ist wichtig, diesen Aspekt der Schmerzübertragung zu verstehen, da viele Patienten unter dem fälschlichen Eindruck, Analgetika würden jeden Schmerz «maskieren» und die Diagnose erschweren, über Stunden hinweg unter Schmerzen belassen werden. Dies ist nicht richtig, weil die von den A-delta-Fasern vermittelte Schmerzempfindlichkeit und -empfindung durch Opioide nicht beeinträchtigt wird. Ließ sich ein Schmerz gut beherrschen, gerät nun jedoch trotz regelmäßiger, zuvor wirksamer Medikation außer Kontrolle, sollten Alarmglocken läuten. Es könnte ein Zeichen für etwas Ernstes sein, das diese Veränderung hervorruft, und der Zustand des Patienten sollte eingehender untersucht werden.

Fallgeschichte

Herr Blume, ein 28-jähriger Student, kam in der vergangenen Nacht mit seit 24 Stunden bestehender Übelkeit und Erbrechen sowie rechtsseitigem Unterleibsschmerz in der Anamnese in die Notaufnahme und unfallchirurgischen Abteilung. Sein Hausarzt hatte ihm um 15.00 Uhr 10 mg Morphin i. m. verabreicht und seither hatte er keine weiteren Analgetika erhalten. Jetzt ist es 6.00 Uhr früh und Sie haben soeben die Pflege von Herrn Blume übernommen. Sie finden ihn sehr leidend vor und auf einer Skala von 0 bis 10 schätzt er die Intensität seiner Schmerzen auf 9/10, wobei 0 Schmerzfreiheit und 10 den stärksten jemals verspürten Schmerz bedeutet (s. Kap. 2). Sie stellen fest, dass sein Verordnungsbogen keine starken Analgetika ausweist, und der Assistenzarzt möchte nur ungern welche verschreiben, solange Herr Blume noch nicht vom Oberarzt untersucht wurde. Der Assistenzarzt verschreibt ein NSA (s. u.), bei dem Sie den Eindruck haben, dass es weder adäquate noch rasche Analgesie bringen wird, da Herr Blume NSA schon einnahm, bevor er sich an seinen Hausarzt wandte. Man sagt Ihnen, dass Herr Blume noch in den nächsten Stunden operiert wird. Wie glauben Sie dieses Problem bewältigen zu können?

Praktische Übung

Sprechen Sie mit KollegInnen und bitten Sie sie, über einige ihrer Erfahrungen zu sprechen, vor allem über ihr eigenes Schmerzmanagement oder über einen Vorfall, bei dem sie meinten, das Schmerzmanagement sei verbesserungsbedürftig, besonders in einem Setting der Gesundheitsversorgung. Können Sie eine Liste anderer Situationen erstellen, in denen Patienten unnötig in Schmerzen verharren? Versuchen Sie zwei Listen zu erstellen, eine mit falschen Vorstellungen und eine mit Themen der Praxis. Schlagen Sie in Kapitel 5 nach, wenn Sie Hilfe brauchen.

Ein genaues Schmerz-Assessment kann bei der Diagnose helfen, das Verweigern einer effizienten Analgesie bis zur Erstellung einer Diagnose kann indessen zu unnötigem Leiden führen. Bereitet ein entzündeter Blinddarm Schmerzen, kann Morphin dem Patienten Erleichterung verschaffen, stoßen Sie jedoch gegen den entzündeten Bereich, wird er sich trotzdem beklagen. Bei Patienten wie Herrn Blume könnte es hilfreich sein, um einen versuchsweisen Einsatz starker, gemäß dem Ansprechen tritierter Analgetika zu bitten. Dies würde dem medizinischen Personal zu mehr Vertrauen verhelfen, dass eine Analgesie bei richtigem Einsatz die Diagnose nicht verschleiert und dem Patienten dennoch eine annehmbare Linderung seiner Schmerzen verschafft.

1.3.1.2 C-Fasern

C-Fasern leiten Impulse langsamer als A-delta-Fasern und hängen mit dem «zweiten», dem dumpfen, brennenden, ziehenden, pulsierenden Schmerz zusammen, der gewöhnlich über einen großen Bereich hinweg zu spüren ist. Diese langsame-

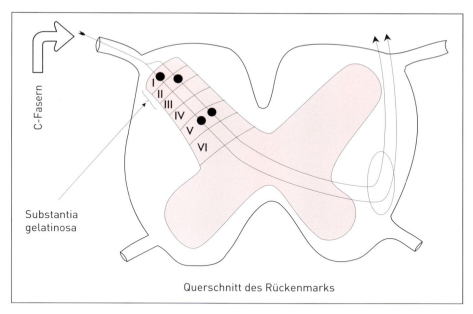

Abbildung 1-2: Die synaptische Aktivität von C-Fasern im Rückenmark

ren Fasern enden in den Laminae I und II – der Substantia gelatinosa* – des Rückenmarks und haben kurze Verbindungsfasern zur Lamina V (Abb. 1-2).

Anschließend nehmen die C-Fasern gewöhnlich denselben Weg wie die A-delta-Fasern, enden jedoch über einen großen Bereich hinweg im Stammhirn. In den somatosensorischen Kortex des Gehirns projizieren keine Fasern und die Patienten beschreiben diesen Schmerz als eher generalisiert. Die gute Nachricht ist, dass sich dieser C-Faser-Schmerz nahezu immer durch Opioidanalgetika unterdrücken lässt, weshalb diese Gruppe von Schmerzmitteln in der Behandlung akuter Schmerzen so wirkungsvoll sein kann. Wie Opioide dies bewirken, wird im Folgenden besprochen.

1.3.2 Nicht schmerzbezogene Empfindung – A-beta-Fasern

Auch wenn sie nicht unmittelbar mit der Übertragung von Schmerzreizen zusammenhängen, lohnt es sich, die A-beta-Fasern an dieser Stelle zu erwähnen. Wie bei den Schmerzfasern, gibt es auch von ihnen eine Menge und sie konzentrieren sich in der Haut. Sie sind die größten der drei Faserarten, kreuzen nicht zur anderen Seite des Rückenmarks und leiten am schnellsten (Abb. 1-3). Diese Fasern wer-

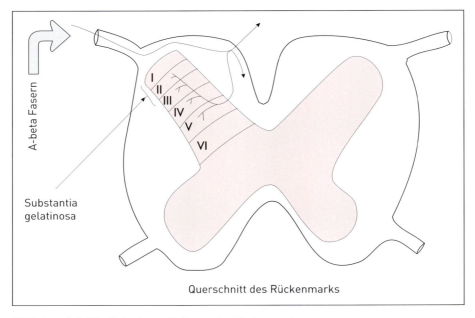

Abbildung 1-3: Die Aktivität von C-Fasern im Rückenmark

den durch Berührung und Empfindungen aktiviert, die im normalen Zustand nicht als schmerzhaft wahrgenommen würden. Ihre Bedeutung wird klar werden, wenn wir die Gate-Control-Theorie eingehender betrachten.

Abbildung 1-4 zeigt, wie die zuvor bereits beschriebenen Nervenfasern verschiedene Empfindungen übermitteln. Alle treten am selben Punkt in das Hinterhorn des Rückenmarks ein, wobei die A-delta- und die C-Fasern dann zur anderen Seite kreuzen, bevor sie aufwärts zum Gehirn ziehen. Die A-beta-Fasern kreuzen nicht, sondern ziehen auf derselben Seite, auf der sie eintreten, unmittelbar zum Gehirn.

> ### Time-out
>
> Denken Sie noch einmal über Formen der Schmerzlinderung nach, die nicht den üblichen Analgetika entsprechen. Fallen Ihnen spezielle physikalische oder psychologische Mittel und Möglichkeiten ein, die beim Lindern von Schmerzen gute Wirkung zeigen?

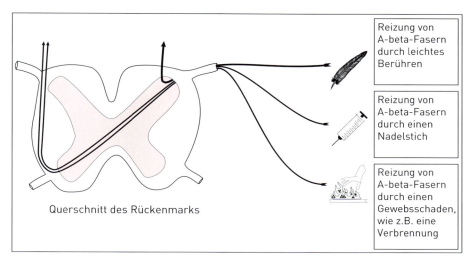

Abbildung 1-4: Berührung, Nadelstiche und Empfindungen von Brennen werden über das Hinterhorn des Rückenmarks zum Gehirn übertragen.

1.4 Die Gate-Control-Theorie

Denken Sie über die folgende Szene aus dem Alltag nach. Anschließend werden wir dann darangehen, diesen Vorgang unter Anwendung der Gate-Control-Theorie und dessen, was über die soeben beschriebenen drei Arten von Nervenfasern bekannt ist, zu erklären.

> **Fallgeschichte**
>
> Olivia und Angela spielen auf der Party anlässlich des 5. Geburtstags einer Klassenkameradin, als Olivia plötzlich schwer von einem Klettergerüst stürzt. Einen Augenblick lang ist sie ziemlich geschockt und sieht dann, dass sie sich am Bein verletzt hat. Olivias Mutter ist in der Nähe und nimmt, als sie die Schreie hört, ihre Tochter vom Boden auf und in den Arm. Als sie den blauen Fleck sieht, der an Olivias Bein auftaucht, reibt sie den betroffenen Bereich sanft und hält sie weiter im Arm. Ein paar Minuten später ist Olivia wieder bei ihrer Freundin und spielt glücklich vor sich hin.

Zwar gibt es mehrere Theorien zur Erklärung der Natur des Schmerzes, die einflussreichste ist jedoch die Gate-Control-Theorie (Abb. 1-5), die 1965 von Melzack und Wall entwickelt und durch weitere Forschung kontinuierlich auf den neuesten Stand gebracht wurde [Wall/Melzack, 1994; McMahon/Kolzenburg, 2005]. Ihre Theorie erklärt die mehrdimensionale Natur des Schmerzes, indem sie die physiologischen, kognitiven* und emotionalen Aspekte von Schmerz widerspiegelt, und bietet Erklärungen für Phänomene komplexer Natur.

Zur Wiederholung: Ein Gewebsschaden führt zu einer Flut nozizeptiver Impulse entlang kleiner, myelinisierter A-delta-Fasern und unmyelinisierter C-Fasern, die dann Synapsen mit Zellen in der Substantia gelatinosa im Hinterhorn des Rückenmarks bilden. Sofern aus der Peripherie oder vom Gehirn keine hemmenden Impulse ausgehen, um «das Tor zu schließen», steigen diese Impulse weiter zur Hirnrinde auf, wo der Schmerz wahrgenommen wird.

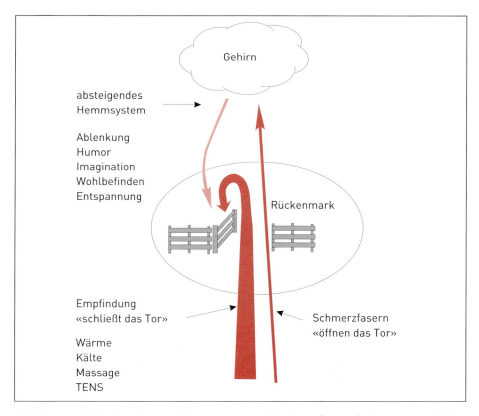

Abbildung 1-5: Die Gate-Control-Theorie und wie sich ein Tor («gate») öffnen und schließen lässt

Ein wichtiger Bestandteil der Gate-Control-Theorie sind die Mechanismen, mit denen das periphere Nervensystem und das Gehirn Schmerz zu modulieren vermögen, indem sie den wahrgenommenen Schmerz entweder abschwächen oder verstärken. Diese Schmerzmodulation findet auf zwei Ebenen statt:

- auf der Ebene des Rückenmarkhinterhorns, wo eine Schmerzempfindung durch Stimulation von Nervenfasern aus der Peripherie, die keinen Schmerz leiten, verändert werden kann, oder

- von kognitiven oder höheren Zentren des Gehirns über Fasern, die zum «Öffnungs- und Verschlussmechanismus des Tores» absteigen.

Die Schmerzwahrnehmung lässt sich durch Faktoren wie Angst, Aufregung und Vorahnung beeinflussen, die «das Tor öffnen» können und daher die Schmerzwahrnehmung verstärken. Umgekehrt helfen kognitive Aktivitäten, wie Ablenkung, Suggestion, Entspannung, Biofeedback und Imagination dabei, «das Tor zu schließen» und die sensorische Übertragung von Schmerz zu verhindern [Melzack/Wall, 1999]. Die Modulierung am Hinterhorn des Rückenmarks ergibt sich aus der Aktivierung der nicht Schmerz leitenden A-beta-Fasern. Dies lässt sich durch Stimulation etwa mit einer kalten Kompresse oder durch Reiben des betroffenen Bereichs erreichen.

Denken Sie der leichteren Erklärbarkeit halber noch einmal an Olivia, die sich das Bein anstieß, das nun schmerzt. Ihre Mutter reibt den betroffenen Bereich kräftig, aber sanft. Das stimuliert die schnell agierenden A-beta-Fasern (die Fasern des Berührungsempfindens), die dann in das Hinterhorn des Rückenmarks ziehen, wo sie im selben Bereich wie die Schmerz übertragenden Fasern, d. h. in der Substantia gelatinosa, Synapsen bilden. Dieser Bereich ist ein wenig wie eine größere Kreuzung: Wenn zu viele Autos, in diesem Fall Nervenimpulse ankommen, staut sich der Verkehr etwas. Nur der rasche Verkehr, in diesem Fall die über A-beta-Fasern geleitete Empfindung, der den kürzestmöglichen Weg nimmt, kommt wahrscheinlich ungehindert durch. Wenn also Olivias Mutter das verletzte Schienbein ihrer Tochter reibt, produziert sie damit eine Empfindung von Wärme und Berührung, welche die Schmerzempfindung effektiv daran hindert, das Gehirn zu erreichen. Während zusätzliche Fahrzeuge den Verkehr in einem Kreisel behindern, können sich kleinere, schnellere Fahrzeuge vielleicht noch hindurchwinden. Indem sie sie durch Aufmerksamkeit und An-sich-Drücken ablenkt, hilft sie, Olivias Angst zu lindern, und wirkt auf die kognitiven Anteile des Gate-Control-Mechanismus weiter oben im zentralen Nervensystem ein, die dann stimuliert werden, um den Schmerz weiter zu verändern und seine Auswirkungen auf Olivia verringern zu helfen.

Praktische Übung

In einem vorangehenden Time-out wurden Sie gefragt, ob Ihnen spezielle physikalische oder psychologische Mittel und Möglichkeiten einfallen, die beim Lindern von Schmerzen gut funktionieren. Können Sie sich – nachdem wir nun dieses Konzept eines Öffnungs- und Verschlussmechanismus eingeführt haben – weitere Beispiele für diese Interventionen vorstellen, um die Schmerzempfindung abzuschwächen? Es kann helfen, zwei Listen zu erstellen, eine unter der Überschrift «medikamentöse Strategien», die andere unter der Bezeichnung «nichtmedikamentöse Strategien». Was hat bei Ihnen besonders gut funktioniert?

Am Schmerz beteiligte Substanzen

Nervenzellen tragen an ihrer Oberfläche Rezeptoren, die mit einer Vielzahl chemischer Substanzen aus der «entzündlichen Suppe», wie sie durch ein Trauma hervorgerufen wird, reagieren oder an sie binden. Einige dieser Substanzen – wie Substanz P*, Bradykinin* und die Leukotriene* – verursachen die Schmerzempfindung. Hat diese «chemische Kaskade» erst einmal begonnen, werden das entzündete Gewebe und seine Umgebung durch die Produktion von Prostaglandinen, vor allem von Prostaglandin E, zunehmend schmerzempfindlich. Diese Schmerzzunahme wird oft als «primäre Hyperalgesie*» bezeichnet. Die Substanzen steigern die Schmerzübermittlung an höhere Zentren und diese Überempfindlichkeit breitet sich auf das umgebende Gewebe aus, was zur «sekundären Hyperalgesie*» führt. Andere chemische Substanzen können den Schmerz verringern oder die Schmerzempfindung gänzlich zum Erliegen bringen. Verwirrenderweise wird die Wirkungsweise dieser Substanzen oft als Schmerz-«Modulierung» bezeichnet, obwohl «Modulierung» eigentlich sowohl eine Zu- als auch eine Abnahme der Schmerzen bedeuten kann.

Praktische Übung

Suchen Sie sich nichtsteroidale Antiphlogistika (NSA) heraus und machen Sie sich ein paar Notizen über deren Wirkungsweise oder schauen Sie sich Kapitel 4.4.3 an.

> ### Fallgeschichte
>
> Frau Walters, eine ältere Frau, lebt allein in einem Häuschen am Rand des Bauernhofes ihres Sohnes. Die Gemeindeschwester besucht sie seit einigen Tagen, um eine Wunde am Bein zu verbinden. Als sie gestern zu ihr ging, zuckte Frau Walters zurück, schrie auf, als sie vorsichtig die Bandage abnahm, und litt extrem unter den Schmerzen. Die Pflegende war ziemlich schockiert, da sie sich große Mühe gegeben hatte, den Verband nicht zu berühren, und die Schmerzen von Frau Walters schienen in keinem Verhältnis zum Ausmaß des Gewebsschadens zu stehen.
>
> Denken Sie über die oben beschriebene Situation nach:
>
> - Was hätten Sie getan?
> - Warum war Frau Walters so empfindlich gegen den Verbandwechsel geworden?
> - Was könnte in dieser Situation gegen die Schmerzen helfen?

Nichtsteroidale Antiphlogistika (NSA). Sie werden feststellen, dass nichtsteroidale Antiphlogistika (NSA) durch Hemmung eines als Cyclooxygenase bezeichneten Enzyms wirken, das für die Produktion von Prostaglandin verantwortlich ist. Durch Hemmung der Prostaglandinproduktion wird die Schmerzintensität gesenkt. Einer der Nachteile der NSA liegt in der Fähigkeit, *alle* Cyclooxygenase-Enzyme zu blockieren. Dazu gehören auch jene, die für den Allgemeinhaushalt, etwa zur Produktion des Schleims, der Magen und Dünndarm schützt, benötigt werden, sowie Substanzen, die die Nierenfunktion und die Haftfähigkeit der Thrombozyten aufrechterhalten [Carr/Goudas, 1999].

Opioide. Eine wichtige Gruppe von Rezeptoren, die im Körper produzierte opioidähnliche Substanzen bindet, sind als «endogene* Opioidrezeptoren» bekannt.

Um die Schmerzempfindung abzuschwächen, verabreichen Ärzte chemische Wirkstoffe, die endogene Opioide imitieren. Sie sind in der Lage, die Leitung der Schmerzbahn zu unterdrücken und die Schmerzempfindung abzuschwächen; dies ist die Grundlage der Wirkung von Opioiden.

Die Wissenschaft hat chemische Substanzen isoliert, die als Folge eines Traumas produziert werden und Schmerz verstärken können, aber der Körper produziert auch opioidähnliche Substanzen und andere Neurotransmitter*, die Schmerz lindern können. Seit Tausenden von Jahren kennt der Mensch eine Substanz, die in der Natur in gewissen Mohnarten vorkommt und ebenfalls Schmerz lindern kann. Der Schlafmohn, *Papaver somniferum*, liefert Opium aus dem Saft seiner Samenkapsel. Zu Beginn des vergangenen Jahrhunderts isolierte ein junger deutscher Chemiker (Friedrich Wilhelm Adam Sertürner) Morphin aus dem Saft des Schlafmohns. Morphin ist der «Goldstandard» der Schmerzlinderung und die Substanz, an der andere Analgetika gemessen werden.

Wie in Abbildung 1-6 gezeigt, sind endogene Opioide vom Körper produzierte, morphinähnliche Substanzen. Eine Aufstellung der endogenen Opioide, die vom Körper als Reaktion auf Schmerzreize produziert werden, zeigt Tabelle 1-1. Daneben werden einige der üblicherweise verabreichten Opioide aufgeführt, die entweder aus der Mohnkapsel gewonnen oder entsprechend synthetisch hergestellt werden, um eine ähnliche Wirkung hervorzurufen.

Wir werden nun kurz betrachten, wie einige der endogenen Opioide und der üblicherweise verabreichten Opioide wirken.

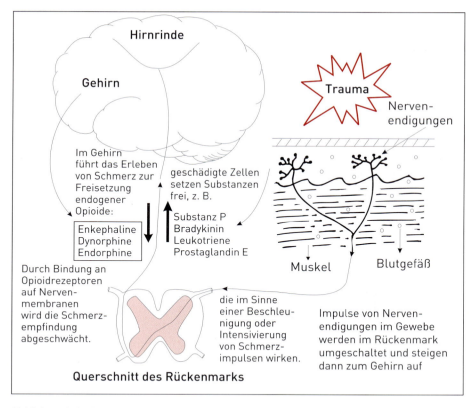

Abbildung 1-6: Reaktion auf die «chemische Kaskade», die durch einen Gewebsschaden ausgelöst wird

Tabelle 1-1: Endogene Opioide und einige üblicherweise verabreichte Opioide

Endogene Opioide	Üblicherweise verabreichte Opioide	
Enkephaline	Morphin	aus Mohn extrahiert
Dynorphine	Codein	aus Mohn extrahiert
Endorphine	Diamorphin	halbsynthetische Verbindung (heutzutage selten verwandt)
	Pethidin	synthetische Verbindung
	Methadon	synthetische Verbindung
	Fentanyl	synthetische Verbindung

Opioidrezeptoren finden sich hauptsächlich im Gehirn und im Rückenmark. Opioide wie die oben erwähnten binden an einen von drei unterschiedlichen Rezeptortypen, wobei jeder Rezeptor eine geringfügig andere Wirkung hat:

1. µ-Rezeptor

2. κ-Rezeptor

3. δ-Rezeptor (wobei µ, κ und δ der 12., 10. bzw. 4. Buchstabe des griechischen Alphabets sind).

Bislang wirkt die Mehrzahl der in Gebrauch befindlichen Opioidmedikamente stark am µ-Rezeptor. Leider ruft die µ-Rezeptor-Aktivität nicht nur Analgesie, sondern auch unerwünschte Nebenwirkungen hervor (Tab. 1-2). Einige Opioid-

Tabelle 1-2: Aktivität von Opioiden an den drei Rezeptorstellen

Rezeptor	Reaktion bei Aktivierung	Endogenes Opioid	Analgetikum mit starker Affinität
µ (my)	Analgesie, Atemdepression, stark verengte Pupillen, Sedierung, Euphorie, herabgesetzte Magentätigkeit, Obstipation, Harnverhaltung	Endorphine	Morphin Hydromorphon
κ (kappa)	Analgesie, Dysphorie, Halluzinationen, Paranoia	Dynorphine	Buprenorphin
δ (delta)	Analgesie	Enkephaline	zurzeit kein Medikament verfügbar

analgetika wirken hauptsächlich auf den κ-Rezeptor und rufen dort etwas andere, aber oft nicht weniger problematische Nebenwirkungen hervor. Tabelle 1-2 zeigt, dass allein die δ-Rezeptor-Aktivität ausschließlich Analgesie hervorruft. Dieser Rezeptor spricht auf die Enkephaline an; ein Medikament, welches dasselbe tut und lediglich Analgesie hervorruft, muss jedoch erst noch gefunden werden.

Ein wenig mehr darüber zu wissen, wie Opioide im Körper wirken, wird Ihnen verstehen helfen, warum Opioide beim Management akuter Schmerzen höchst wirksam sind und sich in einigen Fällen sogar bei bestimmten chronischen Krankheiten einsetzen lassen. In der oben genannten Fallgeschichte könnten die Schmerzen von Frau Walters durch einen kurzen NSA-Zyklus gelindert werden, um die «entzündliche Chemikaliensuppe» zu dämpfen, und es könnte sogar ein kurzwirksames Opioid nötig werden, um die Schmerzen beim Verbandwechsel zu reduzieren.

Abbildung 1-7 verdeutlicht, wie sich Opioide auf die verschiedenen Rezeptoren richten. Ist ein Opioid fest gebunden, löst es eine aktive biologische Reaktion aus

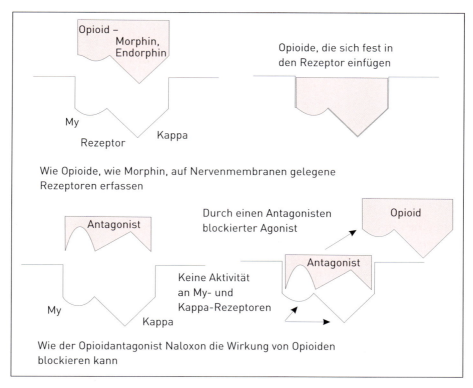

Abbildung 1-7: Rezeptoraktivität

und wird als Agonist bezeichnet. Auch wenn Opioide starke unerwünschte Nebenwirkungen hervorrufen können, lässt sich ihre Aktivität durch Verabreichen einer als Antagonist bezeichneten Substanz unmittelbar aufheben. Ein Antagonist ist eine Substanz, die denselben Rezeptor besetzen kann, aber keine biologische Aktivität hat und so den Rezeptor für den biologisch aktiven Agonisten blockiert. Erfährt ein Patient durch Verabreichen eines Opioids eine Atemdepression und man gibt Naloxon (einen Opioidantagonisten), so wird die unerwünschte Nebenwirkung aufgehoben und die Atemfrequenz des Patienten kehrt sehr rasch wieder in den Normbereich zurück. Leider wird auch jegliche analgetische Wirkung aufgehoben und der Schmerz kehrt unausweichlich zurück, wenn man zu viel Naloxon, d. h. mehr als zur Wiederherstellung einer normalen Atemarbeit benötigt wird, verabreicht. Pflegende geben viele Medikamente aus, z. B. Digoxin, gegen das es keinen Antagonisten gibt, warum also machen wir uns so viele Gedanken um die unerwünschten Nebenwirkungen von Opioiden? Die Furcht vor Atemdepression und Abhängigkeit wird oft als Grund dafür genannt, dass Gesundheitsfachpersonen eine Abneigung gegen das Verschreiben und Verabreichen von Opioiden haben. Indessen deutet die Forschung darauf hin, dass diese Befürchtungen unbegründet sind, da weniger als 1 % der Patienten unter diesen unerwünschten Nebenwirkungen leiden [Friedman, 1990], und es sollte jede Gelegenheit wahrgenommen werden, um diese Märchen zu entschleiern.

Für weiterführende Informationen über Opioide sei die Leserin bzw. der Leser auf McQuay [1999] verwiesen.

1.5 Psychosoziale Auswirkungen von Schmerz

Bislang haben wir mehrere wichtige Aspekte der Neurophysiologie betrachtet, die bekanntermaßen zur Schmerzwahrnehmung beitragen. Die Erklärung, warum sich schneller und langsamer Schmerz unterscheiden, sowie die mögliche Wirkung anderer Empfindungen und chemischer Substanzen auf die Schmerzwahrnehmung sind indessen keine Begründung für einige andere ungewöhnliche Zusammenhänge in Verbindung mit Schmerz. Die Gate-Control-Theorie hilft, einige davon zu erklären, indem sie den Schwerpunkt auf die Schmerzmodulation im Gehirn und auf die Ebene des Rückenmarks legt. Letztlich bestimmt das Gehirn, wie viel Schmerz wir infolge eines Schadreizes spüren oder ob wir überhaupt Schmerzen haben. Dies hilft beim Klären folgender Fragen:

- Warum scheinen manche Menschen nach einer Verletzung oder nach dem gleichen Eingriff den Schmerz stärker zu verspüren als andere?
- Warum verspüren manche Menschen Schmerzen, obwohl keine erkennbare Verletzung vorliegt?

- Warum verspüren manche Menschen keinen Schmerz, obwohl sie ernsthaft verletzt sind, etwa auf einem Schlachtfeld?
- Warum kann chronischer Schmerz noch lange nach dem Abheilen der Wunde oder dem Beseitigen des ursprünglichen Auslösers bestehen bleiben?
- Oder, was noch merkwürdiger ist, warum können einfaches Berühren oder Streicheln manchmal starke Schmerzen verursachen?

Die Gate-Control-Theorie macht die Anwendung einiger unserer nichtmedikamentösen Interventionen, wie die Entspannungstherapie, transkutane Nervenstimulation (TENS) und andere Körper-Geist-Ansätze (s. Kap. 4), verständlich und hat geholfen, viele der eher rätselhaften Aspekte von Schmerz zu klären.

Die große Stärke der Gate-Control-Theorie liegt sowohl in dem mehrdimensionalen Rahmen, den sie bietet, als auch in ihrer Flexibilität. Letztere bezieht sich darauf, wie sich das periphere und das zentrale Nervensystem modifizieren lassen und eine erhebliche Anpassung an Verletzungen zeigen [Sluka/Rees, 1997].

Es gibt drei Komponenten des Schmerzes:

- Die *sensorisch-diskriminative Komponente* des Schmerzes erlaubt ein Identifizieren der Verletzung und ihrer Intensität in Zeit und Raum.
- Bei der *affektiv-motivationalen (emotionalen) Komponente* geht es darum, wie der Körper bezüglich seiner Schutzmechanismen auf den Schmerz reagiert, etwa in Form einer vom Schmerzreiz wegführenden Bewegung. Es geht ferner darum, wie unsere Gefühle die am Schmerzerleben beteiligten motivationalen Faktoren beeinflussen.
- Die *kognitiv-evaluative Komponente* erklärt, wie unsere Reaktion auf einen Schmerzreiz durch unsere kulturellen Wertvorstellungen, Angst, Aufmerksamkeit und frühere Schmerzerfahrungen beeinflusst wird.

Die Gate-Control-Theorie liefert eine mehrdimensionale Erklärung der individuellen Schmerzerfahrung, indem sie alle drei Komponenten einschließt. Diese Theorie wird uns durch das Buch begleiten. Es ist daher wichtig, einige Zeit darauf zu verwenden, sie zu verstehen, um die Anwendung dieses Wissens bei Ihrem Voranschreiten genießen zu können.

Fallgeschichte

John Harding ist ein aktiver Vater mit zwei kleinen Kindern, der mit den beiden gerne jeden Sonntag Morgen Fußball spielt. Sein Vater starb an einem Herzinfarkt, als John noch klein war, und er macht sich Sorgen, ebenfalls in jungen Jahren zu sterben. Am vergangenen Sonntag spürte er beim Spiel leichte Beschwerden im Brustkorb und wurde plötzlich von Panik überwältigt: «Was ist das – ein Herzinfarkt?!» Die Schmerzen wurden stärker und ihm wurde schwindlig. Er setzte sich und ein Freund rief den Notarzt. Inzwischen war John überzeugt, es sei ein Herzinfarkt. Nach einem EKG und einigen Blutuntersuchungen kam die gute Nachricht: kein Herzinfarkt. Es muss sich um eine Verdauungsstörung gehandelt haben.

Welche Faktoren haben Herrn Hardings Schmerzerleben gesteigert? Wie konnte ein leichter Thoraxschmerz zu etwas so Ernstem eskalieren, dass er glaubte, einen Herzinfarkt zu haben?

Time-out

Denken Sie noch einmal an die Schmerzerfahrung, die Sie zu Beginn des Kapitels beschrieben haben. Können Sie darin irgendwelche Komponenten der Gate-Control-Theorie erkennen?

Vielleicht finden Sie es hilfreich, sich an der folgenden praktischen Übung zu versuchen. Es heißt, dass unser persönliches Erleben oder unsere Beschäftigung mit einigen der Punkte darin den absteigenden modulatorischen oder hemmenden Bahnen und die Reaktionsweise des Gehirns auf einen Schmerzreiz beeinflusst.

Oft wird Schmerz schwer beherrschbar, wenn sich jemand sehr fürchtet, etwa wenn er bzw. sie das Vertrauen verloren hat oder von Angst überwältigt wird. Auch eine Kombination anderer Faktoren kann die Schmerzwahrnehmung verstärken, wie z. B. das Gefühl, keine Kontrolle zu haben, oder nicht zu wissen, was geschieht.

Studien über die Folgen von Schmerzen, die unter akutem Stress – etwa bei einem Verkehrsunfall – erlebt werden, sind auch dahingehend erhellend, als sie für eine Verbindung zwischen der Stressreaktion und Dauerschmerzen sprechen [McLean et al., 2005]. Es gibt auch Studien, welche die Notwendigkeit unterstützen, Patienten vor allem vor einer Operation auf Schmerzen vorzubereiten [Bandolier, 1999]. Manche Patienten werden versuchen, eine Reihe von Coping-Mechanismen anzuwenden, die von der Haltung, so viel wie möglich wissen zu wollen, bis zu der Einstellung, gar nicht wissen zu wollen, was ihnen geschieht, reichen. Beim Vorbereiten von Patienten kann es wichtig sein, die Kontrollüberzeugung zu beachten, da sie sich auf den Nutzen eines präoperativen Informierens auswirken kann. Frau Walters (siehe vorangehende Fallstudie) Gelegenheit zu

Schmerz und Schmerzmanagement

Praktische Übung

Die folgenden aktiven Denkprozesse im Gehirn beeinflussen den absteigenden Modulationsmechanismus. Versuchen Sie festzustellen, auf welche Komponente der Gate-Control-Theorie, z. B. die kognitiv-evaluative, sie sich beziehen.

Ordnen Sie die folgenden Denkprozesse den Komponenten der Gate-Control-Theorie zu, indem Sie sie in die nebenstehenden Kästchen eintragen.

- Erinnerung an vergangene Ereignisse
- Langeweile
- Emotionaler Zustand
- Ob der Schmerz als Indikator einer ernsten oder unheilbaren Krankheit wahrgenommen wird
- Ob die Aufmerksamkeit durch einen anspruchsvolleren Denkprozess abgelenkt wird, etwa auf dem Schlachtfeld oder bei einem entscheidenden Fußballspiel
- Wie unsere Kultur und Erziehung unsere Reaktion auf Schmerzen beeinflussen können
- Ob man eine Massage erhält

Antworten	
Erinnerung an Vergangenes	Überwiegend kognitiv-evaluativ
Langeweile	Überwiegend kognitiv-evaluativ
Emotionaler Zustand	Überwiegend affektiv-motivational
Ernste Krankheit	Überwiegend affektiv-motivational
Abgelenkte Aufmerksamkeit	Überwiegend kognitiv-evaluativ
Kultur und Erziehung	Überwiegend kognitiv-evaluativ
Massage	Überwiegend sensorisch-diskriminativ

Die meisten Antworten werden in Wirklichkeit eine Kombination des oben Genannten beinhalten und damit einmal mehr die Komplexität von Schmerz verdeutlichen. Erkennen Sie, wie einige dieser Faktoren eine starke Rolle bei Herrn Hardings Sorgen wegen eines Herzinfarkts gespielt haben?

geben, den Verband an ihrem Bein selbst zu entfernen, gäbe ihr ein stärkeres Gefühl von Kontrolle und würde die Schmerzen möglicherweise verringern.

Wir haben erörtert, wie Schmerz durch das periphere wie durch das zentrale Nervensystem – sensibilisiert durch Neurotransmitter, die wiederum durch negative Gedankenprozesse verstärkt werden, durch die der Schmerz eskaliert – reguliert werden kann. Andererseits wissen wir auch, dass sich Schmerz durch endogene Substanzen und Analgesie sowie durch Strategien wie Informieren, Berührung, Vibration, positives Denken, Entspannung und andere nichtmedikamentöse Coping-Strategien herunterregulieren lässt.

Indessen wissen wir auch, dass akute Schmerzen bei manchen Menschen chronisch werden können. Ein Gewebsschaden kann zum Verschwimmen der Grenzen zwischen den normalerweise von den A-beta-Fasern geleiteten Empfindungen und den über C-Fasern geleiteten Schmerzempfindungen führen, wobei die nicht Schmerz leitenden A-beta-Fasern die Fähigkeit bekommen, Schmerzen hervorzurufen. Dieser Zustand wird als Allodynie* bezeichnet. Schmerzfasern und sensible Fasern werden gleichermaßen leichter stimulierbar, ihr Einzugsbereich weitet sich aus und es kann zu einem Verlust an zentraler Hemmung über absteigende Bahnen kommen. Als Folge dieser Veränderungen erweisen sich weniger Stimuli als schmerzhaft, die Schmerzen halten länger an und breiten sich auf nicht geschädigtes Gewebe aus – ein Merkmal der sekundären Hyperalgesie.

Fallgeschichte

Die Schmerzen von Frau Walters waren auch weiterhin schwierig zu betreuen, aber die Pflegenden arbeiteten mit ihr an Wegen, um den Verbandwechsel angenehmer zu machen. Interessanterweise waren es die nichtmedikamentösen Interventionen, die etwas zu erbringen schienen. Frau Walters liebte Musik und so kam man überein, dass sie sich ein bestimmtes Stück aussucht, das dann bei der Visite gespielt wurde. Gleichzeitig wurde eine Aromatherapiekerze mit Lavendel angezündet und der Duft sorgte stets für eine entspannende Atmosphäre. Jedes Mal, wenn die Pflegeperson den Verband wechselte, den Frau Walters zuvor abnahm, bat sie sie, ihr eine kleine Geschichte aus ihrer Zeit als Lehrerin zu erzählen. Dies lenkte Frau Walters gewöhnlich hinreichend ab, sodass die Zeit rasch verging.

Wind-up-Phänomen und Hyperalgesie

Chronische Schmerzen können aus vielen Gründen entstehen, gegenwärtig interessieren sich Forschende jedoch zunehmend für die Folgen einer hartnäckigen sekundären Hyperalgesie und für einen Zustand, der die dynamische Plastizität des Nervensystems beschreibt und als Wind-up-Phänomen* (Steigerung der Schmerzempfindung) bezeichnet wird. Letzteres und die Hyperalgesie können erklären helfen, warum die Schmerzen einer Person manchmal stärker sind, als zu erwarten wäre, und sich weiter ausbreiten und intensiver sind als der Schaden, der sie verursacht. Diese erhöhte Reaktion hat in letzter Zeit beträchtliches wissenschaftliches Interesse erregt, da sie unter Umständen bei der Entstehung des chronischen Schmerzsyndroms eine Rolle spielt [Eide, 2000; Gudin, 2004].

Man betrachte das Wind-up-Phänomen als Folge davon, dass Nervenfasern, die Schmerzimpulse zum Gehirn leiten, darin «trainiert» werden, Schmerzsignale zu liefern. Und wie Muskeln unter Belastung stärker werden, werden auch Nerven mit zunehmender Stimulation effektiver im Übertragen von Signalen. Schlimmer noch: Das Gehirn wird schmerzempfindlicher und zeigt unter ausgeklügelter Bildgebung erweiterte Reaktionsbereiche. Auch wenn die Begriffe «Wind-up-Phänomen» und «sekundäre Hyperalgesie» nicht dieselben Phänomene beschreiben, werden sie bisweilen synonym verwandt und teilen gemeinsame Prinzipien (weitere Definitionen siehe Glossar).

Obwohl noch nicht völlig geklärt, ist man der Ansicht, dass die Aktivierung des N-methyl-D-aspartat-(NMDA-)Rezeptors* für dieses unangenehme Phänomen verantwortlich sein könnte. Viele der Fälle von chronischen Schmerzen in Schmerz-Ambulanzen sind unter Umständen das Endprodukt eines Wind-up-Phänomens – spontan und häufig auftretende Schmerzen, die noch lange nach erfolgter Heilung bestehen bleiben [McQuay/Dickenson, 1990].

Das Wissen über das Wind-up-Phänomen kann erklären helfen, warum eine vorbeugende Analgesie – vor allem, wenn der Schmerz durch ein Lokalanästhetikum blockiert wird, bevor er das Rückenmark erreicht – bei manchen Patienten zu einer guten postoperativen Analgesie führen kann. Bei Anwendung von Opioiden und Lokalanästhetika deuten Kulturen einzelner Nerven darauf hin, dass sich die Aktivität der Nozizeptoren wirksam unterdrücken lässt. Hat eine Schmerzempfindung jedoch erst einmal das bewusste Gehirn erreicht, wird Ihnen jede Pflegeperson im Aufwachraum sagen, dass eine viel höhere Analgetikadosis nötig ist, um die Stimulation zu unterdrücken.

1.6 Die Neuromatrix-Theorie

Zwar lässt sich der akute Schmerz durch die Gate-Control-Theorie gut erklären, nicht jedoch einige der chronischen Schmerzen, die wir in der klinischen Praxis sehen, wie etwa die Entstehung des Phantomschmerzes einer Gliedmaße oder die Komplexität des Schmerzes bei Patienten mit Paraplegie. Diese Art chronischer oder persistierender Schmerzen scheint sich als Folge einer Schädigung des Nervensystems zu entwickeln, verstärkt jedoch durch das psychische Trauma und

Stress. Die innerhalb des Nervensystems möglichen Veränderungen in Verbindung mit einer Nervenschädigung oder bestimmten Krankheitsprozessen lassen sich anhand der Neuromatrix-Theorie von Professor Melzack, die er in den Jahren nach dem Tod seines Kollegen, Professor Wall, weiterentwickelt hat, besser erklären.

In der Gate-Control-Theorie wurde die Fähigkeit des Gehirns hervorgehoben, aus der Peripherie eingehende Signale zu filtern, zu selektieren und zu modulieren. In der Neuromatrix-Theorie von Melzack [1999] wird die Auswirkung auf die Hirnfunktion hervorgehoben, indem dargelegt wird, dass das Gehirn über ein neurales Netzwerk verfügt, das er «Körper-Selbst-Neuromatrix» nannte. Diese Neuromatrix ist überwiegend genetisch determiniert, integriert jedoch im Laufe unseres Lebens vielfältige Inputs, um schließlich das Muster zu erzeugen, das den Schmerz eines Individuums hervorruft: die Neurosignatur*. Die Körper-Selbst-Neuromatrix wird sowohl durch sensible Einflüsse als auch genetisch und durch das neuronale Netzwerk bestimmt, das die somatosensorischen, limbischen* und thalamokortikalen Komponenten des Gehirns miteinander verknüpft, die wiederum die sensorisch-diskriminative, affektiv-motivationale und evaluativ-kognitive Dimension des Schmerzerlebens integrieren.

Das Neurosignatur-Output der Neuromatrix bestimmt die besonderen Qualitäten und andere Aspekte des Schmerzerlebens und das individuelle Verhalten [Melzack, 1999]. Sie klingt kompliziert, ist jedoch eine faszinierende Theorie und es lohnt sich durchaus, mehr darüber zu lesen, da sie vor allem für das Verständnis des Phantomschmerzes und anderer, komplexerer chronischer Schmerzsyndrome wichtig ist.

Zu den vielfältigen, auf die Neuromatrix einwirkenden und zur Neurosignatur beitragenden Informationseingängen gehören:

- sensorischer Input (kutan, viszeral und von anderen somatischen Rezeptoren)
- visueller und anderer sensorischer Input, der die kognitive Interpretation der Situation beeinflusst
- kognitiver und emotionaler Input aus anderen Bereichen des Gehirns
- intrinsische neurale hemmende Modulation
- die Aktivität des Stressregulierungssystems des Körpers, darunter die entzündliche, endokrine* und die autonome* Reaktion sowie die Immunreaktion*
- der Einfluss des Opioidsystems eines Individuums.

Die Bedeutung der – wenn auch nicht allgemein akzeptierten – Neuromatrix-Theorie liegt darin, dass sie uns einen Bezugsrahmen liefert, in dem eine genetisch festgelegte Form des Körper-Selbst außer durch unsere herkömmlichen sensorischen Inputs noch machtvoll durch unsere kognitive Funktion, unsere genetische Komposition und unsere Stressreaktion beeinflusst wird. Diese Theorie kann erklären helfen, warum manche Menschen chronische Schmerzen entwickeln und andere nicht und warum es in fehlenden Gliedmaßen zu Schmerzen kommen kann.

Schmerz und Leiden

Ein Mensch mit Schmerzen leidet auch unausweichlich. Es scheint, als seien die Worte unlösbar miteinander verknüpft und vielleicht macht eben das Leiden die Umstehenden so hilflos. An Schmerzen zu leiden kann als unvermeidbare Folgeerscheinung des Schmerzes gelten. Eric Cassell [2004], einer der meistzitierten Autoren zum Thema «Leiden», definiert es als «Zustand schwerer Verzweiflung in Verbindung mit Ereignissen, welche die Unversehrtheit der Person gefährden». Er beschreibt ein breites Spektrum an Schwierigkeiten, darunter auch das Dilemma, dass sich der Patient in Schmerzen auf dem Röntgen-Tisch windet, während die Röntgen-Aufnahme keinerlei Krankheit zeigt, der Patient aber dennoch eindeutig Schmerzen hat [Cassell, 2004]. Es ist wichtig, Leiden – eingebunden in die religiösen, spirituellen und kulturellen Traditionen des Individuums – als integralen Bestandteil des Schmerzerlebens anzuerkennen. Dieses Konzept ist derart wichtig, dass Patrick Wall, als er an Krebs starb, ein elegantes und ergreifendes Buch mit dem Titel *Pain: the Science of Suffering* [1999] schrieb – sowohl für Fachkräfte wie für jene Unglücklichen unter Schmerzen Leidenden ein inspirierendes Werk.

1.7 Zum Abschluss

In diesem Kapitel wurden einige der komplexeren Aspekte von Schmerz untersucht, jedoch haben Sie jetzt hoffentlich eine klarere Vorstellung von der Thematik, die Ihnen verstehen hilft, wie Schmerz wahrgenommen wird. Diese neueren Erkenntnisse sprechen dafür, dass Schmerz in einem dynamischen und plastischen Nervensystem zuhause ist. Das Wissen um die verschiedenen Mechanismen, die zum Schmerzerleben einer Person beitragen, kann Ihnen bei der Wahl von Interventionen helfen, die etwas von diesem Wissen nutzen und eine effizientere Schmerzlinderung bieten. Wir hoffen, dass Ihnen das übrige Buch ein paar Instrumente an die Hand gibt, um einige der Herausforderungen von Schmerz zu überwinden.

 Versuchen Sie sich nach einer Pause an dem folgenden Multiple-Choice-Test, um Ihr bisheriges Wissen selbst einzuschätzen. Bei einigen Fragen trifft mehr als eine Antwort zu, jedoch gibt es eine Antwort, die am besten belegt ist.

1.8 Multiple-Choice-Test

Die mehrdimensionale Natur von Schmerz

1. Bei der Synthese welcher der folgenden Substanzen wird angenommen, dass sie durch ein NSA blockiert wird?
    a) Substanz P ☐
    b) Bradykinin ☐
    c) Prostaglandin E ☐
    d) Endorphin ☐

2. Von welcher der folgenden Nervenfasern werden kurze, scharfe, leicht zu lokalisierende Schmerzsignale übertragen?
    a) A-beta-Fasern ☐
    b) A-delta-Fasern ☐
    c) C-Fasern ☐
    d) B-delta-Fasern ☐

3. Welche der folgenden Nervenfasern beeinflussen Opioide bei der Schmerzlinderung?
    a) C-Fasern ☐
    b) A-beta-Fasern ☐
    c) A-delta-Fasern ☐
    d) Keine der oben genannten ☐

4. Die Schmerzlokalisation ist eine Funktion der/des:
    a) Substantia gelatinosa ☐
    b) Thalamus ☐
    c) somatosensorischen Kortex ☐
    d) Hinterhorns ☐

5. Nach der Gate-Control-Theorie ist die Schmerzmodulation das Ergebnis:
    a) einer Stimulation des Rückenmarks ☐
    b) einer Aktivierung ausschließlich absteigender Bahnen ☐
    c) einer Stimulation der A-beta-Fasern ☐
    d) einer Kombination von A-beta-Faser-Stimulation und Aktivierung der absteigenden Bahnen ☐

6. Die Aktivierung welchen Rezeptors gilt als Ursache eines Wind-up-Phänomens?

   a) My-Rezeptor ☐

   b) NMDA-Rezeptor ☐

   c) Kappa-Rezeptor ☐

   d) Delta-Rezeptor ☐

7. Welche der folgenden Nebenwirkungen wird gewöhnlich nicht durch Opioide verursacht?

   a) Obstipation ☐

   b) Jucken ☐

   c) Übelkeit ☐

   d) Hypotonie ☐

8. Welche der folgenden Opioide werden aus vollsynthetischen Komponenten hergestellt?

   a) Morphin ☐

   b) Methadon ☐

   c) Codein ☐

   d) Diamorphin ☐

9. Welche der folgenden Substanzen kehrt die Wirkung eines Opioids um?

   a) Nalbuphin ☐

   b) Buprenorphin ☐

   c) Naloxon ☐

   d) Fentanyl ☐

10. Welche der folgenden Aussagen beschreibt die Neuromatrix-Theorie am besten?

    a) Der Schwerpunkt liegt auf den Auswirkungen auf die Hirnfunktion. ☐

    b) Schmerz ist genetisch bestimmt. ☐

    c) Chronische Schmerzen entstehen als Folge der Stressreaktion. ☐

    d) Die Entstehung chronischer Schmerzen hängt vom Opioidsystem eines Menschen ab. ☐

1. Die mehrdimensionale Natur des Schmerzes

1.9 Antworten zum Multiple-Choice-Test

1. c) Prostaglandin E ist die hormonähnliche Substanz, die durch ein NSA blockiert werden kann.

2. a) A-delta-Fasern übertragen kurze, scharfe, gut umschriebene Schmerzsignale, C-Fasern übertragen dumpfen, ziehenden Schmerz und A-beta-Fasern übertragen Empfindungen wie Vibration und Berührung. B-delta-Fasern gibt es nicht.

3. a) C-Fasern; weder auf den A-delta- noch auf den A-beta-Fasern gibt es Opioidrezeptoren in Verbindung mit Schmerz.

4. c) Der somatosensorische Kortex des Gehirns; die Substantia gelatinosa ist der Bereich im Rückenmark, in dem die Schmerzmodulation stattfindet. Der Thalamus ist eine Relais- und Koordinationsstation für sensorische Impulse und das Hinterhorn ist der Bereich, in dem die Nervenfasern ins Rückenmark eintreten, bevor sie zum Gehirn umgeschaltet werden.

5. d) Eine Kombination von A-beta-Faser-Stimulation und Aktivierung der absteigenden Bahnen. Alle übrigen sind ebenfalls an der Schmerzmodulation beteiligt, aber d) gibt die umfassendste Beschreibung der Gate-Control-Theorie.

6. b) Der NMDA-Rezeptor; My, Kappa und Delta sind allesamt Opioidrezeptortypen

7. d) Hypotonie ist selten, während alle übrigen Lösungsmöglichkeiten häufige Nebenwirkungen von Opioiden sind.

8. b) Methadon; Morphin und Codein werden aus Mohn gewonnen und Diamorphin ist halbsynthetisch.

9. c) Naloxon, alle übrigen sind Analgetika. Fentanyl ist ein reiner Agonist. Buprenorphin und Nalbuphin sind Opioide mit sowohl agonistischen wie antagonistischen Eigenschaften.

10. a) Der Schwerpunkt liegt auf der Hirnfunktion. Die Neuromatrix-Theorie umfasst alle anderen Faktoren, betont jedoch die Bedeutung der einzigartigen «Neurosignatur». Letztere besteht aus Nervenimpulsen, die durch ein weit reichendes neuronales Netzwerk – die «Körper-Selbst-Neuromatrix» des Gehirns – erzeugt wird.

Weitere Literaturempfehlungen

Carr D. and Goudas L. (1999) Acute pain. *Lancet*, 353: 2051–8.
Kim H. and Dionne R. (2005) Genetics, Pain, and Analgesia. IASP Clinical Updates, September, XIII(3), www.iasp-pain.org/, click on Publications.
Lasch K. (2002) *Culture and Pain*. IASP Clinical Updates, December, X(5), www.iasp-pain.org/, click on Publications.
Melzack R. (1999) From the gate to the neuromatrix. *Pain*, Aug; Suppl 6: S121–6.
Melzack R. and Wall P. (1996) *The Challenge of Pain*, 2nd edn. Toronto, Penguin.
Melzack R. and Wall P. (2003) *Handbook of Pain Management: A Clinical Companion to Textbook of Pain*. Edinburgh, Churchill Livingstone.
Page G. (2005) Acute Pain and Immune Impairment. IASP Clinical Updates, March, XIII(1), www.iasppain.org/, click on Publications.

Vlaeyen J. and Crombez G. (2007) Fear and Pain. IASP Clinical Updates, August, XV(6), www.iasp-pain.org/, click on Publications.

Siehe auch die Empfehlungen der deutschsprachigen Bücher im Anhang, Kapitel 8.4.

2 Das Schmerz-Assessment

Lernresultate

Nach Abschluss dieses Kapitels wird die/der Lernende in der Lage sein, ...

- ... Schmerz-Assessment-Instrumente und Messgrößen sowohl für akuten als auch für chronischen Schmerz, die zurzeit Anwendung finden, kritisch zu evaluieren.

- ... die Bedeutung einer Implementierung von Schmerz-Assessment-Instrumenten in der klinischen Praxis als ein Mittel zur Überwachung individueller Schmerzangaben sowie der Akzeptanz, Wirksamkeit und Sicherheit einer Behandlung zu erörtern.

- ... einen Überblick über den Einfluss patienten-, berufs- und organisationsbedingter Faktoren auf die effiziente Implementierung des Schmerz-Assessments zu geben.

Literatur zum Thema

Bird J. (2003) Selection of pain measurement tools. *Nursing Standard*, **18**: 33–9.
Carr E. (1997) Assessing pain: a vital part of nursing care. *Nursing Times*, **93**(38) 46–8.
Fishman S. (2006) Breakthrough pain: strategies for effective assessment and the role of rapid-onset opioids in treatment, *Medscape,* http://www.medscape.com/viewprogram/6041.
Schofield P. (1995) Using assessment tools to help patients in pain. *Professional Nurse*, **10**(11): 703–6.
Schofield P. and Dunham M. (2003) Pain assessment: how far have we come in listening to our patients? *Professional Nurse*, **18**(5): 276–9.
Williamson A. and Hoggart B. (2005) Pain: a review of three commonly used pain rating scales. *Journal of Clinical Nursing*, **14**: 789–804.
Wood S. (2004) Factors influencing the selection of appropriate pain assessment tools. *Nursing Times*, **100**: 42–7.

2.1 Hintergrund

Das vorliegende Wissen lässt vermuten, dass das Schmerz-Assessment Pflegender beschränkt und oft auch ungenau ist [Carr, 1997; Sjostrom et al., 2000]. Pflegende neigen noch immer dazu, sich an ihr eigenes Urteil zu halten, und verlassen sich lieber auf körperliche Zeichen und Verhaltensweisen, die irreführend sein können [Drayer et al., 1999]. Selbst im postoperativen Setting, wo akute Schmerzen gut auf Analgesie und tröstende Maßnahmen ansprechen, bleiben Schmerzen erwiesenermaßen unbemerkt oder werden nur unzureichend betreut [Sherwood et al., 2000; Dihle et al., 2006; Schoenwald/Clark, 2006]. Einerseits ist belegt, dass medizinisches Personal versäumt, eine effektive Analgesie zu verschreiben, andererseits wird das Problem noch dadurch verstärkt, dass Pflegende Medikamente, vor allem Opioide, am unteren Ende des Dosierungsspektrums verabreichen [Carr, 1990]. Weitere Belege sprechen dafür, dass sie auch versäumen, mit dem ärztlichen Personal das Absetzen bzw. Umstellen eines unwirksamen Medikaments zu besprechen [Valdix/Puntillo, 1995; Cecilia, 2000].

Interessanterweise klagen Patienten trotz dieser vielen Mängel oft nur ungern über die Stärke ihrer postoperativen Schmerzen [Schoenwald/Clark, 2006]. Für diese Mängel gibt es viele Gründe und Pflegende sind keinesfalls für alle verantwortlich zu machen. Da sie jedoch mehr Zeit mit einem unter Schmerzen leidenden Patienten zubringen, sind sie in einer starken Position, die Schmerzkontrolle zu optimieren.

Formelle Schmerz-Assessment-Instrumente erleichtern eine effiziente Kommunikation und das Assessment, indem sie die Möglichkeit von Fehlern oder Verzerrungen (Bias) verringern. Ein erfolgreich implementiertes Assessment-Instrument kann zwingende Beweise für die Unwirksamkeit oder inakzeptable Nebenwirkungen einer Analgesie erbringen, die nur schwer zu ignorieren sind. In diesem Kapitel wird durch kritisches Betrachten der Beurteilung von Schmerz und der Anwendung formeller Schmerz-Assessment-Instrumente die Natur des Schmerz-Assessments untersucht.

2.2 Schmerz-Assessment – Wozu?

Praktische Übung

Nehmen Sie sich etwas Zeit, um ein paar Gedanken zu folgender Frage niederzuschreiben: Warum ein Schmerz-Assessment?

Für einen effizienten Umgang mit Schmerz ist der Einsatz eines geeigneten Schmerz-Assessment-Instruments zwingend notwendig, statt – in erkennbarer Eile, die Medikamentenrunde zu beenden – hinter dem Medikamentenwagen hervor vage Fragen wie: «Etwas gegen die Schmerzen, Herr Meier?» zu stellen. Umgekehrt gewinnt eine Gemeindeschwester unter Umständen nur sehr wenig Informationen, wenn sie einem Patienten, der auf einem Stuhl sitzt, beim Hausbesuch geschlossene Fragen wie: «Haben Sie irgendwelche Schmerzen?» stellt. Diese beiläufigen Fragen sind kein Schmerz-Assessment und können eine wahrheitsgemäße Antwort sogar verhindern, da die Patienten unter Umständen das Gefühl bekommen, nicht über ihre Schmerzen sprechen zu können bzw. dass die Schmerzen nur von geringer Bedeutung seien. Ein adäquates Assessment ohne effiziente Management-Strategien wird indessen zu einer Pflege von schlechter Qualität sowie zu Frustration auf Seiten des Fachpersonals, des Patienten und der Betreuungspersonen führen. Einige der Vorteile eines formellen Schmerz-Assessment-Instruments liegen darin, dass es:

- Patienten Gelegenheit bietet, ihre Schmerzen zum Ausdruck zu bringen
- echtes Bekümmern und Interesse an ihren Schmerzen bekundet
- eine therapeutische Beziehung aufbauen hilft
- Patienten eine aktive Rolle in ihrem Schmerzmanagement verleiht
- einen dokumentierten Nachweis für die Wirksamkeit oder das Versagen jeglicher Medikamente oder Therapieformen bietet
- die Gefahr einer Überdosierung des jeweiligen Medikaments verringert
- die Möglichkeit zur Dokumentation jeglicher Nebenwirkungen und zur Evaluation ihrer Behandlung bietet
- die Wahrscheinlichkeit von Fehlern und Verzerrungen senkt
- bei der Kommunikation mit anderen Fachkräften im Gesundheitssektor hilft, vor allem beim Schichtwechsel.

Praktische Übung

Treten Sie an eine Person heran, von der Sie wissen, dass sie Schmerzen hat:

- Fragen Sie sie, ob sie gerne über ihre Schmerzen sprechen würde.
- Finden Sie heraus, was die Schmerzen verstärkt bzw. verringert.
- Halten Sie schriftlich fest, was die Person sagt; wir gehen diese Notizen am Schluss dieses Abschnitts noch einmal durch.

Können Sie sich weitere Vorteile einer Integration des Schmerz-Assessments in die allgemeine Überwachung des Patienten vorstellen?

2.3 Der Zeitpunkt des Schmerz-Assessments

Im klinischen Alltag lässt sich Schmerz unmöglich objektiv bestimmen, wie wir z. B. einen Blutdruck messen würden, stattdessen müssen wir hauptsächlich auf subjektive verbale Methoden zurückgreifen. Bei erschwerter Kommunikation mit dem Patienten ist das Beobachten der nonverbalen Kommunikation und physiologischer Reaktionen die einzige Alternative. Es wurden Einschätzungsinstrumente zur Unterstützung der Beurteilung dieser nonverbalen Schmerzindikatoren entwickelt und viele werden zurzeit für Schmerz-Einschätzungen bei Säuglingen, Kleinkindern und kognitiv schwer beeinträchtigten Personen verwendet. In Kapitel 6 werden diese Instrumente ausführlicher behandelt, aber bis zu ihrer Entwicklung ist es noch ein langer Weg und es bleibt viel Raum für Kreativität.

Idealerweise sollte die Einschätzung des Schmerzes in das Aufnahmeverfahren oder die Eingangsuntersuchung integriert werden, besonders bei Patienten vor einer Operation, und sollte in dem Augenblick Teil eines initialen Gesundheits-Assessments werden, wenn Patienten Schmerzen geäußert haben oder wenn absehbar ist, dass eine Krankheit zu Schmerzen führen wird. Bei Patienten, die mit einer schmerzhaften Erkrankung stationär aufgenommen werden, etwa nach einem Trauma oder für eine unweigerlich zu Schmerzen führende Operation, ist es entscheidend, einige Ausgangsdaten zu gewinnen. Patienten könnten an Schmerzen leiden, die zuvor noch nicht dokumentiert wurden, die bzw. der Pflegende kann Informationen darüber gewinnen, wie vorher mit Schmerzen umgegangen wurde, frühere Erfahrungen können von Relevanz sein und es kann von Nutzen sein, die Erwartungen des Patienten an das Schmerzmanagement herauszufinden und eventuell Persönlichkeitsmerkmale, wie etwa die Kontrollüberzeugung, herauszufinden. Eine aktive Herangehensweise hat mehrere Vorteile:

- Bei der Aufnahme bietet das Erörtern der Schmerz-Einschätzung Gelegenheit, Patienten auf Wunsch Informationen zu vermitteln.

- Falsche Vorstellungen seitens des Patienten können ein ernsthaftes Hindernis für ein gutes Schmerzmanagement darstellen [Carr, 1997]. Vor dem Beginn einer jeden Therapie ist es hilfreich, sich über diese falschen Vorstellungen im Klaren zu sein. Unbegründete Ängste vor Abhängigkeit können selbst die besten Bemühungen um ein Beherrschen der Schmerzen behindern.

- Die bzw. der Pflegende ist in der Lage, wichtige Punkte zu erkennen, welche die Schmerz-Einschätzung und damit auch das Schmerzmanagement verbessern oder vor Dingen, wie etwa einem hohen Maß an Angst oder Furcht, warnen, die eine effektive Schmerzbeherrschung schwierig machen.

- Frühere Schmerzerfahrungen können die Erwartungen des Patienten hinsichtlich des Umgangs mit seinen Schmerzen beeinflussen. Manche Patienten haben besonders unerfreuliche Erinnerungen.

- Ob ein Instrument zur Einschätzung des Schmerzes geeignet ist, lässt sich vor dessen Anwendung testen. Dies ist besonders wichtig bei Kindern, die unter Umständen lieber eine Skala mit «Gesichtern» als eine verbale oder numerische Skala nehmen. Manchen Menschen fällt es schwer, Schmerz in numerischer oder linearer Weise zu konzeptualisieren, daher könnte sich eine verbale Beschreibung der Schmerzintensität unter Umständen besser eignen.

- Bei Patienten, mit denen sich verbal nicht kommunizieren lässt, können die Familie oder betreuende Personen bei der Auswahl oder Modifizierung eines Instruments zur Schmerzeinschätzung helfen.

- Jetzt ist ein guter Zeitpunkt, um dem Patienten gegenüber hervorzuheben, dass Schmerz nicht als unvermeidlicher Teil des Patientseins gilt und sich auf vielfältige Weise beherrschen lässt.

2.4 Die Form der Schmerzeinschätzung

2.4.1 Verbale Kommunikation

Wo die Möglichkeit besteht, ist das verbale Assessment die akkurateste Form; es ist die hauptsächlich verwendete Methode, solange das Alter oder der Zustand des Patienten es nicht unmöglich machen. Wie bereits gesagt, sollte das Assessment so früh wie möglich (z. B. präoperativ) beginnen, da es von Wert sein kann, die Erwartungen des Patienten an eine Schmerzlinderung zu klären. Diese sind leider oft sehr gering. Menschen kommen häufig in die Klinik und erwarten Schmerzen durch eine Operation, durch Tests oder durch Untersuchungsverfahren. Bedauerlicherweise erfüllen wir ihre Erwartungen, daher sind Patienten bei Befragungen zur Zufriedenheit mit ihrer Versorgung zufrieden. Selbst wenn sich Patienten an beträchtliche Schmerzen erinnern, geben sie immer noch an, zufrieden zu sein, da sie ja bekommen haben, was sie erwartet hatten: *Schmerz*.

Wenn sich die Lage bessern soll, ist Kommunikation von entscheidender Bedeutung und es muss sich um einen Prozess in beide Richtungen handeln. Der Patient muss mit geeigneten Informationen über die verschiedenen verfügbaren Schmerztherapien versorgt werden und es müssen Informationen über seine Erwartungen an Schmerzlinderung erhoben werden. Es ist auch wichtig, den

Patienten über den Nutzen einer effizienten Schmerzbeherrschung zu informieren, z. B. um es ihm zu ermöglichen, sich zu bewegen oder zu husten, und um unerwünschte Nebenwirkungen zu verhindern. Nur allzu oft lehnen Patienten die Einnahme von Analgetika ab in der Annahme, keine Schmerzen zu haben, wenn sie nur stillhalten und sich nicht bewegen. Leider ist es eben gerade die Immobilität, die bisweilen zu lebensbedrohenden Nebenwirkungen, wie einer tiefen Venenthrombose* oder einer Infektion im Brustraum, führen kann, aber viele Patienten sind sich dieser Gefahr nicht bewusst.

Auf kommunaler Ebene sollte ein angemessenes Schmerz-Assessment vor allem für Patienten mit chronischen Schmerzen integraler Bestandteil des Pflegemanagements sein, in der Praxis wird es jedoch nur selten ausdrücklich durchgeführt. Dies kann dazu führen, dass medikamentöse und nichtmedikamentöse Strategien nie richtig ausgewertet werden oder dass eine geeignete Therapie abgesetzt wird, weil man sich nie um die Nebenwirkungen gekümmert hat oder dass noch verbliebene falsche Vorstellungen des Patienten effektive Interventionen verhindern. Bei Patienten, die sich schmerzhaften Eingriffen unterziehen, kann, vor allem in der Gemeinde, ein einfaches Assessment-Instrument im Schmerzerleben des Patienten Enormes bewirken. Es kann zur Anwendung einer weitaus wirksameren Therapie zur Kontrolle dieses «Störfall-Schmerzes» kommen, der von Gesundheitsfachpersonen zu Behandlungen, wie Wundverbänden und dem Débridement eines Ulkus, erfragt wird.

2.4.2 Sichtbare Anzeichen von Schmerz

Bei Patienten, die – aus welchen Gründen auch immer – nicht in der Lage sind, verbal zu kommunizieren, muss die bzw. der Pflegende auf sichtbare und physische Zeichen von Schmerz zurückgreifen. So unwahrscheinlich es klingen mag: Auch der Sprache absolut mächtige Patienten wünschen unter Umständen nicht mitzuteilen, dass sie Schmerzen haben. Sie könnten z. B. befürchten, dass die Angabe von Schmerzen zu einem längeren Klinikaufenthalt führt, oder sie verleugnen ihren Schmerz aus Angst vor dem, was er bedeuten könnte. In solchen Fällen können nonverbale Schmerzzeichen von Nutzen sein. Zu den sichtbaren Zeichen könnten gehören:

- *Körpersprache:* eingeschränkte Bewegungen oder sehr ruhiges Verhalten, das Schützen von Körperteilen, abnorme Haltung, eine Veränderung der Gangart oder eine Haltungsänderung, Hin-und-her-Schaukeln, Nesteln und Unruhe

- *Gesichtsausdruck:* verstärkter oder verminderter Blickkontakt, Tränen, Grimassieren, angespannte Muskulatur, ängstlicher Blick, zusammengekniffene Augen und zusammengebissene Zähne

- *stimmlicher Ausdruck:* Seufzen, Weinen, Stöhnen, spontane Geräusche, ein Wechsel der Tonlage, beeinträchtigte Sprache, Fluchen, abgehackte Sprechweise und Ausrufe
- *Distanz:* still werden, in sich gekehrt und unkommunikativ sein
- *Gefühl:* besorgtes Aussehen, wütend oder traurig sein oder ein Stimmungswechsel
- *Andere:* fehlendes Interesse an Nahrung und an der Umgebung oder ein ständig unterbrochener Schlaf.

2.4.3 Physische Anzeichen von Schmerz

Veränderungen der physiologischen Zeichen können zur Unterstützung der Angaben des Patienten dienen, sollten jedoch – außer bei bewusstlosen Patienten – nicht die einzige Messgröße sein, da sich die Patienten physiologisch recht rasch an Schmerz gewöhnen. Zu diesen Veränderungen gehören:

- *physiologisch:* relative Veränderungen des Blutdrucks (nach oben oder unten), des Pulses und der Atemfrequenz, Schwitzen, Blässe und Übelkeit
- *körperlich:* bei chronischem Schmerz, Größenveränderungen der Gliedmaße infolge von Muskelschwund, neurologische Anomalien, Veränderungen in Temperatur und Farbe, Marmorierung der Haut einer betroffenen Gliedmaße oder Muskelspasmen.

> **Fallgeschichte**
>
> Herr Peters ist ein älterer Herr, der mit ausgedehnten Tumormetastasen auf Ihrer Station aufgenommen wurde. Er ist ruhig, in sich gekehrt und kann sich nicht für lange Zeit konzentrieren. Herr Peters zieht häufig Grimassen und stöhnt. Wegen des Einsetzens schwerer Übelkeit in den vergangenen 48 Stunden hat er seine regelmäßigen oralen Analgetika – 100 mg Morphin in Retardform alle 12 Stunden und 6-stündlich Paracetamol – nicht nehmen können. Welche Information benötigen Sie, um ihre Pflege effizient planen zu können?
>
> *Mögliche Lösung:* Sie müssen den Schmerz rasch und mit einem Minimum an Fragen erfassen und beurteilen. Sagen Sie dem Patienten, dass Sie ihm, um eine wirksame Analgesie zu erreichen, ein paar Fragen stellen müssen, dass Sie es aber kurz machen.

1. Lassen Sie sich vom Patienten zeigen, wo der Schmerz sitzt.
2. Fragen Sie ihn, wie lange der Schmerz dort bereits besteht.
3. Bitten Sie den Patienten, den Schweregrad seiner Schmerzen auf einer Skala von 0 bis 10 (0 = kein Schmerz, 10 = stärkste vorstellbare Schmerzen) einzuschätzen. Denken Sie daran, dass nicht jede/r eine numerische Einschätzung zu geben vermag: Unter Umständen ist die Person außer Stande, sich zu konzentrieren, oder sie versteht das Konzept nicht. Dann ist eine einfache verbale Einschätzung, auch wenn sie weniger sensibel ist, besser geeignet, z. B. in der Art: «Sind Ihre Schmerzen jetzt leicht, mäßig oder stark?».
4. Fragen Sie den Patienten, was er normalerweise gegen die Schmerzen nimmt und welche Vorgehensweisen er als hilfreich empfindet.

Mit dieser Minimalinformation haben Sie Lokalisation, Dauer und Schweregrad der Schmerzen sowie die Medikamentendosis, die normalerweise für Linderung sorgt, festgestellt. Während seine Übelkeit unter Kontrolle gebracht wird, kann seine Opioideinnahme auf nichtoralem Wege, d. h. intravenös, subkutan, rektal oder sublingual, wieder eingerichtet werden. Auch Paracetamol ist als i.v.-Zubereitung erhältlich und das NSA Ibuprofen kann als Sublingualtablette verabreicht werden. Beim Wiederherstellen einer Analgesie ist es von Nutzen, Nicht-Opioide zusammen mit Opioiden zu verabreichen, weil Erstere Opioide sparen und Teil einer multimodalen Therapie sind, die in nachfolgenden Kapiteln besprochen wird.

Selbst unter Verwendung eines geeigneten Instruments ist das Assessment der Schmerzen eines Patienten unter Umständen nicht so einfach, wie es scheint. Etwa 40 % der kognitiv unbeeinträchtigten Patienten haben gewisse Schwierigkeiten, den Grad ihrer Schmerzen zum Ausdruck zu bringen [De Rond et al., 1999]. Unter Umständen sprechen Patienten und klinisch Tätige nicht dieselbe Sprache oder falls doch, werden die Angaben der Patienten über Schmerzen von den KlinikerInnen typischerweise im Lichte anderer Faktoren, wie etwa der Demographie oder der emotionalen, kognitiven und medizinischen Merkmale sowohl des Patienten als auch des Klinikers reinterpretiert. Auf Grund kultureller Unterschiede kann es vor allem bei einer Tendenz, Schmerzen zu wenig anzugeben, zu Kommunikationsstörungen kommen [Keogh et al., 2005]. Manche Menschen resignieren einfach und beschränken sich aufs Leiden [Weiner/Rudy, 2002] oder ihre Schmerzen sind so stark, dass sie überhaupt nicht mehr kommunizieren und sich vollständig zurückziehen.

2.5 Faktoren der Pflegenden, die die Schmerz-Einschätzung beeinträchtigen

Pflegende müssen sich darüber im Klaren sein, wie ihre eigenen Wertvorstellungen und Wahrnehmungen die Evaluation der Schmerzreaktion eines anderen Menschen beeinflussen können. Wenn Gesundheitsfachpersonen in Bezug auf das Schmerzmanagement falsche Vorstellungen oder Ängste hegen, müssen diese über Schulungen angesprochen werden. Pflegende können durch das Verhalten der Patienten stark beeinflusst werden, wobei die Forschung auch weiterhin die Unterschiede zwischen der Einschätzung der Schmerzen durch den Patienten und durch die Pflegeperson hervorhebt [Carr, 1997; Schafheutle et al., 2001; Gunningberg/Idvall, 2007]. Es wurde dargelegt, dass Patienten beim Fühlen von Schmerzen auf ihre persönlichen Erfahrungen zurückgreifen, während Pflegepersonen Schmerz unter Umständen dadurch verstehen, dass sie unbewusst auf ihre klinische Erfahrung mit der Vielfalt an Patienten zurückgreifen, die sie über die Jahre hinweg gepflegt haben [Sloman, 2004].

An weiteren Punkten fanden sich ferner eine schwache Schulung bzw. Ausbildung zum Thema Schmerz bei allen Gesundheitsfachpersonen, eine hohe Arbeitsauslastung, Personalmangel sowie der Umgang mit den konkurrierenden Anforderungen seitens der Pflegenden, Ärzte und Patienten. Auch andere, subtilere Barrieren gegen das Implementieren eines Schmerz-Assessments wurden identifiziert, wie etwa die Überzeugung, Patienten würden die Intensität ihrer Schmerzen übertreiben, sowie eine fehlende Übereinstimmung zwischen Ärzten und Pflegenden beim Einschätzen der Schmerzen eines Patienten. Auch wehren sich Pflegende unter Umständen gegen ein regelmäßiges Assessment der Schmerzen, wenn sie der Meinung sind, ein Patient habe keine effektive Medikation verordnet bekommen, und es ihnen an den Fertigkeiten mangelt, eine entsprechende Verbesserung auszuhandeln. In Bezug auf die starke Arbeitsauslastung ließe sich argumentieren, dass sich mehr Zeit gewinnen ließe, wenn Schmerzen nach einem regel- und routinemäßigen Schmerz-Assessment im Vorhinein betreut würden [Kehlet/Dahl, 2003].

2.6 Faktoren der Patienten, die die Schmerz-Einschätzung beeinträchtigen

Wie bereits erwähnt, wird die Schmerzwahrnehmung durch das Alter, das Geschlecht, frühere Schmerzerfahrungen und den kulturellen Hintergrund einer Person beeinflusst. Pflegende müssen sich dieser Einflüsse bewusst sein und beim Assessment der Schmerzen eines anderen Menschen vorurteilslos und unvoreingenommen bleiben. Wichtig ist, sich darüber im Klaren zu sein, dass ein Schmerzverhalten nicht immer den «Schweregrad» an Schmerz widerspiegelt, den eine

Person erlebt. Menschen mit Schmerzen versuchen unter Umständen, diese so weit wie möglich herunterzuspielen: Vielleicht möchten sie ihrer Familie keine Sorgen bereiten, vielleicht sind sie verlegen, vielleicht haben sie den Eindruck, es sei besser, die Schmerzen zu ertragen, als befürchten zu müssen, später aus dem Krankenhaus herauszukommen, oder sie haben andere falsche Vorstellungen über Schmerz und dessen Management. Neue Forschungsarbeiten an Patienten in der ambulanten Chirurgie sprechen dafür, dass die Patienten Bemühungen um eine Schmerzkontrolle unter Umständen selbst unbeabsichtigt sabotieren [Older et al., 2007], was in Kapitel 3 eingehender untersucht wird.

2.6.1 Alter

2.6.1.1 Der ältere Mensch

Viele ältere Menschen «verbergen» ihre Schmerzen unter Umständen, vor allem, wenn diese chronischer Natur sind. Zu Hause haben sie möglicherweise gute Strategien entwickelt, die ihnen durch den Tag helfen, wie etwa kurze Spaziergänge oder ihr Lieblingsprogramm im Fernsehen. Bedauerlicherweise verschwinden diese nach der stationären Aufnahme und die Patienten sind verletzlich und oft außer Stande, mit ihren Schmerzen zurechtzukommen. Wenn die Schmerzen chronisch geworden sind, fehlt häufig ein «offensichtliches» Schmerzverhalten, wie Grimassieren und Stirnrunzeln. Außerdem haben die Leidenden unter Umständen das Gefühl, es sei «inakzeptabel» oder ein Zeichen von Schwäche, Schmerz zum Ausdruck zu bringen. Pflegende brauchen gute Kenntnisse über die Ausdrucksformen von Schmerz in dieser Population, wenn sie ihn erkennen und erfolgreich damit umgehen sollen.

> ### Fallgeschichte
>
> Frau Kurz leidet an Demenz und wurde zur Kurzzeitpflege auf eine Rehabilitationsstation aufgenommen, während ihre Tochter ein paar Tage Urlaub nimmt. Zunächst gewöhnt sich Frau Kurz gut ein, aber nach wenigen Tagen stellen Sie fest, dass sie nur widerwillig auf ihrem Stuhl sitzt, ständig herumzappelt und versucht, es sich bequem zu machen. Als Sie sie fragen, ob sie irgendwelche Schmerzen hat, nickt sie, ist jedoch nicht in der Lage, verbal zu antworten. Zuvor hatten Sie bemerkt, dass es einiger Pflegender bedurfte, um ihr morgens beim Aufstehen zu helfen, und ihre rechte Hüfte schien besonders steif.
>
> Machen Sie sich Notizen darüber, wie Sie Frau Kurz' Schmerzen beurteilen und einschätzen könnten.

> **Mögliche Lösung:**
>
> 1. In einer idealen Situation hätte ein Vorab-Assessment mit der Tochter von Frau Kurz Sie in die Lage versetzen können, jedes Verhalten aufzulisten, das nach deren Ansicht auf Schmerzen hindeuten könnte.
>
> 2. Erstellen Sie eine kurze Liste der Verhaltensweisen, die Sie beobachten, wenn Frau Kurz bewegt wird oder sich unwohl zu fühlen scheint.
>
> 3. Beobachten Sie ihren Gesichtsausdruck und ihre Körperbewegungen.
>
> 4. Die Tatsache, dass Frau Kurz in Beantwortung Ihrer Frage nickt, bedeutet, dass es Ihnen unter Umständen durchaus möglich ist, unter Verwendung eines einfachen Schmerz-Assessment-Instruments regelmäßig eigene Angaben der Patientin über deren Schmerzen zu erhalten. Wird alles gründlich erklärt, ist es oft überraschend, wie effizient selbst schwer kognitiv beeinträchtigte Patienten Schmerz mitteilen können, wenn sie nur Gelegenheit dazu erhalten.
>
> 5. Versuchen Sie, jeglichen neuen pathologischen Zustand, eine Verschlechterung eines bekannten pathologischen Zustands oder Verfahren herauszufinden, die Schmerzen zu verursachen scheinen.
>
> 6. Versuchen Sie es mit Analgesie und beobachten Sie die Reaktion von Frau Kurz: Fühlt sie sich wohler und ist sie entspannter? Oder zeigt sie noch immer Unbehagen, was auch durch den plötzlichen Wechsel ihrer Umgebung und die dadurch ausgelöste Angst verursacht worden sein könnte.
>
> 7. Lesen Sie Kapitel 7 dieses Buches, um mehr Informationen über Schmerz-Assessment-Instrumente für kognitiv Beeinträchtigte zu bekommen.

2.6.1.2 Kleinkinder und Neugeborene

Bei sehr kleinen Kindern scheint das Schmerzmanagement immer schon schlechter gewesen zu sein als selbst bei Erwachsenen. Nagy [1998] untersuchte die Wirkung, die dies auf den psychischen Zustand von Pflegenden hat, die Neugeborene betreuen. Die Studie zeigte, dass eine primäre Stressquelle für diese Pflegenden im Fehlen valider Assessment-Instrumente lag. Dankenswerterweise machen wir inzwischen allmählich Fortschritte auf diesem Gebiet und das Schmerz-Assessment bei Neugeborenen und Kindern wird in Kapitel 6 eingehender erörtert.

2.6.2 Geschlecht

Ein weiterer, in der Literatur ausführlich diskutierter Faktor ist das Geschlecht und seine Auswirkungen auf die Schmerzerfahrung. Inzwischen herrscht unter den Forschenden einige Übereinstimmung dahingehend, dass bestimmte biologische sowie psychosoziale Faktoren geschlechtsbedingte Reaktionen auf Schmerz und dessen Behandlung erklären [Wiesenfeld-Hallin, 2005]. Das Geschlecht ist demnach eine wichtige Variable und kann in Zukunft sogar zur Entwicklung geschlechtsspezifischer medikamentöser Therapien führen.

> **Praktische Übung**
>
> Fragen Sie ein paar Freunde oder Patienten, wer Schmerzen ihrer Ansicht nach stärker verspürt: Männer oder Frauen? Halten Sie die Antworten schriftlich fest. Wie könnte dies das Schmerzmanagement in der Praxis beeinflussen?
> Schauen Sie, ob sich Literatur zu diesem Thema finden lässt. Die Anwendung von Schablonen in der Forschung scheint auf vorgefasste Ideen hinzudeuten.

Frauen, die bereits geboren und intensiven Schmerz erfahren haben, kommen unter Umständen besser damit zurecht, wenn sie wieder Schmerzen bekommen, vor allem, wenn sie dann das Gefühl haben, die Situation zu beherrschen. Es ließe sich auch argumentieren, dass es in einer angelsächsisch begründeten Kultur bei Frauen eher als bei Männern akzeptiert wird, ihren Schmerz zum Ausdruck zu bringen. In der Praxis könnte dies bedeuten, dass Frauen stärker als Männer unter Schmerzen zu leiden «scheinen», wenn man vom Verhalten einer Person auf deren Schmerz schließt.

2.7 Schmerz-Assessment-Skalen

Um formell Informationen über die Schmerzen eines Patienten zu erlangen, ist ein Schmerz-Assessment-Instrument von entscheidender Bedeutung. Im Idealfall sollte es valide sein, das heißt, es sollte nachgewiesen sein, dass es dem beabsichtigten Zweck dienlich, reliabel und für den Patienten leicht verständlich ist. Für akuten Schmerz, der sich unter Umständen rasch verändert, muss das Assessment-Instrument auch rasch und leicht anwendbar sein. Wir werden eine Reihe verschiedener Formen von Instrumenten betrachten, darunter Rating-Skalen und Fragebögen. Das Schmerz-Assessment sollte – vor allem im kommunalen Setting und bei schutzbedürftigen Patienten – auch die Familie bzw. die unmittelbar betreuende Person einschließen. Beide haben wertvolle Einblicke in und Kenntnisse über das Schmerzerleben des Patienten, vor allem bei kognitiver Beeinträchtigung sowie bei Hör- oder Sehstörungen.

Der zuverlässigste Indikator für den Schmerz und das Leid, das er einem Menschen verursacht, sind die eigenen Angaben des Patienten. Zu den Messskalen für die Selbstbeschreibung gehören numerische oder deskriptive Rating-Skalen und visuelle Analogskalen. Ein Schmerzintensitäts-Score ist ein schneller Weg, um die Schmerzintensität individuell herauszufinden und die Wirksamkeit einer Intervention zu evaluieren.

Solche Scores sind gewöhnlich rasch und einfach anzuwenden und die meisten Personen sind in der Lage, sie zu verstehen. Der Nachteil dieser Skalen besteht darin, dass sie lediglich die Intensität messen und weder eine Beschreibung des Schmerzes noch irgendwelche anderen Zusatzinformationen, wie etwa das Ausmaß des schmerzbedingten Leidens, liefern.

2.7.1 Visuelle Analogskala

Die visuelle Analogskala ist eine 10 cm lange Linie, deren eines Ende mit «Überhaupt kein Schmerz» und deren anderes Ende mit «Stärkster vorstellbarer Schmerz» gekennzeichnet sind (Abb. 2-1). Die Patienten werden gebeten, auf der Linie denjenigen Punkt zu markieren, der ihrem Schmerz entspricht. Durch Messen des Abstands zwischen «Überhaupt kein Schmerz» und der Markierung des Patienten – gewöhnlich in Millimetern – erhält man dann einen Schmerz-Score. Dieser kann einen genauen Zahlenwert ergeben, der bei einer späteren Wiederholung geringe Veränderungen der Schmerzintensität aufzeigen kann. Dies ist vor allem in der Forschung von Nutzen. Bei dieser Skala ist es erforderlich, dass sich der Patient zu konzentrieren vermag. Manchen fällt es unter Umständen schwer, das Konzept zu verstehen, vor allem unmittelbar nach einer Operation oder nach einem Trauma, wenn jemand nicht unbedingt geneigt ist, Markierungen auf einer Linie anzubringen.

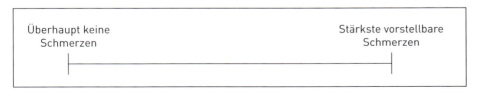

Abbildung 2-1: Visuelle Analogskala

Schmerzintensität		Schmerzlinderung	
Wie stark sind die Schmerzen		*Wie viel Linderung hat die Behandlung gebracht*	
keine Schmerzen	0	keine	(0)
leichte Schmerzen	1	leichte	(1)
mäßige Schmerzen	2	mäßige	(2)
starke Schmerzen	3	gute	(3)
	4	vollständige	(4)
Deskriptive Skala	*Numerische Skala*	*Kombination aus beidem*	

Abbildung 2-2: Beispiele für Schmerzskalen

2.7.2 Einfache deskriptive und numerische Skalen

Deskriptive und numerische Skalen waren die ersten Schmerz-Assessment-Instrumente und verwenden ganz einfach Worte, Ziffern oder eine Kombination von beidem, um die Schmerzintensität oder die Wirksamkeit schmerzlindernder Maßnahmen anzuzeigen (Abb. 2-2). Sie lassen sich dem Patienten leicht erklären und können in Form einer einfachen Frage gestellt werden.

2.7.3 London Hospital Pain Observation Chart

Der London Hospital Pain Observation Chart (Abb. 2-3) [Raiman, 1986] ist einer der ältesten in der Sekundärversorgung angewandten Fragebögen und wurde mit dem Ziel entwickelt, die Kommunikation zwischen Patient, Pflegeperson und Arzt zu verbessern. Er umfasst eine Darstellung des Körpers, die sich als besonders hilfreich zur exakten Lokalisation der Schmerzquelle erwiesen hat [Latham, 1989]. Für den regelmäßigen Einsatz im Alltag ist er jedoch unter Umständen zu kompliziert. Die Einführung eines regelmäßigen Schmerz-Assessments kann in jedem Bereich der Gesundheitsversorgung zur echten Herausforderung werden und je einfacher das Instrument, desto größer die Wahrscheinlichkeit, dass es auch verwandt wird.

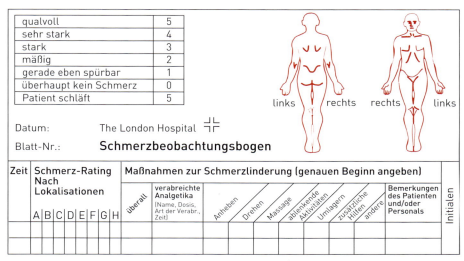

Abbildung 2-3: London Hospital Pain Observation Chart (Quelle: Mark Allen Publishing, mit freundlicher Genehmigung)

2.7.4 Kurzform des McGill Pain Questionnaire

Melzack und Torgerson [1971] schlugen vor, dass die Worte, mit denen Patienten ihren Schmerz zum Ausdruck bringen, die Grundlage eines Assessment-Instruments bilden könnten. Das McGill Pain Questionnaire (MPQ) ist jetzt sowohl in der Forschung als auch in der klinischen Praxis bei einer Reihe schmerzhafter Erkrankungen, vor allem bei chronischem Schmerz, eines der meistgenutzten Schmerz-Assessment-Instrumente. Es wurde weltweit in viele Sprachen übersetzt. **Abbildung 2-4** zeigt die Kurzform (SF-MPQ).

Das MPQ umfasst eine Liste von 78, in 20 Gruppen untergliederten Worten, welche die vier Hauptdimensionen der Schmerzqualität wiedergeben: «Sensorisch», «Affektiv», «Evaluativ» und «Verschiedenes». Jedes Wort hat einen Punktwert und der Patient wird gebeten, Worte auszuwählen, die seinen Schmerz beschreiben. Die in Abbildung 2-4 wiedergegebene Kurzform des MPQ dauert weniger als 5 Minuten und spricht auf klinische Veränderungen infolge schmerzbedingter Interventionen, wie z. B. analgesierende Maßnahmen, an [Melzack, 1987].

Unter Verwendung des MPQ lassen sich mehrere Scores errechnen. So ergibt z. B. der Gesamtwert der ausgewählten Wörter den «Pain Rating Index» (Schmerz-Rating-Index, PRI) für jede der Dimensionen – «Sensorisch», «Affektiv», «Evaluativ» und «Verschiedenes». Sie lassen sich auch zum Gesamt-PRI addieren. Die Gesamtzahl der ausgewählten Wörter ist ein weiterer Score und dann gibt es noch die «Present Pain Intensity» (Aktuelle Schmerzintensität, PPI)

Name des Patienten:		Datum:		
Schmerzmerkmale	Keiner	Leicht	Mäßig	Stark
Pulsierend	0)	1)	2)	3) ......
Einschließend	0)	1)	2)	3) ......
Stechend	0)	1)	2)	3) ......
Scharf	0)	1)	2)	3) ......
Krampfartig	0)	1)	2)	3) ......
Nagend	0)	1)	2)	3) ......
Heiß-brennend	0)	1)	2)	3) ......
Ziehend	0)	1)	2)	3) ......
Stark	0)	1)	2)	3) ......
Leicht	0)	1)	2)	3) ......
Schneidend	0)	1)	2)	3) ......
Ermüdend/ Erschöpfend	0)	1)	2)	3) ......
Übelkeit verursachend	0)	1)	2)	3) ......
Fürchterlich	0)	1)	2)	3) ......
Mörderisch/Grausam	0)	1)	2)	3) ......
	Kein Schmerz	⟵⟶		Stärkster Schmerz

Present Pain Intensity Schmerzintensität (PPI)

0 Kein Schmerz   ....

1 Leichter Schmerz   ....

3 Quälender Schmerz   ....

4 Schrecklicher Schmerz   ....

5 Unerträglicher Schmerz   ....

Die Deskriptoren 1 bis 11 geben die sensorische Dimension und die Deskriptoren 12 bis 15 die affektive Dimension wieder. Jeder Deskriptor wird auf einer Intensitätsskala eingeordnet: 0 = kein Schmerz; 1 = leichter Schmerz; 2 = mäßiger Schmerz; 3 = starker Schmerz. Die Present Pain Intensity (PPI) der Standard-Vollversion des McGill-Pain-Questionnaire (LF-MPQ) und die visuelle Analogskala sind ebenfalls integriert, um einen Gesamt-Intensitäts-Score zu liefern.

Abbildung 2-4: Kurzform des McGill-Pain-Questionnaire (SF-MPQ) (Quelle: Prof. Melzack, mit freundlicher Genehmigung. © R. Melzack, 1975, 1984; erhältlich unter http://www.npcrc.org/usr_doc/adhoc/painsymptom/McGill%20Pain%20Inventory.pdf)

als einen Intensitäts-Score, abgeleitet von einer Skala von 0 bis 5. Letztere ist ein nützliches Instrument, um einen größeren Überblick darüber zu gewinnen, wie Patienten Schmerz erleben und wie er sie beeinträchtigt, und wird primär bei chronischen Schmerzen eingesetzt. Für weitere Informationen über diese Schmerz-Assessment-Instrumente siehe Melzack und Katz [1994].

2.7.5 Brief Pain Inventory

Das «Brief Pain Inventory» (Abb. 2-5) ist ein weiteres mehrdimensionales Instrument, das vor allem für spezialisierte Schmerz-Ambulanzen von Nutzen ist, sich aber auch in der Allgemeinpraxis für das Assessment chronischer Schmerzen einsetzen lässt.

Studien-Ident.-Nr.:	Klinik-Nr.:

BITTE KEINE EINTRÄGE OBERHALB DIESER LINIE

Brief Pain Inventory (Kurzform)

Datum: _____   Uhrzeit: _____

Name: _____ 1. Vorname: _____ 2. Vorname/Initialen: _____

1. Die meisten von uns haben im Leben hin und wieder Schmerzen (z. B. leichte Kopfschmerzen, Zerrungen und Zahnschmerzen). Hatten Sie heute – außer diesen alltäglichen Schmerzen – noch andere Schmerzen?
   1. Ja   2. Nein

2. Schraffieren Sie auf der nachstehenden Abbildung die schmerzenden Bereiche. Markieren Sie den am stärksten schmerzenden Bereich mit «X».

3. Bitte bewerten Sie Ihre Schmerzen durch einen Kreis um die Ziffer, die den schlimmsten Schmerzen der vergangenen 24 Stunden am besten entspricht.

0 Kein Schmerz	1	2	3	4	5	6	7	8	9	10 Schlimmster vorstellbarer Schmerz

4. Bitte bewerten Sie Ihre Schmerzen durch einen Kreis um die Ziffer, die den geringsten Schmerzen der vergangenen 24 Stunden am besten entspricht.

0 Kein Schmerz	1	2	3	4	5	6	7	8	9	10 Schlimmster vorstellbarer Schmerz

5. Bitte bewerten Sie Ihre Schmerzen durch einen Kreis um die Ziffer, die Ihren durchschnittlichen Schmerzen am besten entspricht.

0 Kein Schmerz	1	2	3	4	5	6	7	8	9	10 Schlimmster vorstellbarer Schmerz

6. Bitte bewerten Sie Ihre Schmerzen durch einen Kreis um die Ziffer, die Ihren gegenwärtigen Schmerzen entspricht.

0 Kein Schmerz	1	2	3	4	5	6	7	8	9	10 Schlimmster vorstellbarer Schmerz

7. Welche Behandlung oder Medikamente erhalten Sie gegen Ihre Schmerzen?

8. Wie viel Linderung haben die Behandlung/die Analgetika in den vergangenen 24 Stunden gebracht? Bitte nennen Sie den Prozentsatz, der ihrer Linderung am besten entspricht, durch einen Kreis um den entsprechenden Wert.

0 % Keine Linderung	10 %	20 %	30 %	40 %	50 %	60 %	70 %	80 %	90 %	100 % Vollständige Linderung

9. Machen Sie einen Kreis um die Ziffer, die am besten beschreibt, wie sich Ihre Schmerzen in den vergangenen 24 Stunden ausgewirkt haben auf …

A. … die Aktivität im Allgemeinen

0 Keine Folgen	1	2	3	4	5	6	7	8	9	10 Komplette Auswirkung

B. … die Stimmungslage

0 Keine Folgen	1	2	3	4	5	6	7	8	9	10 Komplette Auswirkung

C.	... die Gehfähigkeit										
	0 Keine Folgen	1	2	3	4	5	6	7	8	9	10 Komplette Auswirkung
D.	... die normale Arbeit (incl. Arbeit außer Haus und Hausarbeit)										
	0 Keine Folgen	1	2	3	4	5	6	7	8	9	10 Komplette Auswirkung
E.	... Beziehungen zu anderen Menschen										
	0 Keine Folgen	1	2	3	4	5	6	7	8	9	10 Komplette Auswirkung
F.	... den Schlaf										
	0 Keine Folgen	1	2	3	4	5	6	7	8	9	10 Komplette Auswirkung
G.	... die Lebensfreude										
	0 Keine Folgen	1	2	3	4	5	6	7	8	9	10 Komplette Auswirkung

Abbildung 2-5: Brief Pain Inventory (Quelle: © 1991 Charles S. Cleeland, PhD, Pain Research Group. Alle Rechte vorbehalten; Abdruck mit Genehmigung)

2.7.6 Leeds Assessment of Neuropathic Symptoms and Signs (LANSS) Pain Scale

Die in **Abbildung 2-6** wiedergegebene LANSS-Schmerzskala ist ein Beispiel für ein Instrument, das speziell entwickelt und validiert wurde, um bei der Diagnostik und dem Assessment neuropathischer Schmerzen zu helfen. Neuropathischer Schmerz unterscheidet sich stark von nozizeptivem Schmerz und wird oft nicht erkannt. Er ist charakterisiert durch eine chronische, reizunabhängige Schmerzempfindung, begleitet von Hyperalgesie bzw. Allodynie und Parästhesie*. Die Auswirkungen neuropathischer Schmerzen können die Lebensqualität eines Menschen, die gewöhnlich mit dem Instrument beurteilt wird, erheblich beeinträchtigen. Das Instrument wurde bei mehreren verschiedenen Patientengruppen, darunter auch Tumorpatienten [Potter et al., 2003], Patienten mit Diabetes [Bennett et al., 2003] und mit Kreuzschmerzen [Kaki et al., 2005] eingesetzt, um neuropathische Schmerzen zu identifizieren.

Name: _____ Datum: _____

LEEDS ASSESSMENT OF NEUROPATHIC SYMPTOMS AND SIGNS (LANSS)

Diese Schmerzskala kann feststellen helfen, ob die Nerven, die Ihre Schmerzsignale weiterleiten, normal funktionieren oder nicht. Dies herauszufinden ist wichtig für den Fall, dass es verschiedener Behandlungen bedarf, um Ihre Schmerzen zu beherrschen.

A. Schmerz-Fragebogen

☐ Denken Sie darüber nach, wie sich Ihre Schmerzen in der vergangenen Woche angefühlt haben.

☐ Bitte sagen Sie, ob eine der Beschreibungen exakt auf Ihre Schmerzen zutrifft.

1)	Fühlen sich Ihre Schmerzen wie seltsame, unangenehme Empfindungen in der Haut an? Worte wie «kratzend», «kribbelnd» und «stechend» könnten diese Empfindungen beschreiben.	
a)	NEIN, meine Schmerzen fühlen sich überhaupt nicht so an.	(0)
b)	JA, ich habe diese Empfindungen ziemlich oft.	(5)
2)	Führen Ihre Schmerzen dazu, dass die Haut im betroffenen Bereich anders als normal aussieht? Worte wie «marmoriert», «gerötet» oder «rosa» könnten dieses Aussehen beschreiben.	
a)	NEIN, meine Schmerzen wirken sich nicht auf die Hautfarbe aus.	(0)
b)	JA, ich habe bemerkt, dass meine Haut durch die Schmerzen anders als üblich aussieht.	(5)
3)	Machen Ihre Schmerzen die betroffene Haut abnorm berührungsempfindlich? Unangenehme Empfindungen bei sanftem Streicheln der Haut oder Schmerzen beim Tragen enger Kleidung könnten diese abnorme Empfindlichkeit beschreiben.	
a)	NEIN, meine Schmerzen machen die Haut im betroffenen Bereich nicht abnorm empfindlich.	(0)
b)	JA, meine Haut scheint in diesem Bereich abnorm berührungsempfindlich.	(3)
4)	Treten Ihre Schmerzen plötzlich und schubweise, ohne erkennbare Ursache auf, wenn Sie ruhen? Worte wie «elektrisierend», «zusammenzucken» und «schlagartig» könnten diese Empfindungen beschreiben.	
a)	NEIN, meine Schmerzen fühlen sich überhaupt nicht so an.	(0)
b)	JA, ich habe diese Empfindungen ziemlich oft.	(2)
5)	Fühlen sich Ihre Schmerzen an, als habe sich die Hauttemperatur im betroffenen Bereich abnorm verändert? Worte wie «heiß» und «brennen» könnten diese Empfindungen beschreiben.	
a)	NEIN, ich habe diese Empfindungen wirklich nicht.	(0)
b)	JA, ich habe diese Empfindungen ziemlich oft.	(1)
	Zwischensumme:	

Name: _____ Datum: _____

LEEDS ASSESSMENT OF NEUROPATHIC SYMPTOMS AND SIGNS (LANSS)

B. Sensibilitätstest

Die Hautsensibilität lässt sich untersuchen, indem der schmerzhafte Bereich mit einem nicht schmerzenden Bereich in der Nachbarschaft oder auf der gegenüber liegenden Seite hinsichtlich einer Allodynie und einer erhöhten Reizschwelle im Prick-Test verglichen wird.

1) Allodynie

Untersuchen Sie die Reaktion auf leichtes Bestreichen des nicht schmerzenden und des schmerzenden Bereichs mit einem Baumwolltupfer. Bei normalen Empfindungen im nicht schmerzenden Bereich und Schmerzen oder unangenehmen Empfindungen (Kribbeln, Übelkeit) im schmerzenden Bereich beim Bestreichen liegt eine Allodynie vor.

a) NEIN, normale Empfindungen in beiden Bereichen (0)

b) JA, Allodynie nur im schmerzenden Bereich (5)

2) Veränderte Reizschwelle im Prick-Test

Bestimmen Sie die Reizschwelle beim Prick-Test, indem Sie die Reaktion auf eine Injektionsnadel (Ø 0,64 mm, blau), die durch den Korpus einer 2-ml-Spritze hindurch sanft auf die Haut in einem nicht schmerzenden und dann im schmerzenden Bereich aufgesetzt wird, vergleichen.

Wird im nicht schmerzenden Bereich ein scharfer Nadelstich verspürt, im schmerzenden Bereich jedoch eine andere Empfindung, z. B. keine/eine dumpfe Empfindung (erhöhte Reizschwelle) oder eine sehr schmerzhafte Empfindung (gesenkte Reizschwelle), liegt eine veränderte Reizschwelle im Prick-Test vor.

Wird in beiden Bereichen kein Nadelstich spürbar, setzen Sie die Nadel auf die Spritze auf, um das Gewicht zu erhöhen, und wiederholen Sie den Test.

a) NEIN, gleiche Empfindungen in beiden Bereichen (0)

b) JA, veränderte Reizschwelle im Prick-Test im schmerzenden Bereich (3)

Bewertung:

Addieren Sie die Werte in Klammern für den Sensibilitätstest und den Schmerz-Fragebogen, um den Gesamtwert zu erhalten.

Gesamtwert (max. 24 Punkte): _____

Bei einem Wert < 12 ist es unwahrscheinlich, dass neuropathische Mechanismen zu den Schmerzen des Patienten beitragen.

Bei einem Wert > 12 tragen neuropathische Mechanismen wahrscheinlich zu den Schmerzen des Patienten bei.

Abbildung 2-6: Die LANSS-Schmerzskala (Quelle: Bennett [2001], The LANSS Pain Scale: The Leeds Assessment of Neuropathic Symptoms and Signs, *Pain*, 92: 147–157, Abdruck mit freundlicher Genehmigung der International Association for the Study of Pain®)

2.7.7 Schmerztagebücher

Patienten zu bitten, Tagebuch über ihre Schmerzen zu führen, kann für Menschen, die unter chronischen Schmerzen leiden, sehr hilfreich sein, um Wissen über Faktoren zu gewinnen, die ihren Schmerz verstärken oder verringern könnten. In der häuslichen Pflege könnten sie besonders nützlich sein und oft ziehen Patienten einen Nutzen aus dieser Aktivität und haben das Gefühl, stärker an ihrer Versorgung beteiligt zu sein. Wo sich das Schmerz-Assessment nur schwer in die Sekundärversorgung integrieren lässt, wäre es interessant zu sehen, wie PatientInnen ihre Schmerzkontrolle und deren Evaluation in einem Tagebuch wahrnehmen. Eines Tages ist diese Art des Assessments vielleicht gar Teil einer Personal- oder Klinikbeurteilung. Wo Tagebücher indessen zu Forschungszwecken eingesetzt wurden, waren Papierversionen weniger erfolgreich als elektronische Tagebücher [Stone et al., 2002]. Dies mag mit der wahrgenommenen Bedeutung der Aufgabe zusammenhängen.

Time-out

Schmerz wird oft unzureichend eingeschätzt und bewertet. Ein Schmerz-Assessment zu versäumen, ist bekanntermaßen ein bedeutendes Hemmnis effizienter Schmerzkontrolle, jedoch integrieren nur wenige Kliniken das Schmerz-Assessment in die Routineüberwachung des Patienten. Welche Strategien könnten PraktikerInnen zum Schmerz-Assessment anregen? Erörtern Sie dies mit KollegInnen und schauen Sie, ob Sie ein paar Vorschläge präsentieren können.

2.7.8 Charts für den regelmäßigen Gebrauch im Alltag

In der Praxis eine Änderung zu bewirken, ist kein leichtes Unterfangen. Schon seit langem wird über Schmerzmanagement und dessen Unzulänglichkeiten berichtet und dargelegt, einer der Gründe, warum sich die Praxis nur so langsam ändert, liege im Mangel an institutionalisierten Vorgehensweisen, die das Schmerzmanagement positiv beeinflussen könnten. In den USA wird dies angegangen, indem das Schmerz-Assessment obligat wird, wenn eine Klinik eine Akkreditierung wünscht oder beibehalten möchte. Die «Joint Commission on Accreditation of Healthcare Organizations» (JCAHO) nennt folgende Standards für Schmerzen und deren Betreuung (Wiedergabe mit Genehmigung der JCAHO [2000], *Standards for Pain Assessment and its Management*, JCAHO, Oakbrook Terrace, IL):

- Patienten haben das Recht auf Anerkennung und Betreuung ihrer Schmerzen.
- Gründliches Schmerz-Assessment bei Patienten mit erwiesenen Schmerzen
- Durchführung eines effektiven Schmerzmanagements und einer effektiven Schmerz-Rehabilitation
- Schulung bzw. Ausbildung des Personals, des Patienten und seiner Familie über Schmerz
- kontinuierliche Verbesserung der Qualität des Schmerzmanagements.

Abbildung 2-7 zeigt einen Chart, der vor einigen Jahren an einer Poliklinik in England eingeführt wurde, um zum routine- und regelmäßigen und Assessment akuter Schmerzen anzuhalten. Obwohl ziemlich einfach, wurde er dennoch nur sporadisch und in unbefriedigender Weise eingesetzt. Das in Abbildung 2-7 wiedergegebene Assessment-Instrument steht im unteren Teil des Standard-Beob-

Datum			
Zeit Atemzüge/min			

Schreiben Sie
S (für Schmerzen)
Se (für Sedierung)
in die Kästchen 0–3
	Schmerz-Skala
	0 = kein Schmerz in Ruhe oder
	   bei Bewegung
	1 = kein Schmerz in Ruhe oder
	   leichter Schmerz bei Bewegung
	2 = mäßiger Schmerz in Ruhe oder
	   starker Schmerz bei Bewegung
	3 = starker Schmerz in Ruhe
		Sedierungs-Skala
		0 = wach
		1 = zwischendurch dösend
		2 = meist schlafend
		3 = schwer aufzuwecken	

3			
2			
1			
0			
Analgesie: Opioid			
NSAR			
Andere			
Übelkeit/Erbrechen			
Obstipation			

Abbildung 2-7: Chart zur Aufzeichnung der Intensität akuter Schmerzen

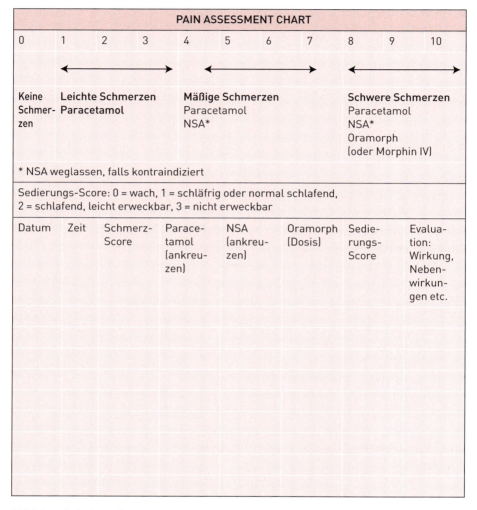

Abbildung 2-8: Acute Pain Assessment Chart
(Quelle: Poole Hospital NHS Trust, mit freundlicher Genehmigung)

achtungsbogens für Temperatur, Puls und Blutdruck. Ein Schmerz-Score wird im speziell durch Kästchen unterteilten Abschnitt festgehalten. Diese sind durch eine diagonale Linie in zwei Hälften unterteilt. Sollte ein Patient mäßige bis starke Schmerzen angeben, wird dies im oberen Abschnitt des Kästchens vermerkt und durch den Buchstaben «S» angezeigt. Anschließend werden analgetische Maßnahmen getroffen und nach einer Stunde wird der Schmerz des Patienten erneut beurteilt. Der Wiederholungs-Score wird dann in der unteren

Hälfte des Kästchens eingetragen. Wird ein starkes Opioid verabreicht, erlaubt der Bogen auch die Dokumentation des Sedierungs-Scores in der unteren Hälfte des Kästchens.

Die Entwicklung dieser Charts war Teil einer klinikweiten Taktik zur Anhebung des Niveaus des Schmerzmanagements und Integration einer «institutionalisierten» Praxis, um Pflegende zur regelmäßigen Kontrolle und Dokumentation des Schmerz-Assessments anzuhalten. Indessen erwies sich dies als kompletter Fehlschlag. **Abbildung 2-8** zeigt einen Erhebungsbogen, der zurzeit in derselben Poliklinik eingesetzt wird und besser angenommen zu werden scheint. Er ist einfach und leicht auszufüllen und kann ein erhebliches Maß an Informationen liefern.

Pflegende gehen anscheinend noch immer davon aus, Patienten würden ihnen sagen, wenn sie Schmerzen haben, obwohl dies in Wirklichkeit nur selten der Fall ist. Die meisten Patienten erwarten von der Pflegeperson, dass sie um ihre Schmerzen weiß und sich danach erkundigt – und so stehen wir vor einer grundsätzlichen Kommunikationsbarriere, die sich als schwer beseitigbar erweisen kann [Franke/Theeuwen, 1994]. Die Motivation zum effektiveren Assessment und Management von Schmerzen kann dadurch beeinflusst werden, wie Schmerzen in der Organisation, in der das Schmerzmanagement stattfindet, gesehen werden. Neuere Arbeiten haben auf die Luftfahrtindustrie zurückgegriffen und Schmerzen in die Kategorie «Patientensicherheit» eingeordnet [Leape et al., 2002]. Dies kann auch die Art und Weise verändern, in der eine Organisation reagiert, und wird in Kapitel 7 weiter erörtert.

2.7.9 Charts zur Überwachung der kontinuierlichen Epiduralanalgesie und der PCIA

Zunehmende «Hightech»-Strategien im Schmerzmanagement erforderten auch die Entwicklung spezifischer Assessment-Instrumente für einen sicheren Umgang mit diesen Strategien – auch auf Allgemeinstationen.

Die patientenkontrollierte intravenöse Analgesie (PCIA) ermöglicht es, starke Medikamente direkt in die Blutbahn zu geben, während die kontinuierliche oder patientenkontrollierte Epiduralanalgesie (PCEA) den Zugang für Medikamente in den Epiduralraum des Rückenmarks des Patienten erlaubt. Zwar werden diese Strategien eingehender in Kapitel 4 erörtert, jedoch ist **Abbildung 2-9** schon einmal ein Beispiel für einen Schmerz-Assessment-Chart bei Epiduralanalgesie, der die Verordnung von Boli (regelmäßigen Dosen) und Zusatzdosen (aus dem Reservoir epiduraler Lösung) in Verbindung mit einem Überwachungs- und Erhaltungsprotokoll umfasst.

Verordnung einer Epiduralanalgesie					
Adressfeld				Behandelnder Chirurg:	
				Station:	
				Datum:	
				Anästhesist:	
Epidural-lösung	Datum		Lösung	Infusionsgeschw.	Unterschrift
			Bupivacain 0,125 % + Fentanyl 4 µg in 500 ml NaCl-Lösung 0,9 %	2–	UNTERSCHREIBEN
			Bupivacain 0,1 % + Fentanyl 2 µg in 500 ml NaCl-Lösung 0,9 %	2–	IN EINEM
			Bupivacain 0,15 % in 500 ml NaCl-Lösung 0,9 %	2–	DIESER KÄSTEN
			3 ml Bolus der Epidurallösung, **nur durch autorisiertes Personal** PIRITON 4 mg p. o. oder NALOXON 0,2 mg i. m. bei Jucken GELOFUSIN 500 ml sofort bei RR syst. < 80 mmHg		HIER UNTER-SCHREIBEN
Zusatzin-fusionen	Datum	Uhrzeit	Infusion		Unter-schrift
Bolus/ zusätzl. Gaben	Datum	Uhrzeit	Lösung	Menge	Unter-schrift

2. Das Schmerz-Assessment

	Beobachtung	Maßnahmen
Überwachung und Erhaltung bei einem Patienten unter Epiduralanalgesie	Atemfrequenz	bei einer Atemfrequenz < 10/min Abstellen der Pumpe bei einer Atemfrequenz < 8/min Abstellen der Pumpe und Informieren von P3
	Blutdruck	bei einem systol. Blutdruck < 80 mmHg Anlegen von Gelofusin 500 ml sofort
	Schmerzintensität ● 0 = keine Schmerzen, weder in Ruhe noch in Bewegung ● 1–4 = weder Ruheschmerz noch leichte Schmerzen bei Bewegung ● 5–7 = mäßiger Ruheschmerz, schwere Schmerzen bei Bewegung ● 8–10 = schwerer Ruheschmerz	Schmerzintensität ● 1–4: Paracetamol oder ein NSA, falls angemessen ● 5–7: wie oben und Steigern der Epiduralinfusion ● 8–10: Erhöhen der Infusionsgeschwindigkeit und Informieren des «Akut-Schmerz-Dienstes» (P3 außerhalb der Arbeitszeit)
	Sedierungs-Score ● 0 = wacher Patient/normaler Schlaf (weckbar) ● 1 = leicht (gelegentlich schläfrig, weckbar) ● 2 = mäßig (oft schläfrig, leicht weckbar) ● 3 = schwer (somnolent, schwer weckbar)	Bei nicht weckbarem Patient Epiduralinfusion stoppen und P3 informieren
	Sensibilität ● 0 = normale Sensibilität ● 1 = gestörte Sensibilität (für Berührung oder Temperatur) ● 2 = fehlende Sensibilität	Bei jeder Form von gestörter Sensibilität der Beine (oder Arme) «Akut-Schmerz-Dienst» (P3 außerhalb der Arbeitszeit) verständigen
	Motorische Kraft ● 0 = normale Kraft ● 1 = Schwäche, Pat. kann jedoch gegen die Schwerkraft ankommen ● 2 = Pat. kann die Extremität nicht gegen die Schwerkraft bewegen ● 3 = Pat. kann die Extremität nicht bewegen	Bei jeder Form von motorischer Schwäche einer Extremität den «Akut-Schmerz-Dienst» (P3 außerhalb der Arbeitszeit) verständigen
	Pruritus (Jucken) ● 0 = kein Jucken ● 1 = Jucken ● 2 = Pat. fühlt sich unwohl	● Gabe von Piriton 4 mg p. o. als Ersttherapie ● Bei ausbleibender Reaktion Naloxon 0,2 mg i. m. erwägen
	Beobachtungen müssen dokumentiert werden: ● halbstündlich für 2 Stunden ● stündlich für 4 Stunden ● anschließend alle 4 Stunden	

Datum	Zeit	Infusionsgeschw. [ml/h]	Infundierte Ges.-Menge	Ruheschmerz	Schmerzen bei Bewegung	Sedierungs-Score	Atemfrequenz	Blutdruck	Sensibilitäts-Score		Motorischer Score		Überprüfte Seite	Anmerkungen, Unterschrift
									L	R	L	R		

Datum des Absetzens der Epiduralanalgesie: _____

Infektionszeichen: JA/NEIN

Abstrich zur Kultur eingesandt: JA/NEIN

Pflegeperson, welche die Epiduralanalgesie entfernt hat: _____

Abbildung 2-9: Epidural Pain Assessment and Monitoring Chart
(Quelle: Poole Hospital NHS Trust, mit freundlicher Genehmigung)

Fallgeschichte

Frau König wurde nach einer größeren Darmoperation mit einer unteren thorakalen Epiduralanalgesie auf Station aufgenommen. Es ging ihr gut; die Überwachung war einschließlich einer normalen Sensibilität akzeptabel. Frau König gab lediglich leichte Schwierigkeiten beim Bewegen der Beine an. Dies wurde regelmäßig dokumentiert, aber weder gegenüber dem Team für akute Schmerzen noch gegenüber dem verantwortlichen ärztlichen Personal erwähnt, weil man davon ausging, dass die Beweglichkeit der Beine zurückkehren würde, sobald die Epiduralanalgesie reduziert würde. Leider vergingen mehrere Stunden, bevor sie vom Team für akute Schmerzen untersucht wurde, das eine normale Sensibilität, aber einen zu diesem Zeitpunkt schon fast vollständigen Funktionsverlust der unteren Gliedmaßen feststellte. Sofort wurde ärztliche Unterstützung angefordert. Leider waren unmittelbar postoperativ bei Frau König einige Hypotonie-Episoden aufgetreten. Zwar wurde den vorliegenden Protokollen zufolge darauf reagiert, jedoch führte die Arbeitsbelastung auf der Station zu dieser Zeit zu einer kurzen Verzögerung beim Wiederherstellen eines befriedigenden Blutdrucks. Nach und nach wurde deutlich, dass Frau König während einer dieser Hypotonie-Episoden möglicherweise einen Spinalinfarkt erlitten hatte. Dies war unter Umständen nicht vermeidbar, aber ein frühzeitiges Reagieren auf ihre abnehmende Gliedmaßenfunktion bei erhaltener Sensibilität hätte schon viel früher die Alarmglocken läuten lassen sollen. Frau König erlangte ein gewisses Maß an Mobilität zurück, blieb jedoch behindert.

Dieser Bericht unterstreicht die Notwendigkeit kontinuierlicher Schulung bzw. Ausbildung für Stationspersonal, um sicherzustellen, dass es für auftretende Probleme wachsam bleibt.

2.8 Die Praxis verändern – Einführen eines Schmerz-Assessment-Instruments

Die Wahl eines Schmerz-Assessment-Instruments für den Einsatz im Klinikalltag erfordert sorgfältige Überlegungen und eine kritische Würdigung des Fehlerpotenzials, da die Interpretation von Daten einer Schmerz-Rating-Skala nicht so einfach ist, wie es zunächst scheinen mag [Williamson/Hoggart, 2005]. Mackintosh [2007] erörtert Assessment und Management postoperativer Schmerzen, während Karoly et al. [2006] einen kleinen Einblick in die Herausforderungen des Assessments chronischer Schmerzen im Rahmen weiter gefasster Gesundheitsstrukturen bieten. Schauen Sie, ob eines der dargestellten Instrumente für Ihren klinischen Bereich besonders nützlich erscheint, und machen Sie dann die praktische Übung.

Praktische Übung

Suchen Sie sich ein Schmerz-Assessment-Instrument aus, das Sie für Ihre Patientengruppe für geeignet halten. Schätzen Sie den Schmerz bei 5–10 Patienten ein – vielleicht möchten Sie das Instrument ein wenig modifizieren. Achten Sie während des Schmerz-Assessments darauf, wie «gut» das Instrument beim Erkennen des Grades und der Art des Schmerzes ist. Machen Sie sich Notizen darüber, wie leicht sich das Instrument anwenden ließ, wie lange die Anwendung benötigte und welchen Eindruck die Patienten von Ihnen als AnwenderIn hatten. Gab es irgendwelche Überraschungen? Denken Sie über den Patienten nach, den Sie zu Beginn dieser Einheit befragt haben.
Wie unterschied sich die Information bei einem Schmerz-Assessment mit einem formellen Instrument, verglichen mit beiläufigen Fragen?

Anhand Ihrer verschiedenen Tätigkeiten haben Sie unter Umständen herausgefunden, dass man bei akuten Schmerzen ein einfaches Instrument benötigt, um die Lokalisation des Schmerzes und seine Intensität einzuschätzen und zu beurteilen. Da sich chronische Schmerzen so negativ auf die Lebensqualität auswirken, werden in den Chart gewöhnlich weitaus mehr Informationen aufgenommen. Nicht nur Lokalisation und Intensität sind wichtig, sondern auch andere Faktoren könnten besonders bedeutsam sein. Wir müssen wissen, wie sich der Schmerz anfühlt und wie oft er auftritt. Ist er ständig vorhanden? Welche Faktoren verschlimmern oder lindern ihn? Wie lange hält er an? Wie wirkt sich der Schmerz darauf aus, wie ein Patient sich fühlt, und welche Auswirkungen hat er auf die Lebensqualität des Patienten, auf den Schlaf, die Mobilität und viele anderen Faktoren? Und schließlich führt ein Instrument, das die Dokumentation aller hilfreichen Strategien – sowohl der medikamentösen als auch der nichtmedikamentösen – ermöglicht, zu einer guten Kommunikation und sorgt dafür, dass Strategien, die sich zuvor bereits als nicht hilfreich erwiesen haben, auch nicht wieder eingeführt werden.

Praktische Übung

Bei manchen Menschen, die tagein, tagaus mit chronischen Schmerzen leben, kann ein regelmäßiges Assessment ihrer Schmerzen verheerend wirken. Warum ist das so und was könnten Sie tun, um dafür zu sorgen, dass ein Assessment nicht dazu führt, dass sich ihre Fähigkeit, mit dem Schmerz zurechtzukommen, verschlechtert?

Menschen mit chronischen Schmerzen wenden oft erfolgreiche Strategien (z. B. Ablenkung) an, um ihre Schmerzen auf ein Minimum zu reduzieren. Regelmäßige Fragen über ihre Schmerzen können die Wirksamkeit dieser Ablenkung jedoch vermindern. Bei chronischen Schmerzen, vor allem, wenn eine Heilung unwahrscheinlich ist, kann das Assessment täglich, wöchentlich oder noch seltener stattfinden. Bei neuen Behandlungs- oder Therapieformen ist eine deutlich häufigere Evaluation erforderlich, den Patienten jedoch regelmäßig dazu zu bringen, sich neu auf seine chronischen Schmerzen zu konzentrieren, könnte kontraproduktiv sein.

2.9 Zum Abschluss

Schmerz-Assessment und -Dokumentation sind für ein effizientes Schmerzmanagement von entscheidender Bedeutung. Auch wenn Pflegende dem Ausfüllen von Dokumentationen und Assessment-Charts wohlwollend gegenüberstehen, zeigt die Forschung interessanterweise noch immer, dass sie dies nicht wirklich tun. In diesem Kapitel wurde der Vorgang des Schmerz-Assessments untersucht und es wurden nicht nur Faktoren, welche die individuelle Wahrnehmung und den Ausdruck von Schmerzen beeinträchtigen können, sondern auch Instrumente betrachtet, die sich in der klinischen Praxis einsetzen lassen. Es kann ein schwieriger Prozess sein, praktisch Tätige von der Bedeutung von Schmerz-Assessment-Instrumenten zu überzeugen, es ist jedoch von höchster Wichtigkeit, dass das Schmerz-Assessment in die tägliche Praxis integriert wird, ob nun in der Klinik oder im kommunalen Bereich. Verzerrungen (Bias), Stereotypisieren und ungenaue Datengewinnung können zu Fehlern beim Assessment [Harrison, 1991] und zur Fortführung eines inadäquaten oder ungeeigneten Schmerzmanagements beitragen. Ein genaues, sensibles und detailliertes Assessment bildet die Grundlage eines effizienten Managements.

Mit folgender Feststellung wird ein «neues Schmerzmanifest» eingeleitet, um Schmerz in Großbritannien zum fünften Vitalzeichen zu machen [Hall, 2005]:

> Würde Schmerz routinemäßig mit derselben Priorität beurteilt, wie Blutdruck, Puls, Atmung und Körpertemperatur, ließe sich ein erhebliches Maß an unnötigem Leiden, Stress und Angst vermeiden

Zum Schluss möchten Sie sich vielleicht folgende Aufstellung merken:

- Fragen Sie regelmäßig nach Schmerzen, führen Sie systematisch ein Schmerz-Assessment durch.

- Glauben Sie dem Patienten und seiner Familie die Angaben über Schmerzen und darüber, was die Schmerzen lindert.

- Wählen Sie Schmerzkontrolloptionen, die sich für den Patienten, seine Familie und das Setting eignen.

- Führen Sie Interventionen zeitgerecht, logisch und koordiniert durch.

- Befähigen Sie Patienten und deren Familien; versetzen Sie sie in die Lage, in größtmöglichem Ausmaß Kontrolle zu übernehmen [Jacox et al., 1994].

 Versuchen Sie sich nach einer Pause an dem folgenden Multiple-Choice-Test, um Ihr bisheriges Wissen selbst einzuschätzen. Bei einigen Fragen trifft mehr als eine Antwort zu, jedoch gibt es eine Antwort, die am besten belegt ist.

2.10 Multiple-Choice-Test

Schmerz-Assessment

1. Was scheint der bedeutsamste Faktor zu sein, der zu einem inadäquaten oder unwirksamen Schmerz-Assessment führt?

    a) Nicht routinemäßig angewandte Instrumente. ☐

    b) Pflegende verlassen sich tendenziell auf ihr eigenes Urteil und auf Verhaltensweisen des Patienten ☐

    c) Patienten möchten nicht am Schmerz-Assessment teilnehmen. ☐

    d) Schmerz-Assessment-Instrumente sind zu kompliziert, um sie regelmäßig einzusetzen. ☐

2. Es gibt eine Menge falscher Vorstellungen über Schmerz. Welche der folgenden Aussagen trifft zu?

    a) Patienten mit Schmerzen haben stets erkennbare Zeichen. ☐

    b) Patienten sagen einer Pflegeperson immer, wenn sie Schmerzen haben. ☐

    c) Patienten sind die Experten ihrer Schmerzen. ☐

    d) Schmerzen sind Teil des Unwohlseins. ☐

3. Ältere Patienten verbergen oft ihre Schmerzen. Welcher der folgenden Gründe trifft am wahrscheinlichsten zu?

    a) Sie haben gute Coping-Strategien entwickelt. ☐

    b) Erkennbares Schmerzverhalten verschwindet mit der Zeit. ☐

    c) Sie möchten keine Unruhe verbreiten oder beschäftigte Pflegende stören. ☐

d) Die Schmerzintensität nimmt mit dem Alter ab, daher sind ihre Schmerzen nicht so stark. ☐

4. Welches der folgenden Instrumente ist ein Beispiel für ein eindimensionales Assessment-Instrument?

   a) Brief Pain Inventory ☐
   b) LANSS-Schmerzskala ☐
   c) Visuelle Analogskala ☐
   d) McGill Pain Questionnaire ☐

5. Welches ist der zuverlässigste und akkurateste Weg, um die Schmerzintensität zu beurteilen?

   a) ein verbales Rating ☐
   b) Beobachten des Verhaltens des Patienten, wenn dieser nicht darauf achtet ☐
   c) sich auf das eigene Urteilsvermögen verlassen, da Patienten ihre Schmerzen übertreiben ☐
   d) Messen physiologischer Reaktionen ☐

6. Welches Schmerz-Assessment-Instrument ist am wirkungsvollsten zur Messung der Schmerzintensität?

   a) eine verbale Rating-Skala ☐
   b) eine visuelle Analogskala ☐
   c) eine Rating-Skala mit Gesichtern oder «Smileys» ☐
   d) eine numerische Rating-Skala mit Werten von 0 bis 10 ☐

7. Wie viele Scores lassen sich für das McGill-Pain-Questionnaire berechnen?

   a) 2 ☐
   b) 7 ☐
   c) 4 ☐
   d) 3 ☐

8. Welche Aktivität würde ein Schmerz-Assessment mit größter Wahrscheinlichkeit positiv beeinflussen?

   a) Patienten zu bitten, ihre eigenen Assessment-Charts auszufüllen ☐
   b) Institutionalisieren des Schmerz-Assessments – es zu einer Politik der Klinik machen, Schmerz regelmäßig einzuschätzen und zu dokumentieren ☐
   c) regelmäßige Visiten durch Schmerzteams ☐
   d) mehr Zeit ☐

9. Warum könnte sich ein häufiges Assessment bei jemandem mit chronischen Schmerzen verheerend auswirken?

    a) Es ist zu zeitaufwändig. ☐

    b) Durch Konzentration auf den Schmerz besteht Gefahr, die Coping-Strategien des Patienten zu schwächen. ☐

    c) Es ermutigt Patienten, ihre Schmerzen übertrieben darzustellen. ☐

    d) Beim Management chronischer Schmerzen lässt sich nur wenig tun, daher hat es wenig Sinn. ☐

10. Welche Information wäre die zweitnützlichste, um die mittels eines Schmerz-Assessment-Instruments mit verbalem Rating gewonnenen Informationen zu vervollständigen?

    a) Blutdruck, Puls- und Atemfrequenz ☐

    b) medizinische Anamnese und Familienanamnese ☐

    c) jegliche frühere Schmerzerfahrung und die dabei angewandten Coping-Strategien ☐

    d) Beobachten des Patientenverhaltens ☐

2.11 Antworten zum Multiple-Choice-Test

1. b) Pflegende verlassen sich auf ihr eigenes Urteil und auf Verhaltensweisen des Patienten. Die Belege sprechen dafür, dass Pflegende keine formalen Assessment-Instrumente verwenden, die den Patienten helfen würden, eine subjektive Erfahrung mitzuteilen. Stattdessen greifen sie auf ihr eigenes Urteil und das Verhalten des Patienten zurück. Zeigt ein Patient kein offenes «Schmerzverhalten» (z. B. Grimassieren oder Rückzug), nehmen Pflegende unter Umständen fälschlicherweise an, er habe keine Schmerzen. Die Einführung eines Schmerz-Assessment-Instruments ist ganz eindeutig ein wichtiger Faktor, aber die Forschung spricht dafür, dass diese – selbst wenn sie etabliert sind – nur selten regelmäßig ausgefüllt werden. Gewöhnlich sind Patienten recht engagiert, am Schmerz-Assessment teilzunehmen, und die Instrumente müssen nicht kompliziert sein.

2. c) Patienten sind Experten ihrer Schmerzen. Patienten sollten nicht erwarten, Schmerzen zu haben, während sie in der Klinik sind, auch wenn es viele leider tun. Erkennbare Anzeichen von Schmerz sind extrem unzuverlässig und sehr viele Patienten sagen nicht, wenn sie Schmerzen haben: Sie erwarten, dass die bzw. der Pflegende um ihre Schmerzen weiß. Schmerzen sollten nur dann Teil einer Krankheit sein, wenn dies für einen Patienten akzeptabel ist.

3. c) Ältere Menschen haben oft eine Abneigung, «viel beschäftigte» Pflegende zu «stören» und können dahin kommen, Schmerzen in hohem Maße zu akzeptieren. Auch wenn Sie unter Umständen durchaus Coping-Strategien entwickeln, wird dies nicht immer als Grund angegeben. Es gibt keine zwingenden Belege dafür, dass die Schmerzintensität

mit dem Alter nachlässt und demnach die Schmerzen bei älteren Menschen nicht so schwer sind oder das Schmerzverhalten mit der Zeit nachlässt.

4. c) Der visuelle Analog-Score; mit allen übrigen wird ein breites Spektrum an Reaktionen und Auswirkungen von Schmerz auf den Leidenden beurteilt.

5. a) Holen Sie ein verbales Rating ein. Nur der Patient weiß, wie stark seine Schmerzen sind.

6. b) Eine visuelle Analogskala bietet die höchste Sensibilität, wenn es ans Messen der Schmerzintensität geht. Verbale Ratings eignen sich gut zur Bestimmung der Schmerzqualität, verfügen jedoch gewöhnlich nur über maximal fünf Worte. Auch «Smiley»-Rating-Skalen umfassen gewöhnlich nur sechs ansteigende Stufen. Ein numerisches Rating von 1 bis 10 erhöht die Auswahl, aber die visuelle Analogskala hat üblicherweise einen Maßstab von 0 bis 100 auf der Rückseite einer 10 cm langen Linie.

7. c) Sieben, einschließlich des Gesamtwertes der Worte aus den vier Dimensionen («Sensorisch», «Affektiv», «Evaluativ» und «Verschiedenes»), die sich zum Gesamt-PRI, der Summe der ausgewählten Worte und dem PPI aufaddieren lassen.

8. a) Dies ist zwar eine recht schwierige Frage, aber es kann sich durchaus als am effektivsten erweisen, Patienten zum Ausfüllen ihres eigenen Schmerz-Assessments zu ermutigen. Die Einführung eines einrichtungsweiten Schmerz-Assessments und dessen Verknüpfung mit der Akkreditierung, wie dies in den USA geschah, war bislang nicht so effektiv, wie zu erwarten gewesen wäre. Zwar könnte eine erhöhte Anzahl an Visiten durch das Schmerzteam von Nutzen sein, aber auch die wahrgenommene Verantwortung des Stationspersonals für das Schmerzmanagement verringern. Zeitmangel wird oft als Grund für suboptimales Schmerzmanagement angeführt, aber es ist nicht belegt, dass sich mehr Personal und Zeit notwendigerweise positiv auf das Schmerzmanagement auswirken.

9. b) Durch Konzentration auf den Schmerz schwächt es die Coping-Strategien des Patienten. Wenn jemand Ablenkung anwendet, um die Gedanken vom Schmerz freizubekommen, können regelmäßige Assessments diese Schmerzbewältigungsstrategie negativ beeinflussen und dazu führen, dass er bzw. sie sich wieder auf den Schmerz konzentriert. Ein regelmäßiges Schmerz-Assessment muss nicht zeitaufwändig sein, vor allem, wenn die Patienten ermutigt werden, sich daran zu beteiligen. Es ist unwahrscheinlich, dass sie ihre Schmerzen übertreiben werden, in Wirklichkeit werden sie sie eher zu minimieren suchen. Es gibt viele Interventionen bei chronischen Schmerzen, die Menschen im Umgang mit ihren Schmerzen erwiesenermaßen helfen.

10. c) Jegliche frühere Schmerzerfahrung und die dabei angewendeten Coping-Strategien; sich dieser zu versichern ist von unschätzbarem Wert, um besser zu verstehen, welche Bedeutung Schmerz für diese Person hat und wie sich frühere Interventionen, die sich als hilfreich erwiesen haben, am besten integrieren lassen. Physiologische Beobachtungen und Beobachtungen des Verhaltens sind notorisch unzuverlässig. Die medizinische Anamnese und die Familienanamnese können in unmittelbarem Zusammenhang mit der aktuellen Schmerzerfahrung stehen oder auch nicht. Außerdem können Menschen ohne einen erkennbaren pathologischen Zustand Schmerzen haben.

Weitere Literaturempfehlungen

Sjostrom B., Dahlgren L. and Haljame H. (2000) Strategies used in post-operative pain assessment and their clinical accuracy. *Journal of Clinical Nursing*, 9: 111–18.

Sloman R., Rosen G., Rom M. and Shir Y. (2004) Nurses' assessment of pain in surgical patients. *Journal of Advanced Nursing*, 52(2): 125–32.

Mackintosh C. (2007) Assessment and management of patients with post-operative pain. *Nursing Standard*, 22(5): 49–55.

Turk D. and Melzack R. (eds) (2001) *Handbook of Pain Assessment*, 2nd edn. New York, Guildford Press.

Williams A. and Hoggart B. (2005) Pain: a review of three commonly used pain rating scales. *Clinical Nursing*, 14(7): 798–804.

Siehe auch die Empfehlungen der deutschsprachigen Bücher im Anhang, Kapitel 8.4.

3 Erkennen von Hemmnissen einer effizienten Schmerzlinderung

Lernresultate

Nach Abschluss dieses Kapitels wird die/der Lernende in der Lage sein, ...

- ... die Auswirkungen unzulänglichen Wissens und inadäquater Einstellungen von Gesundheitsfachkräften auf das effiziente Management von Schmerzen kritisch zu erörtern.
- ... Faktoren, die dazu beitragen, dass Patienten ihren Schmerz weitestgehend herunterspielen, sowie Strategien, die deren Auswirkungen abschwächen könnten, aufzuzeigen.
- ... aktuelle einrichtungsinterne Vorgehensweisen und Praktiken zu evaluieren, die zu einem ineffizienten Schmerzmanagement beitragen könnten.
- ... zu verstehen, wie sich politische Einflüsse negativ auf das Schmerz-Assessment auswirken können.

Literatur zum Thema

Brockopp D., Brockopp G., Warden S., Wilson J., Carpenter J. et al. (1998) Barrier to change: a pain management project. *International Journal of Nursing Studies*, **35**: 226–32.

Carr E.C. J. (2007) Barriers to effective pain management in perioperative care. *Journal of Perioperative Care*, **17**(5): 200–3, 206–7.

Duignan M. and Dunn V. (2008) Barriers to pain management in emergency departments. *Emergency Nursing*, **15**(9): 30–4.

Glajchen M. (2001) Chronic pain: treatment barriers and strategies for clinical practice. *Journal of American Board of Family Practitioners*, **14**(3): 178–83, http://www.medscape.com/viewpublication/67.

Jacobsen R., Sjøgren P., Møldrup C. and Christrup L. (2007) Physician-related barriers to cancer pain management with opioid analgesics: a systematic review. *Journal of Opioid Management*, **3**(4): 207–14.

Paice J., Barnard C., Creamer J. and Omerod K. (2006) Creating organizational change through the Pain Resource Nurse program. *Joint Commission Journal on Quality and Patient Safety*, **32**(1): 24–31.

Wilson B. (2007) Nurses' knowledge of pain. *Journal of Clinical Nursing*, **16**(6): 1012–20.

3.1 Hintergrund

Effektive Schmerzkontrolle ist wegen der verheerenden und entmenschlichenden Wirkungen, die Schmerzen bei einem Individuum haben können, ein Thema unserer Zeit und von immenser Bedeutung. Schmerzen treten unterschiedslos durch alle Alters- und Patientengruppen hindurch auf. Der Hauptaugenmerk in diesem Kapitel liegt primär auf den Barrieren eines effektiven Schmerzmanagements, die durch die Einstellungen, das Wissen, Vorgehensweisen und Praktiken von Gesundheitsfachpersonen, Patienten, deren Betreuungspersonen und Organisationen geschaffen werden. Das Management von Schmerzen bei Gruppen gebrechlicher und eine berufliche Herausforderung darstellender Patienten kann zusätzliche und ganz einzigartige Anforderungen stellen und Barrieren schaffen, die in Kapitel 6 und 7 eingehender besprochen werden.

Die Pflege eines Patienten mit Schmerzen erfordert Wissen auf aktuellem Stand, fachlich und technisch gute Interventionen (sowohl medikamentös als auch nichtmedikamentös) sowie Haltungen und Einstellungen, die Vertrauen, Empathie und einen ehrlichen Glauben an den Patienten vermitteln. Dies mag einfach erscheinen, die reale Welt stellt KlinikerInnen jedoch täglich vor komplexe Situationen und Herausforderungen. In diesem Kapitel werden ein paar gut dokumentierte «Barrieren» bzw. Hemmnisse eines effizienten Schmerzmanagements aufgezeigt und in dem Versuch, deren Auswirkungen abzuschwächen, entsprechende Strategien umrissen. Beim Reflektieren über Ihre eigene klinische Praxis und ein Gefühl, «dort gewesen zu sein», kann das Erkennen der Hemmnisse frustrierend sein. Wir hoffen jedoch, dass Sie dieses Kapitel begeistert, motiviert und dazu einlädt, in Ihrem Beitrag zu einem effizienten Schmerzmanagement mehr Selbstvertrauen zu haben.

3.2 Gesundheitsfachpersonen

In den frühen 90er Jahren des 20. Jahrhunderts, als inadäquates Schmerzmanagement erstmals in größerem Ausmaß erkannt wurde, überprüfte Greipp [1992] 15 Schmerzstudien und identifizierte das «Wissensdefizit» von Fachleuten als den häufigsten verursachenden Grund eines inadäquaten Schmerzmanagements. Seither gedieh die Literatur über Barrieren des Schmerzmanagements und Schulung bzw. Ausbildung zum Thema «Schmerz» haben sich zweifellos verbessert, mit dem Ergebnis, dass spätere Wissensumfragen zwar für einigen Nutzen sprechen [McCaffery/Ferrell, 1997], der jedoch nicht so groß ist, wie Sie vielleicht erwarten. Trotz einiger Verbesserungen ist es noch immer so, dass inadäquates Schmerzmanagement selbst im Bereich postoperativer Schmerzen – wohl die offensichtlichsten Schmerzen, denen man begegnet – häufig vorkommt, wobei über drei Viertel der Patienten in den Stichproben über mäßige, schwere oder extreme Schmerzen berichten [Apfelbaum et al., 2003] und Wissensdefizit noch immer als Faktor von Belang angegeben wird.

Obwohl wirksame Analgesietechniken verfügbar sind, werden sie häufig nicht genutzt. Die Gründe dafür sah man darin, dass Ärzte keine wirksamen Analgetika verschreiben und an bekanntermaßen unwirksamen Dosierungsschemata festhalten, sowie in inadäquaten Haltungen und Überzeugungen sowohl von Pflegenden als auch von ÄrztInnen [McCaffery et al., 1990; Clarke et al., 1996]. Studien zu diesen Schlussfolgerungen decken subtilere Barrieren eines verbesserten Vorgehens bei Schmerzen auf, die wir in diesem Kapitel untersuchen.

Nicht nur bei Pflegenden hat sich ein Defizit in ihrem Wissen über Schmerzen gezeigt. Eine Überprüfung von 27 medizinischen Fakultäten ergab, dass vier von ihnen überhaupt keinen formellen Unterricht in Schmerzkontrolle abhielten, die übrigen kamen während eines 5-Jahres-Kurses nur auf durchschnittlich 3,5 Stunden [Marcer/Deighton, 1988]. Es ist Besorgnis erregend, dass diese wichtige Arbeit nun schon einige Jahre alt ist und dennoch in Großbritannien keine Wiederholung dieser Studie in Angriff genommen wurde. Eine jüngere Umfrage unter Studierenden der Veterinärmedizin und Gesundheitswissenschaften in Kanada zeigte, dass die zukünftigen VeterinärmedizinerInnen mehr als 3-mal so viele Stunden an spezifischer Schulung bzw. Ausbildung zum Thema «Schmerz» erhielten als Humanmediziner, Pflegende, Physiotherapeuten, ZahnmedizinerInnen und andere Gesundheitsfachpersonen [Watt-Wattson et al., 2007].

Praktische Übung

Suchen Sie drei Forschungsbeiträge zum Thema «Schmerz und Schulung/Ausbildung» heraus:

- Was versuchten die Forschenden herauszufinden?
- Welche Methode/n wandten sie an, um die Forschungsfrage/n zu beantworten?

Die meisten Forschenden versuchen sich an einem Assessment des Wissens sowie der Haltungen und Einstellungen von Gesundheitsfachkräften. Die dabei übliche Methode besteht in einem Fragebogen. Ein Fragebogen kann hilfreich sein, um zu messen, wie viel jemand über ein Thema weiß, er sagt Ihnen jedoch nichts darüber, ob die bzw. der Betreffende dieses Wissen auch in der Praxis anwendet. Wer einen Fragebogen beantwortet, mag auf alle Fragen die richtige Antwort geben, traut sich aber möglicherweise nicht, das Wissen in der Praxis anzuwenden. Forschungsarbeiten unter Einsatz anderer Methoden, wie etwa des Beobachtens und Messens von Patienten-Outcomes, geben aufschlussreichere Antworten [Schafheutle et al., 2001]. Es wäre logisch, zu erwarten, dass PraktikerInnen mit einem hohen Grad an Wissen über Schmerz eine bessere Pflege geben (da die Patienten weniger Schmerzen haben), als PraktikerInnen mit weniger Kenntnissen.

In einer Literaturübersicht zur Pflegeausbildung zeigte sich, dass Pflegende trotz ausgedehnter Schulungsprogramme über postoperative Schmerzen dennoch verordnete Medikationen nicht notwendigerweise einhielten, was scheinbar bestätigte, dass verbessertes Wissen allein unter Umständen nicht ausreicht, um das Schmerzmanagement zu stärken [Wilson, 2007].

Die folgenden Punkte sind Beispiele für einige der üblichen falschen Vorstellungen über Schmerz, die von PraktikerInnen gehegt werden und über die in Forschungsstudien berichtet wird:

- Patienten sollten in der Klinik Schmerzen erwarten.
- Ein erkennbar pathologischer Zustand, anomale Testergebnisse und die Art des operativen Eingriffs bestimmen das Vorhandensein und die Intensität von Schmerzen.
- Patienten mit Schmerzen haben stets beobachtbare Zeichen.
- Chronische Schmerzen sind nicht so ernst wie akute Schmerzen.
- Patienten werden Ihnen stets sagen, wann sie Schmerzen haben.
- Eine Form der Schmerzintervention, z. B. ein Analgetikum, genügt zur Schmerzlinderung.
- Abhängigkeit und Atemdepression sind bedeutende Probleme beim Einsatz von Opioiden.
- Patienten sollten Schmerzen haben, bevor sie eine Analgesie erhalten.
- Patienten, die mit Besuchern lachen und plaudern, können keine allzu großen Schmerzen haben.
- Patienten übertreiben es bei ihren Schmerzen und man sollte ihnen nicht immer glauben.

Außer den oben genannten falschen Vorstellungen unterstrich die Seminararbeit von Faberhaugh und Strauss [1977] überdies, dass Patienten auf subtile Weise angehalten wurden, sich den Erwartungen von Gesundheitsfachpersonen anzupassen. Zwar nehmen wir an, dass dies nicht länger der Fall ist, jedoch zeigte eine spätere Arbeit von Clements und Cummings [1991], dass Patienten, die den Erwartungen des Personals nicht entsprachen, von Pflegenden hinsichtlich ihres Schmerzmanagements als manipulativ und anspruchsvoll wahrgenommen wurden. Auch wurde diskutiert, dass die Sensibilität des Personals für Schmerzen abnimmt [Blomquist/Edberg, 2002]. Wilson [2007] spricht sich dafür aus, dass Unzulänglichkeiten des Schmerzmanagements unter Umständen nicht nur an falsche Vorstellungen, Märchen, Verzerrungen und inadäquates Wissen gebunden sind, sondern auch daran, wie vermehrtes Wissen angewandt wird. In ihrer Arbeit wird der Einfluss des Arbeitsumfelds auf die Entwicklung und Implementierung von Wissen durch Pflegende untersucht und impliziert, dass es das Arbeitsumfeld ist, welches das Gefühl verminderter Selbstwirksamkeit und geringer persönlicher Kontrolle vermittelt. Dies spricht dafür, dass Pflegende, die zwar das Wissen vermittelt bekommen, aber nicht dazu ermutigt werden, es in die Praxis umzusetzen, Gefahr laufen, entmutigt zu werden. Um die Spannung zu lindern, weigern sie sich möglicherweise, ihr Wissen zuzulassen. Es ist nicht gut, wenn man weiß, wie man Dinge besser erledigt, wenn man sich als machtlos wahrnimmt, um Entscheidungen zu treffen und echten Wandel zu implementieren, was unweigerlich geschieht, wenn Pflegende sich durch einen Mangel an unterstützender Beratung zwischen KollegInnen und den Druck zur Anpassung an vorherrschende «Normen» behindert sehen.

Time-out

Denken Sie über das Schmerzmanagement in Ihrem klinischen Bereich nach:

- Klingt irgendeine der obigen Feststellungen zutreffend?
- Warum, glauben Sie, gibt es diese Ansichten?

Das effiziente Schmerzmanagement beruht auf der Teamarbeit verschiedener Fachkräfte, von denen jede einen wertvollen Beitrag leistet. Wie bereits erwähnt, ist es entscheidend, dass sie das für ein effizientes Schmerzmanagement geeignete Wissen haben. Noch wichtiger ist die Fähigkeit, zusammenzuarbeiten und effizient zu kommunizieren, und dennoch können Konflikte und Missverständnisse die Arbeit im Team erschweren [Brockopp et al., 1998].

> **Praktische Übung**
>
> Denken Sie an einen Patienten, den Sie gepflegt haben und der Schmerzen hatte. Denken Sie über die Rolle der verschiedenen an der Versorgung dieser Person beteiligten Fachkräfte nach. Gab es irgendwelche Schwierigkeiten oder Konflikte zwischen den Fachkräften oder zwischen dem Patienten und einer Fachkraft?

Kommunikation zwischen Fachleuten ist nicht immer so klar, wie sie sein könnte. Eine Pflegende könnte einen Patienten erkennen, der starke Schmerzen hat, und den Arzt bitten, die Analgetikaverordnung zu ändern. Dieser könnte der Ansicht sein, der Patient scheine keine großen Schmerzen zu haben, und denken, dass die Analgetikaverordnung ausreicht. Es kann zum Konflikt kommen, wenn die Pflegende den Patienten wäscht und feststellt, dass das Herumdrehen ihm Schmerzen und Leiden verursacht. Hätten Pflegende und Arzt die Schmerzen dieser Person gemeinsam – mit dem Patienten – besprochen, so wäre dies vielleicht nicht passiert. Viele Ärzte fühlen sich unwohl gegenüber Patienten mit Schmerzen, da es ihnen an Training des Selbstvertrauens in ihre Verschreibungen fehlt [O'Rorke, 2007]. Unter Umständen weiß die Pflegeperson weit mehr über Schmerz und Analgesie und dieses Wissen wäre auch übermittelt worden, wenn sie als Team gut zusammenarbeiten würden. Verschiedene Berufsgruppen zusammenzubringen, um über Schmerzmanagement zu diskutieren und etwas darüber zu lernen, kann die Kommunikation im klinischen Bereich verbessern, was letztlich auch die Verbesserung des Schmerzmanagements erleichtert [Carr et al., 2003]. Der Einsatz berufsübergreifender Fortbildung in der Praxis zum Thema «Schmerz» hat erhebliche Aufmerksamkeit geweckt.

3.3 Verbessern der Praxis

> **Fallgeschichte**
>
> Die Pflegenden eines kleinen Palliativpflegeteams äußerten sich frustriert bei dem Versuch, mit den Schmerzen eines Patienten zurechtzukommen, die nicht auf die verordnete Analgesie ansprachen. Der Patient musste eine ganze Weile warten, weil der Arzt in der Notaufnahme und unfallchirurgischen Abteilung am anderen Ende der Klinik beschäftigt war. Ärzte und Pflegende erörterten mögliche Lösungen und hatten die Idee, sicherzustellen, dass der Schmerz vor 8.00 Uhr morgens eingeschätzt wurde. Ein Protokoll wurde

> erstellt, um in bestimmten Situationen die Verabreichung einer Einmaldosis abzudecken, und eine Liste nichtmedikamentöser Strategien wurde erstellt, die dem Patienten in der Zwischenzeit helfen könnten. Die Diskussion brachte die Pflegenden zum Nachdenken darüber, wie Schmerz gegenwärtig eingeschätzt und betreut wurde. Sie erkannten, dass eine derartige Situation wahrscheinlich gar nicht erst eingetreten wäre, wenn die Schmerzen des Patienten engmaschig überwacht worden wären.
>
> Die einfachste Strategie kann die wirksamste sein und ergibt sich oft, wenn es nur ein paar interessierte Fachpersonen schaffen, sich Zeit zu nehmen, um zu besprechen, was sich verbessern ließe und wie es sich verbessern ließe.

Unzureichendes Wissen von Gesundheitsfachpersonen ist in Studien zur Dokumentation der Unterbehandlung von Schmerzen noch immer ein vorherrschender verursachender Faktor [Clarke et al., 1996; Glajchen/Bookbinder, 2001]. Die meisten Programme der Pflegegrundausbildung beinhalten im Curriculum auch das Schmerzmanagement, jedoch ist dies ganz eindeutig unzureichend, um der beträchtlichen Furcht und dem erheblichen Unwissen, vor allem in Bezug auf Opioide, zu begegnen [Cowan et al., 2003, 2004]. Wie bereits erwähnt, waren es ursprünglich Marcer und Deighton [1988], die das Problem geringer oder gar fehlender Schulung bzw. Ausbildung zum Thema «Schmerz» unter Studierenden der Medizin, bei schwachen Belegen für multidisziplinäre Unterweisung, hervorhoben. Obwohl die Notwendigkeit einer Verbesserung der Schulung bzw. Ausbildung zum Thema «Schmerz» für medizinisches Personal zunehmend an Bedeutung gewann, fühlen sich viele qualifizierte Ärzte noch immer schlecht vorbereitet [O'Rorke, 2007] und bei Medizinstudenten bestehen noch immer gravierende Wissensdefizite [Lasch et al., 2002].

Funnell [1995] sichtete die Literatur und arbeitete in Zusammenhang mit gemeinsamem Lernen vier erwartete Ergebnisse heraus. Verständnis für die Rollen und Wahrnehmungen anderer Fachpersonen und Förderung zukünftiger Teamarbeit führt zu Kooperation zwischen Berufsgruppen. Diese trägt wiederum dazu bei, die Wissensgrundlage des Lernenden und die Entwicklung praktischer Fertigkeiten zu verbessern.

Der Begriff «berufsübergreifend» deutet auf gemeinsames Lernen hin, mit dem Ziel, Fachkräften zu einer effektiveren Zusammenarbeit zu verhelfen. Berufsübergreifende Schulung bzw. Ausbildung wurde definiert als «Gelegenheit, bei der zwei oder mehr Berufe etwas von und übereinander lernen, um die Zusammenarbeit und die Pflegequalität zu verbessern» [CAIPE, 1997]. Berufsübergreifende Schulung bzw. Ausbildung zum Thema «Schmerz» sollte ausdrücklich mit der

Alltagswelt der klinischen Praxis verknüpft sein: Wenn beispielsweise die verordnete Analgesie die Schmerzen nicht lindert, braucht die Pflegeperson das Wissen und die Fertigkeiten, um eine Umstellung der Verordnung aushandeln zu können. Schulung bzw. Ausbildung muss das für ein effektives Schmerzmanagement in einem multiprofessionellen Umfeld nötige Wissen und Selbstvertrauen sowie die erforderlichen Fertigkeiten vermitteln.

In den Jahren 1991 und 1995 erhielten alle an medizinischen Fakultäten in Finnland Unterrichtenden einen Fragebogen [Poyhia/Kalso, 1999], in dem die Curricula der «International Association for the Study of Pain» (IASP) verwandt wurden, um den aktuellen Unterricht zu evaluieren und zu vergleichen. Die Ergebnisse waren enttäuschend: In keiner der Universitäten fand sich ein in Schriftform vorliegendes Curriculum und zwischen 1991 und 1995 hatten sich die Verhältnisse nicht geändert. Es zeigte sich, dass der Psychologie des Schmerzes im Unterricht nur bedenklich wenig Zeit gewidmet wurde. Es wurden Empfehlungen ausgesprochen, denen zufolge man sich auf eine Veränderung der Einstellung gegenüber Schmerz bei den Lehrenden konzentrieren solle, darunter auch, dass die IASP Curricula an die Universitätsleitungen ausgeben und ein unterrichtsbegleitendes Multimedia-Unterrichtspaket produziert werden solle.

Praktische Übung

Wie könnten Sie die berufsübergreifende Schulung bzw. Ausbildung zum Thema «Schmerz» in Ihrem Berufsalltag fördern?

Ein Studientag mit Arbeit in selbstständigen Kleingruppen und Workshops wäre ein Weg, um verschiedenen Berufsgruppen Gelegenheit zu geben, zusammenzukommen und etwas über Schmerz zu lernen, aber oft wird dies durch den Mangel an Zeit und Ressourcen verhindert. Möglicherweise könnte man Schulung bzw. Ausbildung zum Thema «Schmerz» in bereits bestehende Aktivitäten – etwa eine Fallbesprechung oder eine Stationsvisite – einbauen, bei denen bereits verschiedene Berufsgruppen zusammenkommen. Fünfzehn Minuten Zeit, um über einen bestimmten Patienten und dessen Schmerzmanagement zu sprechen, kann Fachpersonen anregen, ihre Ansichten und Problemlösungen mitzuteilen. Alternativ dazu können das gemeinsame Studium einer Forschungsarbeit und ihr informelles Erörtern bewirken, dass Menschen anders über das Schmerzmanagement in ihrem klinischen Bereich denken. Zwar herrscht allgemein Übereinkunft, dass der Weg nach vorn in berufsübergreifender Schulung bzw. Ausbildung besteht, jedoch helfen die bisherigen Fakten nicht besonders, wenn es darum geht, herauszufinden, wie sich dies nun am besten erreichen ließe [Irajpour, 2006], und so gibt es noch reichlich Raum für Verbesserungen.

Fallgeschichte

Auf Station 4b der Erwachsenenonkologie ist eine Menge los. Eine kurze Zeit zurückliegende Überprüfung und Evaluation der Maßnahmen zur Schmerzbekämpfung ergab, dass viele Patienten ungestillte Schmerzen hatten. Als das Stationspersonal die Ergebnisse der Überprüfung und Evaluation erhielt, war es ziemlich betroffen, da man der Ansicht war, in der Schmerzkontrolle ziemlich gut zu sein. Eine Pflegende sagte: «Nun, wir tun unser Bestes, aber das Problem ist, dass die Patienten ein Analgetikum ablehnen, wenn man es ihnen anbietet.» Mittels eines Problemlösungsansatzes beschloss das Stationsteam, ein kleines Verbesserungsprojekt zum Thema «Patienten, die eine Analgesie ablehnen» durchzuführen.

1. Identifizieren des Problems – Wie viele Patienten lehnen ein Schmerzmittel ab und warum?

Innen am Medikamentenwagen wurde mit Klebeband ein Blatt Papier befestigt, auf dem die Pflegenden notierten, wann Patienten gefragt wurden, ob sie ein Schmerzmittel möchten, und welche Antwort sie gaben (Zustimmung oder Ablehnung).

- Wenn ein Patient ablehnte, wurde er nach dem Grund gefragt.
- Siebzig Prozent aller Patienten, die gefragt wurden, ob sie ein Schmerzmittel möchten, lehnten ab.
- Die meisten Patienten zogen es vor, kein Schmerzmittel zu nehmen, wollten bis zu einem späteren Zeitpunkt warten oder hatten keine Schmerzen.

2. Einführen einiger kleiner Veränderungen

Viele Patienten sahen nicht, dass eine gute Schmerzlinderung wichtig ist oder zogen es vor, lieber die Schmerzen zu ertragen als die unangenehmen Nebenwirkungen eines Analgetikums, wie etwa Obstipation. Manche Patienten glaubten, Schmerzen könnten nicht gelindert werden oder Medikamente wären kein effektiver Weg der Schmerzlinderung. Viele waren fest davon überzeugt, Abhängigkeit und Toleranzentwicklung würden zum Problem. Manche befürchteten, jetzt eingenommene Medikamente würden später, wenn sie wirklich nötig wären, nicht mehr wirken. Interessanterweise wurden in einer Studie an Patienten unter Chemotherapie Bedenken formuliert, Schmerzäußerungen könnten Ärzte vom Behandeln der Grunderkrankung ablenken und «gute Patienten» würden nicht über ihre Schmerzen klagen. Auch wurde deutlich, dass nicht jede/r Pflegende Patienten in der gleichen Weise zu ihren

Schmerzen befragte und es an Schmerz-Assessment mangelte. Das Team kam zusammen und beschloss drei kleine Veränderungen in dem Versuch, Patienten zur Annahme eines Schmerzmittels zu ermutigen, wenn es ihnen angeboten wurde:

- Bei jeder Medikamentenrunde würde die bzw. der Pflegende Patienten bitten, ihre Schmerzen anhand einer Skala von 1 bis 10 zu bewerten, was dann in der Kurve für Temperatur, Puls und Atmung vermerkt würde. Dies würde Pflegende in die Lage versetzen, die Wirksamkeit einer vorangegangenen Analgesie zu evaluieren und die Patienten dazu anzuhalten, ein Schmerzmittel auf der Basis ihres vorangehenden Schmerz-Scores zu akzeptieren.

- Es wurde ein Informationsblatt für Patienten zur Analgesie entworfen. Darin stand, warum es wichtig sei, sich hinreichend wohl zu fühlen, um sich zu bewegen, wie man mit Nebenwirkungen zurechtkommt und was zu tun ist, wenn die Schmerzlinderung nicht wirkt. Dieses Informationsblatt wurde allen Patienten bei der vorstationären und bei der stationären Aufnahme ausgehändigt.

- Um dem Schulungsbedarf der Pflegenden auf Station zu entsprechen, wurde ein «Tipp der Woche» kreiert, der in ein paar Sätzen über die Kernaussagen einer Forschungsarbeit und der Quellenangabe bestehen konnte. Dieser wurde laminiert und mit Klebeband innen am Medikamentenwagen befestigt.

3. Evaluieren der Wirksamkeit

Nach 6 Monaten ergab eine erneute Überprüfung, dass jetzt nur noch 58 % der Patienten ein Schmerzmittel ablehnten. Dies war ein positives Feed-back und ermutigte die Pflegenden, nach anderen Wegen Ausschau zu halten, auf denen sie die Anzahl der Patienten, die ein Schmerzmittel ablehnen, auch weiterhin verringern könnten (Dies beruht auf einem realen, von Carr im Jahre 2002 veröffentlichten Projekt.).

Dieser Ansatz, bei dem ein Problem benannt und durch einen Zyklus von Aktivitäten um ein Modell des «Planens, Umsetzens, Überprüfens und Korrigierens» (*plan – do – study – act*) weiterverfolgt wird, ist als «Qualitätsverbesserung» bekannt [Berwick, 1998]. Es ist einfach anwendbar und ein aufregender Weg zur Verbesserung der Gesundheitsversorgung [Gordon et al., 2002].

3. Erkennen von Hemmnissen einer effizienten Schmerzlinderung

Praktische Übung

Entwerfen Sie einen kurzen Fragebogen, um ihn Ihrer eigenen Berufsgruppe zu geben. Im Idealfall sollte es nicht länger als 10 Minuten dauern, um ihn auszufüllen. Stellen Sie ein paar Fragen über ihr Wissen über und ihre Einstellung zum Schmerz, zum Beispiel:

- Wie würden Sie Schmerz definieren?

- Wie groß ist die Wahrscheinlichkeit, abhängig zu werden, für jemanden, der wegen einer Verletzung 2 Wochen lang regelmäßig Opioide erhält:
  - 30 %?
  - unter 1 %?
  - 60 %?
  - weiß nicht.

Versuchen Sie nach dem Zusammentragen der oben beschriebenen Informationen, Ihre Ergebnisse zusammenzufassen. Dabei kann es helfen, die Antworten in Tabellenformat zu bringen. Schreiben Sie dann über Ihre Beobachtungen und die Implikationen Ihrer Untersuchung für das Schmerzmanagement der Patienten. Reflektieren Sie über den Prozess dieser Aktivität. Wie haben Sie sich bei der Untersuchung gefühlt und wie ist es Ihnen mit den Informationen ergangen, auf die Sie gestoßen sind?

Informationen über Ihren eigenen Praxisbereich zu erhalten oder zu sehen, was anderswo geschieht, kann sehr interessant und informativ sein. Es kann als Katalysator für Gespräche zwischen KollegInnen wirken und für Anregungen zur Verbesserung der Praxis sorgen. Auch kann es das Bewusstsein für ein bestimmtes Problem oder eine bestimmte Thematik wecken. Sind die Erkenntnisse nicht sehr gut oder geben sie Anlass zur Besorgnis, bestehen unter Umständen Schuldgefühle oder es drängt einen danach, etwas zu tun. Klinische Supervision kann Gelegenheit zum Erörtern dieser Gefühle bieten und beim Implementieren einiger dringend notwendiger Veränderungen unterstützen.

Praktische Übung

Lesen Sie jetzt noch einmal jene Artikel über das Wissen und die Haltungen von Gesundheitsfachkräften gegenüber Schmerz. Vergleichen Sie Ihre Erkenntnisse mit denen aus der Literatur. Was stellen Sie fest?

Anhand Ihrer eigenen Lektüre werden Sie festgestellt haben, dass ein Mangel an Wissen und die ungeeigneten Einstellungen von Fachkräften der Gesundheitsfürsorge auch weiterhin zwei der Hauptgründe eines ineffizienten Schmerzmanagements bei Patienten darstellen und noch viele weitere auftauchen.

Glichen Ihre Erkenntnisse in irgendeiner Weise denen anderer Forschungsarbeiten auf diesem Gebiet? Aus den neu hinzukommenden Studien geht klar hervor, dass Schulungs- bzw. Ausbildungsprogramme allein diesen Status quo nicht ändern werden. Es ist deprimierend, dass über 30 Jahre vergangen sind, seit die Arbeit von Fagerhaugh und Strauss Unzulänglichkeiten im Schmerzverständnis von Fachpersonen aufdeckte. Ein umfassendes Programm zur Schulung bzw. Ausbildung in Sachen Schmerz während der Grundausbildung, das es verschiedenen Berufsgruppen ermöglicht, zusammenzukommen und etwas über Schmerzmanagement zu lernen [Watt-Wattson et al., 2004], ist sicherlich ein wichtiger Ausgangspunkt, aber die Schulung bzw. Ausbildung muss nach der Grundausbildung oder dem Universitätsabschluss weitergehen und KollegInnen regelmäßig Gelegenheit bieten, zusammenzukommen und gemeinsam zu lernen. Dies ist besonders wichtig für Pflegende, die sich auf das Schmerzmanagement spezialisieren möchten, da in letzter Zeit Bedenken dahingehend aufgekommen sind, dass ihnen möglicherweise Zugang zu einer Schulung bzw. Ausbildung fehlt, die der angestrebten Rolle angemessen wäre [Williamson-Smith, 2007].

3.4 Hemmnisse eines effizienten Schmerzmanagements seitens der Patienten

Effizientes Schmerzmanagement kann zur Herausforderung werden, wenn Patienten unfähig sind, ihre Schmerzen mitzuteilen, oder wenn ihnen dies schwer fällt, z. B. bei Kindern, Neugeborenen und Personen mit Lernbehinderungen sowie bei denen, deren Kultur sich von der der Gesundheitsfachperson unterscheidet. Auf diese Themen wird in Kapitel 6 und 7 näher eingegangen. An dieser Stelle werden ein paar der ganz alltäglichen Gründe betrachtet, aus denen Patienten ihre Schmerzen gegebenenfalls möglichst herunterspielen. Auch beim allerbesten Willen widerstrebt es Patienten bisweilen, Pflegenden oder ÄrztInnen zu sagen, dass sie Schmerzen haben [Brockopp et al., 1998]. Dafür gibt es mehrere Gründe, selbst wenn wir möglicherweise betont haben, wie wichtig es ist, uns etwas über ihre Schmerzen zu sagen.

> **Time-out**
>
> Denken Sie darüber nach, warum Patienten Ihnen wahrscheinlich nicht sagen, dass sie Schmerzen haben. Erstellen Sie eine Liste möglicher Gründe.

Einige der häufigen falschen Einstellungen und Auffassungen in puncto Schmerz aus der Sicht des Patienten lauten:

- Nach einer Operation infolge einer Krankheit und bei Krebs ist mit Schmerzen zu rechnen.
- Ich habe keine Kontrolle über meine Schmerzen.
- Opioide verursachen zu viele Probleme, z. B. Verstopfung, Übelkeit, Schläfrigkeit und Abhängigkeit.
- Eine Verstopfung durch Schmerzmittel lässt sich nicht lindern.
- Schmerzmittel können das Immunsystem schädigen.
- Schmerzmittel bewirken, dass man Dinge sagt, die einen in Verlegenheit bringen.
- Ich möchte keinen «Müll» in meinem Körper haben.
- Schmerzmittel sind unnatürlich und können gefährlich sein.
- Ich möchte keinen Schaden verursachen, weil Schmerzmittel das Problem verschleiern.
- Ich grinse lieber und verberge den Schmerz.
- Menschen sind zu wehleidig und sollten nicht so einen Aufstand machen.
- Analgesie ist ein Zeichen von Schwäche.
- Ich komme gut mit Schmerzen zurecht.
- Ich sollte möglichst lange warten, bevor ich ein Schmerzmittel nehme.
- Die Schwester weiß schon, ob ich ein Schmerzmittel brauche oder nicht.
- Die Schwestern sind zu beschäftigt, als dass ich sie nach einem Schmerzmittel fragen könnte.
- Wenn ich eine höhere Dosis eines starken Schmerzmittels brauche, bin ich dabei, abhängig zu werden.
- Ich kann nur Schmerzmittel gegen meine Schmerzen bekommen und hätte lieber keine Schmerzmittel.

Schmerzen auf ein Minimum herunterzuspielen ist für manche Patienten – und deren Betreuungspersonen – ein sehr reales Problem, das echte Versuche eines effizienten Managements ihrer Schmerzen behindern kann. Bislang gibt es erst relativ wenige Studien, in denen der Beitrag des Patienten zum Schmerzmanagement untersucht wird. Viele der medizinischen Forschungsstudien gehen davon aus, Patienten seien passive Empfänger ihrer jeweiligen Behandlung, und Reisner [1993] argumentiert, die Ansichten der Patienten seien in der Medizin ausgeblendet worden. Dies kann sich mit Auftreten der Ethikbewegung und zunehmendem Interesse an Ergebnissen ändern, da man versucht, die Ansichten der Patienten in den Mittelpunkt der Gesundheitsversorgung zu rücken.

Praktische Übung

Fragen Sie ein paar Patienten, wen sie hinsichtlich ihrer Schmerzen als Autorität betrachten.
Gibt es angesichts der Bemerkungen der Patienten etwas, das Sie anders machen würden?

Im Folgenden werden einige häufig genannte Gründe umrissen, aus denen Patienten ihre Schmerzen auf ein Minimum herunterspielen.

3.4.1 Patienten halten Pflegende für die Autorität hinsichtlich ihrer Schmerzen

Wenn Patienten Sie für diejenige Person halten, die am meisten über ihre Schmerzen weiß, so werden sie Ihnen ihre wahren Gefühle wahrscheinlich nicht mitteilen; unter Umständen gehen sie davon aus, dass Sie wissen, wann sie ein Analgetikum benötigen. Dies könnte weiter bestärkt werden, wenn während der Medikamentenrunde eine allgemeine Frage wie: «Haben Sie irgendwelche Schmerzen, Herr Meier?» gestellt wird. Patienten gehen unter Umständen davon aus, die Pflegeperson wisse, ob sie ein Schmerzmittel benötigen, und lehnen daher wahrscheinlich ab, sofern sie nicht den Eindruck haben, die Pflegeperson sei der Ansicht, sie sollten ein Schmerzmittel nehmen.

In manchen Situationen, z. B. nach einer Operation, kann es für die Pflegeperson hilfreicher sein, davon auszugehen, dass der Patient etwas Schmerzen oder Beschwerden hat. Es kann Patienten helfen, Ihnen mehr über ihre Schmerzen zu erzählen, wenn Sie sie wissen lassen, dass Sie davon ausgehen, dass sie Schmerzen bzw. Beschwerden haben. Wichtig ist, dies mit einem formellen Schmerz-Assessment zu kombinieren. Zu Beispielen für einfache Einschätzungsinstrumente siehe Kapitel 2.

3.4.2 Geringe Erwartungen an eine Schmerzlinderung

Scott und Hodson [1997] befragten 529 Personen, die eine allgemeinmedizinische Praxis aufsuchten, zu ihrem Wissen über postoperative Schmerzen und die verfügbaren Methoden zu deren Behandlung. Sie stellten fest, dass die Öffentlichkeit in die Fähigkeit von Ärzten und Pflegenden vertraute, diese Schmerzen zu behandeln, und nur wenig über postoperative Schmerzen oder die zu deren Beherrschung verfügbaren Methoden wusste. In der perioperativen Versorgung zeigte eine Studie, in der das Wissen von Patienten über gängige medizinische Begriffe und ihre chirurgische Versorgung untersucht wurde, dass viele von ihnen falsche Vorstellungen über das Schmerzmanagement hatten und eine erhebliche Anzahl unter ihnen wusste nicht, dass ein Anästhesist medizinisch qualifiziert ist [Laffey et al., 2000]. Es ist entscheidend, dass wir Patienten im Hinblick auf ihre Schmerzlinderung schulen, sonst werden sie auch weiterhin geringe Erwartungen haben, die nur dazu dienen, niedrige Standards zu perpetuieren [Svenssen et al., 2001].

3.4.3 Kultur und Religion

Auch zahlreiche kulturelle und religiöse Überzeugungen und Einstellungen können eine Barriere darstellen. Middleton [2004] zufolge ist es in bestimmten Kulturen eher für Frauen akzeptabel, Schmerzen zu äußern, während es bei Männern als Zeichen von Schwäche gälte. Eine Studie zur Untersuchung des Erlebens von Tumorschmerzen bei Menschen hispanischer Abstammung in den USA ergab, dass traditionelle Geschlechterrollen, kulturelle Werte und der Status als marginalisierte Immigranten die Fähigkeit dieser Menschen beeinflussten, ihre Schmerzen zu beschreiben und damit zurechtzukommen [Im et al., 2007]. In Großbritannien ist die kulturelle Norm in Bezug auf Schmerzen die des Aushaltens und Weitermachens – das britische «Zähne-Zusammenbeißen». Diese Einstellung kann mit der häufigen kulturellen Überzeugung einhergehen, Medikamente sollten möglichst wenig eingesetzt werden [Townsend et al., 2003]. Man ist stolz darauf, stoisch zu sein, was bewundert und belohnt wird [Harper et al., 2007]. Durch Überzeugungen aus dem Christentum sind Patienten unter Umständen der Ansicht, die Schmerzen seien gottgewollt und müssten erduldet werden. Überraschenderweise wird diese Ansicht bisweilen von Ärzten unterstützt, die – solange die Schmerzen nicht gravierend sind – selbst bei Tumorpatienten nur widerstrebend Opioide verschreiben, in dem Glauben, Leiden sei ein wertvoller Teil des menschlichen Daseins [Brockopp et al., 1998].

3.4.4 Angst vor Injektionen

Bei Kindern ist die Angst vor Nadeln anerkannt und durch reguläre Anwendung topischer Lokalanästhetika sowie den stärkeren Einsatz intranasal oder oral zu verabreichender Medikamente wurde das Problem weitgehend überwunden. Die Integration von Beruhigungstechniken, das Strukturieren des Umfelds und Fördern einer Kultur der Empathie und des Respekts haben sich als hilfreich erwiesen [Ives, 2007]. In der erwachsenen Bevölkerung wird diese Angst weitgehend ignoriert und dennoch fürchten sich auch viele Erwachsene vor Injektionen. Durch ein sensibles Assessment sollten Personen, die sich vor Nadeln fürchten, herausgefunden werden, auch wenn sich in hohem Maße argumentieren ließe, dass diese Art der Verabreichung inzwischen obsolet und unnötig ist. Wenn ein Patient die orale Medikation nicht verträgt, ist ein intravenöser Zugang erforderlich, und dieser Weg ist sicherer, weniger traumatisch und effektiver. Sublinguale Zubereitungen oder Suppositorien werden den Patienten oft nicht angeboten, können jedoch eine effektive Alternative darstellen.

3.4.5 Angst vor Abhängigkeit

Angesichts der Botschaften in den aktuellen Medien, welche die Gefahren von Drogen und Abhängigkeit vermitteln, verbunden mit irrationalen Bedenken von Gesundheitsfachkräften hinsichtlich der Gefahr einer Abhängigkeit [Vortherms et al., 1992; Mann, 2003] verwundert es nicht, dass man diese Medikamente in der breiten Öffentlichkeit nur ungern bekommt. Die Massenmedien schaffen und vermitteln Bilder und Ideen von Drogen, die wiederum Ansichten formen und sich ganz erheblich auf Überzeugungen auswirken [Bissel et al., 2001; Morgan/Horne, 2005]. Bisweilen machen Pflegende unabsichtlich Bemerkungen wie: «Es ist besser, wenn Sie die stärkeren nicht nehmen» oder: «Wir möchten nicht, dass Sie davon abhängig werden», die den Patienten in seinen Bedenken nur bestärken. Obendrein haben Patienten, die eine Zeit lang unter starken Opioiden standen, bei deren abruptem Absetzen unter Umständen unangenehme Entzugserscheinungen. Dies wird fälschlicherweise für Abhängigkeit gehalten und der unglückliche Patient ist dann vielleicht abgeneigt, solche Medikamente ein weiteres Mal einzunehmen. Sucht, Toleranz und Abhängigkeit werden in Kapitel 4 besprochen und Substanzmissbrauch wird eingehender in Kapitel 7 erörtert.

3.4.6 Auswirkungen von Schmerz

Patienten sind unter Umständen besorgt, dass das Einsetzen von Schmerzen oder deren Zunahme ein beginnendes Fortschreiten der Krankheit signalisiert, dass sich z. B. ein Tumor ausgebreitet hat. Ihre Schmerzen zu verleugnen, kann zu diesem Zeitpunkt Teil ihrer Schmerzbewältigungsstrategie sein. Ein weiterer Grund, Schmerzen auf ein Minimum herunterzuspielen, ist die Befürchtung, dass sich die Entlassung nach Hause verzögern könnte: Der Patient mag glauben, man würde ihm die Heimkehr gestatten, sobald er erst einmal «schmerzfrei» sei. So erschiene es plausibel, den Eindruck zu erwecken, man bräuchte wenig oder gar keine Medikamente, und jegliche Beschwerden zu verleugnen. Wenn Sie den Verdacht hegen, dass ein Patient seine Schmerzen möglichst herunterspielt, ist es entscheidend, auf sensible Weise nach dem möglichen Grund dafür zu forschen. Manche Patienten haben das Gefühl, ihre Schmerzen sollten erträglich sein, da es sich ja «nur» um eine Hernienkorrektur gehandelt habe oder «nicht so schlimm wie bei Frau Meier» gewesen seien. Wichtig ist, dass sich das Personal dieser Wahrnehmungen bewusst ist und immer ein formelles Schmerz-Assessment durchführt.

Praktische Übung

Arbeiten Sie heraus, wie Sie für jeden der besprochenen Gründe sicherstellen könnten, dass die Patienten das Gefühl haben, in Bezug auf ihre Schmerzen offen und ehrlich sein zu können. Fragen Sie Patienten nach ihren Schmerzen und ob sie nur widerwillig darüber gesprochen haben. Machen Sie sich zu jedem Patienten ein paar Notizen.

3.5 Organisatorische Aspekte

Fagerhaugh und Strauss [1977] betrachteten als Erste das organisatorische Umfeld, in dem Schmerzmanagement stattfand, und hatten den Eindruck, die Diskrepanz zwischen aktueller und potenzieller Schmerzlinderung könnte auf die Arbeitsanforderungen im klinischen Bereich, den Mangel an Verantwortlichkeit, der das Schmerzmanagement umgibt, sowie die Komplexität der Beziehung zwischen Patient und Personal zurückzuführen sein. In Studien aus jüngerer Zeit wurden ähnliche Bereiche in Bezug auf das Wissen von Gesundheitsfachkräften, schlechte Arbeitsbeziehungen und einen Mangel an institutionellen Ressourcen aufgezeigt [Brockopp et al., 1998].

Anerkannt wurde, dass gesetzliche Beschränkungen und institutionelle Verfahrensweisen die Fähigkeiten von Pflegenden, mit Schmerzen sicher und effizient umzugehen, unnötig einschränken können [Jacox et al., 1992; Mann/Carr, 2006]. Es gibt jedoch nur wenige Forschungsarbeiten, in denen der Einfluss solcher Verfahrensweisen herausgearbeitet wird. Veröffentlichungen, in denen befürwortet wird, den Patienten in den Mittelpunkt der Gesundheitsversorgung zu stellen, wie *Creating a Patient-led NHS* [DH, 2005] sowie die Einführung von Richtlinien für Patientengruppen verleihen dem Patienten in der Praxis eine stärkere Stimme und können als Hebel zur Verbesserung der Schmerzkontrolle wirken. Auch das Festlegen und Implementieren von Minimalstandards und die Wirkungen klinischer Kontrolle können Verbesserungen in der Art vorantreiben, wie wir in Zukunft mit Schmerz umgehen. Eine Reihe von Initiativen wird den Katalysator für diese Veränderungen liefern: multidisziplinäres Arbeiten, Richtlinien für Patientengruppen, Pflegeverordnungen, Partnerschaften mit Patienten und Nutzern sowie die zunehmende Anwendung evidenzbasierter praktischer Maßnahmen und Handlungen.

Formelle Dokumente und Verfahrensweisen können das Schmerzmanagement verbessern. Ein gutes Beispiel dafür ist der *Report of the Working Party on Pain after Surgery* [1990] des Royal College of Surgeons und des College of Anaesthetists. Dieses Dokument führte dazu, dass viele Kliniken Teams für postoperative Schmerzbehandlung bildeten (s. Kap. 4). Lassen Sie uns einige dieser Annahmen nun eingehender betrachten.

3.6 Barrieren eines effektiven Schmerzmanagements im klinischen Bereich

3.6.1 Arbeitsanforderungen

Es besteht kein Zweifel, dass sich das Arbeitstempo in den vergangenen Jahren beträchtlich erhöht hat. Daran beteiligt sind Faktoren wie verkürzte Liegezeiten, eine höhere Lebenserwartung und abnehmende Ressourcen. Pflegende haben viel zu tun, ÄrztInnen haben viel zu tun, jeder hat sehr viel zu tun. Zeitmangel ist die am häufigsten genannte Barriere eines effektiven Schmerzmanagements [Schafheutle et al., 2001]. Carr und Thomas [1997] stellten fest, dass die fehlende Bereitschaft von Patienten, «viel beschäftigtem» Personal Arbeit zu machen, selbst wenn sie Schmerzen haben, ein bedeutendes Hemmnis einer effizienten Schmerzlinderung darstellt.

> **Praktische Übung**
>
> Wie könnten Sie eine Umgebung schaffen, die ein Gefühl von Zeitlosigkeit ausstrahlt, um Patienten dazu zu ermutigen, innezuhalten und Sie um Schmerzlinderung zu bitten?
> Das ist nicht leicht, aber ein Versuch lohnt sich.

In der Sekundärversorgung eine entspannende Umgebung zu schaffen, ist besonders schwierig, vor allem, wenn Sie viel zu tun haben. In einem ambulanten Umfeld beispielsweise können jedoch sanfte Instrumentalmusik im Hintergrund und Pflanzen für ein Gefühl der Ruhe sorgen. Versuchen Sie – wann immer Pflege stattfindet – Blickkontakt mit den Patienten zu halten und stellen Sie bezüglich ihrer Schmerzen stets offene Fragen. Formulierungen wie: «Erzählen Sie mir über Ihre Schmerzen» ermutigen Patienten, ihre Erfahrung mit Ihnen zu teilen und legen ihnen nahe, dass Sie interessiert sind und Zeit haben, um ihnen zuzuhören.

3.6.2 Fehlende Verantwortlichkeit

Obwohl jede/r Pflegende für ihre bzw. seine Handlungen verantwortlich gemacht werden kann [NMC, 2004], ist die Frage der Verantwortlichkeit im Schmerzmanagement nicht leicht zu lösen. Wem soll man die Schuld geben, wenn ein Schmerzmanagement nicht wirksam ist? Manche sagen vielleicht, der Arzt habe nicht die geeigneten Medikamente verschrieben, andere könnten behaupten, die Pflegenden hätten die Schmerzmittel nicht regelmäßig genug verabreicht oder eine inadäquate Verordnung nicht ausreichend hinterfragt. Manche Kliniken haben unter Umständen einen «Acute Pain Service» und die Verantwortung wird beim «Team» gesehen – aber wie viel Macht und Einfluss haben beide letztlich? In ähnlicher Weise kann die Verantwortlichkeit für das Schmerzmanagement auf kommunaler Ebene bei der Palliativversorgung oder beim Macmillan-Team[1] gesehen werden. Die Pflegenden können hinsichtlich der Verantwortlichkeit für das Schmerzmanagement eine Schlüsselstellung einnehmen. Oft pflegen sie jemanden 24 Stunden am Tag und sind die zentralen KoordinatorInnen für das, was andere Gesundheitsfachpersonen einbringen. Aber betrachten wir uns auch als verantwortlich? Pflegende spielen auch eine Schlüsselrolle bei der «Clinical Governance» [Moores, 1999], aber spielen sie diese Rolle auch immer voll aus?

---

1 Auf die Versorgung Tumorkranker spezialisierte Pflegende, engl. auch «Macmillan nurse» (Anm. d. Ü.)

Die Verbesserung der Verantwortlichkeit für das Schmerzmanagement wird ein wichtiger Teil dieser Bemühungen sein.

> **Time-out**
>
> Denken Sie an jemanden, den Sie gepflegt haben und dessen Schmerzen gut unter Kontrolle waren. Wer war für das Schmerzmanagement verantwortlich? Fragen Sie nun einige KollegInnen (einschließlich derer aus anderen Berufsgruppen), wer für das Schmerzmanagement eines Patienten verantwortlich ist.

3.6.3 Zur Bedeutung von Verantwortlichkeit

Ein Mangel an Verantwortlichkeit gilt als ein Schlüsselfaktor, der zu einem ineffizienten Schmerzmanagement beiträgt [Lander, 1990]. Vielleicht hatten Sie Schwierigkeiten, jemanden zu finden, der verantwortlich war. Manche mögen den Chefarzt als «verantwortlich» betrachten, aber nützt das etwas, wenn dieser den Patienten vielleicht nur alle 3 Tage sieht und eigentlich nur wenig aktuelles Wissen über Schmerzmanagement hat? Gilt die bzw. der Pflegende als verantwortlich, kann jedoch nicht verordnen, so könnte auch dies Schwierigkeiten bereiten. Eine klar umrissene Antwort gibt es nicht, jedoch spielen Pflegende eine zentrale Rolle, da sie die kontinuierliche Verbindung zwischen den Gesundheitsfachkräften bilden.

Die Organisation der Pflege und Ansätze wie «Primary Nursing» und das Konzept der Bezugspflegeperson waren ausgelegt, um mit Fürsprache, Verantwortlichkeit und individualisierter Pflege als zentralen Begrifflichkeiten die Verantwortlichkeit von Pflege zu stärken [Pearson, 1988]. Angesichts der Langsamkeit von Verbesserungen des Schmerzmanagements innerhalb der Sekundärversorgung ließe sich fragen, wie erfolgreich diese Initiativen denn nun eigentlich gewesen sind.

Das Geben von Pflege wird sich auch künftig weiterentwickeln und Initiativen, wie «Clinical Governance», sowie das Erreichen von Zielen werden das Schmerzmanagement auch weiterhin gestalten und dabei zunehmend Druck auf die MitarbeiterInnen der Gesundheitsfürsorge ausüben, für eine verbesserte Pflegequalität zu sorgen. Fragen nach der Effizienz und Messung werden als Katalysatoren für Organisationen wirken, ihr Schmerzmanagement zu evaluieren, und möglicherweise wird dies – wie wir in den USA gesehen haben – in Zukunft auch Pflicht. Eine stärker patientenzentrierte, moderne und zuverlässige Gesundheitsversorgung war die Philosophie zu Beginn des *New National Health Service* [DH, 1998] und zunehmend werden Gesundheitsfachpersonen sowie das leitende Management für eine annehmbare, humane und kenntnisreiche Praxis in die Verantwortung genommen. Eine Möglichkeit, um die langsame Verbesserung des Schmerzmanagements anzugehen, bestünde eventuell darin, es mit dem Bewertungssystem zu verbinden.

3.6.4 Institutionelle Verfahrensweisen

Die Bestimmung in den meisten Kliniken, derzufolge zwei Pflegende ein Betäubungsmittel, das heißt, ein Medikament im Sinne des BtMG (Betäubungsmittelgesetz), zu überprüfen haben, kann die Zeit, während der ein Patient unter Schmerzen leidet, verlängern. Dies auf eine einzelne Pflegekraft zu reduzieren, kann die Verabreichung einer Analgesie erheblich beschleunigen. Examinierte Pflegende, die Medikamente allein verteilen, geben in weit höherem Maße tödliche Medikamente – wie etwa Digoxin – aus, ohne dies mit einer anderen Fachperson gegenzuprüfen. Warum also bestehen einige Kliniken noch immer auf der überkommenen Praxis zweier Pflegender bei Medikamenten gem. BtMG? Analog erlauben es klinikinterne Verhaltensweisen unter Umständen nicht, Betäubungsmittel vom Medikamentenwagen aus zu verteilen, obwohl sich dies durchaus diskutieren ließe. Die Möglichkeit, ein oral zu verabreichendes Opioid, wie etwa Morphinsirup, vom Medikamentenwagen aus zu geben, könnte die Abläufe enorm beschleunigen und in einer Konzentration von 10 mg auf 5 ml gilt dieses sehr effektive Analgetikum nicht als Medikament gem. BtMG, wird aber dennoch oft weggeschlossen und gegengeprüft. Klinisch Tätige sollten dazu ermutigt werden, gegen klinikinterne Verfahrensweisen, die ein effizientes Schmerzmanagement beeinträchtigen, neue Strategien zu entwickeln. Die Fähigkeit zur kritischen Betrachtung des Umfelds, in dem man tätig ist, ist nichts mehr als professionell und wenn sich Verfahrensweisen finden, die unter Umständen zu einem ineffizienten Schmerzmanagement beitragen, sollten sie angegangen werden.

Lösungen, bei denen vermieden wird, organisatorische Verfahrensweisen anzutasten, können sehr kurzfristige Ansätze sein. Teamarbeit und das Gespräch mit einer beruflichen Führungsperson, wie etwa der Pflegedienstleitung oder einem Chefarzt, können von unschätzbarem Wert sein. Wenn die Probleme und möglichen Lösungen gut durchdacht wurden und die Notwendigkeit einer Veränderung klar erwiesen ist, so ist es oft äußerst befriedigend, eine althergebrachte Vorgehensweise anzugehen und eine Veränderung herbeizuführen, die für Patienten weit reichende Vorteile haben kann. Das Verabreichen von Medikamenten gemäß BtMG durch eine Pflegende allein ist dafür ein gutes Beispiel [Mann/Redwood, 2000].

3.6.5 Verändern lokaler Vorgehensweisen

Nur allzu oft werden ein oder zwei kurzwirksame, intramuskulär zu verabreichende Analgetika auf einer «Nach-Bedarf»-Basis verschrieben, statt eine «ausgewogene Analgesie» zur Aufrechterhaltung der Schmerzlinderung zu verordnen. Eine Verschreibung «nach Bedarf» sorgt tendenziell dafür, dass der Patient mit einer schmerzhaften Erkrankung, die einige Tage anhalten kann, eine Rückkehr der Schmerzen erlebt, bevor er um weitere Analgesie bittet. Dies bedeutet, dass zur Wiederherstellung der Analgesie eine höhere Dosis erforderlich ist, mit der auch das Risiko von Nebenwirkungen steigt. Durch Verordnen eines Spektrums an Analgetika (z. B. eines Opioids kombiniert mit einem NSA und/oder Paracetamol entsprechend den Bedürfnissen des Patienten), auf die Reaktion des Patienten abgestimmt und regelmäßig überprüft, lässt sich Analgesie weitaus besser aufrechterhalten [McQuay et al., 1997].

Richtlinien für Patientengruppen und Pflegeverordnungen können sich positiv auf das Verabreichen und Verordnen einer effektiven Analgesie auswirken. Wir haben jedoch festgestellt, dass eine der effektivsten Strategien darin besteht, sich auf ein klinikweites Protokoll für den Umgang mit akuten Schmerzen zu einigen – die auf eine angemessene Analgesie stets gut ansprechen sollten. Aus praktischer Sicht könnte dies bedeuten, an jedem Medikamentenwagen einen Aufkleber anzubringen, auf dem ein für die intravenöse Verabreichung entwickelter Algorithmus sicher stellt, dass Pflegende nach einem Zusatztraining diesen Weg nutzen können, um Schmerzen gegebenenfalls rasch lindern zu können. Diese Strategien werden in Kapitel 4 anhand praktischer Beispiele eingehender erörtert.

3.6.6 Nationale Richtlinien und Vorgehensweisen

Die Modernisierung des National Health Service (NHS, staatl. Gesundheitsdienst in Großbritannien), gekoppelt mit einer Überarbeitung der Rollen Pflegender half, die Gesetzgebung voranzutreiben, um die Möglichkeit des Verordnens über den Arzt hinaus auszuweiten. Diese Veränderungen und ihr Einfluss auf lokale Richtlinien und Vorgehensweisen sind willkommen, da sie es erleichtern, Barrieren einer effektiven und rechtzeitigen Verabreichung von Analgetika weiter abzubauen. Drei zentrale Entwicklungen in Bezug auf Schmerz sind von Bedeutung: ergänzende Verordnung, unabhängige Pflegeverordnung und Richtlinien für Patientengruppen.

Ergänzend Verordnende sind Pflegepersonen, Pharmazeuten, Podologe/Podiater, Physiotherapeuten und röntgentechnische Assistentinnen nach einem Spezialtraining. Sie können jegliches Medikament des NHS verordnen, vorausgesetzt, dies geschieht in Verbindung mit einer unabhängig verordnenden Person, welche die Erstdiagnose stellt und die Behandlung beginnt. Die ergänzend verordnende Person überwacht dann den Patienten und verordnet die Medikation bei Bedarf weiter. Ursprünglich zielte dies auf die Betreuung chronischer Krankheiten in der Primärversorgung ab, jedoch erscholl bald der Ruf, dies auch in Akut-Settings zu erwägen, wenn es einen Nutzen bringen solle [Fitzpatrick, 2004].

Im Mai 2006 erhielten unabhängig verordnende qualifizierte Pflegende (früher bekannt als *extended formulary nurse prescribers*) die Erlaubnis, jedes zugelassene Medikament für jede Erkrankung innerhalb ihres Kompetenzbereichs, darunter auch einige Präparate gemäß Betäubungsmittelgesetz (BtMG), zu verschreiben. Im Jahre 2007 fand eine Beratung statt, die hoffentlich den Weg für einen erweiterten Verschreibungszugang für Pflegende (und Zahnärzte) frei macht, um über mehrere Patientengruppen hinweg, darunter Patienten nach einer Operation und Traumapatienten, auch Opioide verabreichen zu können. In einer neueren landesweiten Stellenausschreibung für eine Fachkraft im perioperativen Bereich wurde verlangt, dass der Bewerber auch unabhängig verordnen sowie oral und parenteral Medikamente verabreichen können müsse. Die Rahmenbedingungen wandeln sich rasch, und es gibt eine Reihe von Gesundheitsfachpersonen, die diesen Wandel im Verordnen vorantreiben können. Initiativen dieser Art sind willkommen, weil sie die durch restriktive Richtlinien und Vorgehensweisen errichteten Barrieren, die nur wenig beitragen, um praktisch Tätigen beim rechtzeitigen Lindern von Leiden und Schmerzen zu helfen, nur senken können.

Mit nationalen Richtlinien und Vorgehensweisen wurde in den USA versucht, gute Schmerz-Management-Praktiken zu überprüfen. Im Jahre 2001 übernahm die «Joint Commission on Accreditation of Health Care Organizations» (JCAHO) die in Kapitel 2 zusammengefassten neuen Standards für das Schmerzmanagement. Die Richtlinien förderten eine aggressive Behandlung akuter Schmerzen. Trotz der Tatsache, dass die Akkreditierung einer Klinik an der Implementierung dieser Richtlinien hängt, schien eine Studie aus dem Jahre 2003 darauf hinzudeuten, dass sie die Praxis bis dahin weder besonders beeinflusst noch die Schmerzkontrolle für Patienten verbessert hatten [Apfelbaum et al., 2003], auch wenn sich dies langsam ändern könnte.

3.6.7 Globale Richtlinien und Vorgehensweisen

Es mag schwer fallen, den Blick über unsere lokalen Praktiken hinaus und weiter schweifen zu lassen, aber es gibt in größerem Maßstab parallele Barrieren, welche die Betreuung von Schmerzen in bestimmten Ländern der Welt behindern. In den USA arbeitet die «Wisconsin Policy Unit» am weltweiten Abbau von Barrieren durch Richtlinien und Vorgehensweisen, die ein effektives Schmerzmanagement einschränken [Gilson et al., 2005]. Manche Länder haben derart strikte Richtlinien für den Import von Opioiden oder Narkotika, dass der medizinische Bedarf für Menschen, die tatsächlich Krebs oder operativ bedingte Schmerzen haben, vernachlässigt wird [Joranson/Ryan, 2007]. Die nationale «Quote» für den Import von Opioiden ist mit der Drogenpolitik eines jeden Landes verknüpft und natürlich möchten manche Regierungen diese Substanzen lieber nicht importieren, weil sie nicht sicher sein können, dass sie auch in sicheren Händen verbleiben. Die «Wisconsin Policy Unit» hat ausgezeichnete Statistiken erstellt, in denen der inadäquate Konsum von Opioiden in verschiedenen Ländern weltweit dargestellt wird. Sie arbeitet auch eng mit der Weltgesundheitsorganisation zusammen, um aus der ganzen Welt Sachkenntnis für den Umgang mit Tumorschmerzen beizusteuern.

3.7 Zum Abschluss

Effektives Schmerzmanagement wird behindert durch Barrieren seitens der Patienten, der PraktikerInnen und ihrer KollegInnen sowie der Organisationen, in denen sie tätig sind. Schulung bzw. Ausbildung ist vielleicht das bedeutendste Instrument zur Verbesserung des Schmerzmanagements, wird jedoch den praktischen Alltag für sich allein genommen nicht unbedingt ändern. Es ist nötig, eine innovative, berufsübergreifende Schulung bzw. Ausbildung zu entwickeln, sodass Gesundheitsfachpersonen kooperativ etwas über Schmerzmanagement lernen können. Um dies in der Praxis umzusetzen, müssen sie etwas von Wissensverbesserung verstehen. Die Verbindung zwischen Wissen über Schmerz und die Vorstellung von den Mechanismen zur Umsetzung eines Wandels können ein ganz entscheidender Weg sein, um Barrieren abzubauen und die Versorgung und Pflege zu verbessern.

Zukünftige Veränderungen in der Gesundheitsversorgung werden einen erhöhten Druck in Richtung auf ein besseres Schmerzmanagement mit sich bringen. Die Klinikbehandlung von Patienten wird wahrscheinlich dazu führen, dass stärker erkrankte und pflegebedürftige Patienten eher auf Allgemeinstationen als in High-dependency Units[2] gepflegt werden. Eine frühzeitige Entlassung nach Hause und zunehmend ambulantes Operieren sowie eine höhere Anzahl älterer Patienten werden die Prävalenz von Schmerzen in der häuslichen Pflege auch wei-

---

2 Eine High-dependency Unit ist ein Bereich für Patienten, die intensivere Beobachtung, Behandlung und Pflege benötigen, als auf einer Allgemeinstation gewöhnlich geboten wird. Es ist ein Versorgungsstandard, der zwischen der Allgemeinstation und der Intensivstation liegt. In manchen Häusern wird diese Einheit auch ‹Observationsstation› genannt. (Anm. d. Ü.)

terhin erhöhen. Entscheidend ist, dass PraktikerInnen mit optimalem Wissen über Schmerzen ausgerüstet sind und potenzielle Hemmnisse eines effizienten Schmerzmanagements kritisch betrachten können. Zwar scheint es ganz offensichtlich, Barrieren abzubauen, nachdem man sie erst einmal erkannt hat, unterschätzen Sie jedoch nicht die vor Ihnen liegenden Herausforderungen.

 Versuchen Sie sich nach einer Pause an dem folgenden Multiple-Choice-Test, um Ihr bisheriges Wissen selbst einzuschätzen. Bei einigen Fragen trifft mehr als eine Antwort zu, jedoch gibt es eine Antwort, die bislang am besten durch Fakten belegt ist.

3.8 Multiple-Choice-Test

Hemmnisse eines effizienten Schmerzmanagements

1. Welcher der folgenden Faktoren wurde in der Literatur als wichtigste Ursache eines ineffizienten Schmerzmanagements erkannt?
   - a) kulturelle Überzeugungen ☐
   - b) ein inadäquates Assessment ☐
   - c) falsche Vorstellungen ☐
   - d) ein Mangel an Wissen ☐

2. Welche der folgenden Aussagen trifft zu?
   - a) Patienten, die Schmerzen haben, geben diese nicht immer genau an. ☐
   - b) Chronische Schmerzen sind nicht so schlimm wie akute Schmerzen. ☐
   - c) Patienten sollten erwarten, in der Klinik Schmerzen zu haben. ☐
   - d) Patienten werden Ihnen immer sagen, wenn sie Schmerzen haben. ☐

3. Welche Aussage gibt am wenigsten wieder, warum Patienten ihre Schmerzen unter Umständen auf ein Minimum herunterspielen?
   - a) Analgetika sind schädlich. ☐
   - b) Es ist wichtig, Schmerzen zu verspüren, daher werde ich es nicht übertreiben. ☐
   - c) Schmerzen sind zu erwarten und die Schwester wird wissen, wann ich Schmerzen habe. ☐
   - d) Die Schwestern werden zufrieden mit mir sein, wenn ich sage, dass ich keine Schmerzen habe. ☐

4. Falsche Vorstellungen von Fachkräften der Gesundheitsversorgung können zu einer ineffizienten Schmerzlinderung beitragen. Die Opioide umgebenden Befürchtungen sind gut dokumentiert. Welche der folgenden Aussagen trifft zu?

   a) Regelmäßig über 2 Wochen eingenommene Opioide führen bei 30 % der Patienten zur Abhängigkeit. ☐

   b) Regelmäßig über 2 Wochen eingenommene Opioide führen bei 60 % der Patienten zur Abhängigkeit. ☐

   c) Es ist unmöglich, die Wahrscheinlichkeit vorherzusagen, mit der jemand abhängig wird. ☐

   d) Regelmäßig über 2 Wochen eingenommene Opioide führen bei weniger als 1 % der Patienten zur Abhängigkeit. ☐

5. Welche der folgenden, in der Literatur dokumentierten falschen Vorstellungen praktisch Tätiger wird nicht durchgängig durch die Datenlage gestützt?

   a) Ein offensichtlich pathologischer Zustand, abnorme Testergebnisse und die Art der Operation bestimmen Vorliegen und Intensität von Schmerzen. ☐

   b) Patienten sollten Scherzen haben, bevor sie Analgetika bekommen. ☐

   c) Schmerzen sind nicht notwendigerweise etwas Schlechtes. ☐

   d) Patienten, die mit Besuchern lachen und scherzen, können keine großen Schmerzen haben. ☐

6. Welcher der folgenden Punkte befähigt eine Pflegeperson in England, jedes zugelassene Medikament zu verschreiben?

   a) die Politik des ergänzenden Verordnens ☐

   b) Richtlinien für Patientengruppen ☐

   c) ein Doktortitel in Schmerzmanagement ☐

   d) die Politik des unabhängigen Verordnens ☐

7. Eine Organisation kann anhand folgender Faktoren ein effizientes Schmerzmanagement verhindern, aber welcher von ihnen ist der vielleicht bedeutsamste?

   a) ein Mangel an Verantwortlichkeit auf Seiten von Gesundheitsfachkräften ☐

   b) das Fehlen klarer Kommunikationsschemata ☐

   c) ein Mangel an ruhigen Phasen im klinischen Bereich ☐

   d) ein Mangel an klinischen Verfahrensweisen, die ein effizientes Schmerzmanagement fördern ☐

8. Wer sollte während des Klinikaufenthalts eines Patienten für das Schmerzmanagement verantwortlich sein?

   a) der Patient ☐

   b) die Pflegeperson, die den Patienten mit Schmerzen betreut ☐

   c) der für die Versorgung des Patienten zuständige Konsiliararzt ☐

   d) das klinikinterne Team für akute Schmerzen ☐

9. Welches ist das vielleicht wichtigste Instrument zur Verbesserung des Schmerzmanagements?

   a) mehr Pflegepersonal ☐

   b) Schulung/Ausbildung ☐

   c) ein breiteres Analgetikaspektrum ☐

   d) Verordnung durch die Pflegeperson ☐

10. Welcher Ansatz in der Schulung bzw. Ausbildung zum Thema Schmerzmanagement hat wahrscheinlich die meisten Auswirkungen auf die Praxis?

    a) formelle Vorlesungen in einem Vorlesungsraum für Pflegende aller Ausbildungsgrade ☐

    b) mittägliche Diskussionen über einen «Patienten», an dem alle Fachleute beteiligt sind ☐

    c) Diskussionen während der Stationsrunden ☐

    d) geplantes, multidisziplinäres Unterrichten anhand der Fallstudie eines Patienten ☐

3.9 Antworten zum Multiple-Choice-Test

1. d) Ein Wissensdefizit von Gesundheitsfachkräften scheint der in Studien am häufigsten zitierte Faktor zu sein. Aber auch die übrigen Faktoren sind wichtig und müssen berücksichtigt werden.

2. a) Patienten, die Schmerzen haben, geben diese nicht immer genau an. Es gibt zahlreiche Gründe, aus denen Patienten ihre Schmerzen auf ein Minimum herunterspielen könnten: Sie möchten die Pflegenden nicht belästigen. Sie haben Angst, dass Schmerzen ihre Entlassung nach Hause verzögern könnten. Sie möchten stoisch erscheinen oder haben das Gefühl, es sei inakzeptabel, ihre Schmerzen zu zeigen.

3. d) «Die Schwestern werden mit mir zufrieden sein, wenn ich sage, dass ich keine Schmerzen habe», taucht bisweilen in der Literatur auf, aber die übrigen Ausagen kommen recht oft vor und sollten bei einem Schmerz-Assessment berücksichtigt werden. All diese Faktoren sind starke Hemmnisse eines effektiven Schmerzmanagements und können Patienten daran hindern, ihre Schmerzen zu äußern. Die jüngere Forschung an

Patienten nach einer Operation wirft ein gewisses Licht auf die negative Haltung von Patienten gegenüber einer Analgesie.

4. d) Regelmäßig über 2 Wochen eingenommene Opioide führen bei weniger als 1 % der Patienten zur Abhängigkeit.

5. c) «Schmerzen sind nicht unbedingt schlecht für Sie» ist eine Aussage, die nicht durch die Faktenlage gestützt wird. Alle übrigen Aussagen stammen von Gesundheitsfachpersonen aus einem breiten Spektrum der Literatur.

6. d) die Politik des unabhängigen Verordnens

7. a) Ein Mangel an Verantwortlichkeit seitens der Gesundheitsfachpersonen wurde als einer der Gründe genannt, deretwegen im klinischen Bereich eine Diskrepanz zwischen aktuellem und potenziellem Schmerzmanagement besteht. Der Literatur zufolge können hohe Arbeitsanforderungen und starre klinikinterne Verfahrensweisen ebenfalls dazu beitragen. Auch Kommunikation ist wichtig, aber Verantwortlichkeit würde ebenso dabei helfen.

8. b) Die Pflegeperson, welche einen Patienten betreut, ist in der besten Position, die Verantwortung zu übernehmen, da sie mehr Zeit mit dem Patienten verbringt als jede andere Gesundheitsfachperson. Der Patient selbst fühlt sich unter Umständen zu krank, zu machtlos oder ganz einfach außer Stande, verantwortlich zu sein. Der Konsiliararzt sieht den Patienten vielleicht nur ganz kurz während der Aufnahme und verfügt unter Umständen über keinerlei spezifische Ausbildung in Schmerzmanagement. Das Team für akute Schmerzen mag für allgemeine Richtlinien und das klinikinterne Schmerzmanagement verantwortlich sein, es wäre jedoch weder praktikabel noch machbar, ihm die Verantwortung für die Schmerzen des einzelnen Patienten zu übertragen.

9. b) Schulung bzw. Ausbildung wird in Studien, in denen über inadäquates Schmerzmanagement berichtet wird, als Mittel gegen offensichtlichen Wissensmangel angegeben. Es ist unwahrscheinlich, dass mehr Pflegepersonal, die Verordnung durch die Pflegeperson und ein breiteres Analgetikaspektrum große Auswirkungen haben werden, solange die Beteiligten nicht über das Wissen verfügen, um diese Dinge auch effizient zu nutzen.

10. d) Geplantes, multidisziplinäres Unterrichten anhand der Fallstudie eines Patienten bietet allen am Schmerzmanagement eines Patienten beteiligten Fachkräften die Möglichkeit, gemeinsam zu partizipieren. Wahrscheinlich werden sie einander die Schwierigkeiten, denen sie begegnet sind, mitteilen, was für die Förderung einer effizienten Kommunikation und für das Lernen aus ihren Erfahrungen von unschätzbarem Wert sein kann. Mittägliche Diskussionen können eine zweitbeste Möglichkeit sein. Formelle Vorlesungen sprechen unter Umständen die Schwierigkeiten nicht an, denen man in der Praxis begegnet. Stationsrunden können nützlich sein, jedoch könnten Zeit und private Belange Gewinn bringendes Lernen behindern.

Weitere Literaturempfehlungen

Institute of Cancer Research and Royal Marsden Hospital (2008) ‹Breaking Barriers: Management of Cancer-related Pain›, CD-ROM. Information at http://www.ieu.icr.ac.uk.
Middleton C. (2004) Barriers to the provision of effective pain management. *Nursing Times*, 100(3): 42–5.
Redmond K. (1998) Barriers to the effective management of pain. *International Journal of Palliative Nursing*, 4(6): 276–83.
Van Niekerek L. and Martin F. (2003) The impact of the nurse-physician relationship on barriers encountered by nurses during pain management. *Pain Management Nursing*, 4(1): 3–10.

Siehe auch die Empfehlungen der deutschsprachigen Bücher im Anhang, Kapitel 8.4.

4 Behandlung akuter Schmerzen

Lernziele

Nach Abschluss dieses Kapitels wird die/der Lernende...

- ... Kenntnisse über psychologische, verhaltensmedizinische und physikalische Möglichkeiten in der Behandlung akuter Schmerzen haben.

- ... in der Lage sein, die verschiedenen Facetten der modernen Schmerztherapie und deren Implementierung im klinischen und ambulanten Bereich kritisch zu evaluieren.

- ... in der Lage sein, die Behandlung akuter Schmerzen im eigenen klinischen Bereich anhand optimaler aktueller Fakten zu analysieren und Verbesserungsstrategien zu entwickeln.

Literatur zum Thema

Australian and New Zealand College of Anaesthesia and Faculty of Pain Medicine, (2005) *Acute Pain Management: Scientific Evidence*, 2nd edn. ANZCA, http://www.nhmrc.gov.au/publications/_files/cp104.pdf.

Bandolier, Acute Pain, Oxford Pain Internet Site, http://www.jr2.ox.ac.uk/bandolier/index.html.

Carr D. and Goudas L. (1999) Acute pain. *Lancet*, **353**: 2051–8.

Chapman C., Tuckett R. and Song C. (2007) Pain and stress in a systems perspective: reciprocal neural, endocrine and immune interactions. *Journal of Pain*, **9**(2): 122–45.

National Guideline Clearinghouse, Clinical Practice Guidelines for the Management of Postoperative Pain and Assessment and Management of Acute Pain, www.guidelines.gov.

Spearing N., March L., Bellamy N., Bogduk N. and Brooks P. (2005) Management of acute musculoskeletal pain. *APLAR Journal of Rheumatology*, **8**(1): 5–15.

4.1 Hintergrund

Beginnen Sie mit der Lektüre einer Auswahl der auf der vorangehenden Seite genannten Literatur. Diese Quellen verdeutlichen Ihnen einige der gegenwärtig bei akuten Schmerzen angewandten Techniken sowie die Umstände und Barrieren, die zu einem ineffektiven Schmerzmanagement beitragen.

Akute Schmerzen treten gewöhnlich postoperativ auf und gehen mit einer Schädigung, wie etwa einer Verbrennung oder einem Trauma, einer Infektion wie Appendizitis oder Otitis media (Ohrenschmerzen) und bestimmten Krankheiten und akuten Leiden, wie etwa einem Myokardinfarkt* (MI) einher. Zwar sind Schmerzen nach einer Operation oder Verletzung absehbar, jedoch gilt weiterhin, dass über 50 % der Patienten auch nach solchen Ereignissen noch schwere Schmerzen haben [IASP/European Federation of IASP, 2004]. Dies führt nicht nur zu unnötigem Leiden, sondern es geschieht trotz eines enormen Wissenszuwachses, trotz effektiver Therapien gegen akute Schmerzen und trotz der mittlerweile überwältigenden Belege dafür, dass eine inadäquate Behandlung akuter Schmerzen die Gefahr postoperativer Komplikationen erhöht und zu anhaltenden oder chronischen Schmerzen führen kann. Inzwischen spricht man sogar davon, dass Dauerschmerzen nach Operationen und Verletzungen in westlichen Gesellschaften mindestens 25 % der Belastung durch chronische Schmerzen darstellen [Perkins/Kehlet, 2000; Bandolier, 2002; IASP/European Federation of IASP, 2004]. In einer Studie an zehn Schmerzambulanzen zur Untersuchung, wie oft es bei Patienten nach einer Operation zu chronischen Schmerzen kam, berichteten 23 % über Schmerzen, 59 % hatten länger als 24 Monate Schmerzen, 75 % klagten über Dauerschmerz und 76 % gaben mäßige bis schwere Schmerzen an [Crombie et al., 1998]. Siehe den Artikel von Bandolier [2002] über chronische postoperative Schmerzen für eine Zusammenfassung chronischer Schmerzen nach einer Reihe häufiger Prozeduren (Tab. 4-1).

Zwar stammt viel Faktenmaterial über das Management akuter Schmerzen aus dem klinischen Bereich, jedoch lassen sich evidenzbasierte Prinzipien auch auf die Betreuung bei höchst akuten schmerzhaften Erkrankungen auf ambulanter Ebene anwenden. In diesem Kapitel werden wir zunächst untersuchen, was akuter Schmerz aus der Sicht des Patienten bedeutet, bevor wir einige der üblichen Interventionen betrachten. Dabei haben Sie Gelegenheit, die Behandlung akuter Schmerzen ständig unter dem Aspekt Ihrer eigenen klinischen Erfahrungen und der Ergebnisse von Forschungsarbeiten auf diesem Gebiet zu betrachten. Auf dieser Grundlage können wir dann die für eine erfolgreiche Schmerztherapie verfügbaren modernen Verfahrensweisen eingehender beleuchten.

Trotz Entwicklung neuer Techniken, wie etwa der patientenkontrollierten Analgesie (PCIA) oder der kontinuierlichen oder patientenkontrollierten Epiduralanalgesie (PCEA), von Analgetikapumpen, kontinuierlichen Nervenblockaden

Tabelle 4-1: Postoperative chronische Schmerzen

Operation/Eingriff	[%]
Amputation	30–85
Thorakotomie	5–67
Mastektomie	11–57
Cholezystektomie	3–56
Leistenhernie	0–63
Vasektomie	0–37
Zahn-OP	5–13

und anderen implantierbaren Vorrichtungen ist die Rolle der bzw. des stationär Pflegenden oder der kommunal tätigen Pflegeperson für die effiziente Versorgung von Schmerzen noch immer von entscheidender Bedeutung. Nur allzu oft sind die einfacheren Behandlungsstrategien auch die besseren [McQuay et al., 1997]. Mittlerweile verfügen wir über zahlreiche Richtlinien – wie wir im vorangehenden Kapitel gesehen haben, ist aber auch klar, dass es diese Richtlinien trotz der vielen Belege zu ihrer Unterstützung nicht vermocht haben, die Schmerzen der Patienten zu lindern. Es scheint, als hätten Forschende und Organisationen die Auswirkungen kontextueller Einflüsse auf die Entscheidungsfindung von KlinikerInnen ignoriert [Bucknall et al., 2001]. Wir werden daher versuchen, praktische Wege aufzuzeigen, auf denen sich einige dieser Probleme vielleicht durch praxisbasierte KlinikerInnen überwinden lassen.

4.2 Die Perspektive des Patienten – das Auftreten akuter Schmerzen

Schmerz wird, wie gesagt, folgendermaßen definiert: «Schmerz ist ein unangenehmes Sinnes- und Gefühlserlebnis, das mit aktueller oder potentieller Gewebeschädigung verknüpft ist oder mit Begriffen einer solchen Schädigung beschrieben wird» [IASP, 1986: 5216]. Lassen Sie uns betrachten, wie der Patient Schmerzen sieht. Zuvor ist es jedoch wichtig, einen genaueren Blick auf Ihre Station, Ihre Abteilung oder Ihren ambulanten Pflegebereich zu werfen.

> **Time-out**
>
> Wie viele Menschen mit akuten Schmerzen begegnen Ihnen im Laufe eines Tages? Fragen Sie Familienmitglieder oder Freunde, die an akuten Schmerzen litten (Operation oder Trauma), ob sie rasch Linderung der Schmerzen erfahren haben. Wie haben sie sich gefühlt? Wie effektiv war die Behandlung, die man ihnen anbot?

Soweit sie nicht unter einer seltenen erblichen Erkrankung leiden, haben die meisten Menschen schon irgendwann einmal Schmerzen gehabt. Interessanterweise arrangieren sich viele Menschen mit ihren Schmerzen und einer ungenügenden Schmerzbehandlung, weil sie sich von vornherein wenig Schmerzlinderung erwarten: Unter Umständen haben sie das Gefühl, Schmerzen seien ein unvermeidlicher Bestandteil der Situation [Carr/Thomas, 1997] oder sie sind besorgt darüber, Medikamente einzunehmen [Older et al., 2007].

> **Praktische Übung**
>
> Wählen Sie zwei Patienten aus und bitten Sie sie, über ihre Schmerzen zu berichten. Sie sollten das Gespräch nicht dirigistisch führen. Ermöglichen Sie den Patienten, «offen» zu sprechen, dadurch werden Sie viele Informationen erhalten.
>
> Beispiele für Fragen:
>
> - Erzählen Sie mir etwas über Ihre Schmerzen.
> - Was hilft Ihnen bei Ihren Schmerzen?
> - Was könnten die Pflegekräfte tun, um Ihre Schmerzen zu bessern oder Ihnen zu helfen, effektiver damit zurechtzukommen?
>
> Jedes Interview sollte 5–10 Minuten dauern. Das Aufnehmen (Kassette/digital) erspart Ihnen schriftliche Notizen. Bitten Sie den Patienten jedoch zuerst um sein Einverständnis. Halten Sie andernfalls so viel wie möglich schriftlich fest, darunter auch Ihre Beobachtung des Patienten (Mimik, Körpersprache usw.).

Obwohl akute Schmerzen gewöhnlich mit einem speziellen Ereignis zusammenhängen, meinen wir manchmal, nur ein Trauma oder eine Operation sei die Ursache. Wie aber steht es mit anderen Prozeduren, denen sich Patienten häufig unterziehen müssen: Verbandwechsel, das Legen eines Katheters, Zahnbehandlungen,

Venenpunktionen, das Entfernen einer Drainage, das Setzen einer Naht und das Ziehen von Fäden? Madjar schreibt in *Giving Comfort and Inflicting Pain* [1998] sehr lebendig über ihre Interviews mit Patienten nach einer Verbrennung und unter Chemotherapie. Das Buch ist ein Bericht über die gelebte Erfahrung von Schmerzen in Zusammenhang mit einer ärztlichen Behandlung. Schmerz wird darin aus der Sicht des Patienten, der ihn erträgt, und aus der Sicht der Pflegenden, deren Handlungen dazu beitragen, untersucht.

Time-out

Denken Sie über die Ergebnisse Ihres Interviews nach:
- Welche Konsequenzen ergeben sich daraus für Ihre Praxis?
- Warum sollte man akute Schmerzen behandeln?

Patienten leiden zu lassen, ist nicht nur unethisch, sondern auch ihrer Genesung äußerst abträglich. Sind postoperative Schmerzen akut nicht unter Kontrolle, wird sich der Patient kaum bewegen und es vorziehen, so ruhig wie möglich dazuliegen, um keine weiteren Schmerzen zu haben. Vor allem in Verbindung mit der Stressreaktion auf ein Trauma oder eine Operation kann dies mehrere unerwünschte Nebenwirkungen haben, von denen einige potenziell sehr ernst sind:

- Die Atemfunktion kann beeinträchtigt sein, und wenn Husten und Vollatmung vermieden werden, prädisponiert dies zur Lungenentzündung oder gar zum Lungenkollaps (Atelektase*).

- Die Schmerzen sind verbunden mit Tachykardie und Hypertonie, wodurch die Wahrscheinlichkeit eines Myokardinfarkts bei entsprechend anfälligen Patienten mit anamnestisch bekanntem Herzleiden steigt.

- Schmerz und Stress steigern die Thrombozytenaggregation, wodurch wiederum die Gefahr einer tiefen Venenthrombose und einer Lungenembolie* steigt.

- Die Stressreaktion erhöht auch den Stoffwechsel und trägt damit zur Immunsuppression* und Erhöhung der Infektionsgefahr bei.

- Die Magen-Darm-Funktion kann gestört und damit das Risiko eines Ileus erhöht sein (verringerte Darmmotilität).

- Schmerz kann erhebliche Schlafstörungen verursachen, die wiederum zu Erschöpfung führen und die Energie am Tag einschränken, indem sie Inzidenz und Schweregrad einer Depression und von Stimmungsschwankungen erhöhen.

- Inaktivität kann rasch zum Konditionsabbau, zu Gangstörungen und – bei älteren Menschen – zu erhöhter Verletzungsgefahr durch Stürze führen.

- Unkontrollierte Schmerzen tragen postoperativ zu Übelkeit und Erbrechen bei. Dies kann infolge der Dehydratation, Wunddehiszenz und Hämorrhagie die Heilung verzögern.

- Zu den gesellschaftlichen Folgeerscheinungen von Schmerzen gehören die erhöhten finanziellen und fürsorgerischen Belastungen der Familien und Freunde sowie die erhöhte und teure Inanspruchnahme von Gesundheitsdienstleistungen.

All diese Folgeerscheinungen von Schmerzen sind für den Betroffenen selbst nicht nur gefährlich, sondern senken auch die Lebensqualität und verzögern die Genesung. Sie sind darüber hinaus kostenintensiv für die Kliniken, welche die Komplikationen behandeln, und für die kommunalen Dienstleister, welche die Nachsorge übernehmen. Die Implikationen für Kliniken und kommunale Versorger liegen jedoch nicht nur in den finanziellen Auswirkungen, da wir uns auf eine stärker zielgesteuerte Gesundheitsversorgung zubewegen, sondern schlechtes Schmerzmanagement kann auch zu negativen Ergebnismessgrößen führen, wie sie sich in Ranglisten widerspiegeln. In den USA kann inadäquates Schmerzmanagement inzwischen zum Verlust der Zulassung führen, wenn nämlich eine Klinik festgelegten Mindeststandards nicht mehr entspricht. Außerdem hat es in den USA juristische Präzedenzfälle in Zusammenhang mit einer Unterbehandlung von Schmerzen gegeben. So verklagte beispielsweise in einem Fall die Familie eines Mannes in Kalifornien, der unter Schmerzen gestorben war, erfolgreich dessen Arzt. Dieser hatte nur widerwillig Opioide verschrieben. Infolge dieses Falles mussten alle kalifornischen Ärzte mindestens 12 Stunden Fortbildung zum Thema «Schmerz» absolvieren [Charatan, 2001]. Früher wurde der Schaden, der durch Schmerzen verursacht werden kann, unterschätzt. Inzwischen wissen wir, dass die Folgen einer immobilitätsinduzierten Organfunktionsstörung und beeinträchtigten Lungenfunktion, Hypoxämie*, Myokardischämie usw. nicht genug betont werden können. Da die Gesundheitsversorgung immer genauer unter dem Aspekt einer sicheren und effektiven Versorgung mit positiven Ergebnissen und geldwerter Leistung betrachtet wird, hoffen wir, dass die Konsequenzen schlechter Schmerzbehandlung die verdiente höhere Priorität erlangen.

4.3 Was ist ein «Akut-Schmerz-Dienst»?

Das Konzept des «Akut-Schmerz-Dienstes» (ASD, im Englischen «Acute Pain Service», APS) entstand in Seattle/USA unter der Leitung des Anästhesisten Brian Ready. Dieses Modell stellte ein Vorbild für die Entwicklung ähnlicher Dienste in Großbritannien [Ready et al., 1988] und Deutschland [Maier, 1994] dar. In einem Bericht des Royal College of Surgeons and College of Anaesthetists [1990] kam man zu dem Schluss, dass die herkömmlichen Verfahren des postoperativen Schmerzmanagements, wie z. B. die intramuskuläre Opioidanalgesie, unzureichend seien und empfahl, an allen größeren britischen Kliniken, an denen Operationen durchgeführt werden, einen «Akut-Schmerz-Dienst» einzuführen. Im Jahre 1995 hatten 57 % der Kliniken ein Team für postoperative Schmerzbehandlung [Windsor et al., 1996] und 2004, mehr als ein Jahrzehnt nach der Empfehlung, war dies schließlich auf 89,4 % gestiegen [Nagi, 2004].

Der «Akut-Schmerz-Dienst» oder das entsprechende Team besteht gewöhnlich aus einem Anästhesisten, einer klinischen Pflegespezialistin für akute Schmerzen und bisweilen einem Pharmazeuten oder einer anderen klinisch tätigen Person, wie etwa einem Physiotherapeuten. Manche Teams können unter Umständen auch auf einen klinischen Psychologen zurückgreifen, obwohl dies wahrscheinlich recht selten ist. Das Team ist verantwortlich für die alltägliche Behandlung von Schmerzen nach Operationen oder Traumata sowie für die Sicherstellung einer adäquaten Überwachung der gewählten Analgesieverfahren, wie etwa einer Epiduralanalgesie oder einer patientenkontrollierten Analgesie (PCIA). Die Schulung von Ärzten und Pflegekräften auf den Stationen nimmt einen bedeutenden Platz ein und zahlreiche Akutschmerzdienste betreiben klinikinternes Training zu Techniken der Analgesie und schmerzbezogenen Themen. Auf vielen Stationen versorgen Pflegende inzwischen routinemäßig Patienten mit Epiduralkathetern, während diese noch vor einigen Jahren auf einer Intensivstation oder High-dependency Unit[3] versorgt worden wären. Manche Teams betreiben auch schmerzbezogene Forschung und bei allen ist es Standardpraxis, die Dienstleistungen ständig zu überprüfen, um die Effektivität jeder neuen Initiative zu evaluieren.

Time-out

Denken Sie darüber nach, wie sich die Rolle der bzw. des Pflegenden auf Allgemeinstationen in den vergangenen 10 Jahren verändert hat. Können Sie irgendwelche negativen Aspekte vorhersehen?

---

3 Siehe Fußnote in Kapitel 3.7.

Die Pflegenden auf Allgemeinstationen sind für den Erfolg der postoperativen Schmerzbehandlung von entscheidender Bedeutung. Es wurde bereits dargelegt, dass Pflegende in Kliniken zusätzliche Schulung benötigen, um ihre Rolle im Schmerzmanagement ausweiten zu können [Bucknall et al., 2001]. Bedenken bestanden dahingehend, dass die Rolle von Abteilungspflegenden untergraben werden könnte, wenn sie sehen, dass «Experten» die Verantwortung für die Schmerztherapie übernehmen [Notcutt, 1997]. Es ist daher entscheidend, dass Pflegende in die Lage versetzt werden, eine aktive Rolle beim Assessment von Schmerzen und beim Evaluieren der Effektivität von Interventionen zu übernehmen. Nur sehr wenige Dienstleister zur Versorgung bei Schmerzen können einen 24-Stunden-Service anbieten, und das Schmerzmanagement sollte von kontinuierlicher Qualität sein, unabhängig davon, ob es stärker durch Experten gestützt wird oder nicht.

Praktische Übung

Wenn Pflegende auf Allgemeinstationen im Sinne des eben Beschriebenen in ihrem Selbstwertgefühl und Wissen um eigene Kenntnisse und Fertigkeiten gestärkt werden sollen, wie könnte dies geschehen?
Sollten Sie in der Sekundärversorgung tätig sein: Welche Rolle spielt der «Akut-Schmerz-Dienst» in Ihrer Klinik?
Bekommt das Schmerzteam alle Patienten mit PCIA und Epiduralanalgesie (Katheter und PCEA-Technik) regelmäßig zu sehen, oder rufen die Abteilungspflegenden das Team nur, wenn es Probleme gibt?
Haben Sie in der Primärversorgung Zugang zu einem Kliniker mit besonderem Interesse an und erweitertem Wissen über Schmerz und dessen Betreuung?

Fallgeschichte

Sie versorgen Herrn Müller, einen 68-jährigen Mann, und gehen davon aus, dass er nach einer Unterleibsoperation erhebliche Schmerzen hat. Er möchte keinen großen Aufwand verursachen und Sie haben den Eindruck, dass seine mündlichen Angabe, die Schmerzkontrolle sei «in Ordnung», nicht ganz den wahren Verhältnissen entspricht. Der Versuch, die Intensität seiner Schmerzen anhand einer numerischen Skala oder eines mündlichen Ratings zu bestimmen, erweist sich als frustrierend, da er nur sagt, er habe Schmerzen, aber das ginge vorüber, und Ihnen keinen bestimmten Wert nennt. Sobald Sie aber versuchen, ihn dazu zu bringen, dass er sich bewegt, oder sobald er ein wenig hustet, zeigen seine Körpersprache und Mimik, dass er sich extrem unwohl fühlt, und es ist offensichtlich, dass er sich nicht effektiv bewegen kann. Sie schauen auf seinen Verordnungsbogen und haben den Eindruck, seine Analgesie sei unzureichend, auch wenn er regelmäßig Paracetamol erhalten hat und in den vergangenen 24 Stunden 5-mal die verordnete Dosis von 10 mg Morphin p. o. nach Bedarf verabreicht wurde. Es ist Wochenende, vom Schmerzteam ist niemand verfügbar und Sie verlieren eine Menge Zeit mit der Suche nach einem Arzt, aber die meisten von ihnen sind gerade auf einer anderen Station beschäftigt oder im OP bei einem Notfall. Eine ebenfalls sehr beschäftigte leitende Pflegekraft, an die Sie sich anschließend wenden, fragt den Patienten, ob es ihm gut gehe, und erwartungsgemäß lächelt dieser und meint, er fühle sich wohl. Inzwischen vergeht die Zeit und seine Schmerzen scheinen zuzunehmen. Unglücklicherweise wurde sein orales Morphin als Einzeldosis (statt als variable Dosierung) von 10 mg alle 4 Stunden nach Bedarf verordnet, und er hat die letzte Dosis erst vor einer Stunde erhalten. Sie sind wütend und haben keine Möglichkeit, diese Situation rasch zu lösen.

Mögliche Lösung: Kurzfristig bleiben Ihnen nur Beruhigung und nichtmedikamentöse Therapien, wie Strategien zum Wohlbefinden und Trösten, während Sie auf einen Arzt warten, um die Verordnung zu ändern. Nichtmedikamentöse Therapien nehmen eine wichtige Stellung ein, spielen jedoch bei schweren postoperativen Schmerzen eine eher begrenzte Rolle. Zwar würde es einige Zeit dauern, um ein neues Protokoll zu erstellen, zu beschließen und einzuführen, jedoch könnte eine langfristige Lösung dieses häufigen Problems in der Einführung eines vorgedruckten Aufklebers bestehen, um ein breiteres Spektrum medikamentöser Vorgehensweisen in Kombination und in individuell anpassbaren Dosierungen möglich zu machen.

Ein Beispiel für einen Aufkleber, wie er in einem Krankenhaus der Grundversorgung zur Behandlung akuter und traumatisch bedingter Schmerzen dient, zeigt **Abbildung 4-1**. Es beginnt mit Paracetamol, dem – soweit nicht kontraindiziert – Ibuprofen hinzugefügt werden kann. Er umfasst auch intravenös wie oral zu verabreichendes Morphin, das gegeben werden kann, wenn die Schmerzen durch eine Kombination aus Paracetamol und Ibuprofen in voller Dosierung nicht zu beherrschen sind. Die Kombination von Nicht-Opioiden mit Opioiden hat einen synergistischen Effekt und ermöglicht potenziell geringere Opioiddosen bei entsprechend verminderten Nebenwirkungen [Kehlet, 1997]. Es erlaubt ferner, den Schmerz rasch unter Kontrolle zu bringen und beseitigt damit früher so häufige potenzielle Verzögerungen, wie sie auch in der vorangehenden Fallgeschichte beschrieben werden.

NUR ERWACHSENE		
Unterschrift:		
Datum:		
Piepser-Nr.:	Apotheke	
V3:		
MORPHIN I. V.		
Nur Personal mit i. v.-Erfahrung		
1 mg i. v. n. Bed. – max. 10 mg		
«Akut-Schmerz-Dienst»-Protokoll als Richtlinie für Dosis und Verabreichungszeit verwenden		
PARACETAMOL		
Darreichung:	Dosis:	Häufigkeit:
p. o./rektal	1 g	4-mal tgl.
IBUPROFEN		
Darreichung:	Dosis:	Häufigkeit:
p. o./sublingual	400 mg	3-mal tgl.
MORPHIN P. O.		
10 mg/5 ml		
Nicht bei Epiduralanalgesie oder PCA		
Altersrichtlinie:	Dosis:	Häufigkeit:
16–70 Jahre	10–30 µg	alle 3–6 h
> 70 Jahre	5–10 µg	alle 4–6 h
ONDANSETRON		
Darreichung:	Dosis:	Häufigkeit:
i. v./p. o.	4 mg	alle 8 h
MAGNESIUMHYDROXID (LAXANS)		
Darreichung:	Dosis:	Häufigkeit:
p. o.	20–40 ml	zur Nacht

Abbildung 4-1: Beispiel für einen Aufkleber mit einer Reihe von Analgetika zur Behandlung akuter Schmerzen (Quelle: Poole Hospital NHS Trust, mit freundlicher Genehmigung)

Der Aufkleber beinhaltet auch Strategien gegen die unausweichlichen Nebenwirkungen, die viele Patienten unter Opioiden haben. Sie werden feststellen, dass schwache Opioide, wie Codein, weggelassen wurden, und zwar deshalb, weil die Fakten dafür sprechen, dass Paracetamol und Ibuprofen beide wirksamer sind als jedes der schwachen Opioide für sich genommen [Bandolier, 2005]. Dies wird später in diesem Kapitel noch erläutert. Zwar kann ein Patient mit intravenösem Zugang bei dieser Gelegenheit auch oral Medikamente einnehmen, wenn eine Analgesie rasch wiederhergestellt werden soll, es kann jedoch für Pflegende auch sehr nützlich sein, sofort Morphin intravenös zu titrieren. **Abbildung 4-2** zeigt beispielhaft einen Algorithmus zur Unterstützung Pflegender beim sicheren und effektiven intravenösen Verabreichen von Opioiden. Bei Bedarf rasch zu einer stärkeren Analgesie fortschreiten zu können, kann seitens des Patienten zur dramatischen Verbesserung der Wahrnehmung von Schmerzkontrolle führen [Layzell, 2005]. Zu kritisieren wäre an diesem Aufkleber, dass die Analgesie nur als «nach Bedarf» ausgedruckt wurde, um die Zustimmung zu diesem Vorgehen zu bekommen. Aus der Forschung wissen wir, dass «nach Bedarf» die Beherrschung von Schmerzen nicht optimiert, solange die Rückkehr der Schmerzen nicht vorhergesehen wird und abermals Analgetika verabreicht werden, bevor die vorangehende Dosis abklingt. Schmerzen lassen sich viel effektiver durch regelmäßige Gaben «rund um die Uhr» beherrschen.

Fallgeschichte

Betrachten wir noch einmal Herrn Müller, so ist alles, was Sie kurzfristig tun können, weiter nach einem Arzt zu suchen, um dessen Verordnung ändern zu lassen: Ein zweckmäßiges Behandlungskonzept bestünde hier in der Festanordnung eines NSA (nach Ausschluss von Kontraindikationen) an Stelle des Paracetamol sowie der Festanordnung eines retardierten Opioid-µ-Rezeptor-Agonisten im Sinne einer erweiterten Basismedikation. Sollten hierunter noch Phasen stärkerer Schmerzen bestehen, kann eine entsprechend erhöhte Bedarfsdosis eines nichtretardierten Opioid-µ-Rezeptor-Agonisten (hier: Morphin) verordnet werden. Grundsätzlich sollte die Basismedikation immer dann erweitert werden, wenn die Bedarfsmedikation regelmäßig mehr als einmal pro Tag vom Patienten abgerufen wird. In einer modernen Klinik des 21. Jahrhunderts sollte kein Patient nur wegen einer inadäquaten Analgetikaverordnung in Schmerzen gelassen werden.

Es besteht kein Zweifel, dass das Einführen neuer Technologien gegen den Schmerz und die Aufforderung zur unterschiedlichen Anwendung vorhandener Medikamente viel dazu beigetragen haben, die Qualität der Schmerzlinderung bei

ALGORITHMUS ZUR INTRAVENÖSEN VERABREICHUNG VON OPIOIDEN, VERDÜNNT IN 10 ML ISOTONISCHER KOCHSALZLÖSUNG

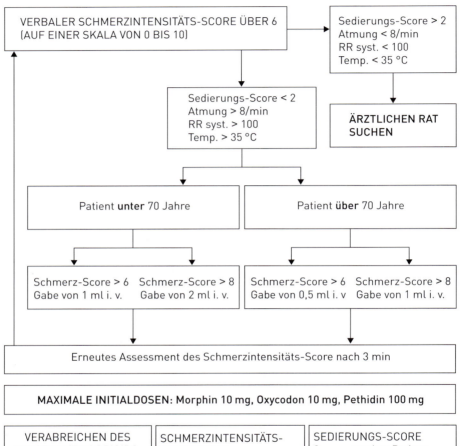

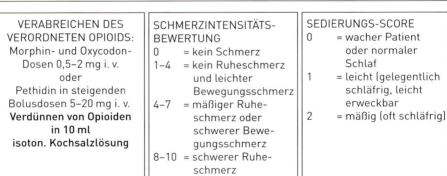

Abbildung 4-2: Algorithmus zur intravenösen Verabreichung von Opioiden (Quelle: Poole Hospital NHS Trust, mit freundlicher Genehmigung)

den meisten Patienten zu verbessern. In Zukunft entwickeln sich Teams gegen akute Schmerzen vielleicht auf natürliche Weise zu «Teams der perioperativen Versorgung», bei denen zur Analgesie noch Ernährung, der Flüssigkeitshaushalt, die Prävention einer tiefen Venenthrombosen und Mobilisierung hinzukommen. In Dänemark geschieht dies bereits und der multimodale* Ansatz zur Verbesserung des Heilungsprozesses, zur Verhinderung unerwünschter Nebeneffekte einer Operation und zur Beschleunigung der Entlassung wird viel diskutiert [Kehlet/Holte, 2001].

Nur allzu oft untersuchen Gesundheitsfachpersonen nicht die Ansichten der Patienten über ihr Schmerzmanagement, sondern konzentrieren sich stattdessen auf medikamentöse Interventionen. Strategien wie Entspannung, Ablenkung, Informationsvermittlung, Trost (Lagerung) und «Skilled Companionship» (mit dem Patienten sein) können zur Verringerung von Schmerzen beitragen oder dem Patienten helfen, effektiver mit ihren Schmerzen «zurechtzukommen». Diese Strategien können zusätzlich den Nutzen haben, die Dosierungen von Analgetika zu senken und deren Wirkung zu verstärken. Vielleicht haben Sie festgestellt, dass die Patienten, mit denen Sie gesprochen haben, nichtmedikamentöse Strategien erwähnt haben, die ihnen beim Beherrschen der Schmerzen geholfen haben. Einige dieser Ansätze werden an späterer Stelle dieses Kapitels erörtert.

Time-out

Denken Sie über die Methoden nach, die in der Behandlung akuter Schmerzen in Ihrem Bereich normalerweise vorgenommen werden. Erstellen Sie eine entsprechende Liste, die später durchgegangen wird.

Im nächsten Abschnitt betrachten wir die verschiedenen Medikamentenarten, die zur medikamentösen Therapie akuter Schmerzen verwandt werden, und einige der gängigen Methoden, wie etwa die PCIA, die kontinuierliche Epiduralanalgesie und Nervenblockaden sowie weitere Strategien zur Maximierung des Analgesieeffekts, wie etwa die multimodale Therapie. Wichtig ist, die medikamentöse Behandlung darüber hinaus durch nichtmedikamentöse Verfahren zu ergänzen und an späterer Stelle in diesem Kapitel werden Strategien zur Kombination von Therapien untersucht.

4.4 Medikamentöse Schmerztherapie

Schmerzmittel gehören zu den umsatzstärksten frei verkäuflichen Medikamenten. Zu ihrem optimalen Einsatz sind jedoch nähere Kenntnisse erforderlich, um ihre Wirkung zu optimieren. Es ist von entscheidender Bedeutung, Patienten darüber aufzuklären, wie Medikamente wirken, welche Nebenwirkungen sie haben können und wie sich diese vermeiden lassen. Außerhalb des klinischen Settings, wo sich Patienten ihre Analgetika selbst verabreichen, ist es auch wichtig, sich über die Barrieren ihrer Anwendung klar zu werden. Manches Toilettenschränkchen im Bad ist voll gestopft mit ungenutzten verordneten Analgetika, die niemals korrekt oder effektiv eingenommen wurden. Auch wenn Analgetika im Allgemeinen im Krankenhaus von Ärzten verschrieben werden, gilt es primär als Aufgabe Pflegender, sie dem Patienten zu verabreichen. Daher ist es notwendig, dass Pflegende die Pharmakologie kennen und in der Lage sind, dieses Wissen kritisch in der Praxis anzuwenden.

Kenntnisse über Dosierung, Wirksamkeit und Nebenwirkungen von Analgetika und wie sich Medikamente miteinander kombinieren lassen, um eine ausgewogene oder multimodale Analgesie zu ergeben, sind die Grundlage einer guten Schmerztherapie. Darin liegen weder ein großes Geheimnis noch große Schwierigkeiten, sondern lediglich klares Wissen und Verständnis sowie Vertrauen. Auch Pflegende müssen die Patienten in der medikamentösen Therapie unterweisen, und zwar nicht nur in Nebenwirkungen, sondern auch in Grundprinzipien ihrer Anwendung. Viele PatientInnen (und MitarbeiterInnen im Gesundheitswesen) akzeptieren eine Schmerztherapie (mit Opioiden) nur widerstrebend. Aber klare Worte darüber, warum es wichtig ist, schmerzreduziert zu sein, werden sie dazu ermutigen, eine Behandlung der Schmerzen zu akzeptieren und sich zu melden, wenn sie unzureichend ist.

4.4.1 Häufig angewandte Analgetika

Um die verschiedenen galenischen Formen, in denen diese Medikamente zur Verfügung stehen, grafisch aufzuzeigen, verwenden wir die folgenden Symbole:

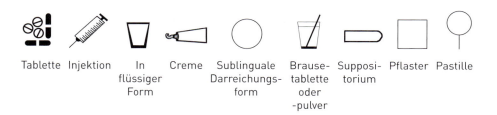

Tablette | Injektion | In flüssiger Form | Creme | Sublinguale Darreichungsform | Brausetablette oder -pulver | Suppositorium | Pflaster | Pastille

4.4.2 Analgetika gegen leichte bis mäßige Schmerzen

Paracetamol

Die meisten von uns haben Paracetamol schon irgendwann einmal eingenommen. Es hilft bei leichten Schmerzen und kann in Kombination mit anderen Medikamenten bei leichten bis mäßigen Schmerzen eingenommen werden, die nicht ausreichend ansprechen, da es die Wirkung anderer Analgetika beträchtlich steigern kann. Bei 60 mg Codein beispielsweise müssen Sie die Substanz etwa 17 Patienten verabreichen, damit einer von ihnen eine 50 %ige Reduktion des Schmerz-Scores erreicht.[4] Wird 1 g Paracetamol zusammen mit 60 mg Codein verabreicht, sinkt die NNT auf 3. Für weitere Informationen über NNTs und Analgesie siehe McQuay et al. [1997].

Paracetamol hilft auch, die Körpertemperatur zu senken. Man geht davon aus, dass es überwiegend durch eine Hemmung der körpereigenen Prostaglandinsynthese im Gehirn wirkt.

Paracetamol gilt bisweilen als NSA. Dem ist jedoch nicht so, da es keine antiphlogistische Wirkung besitzt [Soberman/Christmas, 2003].

Paracetamol scheint keine starke periphere Wirkung zu besitzen, führt demnach nicht zu Magenreizung und verändert die Thrombozytenfunktion nicht. Paracetamol hilft bei nicht entzündungsbedingten Schmerzen, wie z. B. manchen Kopf- oder Muskelschmerzen, ist jedoch bei schweren Schmerzen für sich allein genommen nicht besonders stark wirksam. Überdosiert kann Paracetamol hochgradig toxisch sein. Es hat einen Ceiling-Effekt*, daher es sinnlos, die empfohlene Maximaldosis zu überschreiten. Bei Dauerschmerzen wird es am besten regelmäßig eingenommen, um einen gleich bleibenden Blutspiegel aufrechtzuerhalten. Inzwischen gibt es auch eine intravenöse Darreichungsform. Sie hilft vor allem bei Patienten nach einer Operation, die oral unmittelbar postoperativ keine Medikamente zu sich nehmen können.

4.4.3 Nichtsteroidale entzündungshemmende Substanzen

Nichtsteroidale entzündungshemmende Substanzen (NSA, nichtsteroidale Antipyretika) oder auch antiphlogistische antipyretische Analgetika sind die Bezeichnungen für eine große Gruppe entzündungshemmender Substanzen, die in zahlreichen Darreichungsformen angeboten werden. Die meisten von ihnen rufen schon nach einer einmaligen Dosis eine Analgesie hervor. Sie sind besonders

---

[4] Die Wirksamkeit von Analgetika wird als Anzahl der zu behandelnden Patienten (NNT, *numbers needed to treat*) ausgedrückt: Je geringer die Anzahl, desto besser.

Tabelle 4-2: Gängige NSA, unterteilt nach chemisch verwandten Gruppen

Gruppe 1	Gruppe 2	Gruppe 3	Gruppe 4
(Salicylsäure-derivate)	(Arylpropylsäure-derivate)	(Arylsäurederivate)	(Indolessigsäure-derivate)
ASS	Ibuprofen Naproxon Ketoprofen	Diclofenac	Indometacin

nützlich nach Sportverletzungen, bei Arthritis und bei Krämpfen im Rahmen der Menses. Wie Paracetamol wirken diese Substanzen über die Hemmung der körpereigenen Prostaglandinsynthese, wobei die NSA dies meist am Ort der Gewebeschädigung tun. Sie eignen sich sehr gut bei leichten bis mittelschweren Schmerzen und helfen bisweilen sogar bei recht schweren Schmerzen. Außerdem sind sie von Vorteil, wenn sie zusammen mit Opioidanalgetika gegeben werden, indem sie eine zusätzliche Analgesie ermöglichen, durch die sich der Übergang zu höheren Dosierungen vermeiden lässt. Auch bei NSA gibt es eine Höchstdosierung (Ceiling-Effekt), ein Überschreiten der empfohlenen Dosis führt nicht zu einer besseren Analgesie und kann das Risiko von Nebenwirkungen beträchtlich erhöhen. In manchen Studien sorgten NSA für eine Schmerzlinderung, die der von 10 mg i. m. injiziertem Morphin gleichwertig oder gar überlegen war [McQuay/Moore, 1998].

Es gibt ein großes Spektrum dieser Medikamente, die auf verschiedene Weisen verabreicht werden können. Erfährt ein Patient unter einem NSA nur eine enttäuschende Schmerzlinderung, lohnt sich bisweilen der Wechsel zu einem NSA aus einer anderen chemischen Stoffklasse. Eine Aufstellung gängiger NSA, unterteilt in ihre chemisch verwandten Gruppen, zeigt Tabelle 4-2.

Es dürfen jedoch *niemals* zwei Arten von NSA zusammen verabreicht werden, da dies gravierende Nebenwirkungen haben kann.

4.4.3.1 Acetylsalicylsäure

Das älteste und vielleicht bekannteste NSA ist Acetylsalicylsäure (ASS). Wie alle NSA ist ASS besonders nützlich zur Analgesie bei gleichzeitiger Fiebersenkung und Entzündungshemmung. Es hemmt die Thrombozytenaggregation so stark, dass es bei Gefäßerkrankungen als Prophylaktikum* verabreicht wird, um die Gefahr einer Gerinnselbildung zu senken. Leider verursacht ASS ernste Magenbeschwerden und kann bei 5 bis 10 % der Patienten, die im Erwachsenenalter an Asthma erkrankt sind, einen schweren Anfall auslösen. Hat ein Patient mit

Asthma jedoch früher ASS ohne nachteilige Wirkung eingenommen, so ist eine abermalige Einnahme sicher. Wegen der Gefahr des Reye-Syndroms*, einer akut lebensbedrohenden Erkrankung, empfiehlt sich der Einsatz erst bei Kindern ab 14 Jahren.

4.4.3.2 Ibuprofen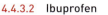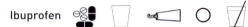

Ibuprofen ist ein weiteres, häufig verwandtes NSA und wie ASS in den meisten Ländern frei verkäuflich, weil es bei niedriger Dosierung das wahrscheinlich beste Nebenwirkungsprofil hat. Während NSA wie Ibuprofen Schmerzen und Entzündungserscheinungen ähnlich wie ASS lindern, wirken sie auf die Blutgerinnung nicht in derselben Weise. Einige Forschungsarbeiten deuten gar darauf hin, dass die regelmäßige Einnahme von Ibuprofen die Fähigkeit von ASS zu hemmen scheint, einen kardiologischen Erstinfarkt zu verhindern [Kurth et al., 2003]. Ähnlich wie bei allen NSA werden manche Asthmatiker Ibuprofen nicht vertragen, weil es einen Bronchospasmus auslösen kann. Obwohl dies eine potenziell gravierende Nebenwirkung darstellt, scheinen viele Asthmatiker Ibuprofen jedoch vertragen zu können: Eine Studie in den USA ergab für Ibuprofen-sensibles Asthma bei Kindern eine mit etwa 2 bis 4 % niedrige Prävalenz [Debley et al., 2005].

Auch wenn NSA vor allem nach einer Verletzung oder Operation gewöhnlich sehr effektiv sind, können sie besonders bei älteren Menschen oder bei Magen-, Herz- oder Nierenproblemen besonders schwere Nebenwirkungen haben, die ihre Anwendung einschränken. Viele dieser Nebenwirkungen werden bei Langzeitanwendung beobachtet, daher erscheint die Verabreichung von NSA über ein paar Tage relativ sicher. Manche NSA sind auch als topische Zubereitungen erhältlich und können durchaus einen Versuch lohnen: Topische NSA gehen seltener mit gastrointestinalen Nebenwirkungen einher, wie sie bei denselben Substanzen nach oraler Gabe zu beobachten sind [Evans et al., 1995].

4.4.3.3 COX-2-spezifische NSA

Zurzeit gibt es neue, als COX-2-spezifisch bezeichnete Arten von NSA, die auf Grund ihrer selektiven Wirkung für Patienten mit anamnestisch bekanntem Magengeschwür als sicherer gelten. In letzter Zeit kamen jedoch Bedenken hinsichtlich ihrer Anwendung bei Patienten mit Herz-Kreislauf-Erkrankungen und bestimmten Hautkrankheiten auf. Da in den vergangenen Jahren die meisten dieser Substanzen vom Markt genommen wurden (siehe Medicines and Healthcare

Products Regulatory Agency, 2007, oder US Food and Drug Administration, 2007), sollte aktueller Rat eingeholt werden.

Bei Patienten nach einer Operation wurde argumentiert, dass die Risiken in Zusammenhang mit NSA-Nebenwirkungen bisweilen überbewertet würden, da diese nur für begrenzte Zeit nötig wären. Vorausgesetzt, sie werden sorgsam verschrieben und die Pflegenden wissen, worauf sie bei Patienten mit eventuellen Nebenwirkungen achten sollen, können die meisten Patienten von den schmerzlindernden Eigenschaften der NSA profitieren. Wie immer sind ein gutes Assessment und eine gute Überwachung der Schlüssel zu einer sicheren Verabreichung bei Risikogruppen.

4.4.4 Opioide und ihre Anwendung

Das Wirkungsspektrum der Opioide reicht von schwach bis stark. In ihrer stärksten Form können sie als Erstmedikation bei Schmerzen dienen, die so stark sind, dass von leichteren Substanzen keine adäquate Linderung zu erwarten wäre. Dies gilt vor allem nach einer schmerzhaften Operation oder einem Trauma. Unabhängig davon, ob sie in ihrer stärksten oder schwächsten Form verabreicht werden, lassen sie sich als multimodale Therapie auch mit Paracetamol, ASS oder einem anderen NSA kombinieren, wenn eine dieser Substanzen für sich allein genommen keine adäquate Analgesie böte.

Opioide verwendet man am besten bei dumpfen Schmerzen, also bei Schmerzen, die über die C-Fasern zum Rückenmark geleitet werden (s. Kap. 1). Opioide vermitteln ihre Wirkung, indem sie an Opioidrezeptoren binden, die überall im Gehirn verteilt sind, und dabei die Übertragung von Schmerzimpulsen modulieren. Weniger gut wirken Opioide bei scharfen, stechenden Schmerzen, denn diese werden über die A-delta-Fasern übertragen. Es stimmt auch, dass nur manche chronischen Schmerzsyndrome gut auf Opioide ansprechen. Wie die neuere Forschung zeigt, geschieht dies nicht, weil der Schmerz gänzlich opioidresistent wäre, sondern eher, weil es intolerabel hoher, zu Nebenwirkungen führender Dosen bedürfte, bevor irgendeine Schmerzreduktion spürbar würde. Bei schweren Schmerzen nach einem Trauma oder einer Operation, bei einer akut schmerzhaften Erkrankung, bei Patienten mit tumorbedingten Schmerzen oder mit schweren Nervenschmerzen können starke Opioide eine nachhaltige Schmerzlinderung bieten, der – abgesehen von einer Nervenblockade – kaum eine andere Analgesie gleichkommt.

Um die Dinge zu vereinfachen, werden wir uns lediglich auf die am häufigsten verwandten Opioide konzentrieren, indem wir mit den schwächeren Substanzen – Codein und Dihydrocodein – beginnen.

4.4.5 Schwächere Opioide

4.4.5.1 Codein

Codein stammt aus dem Schlafmohn und war viele Jahre lang die Säule der Analgesie. In letzter Zeit gerät es jedoch auf Grund seines Wirkungs-Nebenwirkungs-Profils zusammen mit anderen schwächeren Opioiden zunehmend in die Kritik [McQuay/Moore, 1998] und gegenwärtig fragt man sich, ob Substanzen wie Codein wirklich noch ihren Platz haben [Sachs, 2005]. Im Organismus wird es zu Morphin umgewandelt, ist jedoch viel weniger potent. Forschungsergebnisse deuten darauf hin, dass 7–10 % oder mehr der Bevölkerung Codein nicht verstoffwechseln können und den Nebenwirkungen daher ohne jeden analgetischen Nutzen ausgesetzt sind [Eckhard et al., 1998].

Gewöhnlich wird Codein in Dosen von 30–60 mg verabreicht – oft als Kombinationspräparat mit Paracetamol. Auch wenn Dosen oberhalb von 90 mg bei manchen Personen noch wirksam sind, schließen die Nebenwirkungen darüber hinausgehende Dosen gewöhnlich aus. Codein kann eine schwere Obstipation verursachen und macht den Patienten, der es zum ersten Mal erhält, schläfrig und benommen. Die in freiverkäuflichen Kombinations-Analgetika enthaltene Dosis ist mit nicht mehr als 8 mg sehr gering und möglicherweise von nur geringem zusätzlichen Nutzen.

4.4.5.2 Dihydrocodein

Dihydrocodein ist ein Codein-Derivat mit etwas stärkerer Wirkung. Die Nebenwirkungen sind dieselben wie bei Codein, jedoch kann es vor allem bei Kindern und älteren Menschen mehr Verwirrtheit und Desorientiertheit verursachen. Wie bei Codein kann auch hier ein gewisser Prozentsatz der Bevölkerung Dihydrocodein nur schlecht metabolisieren.

4.4.5.3 Tramadol

Tramadol ist ein zentral wirkendes, synthetisches Analgetikum, das bisweilen als schwaches Opioid bezeichnet wird, weil es sehr schwach an den My-Opioidrezeptor bindet. Es hemmt aber auch die Wiederaufnahme anderer, an der Modulation des Schmerzerlebens beteiligter Neurotransmitter. Wie alle übrigen Opioide kann es Obstipation, Übelkeit und Somnolenz verursachen, liegt jedoch jetzt in länger wirksamen Zubereitungen (2- oder gar nur 1-mal tgl.) vor – mit Hinweisen darauf, dass sich Inzidenz und Schweregrad der Nebenwirkungen durch diese Darreichungsformen verringern lassen [Mongin, 2007]. Anders als bei einfachen Analgetika hat sich Tramadol auch bei neuropathisch bedingten Schmerzen als nützlich erwiesen [Hollingshead et al., 2006].

Die folgende Fallgeschichte verdeutlicht, wie selbst eine geringfügige Umstellung der medikamentösen Therapie die Schmerzkontrolle eines Patienten verbessern kann.

Fallgeschichte

Auf Ihrer Station liegt Herr Müller, ein älterer Patient, der seit vielen Jahren ein von seinem Hausarzt verordnetes Kombipräparat – Paracetamol 500 mg/Codein 8 mg, 1- bis 2-mal/tgl. – gegen Schmerzen einer arthrotischen Hüfte nimmt. Er hat peptische Ulzera, verträgt daher keine NSA und hatte bereits zwei Myokardinfarkte. Er wurde nun zu Untersuchungen einer in diesem Zusammenhang nicht relevanten Krankheit stationär aufgenommen, stellte jedoch fest, dass seine Hüftschmerzen infolge der verstärkten Immobilität und durch die Angst, im Krankenhaus zu sein, schwieriger zu beherrschen sind. Was würden Sie vorschlagen?

Mögliche Lösung: Da das Kombipräparat, das Herr Müller regelmäßig einnimmt, nur eine sehr niedrige Dosis eines schwachen Opioids enthält, könnte er von der Einnahme einer vollen Dosis Paracetamol (1 g/2 Tbl.) zusammen mit einer variablen Dosis Morphinsirup, der für einen optimalen Nutzen sorgfältig titriert werden kann, profitieren, bis die Nebenwirkungen inakzeptabel werden. Angesichts seines fortgeschrittenen Alters wird ihm eine niedrige Dosis Morphin (5–10 mg p. o.) helfen, und dies bei minimalen Nebenwirkungen, da er ja – wenn auch in nichttherapeutischen Dosen – bereits an die Einnahme eines Opioids gewöhnt ist. Sollte auch dies Herrn Müllers Schmerzen nicht adäquat lindern, kann die Morphin-Dosis schrittweise erhöht werden, vorausgesetzt, er hat keine Nebenwirkungen. Falls doch, lohnt es sich oft, auf ein anderes, niedrig dosiertes Opioid, wie etwa Oxycodon, entweder mit sofortiger Wirkstofffreisetzung oder in Retardform, umzustellen. Zwar wurde dazu nur wenig veröffentlicht, jedoch scheint diese Substanz in unserer klinischen Praxis bei älteren Patienten sanfter zu wirken. Unter Umständen zeigt sich, dass die stärkere Analgesie eine derart überlegene Schmerzlinderung bringt, dass Herr Müller unter dieser Kombination entlassen wird und in der Folge seine Mobilität wieder zu steigern vermag, nachdem er sich von dem Klinikaufenthalt erholt hat. Wie theoretisch jeder Patient, der Opioide verschrieben bekommt, sollte auch Herr Müller mündlich und schriftlich beraten werden und ein Laxans verordnet bekommen, wenn sich Obstipation als problematisch erweist. Wenn Patienten dem Rat folgen, ihre Ernährung auf ballaststoffreiche Nahrung und eine hohe Flüssigkeitszufuhr umzustellen, werden viele von ihnen feststellen, dass sie gar kein Laxans benötigen.

4.4.6 Stärkere Opioide

4.4.6.1 Morphin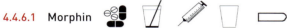

Morphin wird, wie Codein, aus dem Saft des Schlafmohns gewonnen und seine starke Wirkung ist schon sehr lange bekannt: Mohnanbau ist bereits für das 3. Jahrhundert vor unserer Zeitrechnung belegt.

Obwohl Morphin weder ein ideales Medikament ist noch eines, das bei jeder Art von Schmerzen wirkt, gilt es immer noch als «Goldstandard» in der Therapie mittelstarker bis starker Schmerzen, an dem alle übrigen schmerzlindernden Medikamente gemessen werden. Nach Erfahrung der Autorin wird es oft in zu niedriger Dosis bei mäßigen bis starken akuten Schmerzen eingesetzt. Häufig ist zu beobachten, dass eine Dosis oral verabreichten Morphins, in kleinen Schritten entsprechend der Reaktion des Patienten «titriert», eine raschere und bessere Schmerzlinderung mit weniger Nebeneffekten erzielt als eine hohe Dosis eines schwächeren Opioids. Außerdem haben wir festgestellt, dass oral verabreichter Morphinsirup vor allem bei Kindern von Nutzen ist, die Analgetika niemals intramuskulär erhalten sollten und durch inadäquates Verordnen noch stärker gefährdet erscheinen als Erwachsene. Überraschenderweise gibt es nur wenige Studien zur oralen Anwendung von Morphinsirup, und es könnte sein, dass eine Abneigung gegen den ausgiebigen Einsatz dieser Darreichungsform eher die Folge von Märchen und falschen Vorstellungen als von gut durchgeführten Studien ist, welche die Grundlage evidenzbasierten Handelns bilden. Die Substanz steht nicht unter Patentschutz, ist leicht herzustellen und profitiert daher auch nicht von teuren Werbekampagnen.

4.4.6.2 Diamorphin

Obwohl Diamorphin im Körper zu Morphin umgewandelt wird, heißt es, es habe einen rascheren Wirkungseintritt und eine kürzere Wirkungsdauer. Es lässt sich in einer sehr geringen Menge Wasser oder isotonischer Kochsalzlösung lösen, was bei Patienten, die eine subkutane Dauerinfusion benötigen, von Vorteil ist.

So können z. B. 60 mg Diamorphin in 10 ml isotonischer Kochsalzlösung aus einer kleinen, tragbaren Infusionspumpe über 24 Stunden verabreicht werden.

Vor allem in den USA, wo sie nicht erhältlich ist, leidet die Substanz unter einem Image-Problem: Es handelt sich nämlich ganz einfach um Heroin, dessen bloßer Name besonders in der breiten Öffentlichkeit Schrecken zu verbreiten scheint. Dabei kann es eine ausgezeichnete Schmerzlinderung bewirken. Es ist etwas stärker als Morphin und hat einen etwas intensiveren euphorisierenden Effekt. Dass es wasser- und fettlöslich ist, macht es darüber hinaus sehr nützlich als epidural, spinal oder gar intranasal verabreichbares Analgetikum. Seine Wirkung ist bei epiduraler Gabe oder bei Verabreichung in den Liquor cerebrospinalis besser absehbar als die eines wasserlöslichen Opioids wie Morphin.

4.4.6.3 Oxycodon

Oxycodon ist ein starkes Opioid, das auf die My- und Kappa-Rezeptoren wirkt und etwas stärker ist als Morphin. Es kann bei Patienten helfen, die unter inakzeptablen Morphin-Nebenwirkungen leiden. Das Nebenwirkungsprofil gleicht zwar dem des Morphins, jedoch kann es unserer Erfahrung nach in manchen Fällen das Jucken sowie Sedierung, Verwirrtheit und Übelkeit verringern, wenn man einen Patienten auf Oxycodon umstellt, und inzwischen gibt es erste Literatur, die dies unterstützt [Gallego et al., 2007]. Die Substanz ist in mehreren Zubereitungen erhältlich, darunter ein Zweiphasenpräparat mit kombinierter sofortiger und verzögerter Wirkstofffreisetzung, dessen Effekt rasch einsetzt, das die Analgesie jedoch bis zu 12 Stunden aufrechterhalten kann. Oxycodon hat sich auch zur Behandlung neuropathisch bedingter Schmerzen bewährt [Riley et al., 2008].

4.4.6.4 Fentanyl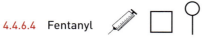

Fentanyl ist ein kurzwirksames Opioid und etwa 80-mal stärker als Morphin. Es wird oft bei Operationen und auf der Intensivstation verwandt, steht jedoch inzwischen mit einem größeren Spektrum an Darreichungsformen zur Verfügung, was seine therapeutische Anwendbarkeit enorm erweitert hat. So wird es beispielsweise als Pflaster bei chronischen Schmerzen vor allem in der Palliativversorgung sowie als Fentanyl-haltige Lutschtablette am Stiel zur sofortigen Resorption über die Schleimhaut angeboten, was bei Durchbruchs- oder Spitzenschmerz von Nutzen ist, auch wenn es in Großbritannien nur für Patienten mit Malignomen zugelassen ist. Es ist weiter verbreitet als die Opioidkomponente kombinierter kontinuierlicher Epiduralanalgesien aus Opioid und Lokalanästhetikum und wurde auch bei der PCIA als Alternative zu Morphin eingesetzt. Auch sein Nebenwirkungsprofil gleicht dem der übrigen Opioide, jedoch scheint es als Pflaster weniger Obstipation, Übelkeit und Erbrechen zu verursachen. Fentanyl führt nicht zur Akkumulation potenziell toxischer Metaboliten und kann daher «vorsichtig» auch bei Patienten mit Nierenproblemen eingesetzt werden.

4.4.6.5 Methadon

In vielen Industrieländern dient Methadon in großem Stil zur Substitutionsbehandlung von Drogenabhängigen und nur gelegentlich zur Behandlung akuter Schmerzen. Es ist ein starkes Analgetikum, etwa so stark wie Morphin, seine Wirkung hält jedoch länger an und es kann bei längerer Anwendung akkumulieren und Probleme bereiten. Es ist allerdings dann von Nutzen, wenn Morphin keine ausreichende Analgesie bewirkt, oder es kann beim Opioid-Substanzwechsel eingesetzt werden, bei der Opioide regelmäßig ausgetauscht werden, um eine bessere Ausgewogenheit zwischen Analgesie und Nebenwirkungen zu erreichen [Fallon, 1997]. Methadon bindet auch an den NMDA-Rezeptor, der bei der Entwicklung des Wind-up-Phänomens und der zentralen Sensibilisierung, über die in Kapitel 1 gesprochen wurde, eine Rolle spielt. Dies könnte die Anwendung von Methadon bei denjenigen wieder aufleben lassen, die als gefährdet für die Entstehung eines chronischen Schmerz-Syndroms gelten.

4.4.6.6 Pethidin

Pethidin ist etwa 10-mal schwächer als Morphin und nach oraler Gabe nur in geringem Maße bioverfügbar. Es hat auch nur eine sehr kurze Wirkdauer von etwa 1 bis 3 Stunden. Der Metabolit Norpethidin, der akkumulieren kann, wenn das Medikament in größeren Dosen oder für länger als einige Tage verabreicht wird, stellt ein ernstes Problem dar. Norpethidin ist toxisch und kann Krämpfe verursachen. Angesichts des breiten Spektrums verfügbarer Opioidalternativen bietet Pethidin kaum noch Vorteile.

Die frühere Ansicht, Pethidin sei vor allem zur Behandlung von Gallen- und Nierenkoliken besser geeignet als andere Opioide, wird inzwischen verworfen [Nagle/McQuay, 1990; McQuay, 1999]. Weiterhin muss man beachten, dass diese Substanz bei Patienten unter MAO-Hemmern gefährlich sein kann: Nach und nach kann sich die Kombination zu einer hypertensiven Krise aufschaukeln. Als die Substanz noch häufiger eingesetzt wurde, sahen wir in der klinischen Praxis allerdings das Problem einer Pethidin-Abhängigkeit, die sich bei länger wirksamen Opioiden nicht zeigte. Die Desillusionierung hinsichtlich dieser Substanz geht so weit, dass mehrere Länder, vor allem Australien, ihre Anwendung ganz erheblich eingeschränkt oder sie ganz aus dem Verkehr gezogen haben [Davis, 2004; Kaye et al., 2005].

4.4.6.7 Nalbuphin

Nalbuphin (Nubain®) ist anders, da es an einem Opioidrezeptor, dem My-Rezeptor, als Antagonist, am Kappa-Rezeptor hingegen als Agonist wirkt. Die fortgesetzte agonistisch-antagonistische Wirkung bedeutet, dass die Substanz einen Ceiling-Effekt sowohl für die Analgesie als auch für die Nebenwirkungen zeigt. Die Substanz fällt nicht unter das Betäubungsmittelgesetz, wie die zuvor erwähnten starken Opioide. Auf Grund dessen wurde es häufig von Rettungssanitätern auf ihrem Weg in die Notaufnahme und unfallchirurgische Abteilung angewandt, bevor dann auch KlinikerInnen besser mit der Anwendung von Morphin vertraut wurden und es mit weniger Unbehagen einsetzten. Nalbuphin gibt es nur zur parenteralen Verabreichung, was seine Anwendung an anderer Stelle einschränkt. Vor kurzem wurde entdeckt, dass es bei Frauen eine stärkere Analgesie hervorruft als bei Männern. Bei letzteren kann es die Schmerzen sogar noch verstärken – ein weiterer Grund, warum es an Beliebtheit verlor [Gear et al., 2008].

4.4.6.8 Buprenorphin

Buprenorphin (Temgesic®) ist ein partieller My-Rezeptor-Agonist und etwa 50-mal stärker als Morphin. Eine Wirkdauer von 6–8 Stunden, eine sublinguale Darreichungsform und jetzt auch ein Pflaster erweitern den therapeutischen Anwendungsbereich. Angeblich verursacht es weniger Abhängigkeit und Obstipation. Bei Patienten mit Nierenproblemen scheint es eines der sichereren Opioide zu sein, wenn Morphin nicht unbedingt das Opioid der Wahl ist [Filitz et al., 2005]. Patienten scheinen es entweder zu lieben oder nicht, wobei diejenigen, die nicht mit dem Präparat zurechtkommen, über starke Übelkeit und Benommenheit klagen. Mit Aufkommen der Pflastertechnologie wurden einige dieser Probleme auf Grund des langsameren Wirkungseintritts und der sehr niedrigen möglichen Ausgangsdosen wohl mittlerweile überwunden.

4.4.6.9 Naloxon

Naloxon (Narcanti®), ein Opioidrezeptoragonist, hebt die Wirkung von Opioiden auf. Es wird daher zur Behandlung einer Opioidüberdosierung eingesetzt. Oft muss es wiederholt verabreicht werden, da es eine kurze Wirkungsdauer hat und die Wirkung des Opioids innerhalb einer halben Stunde zurückkehrt. Die Wirkung eines partiellen Agonisten wie Buprenorphin hebt Naloxon nicht auf. In niedriger Dosierung, d. h. 0,2 mg, eignet sich Naloxon auch hervorragend zur Aufhebung eines opioidinduzierten Harnverhalts und hat oft die Notwendigkeit einer Katheterisierung beseitigt – sehr zur Erleichterung des Patienten. In der gleichen niedrigen Dosierung kann es zur Behandlung eines opioidinduzierten Juckens verwendet werden. Wenn Sie möchten, blättern sie noch einmal zu Kapitel 1 zurück, um Ihr Gedächtnis hinsichtlich der Physiologie der Opioidwirkung aufzufrischen.

Eine nützliche und provokante Abhandlung zu Opioiden findet sich bei McQuay [1999]. Zwar geht es in diesem Artikel primär um chronische und tumorbedingte Schmerzen, aber viele der Prinzipien gelten auch für akute Schmerzen.

> **Time-out**
>
> Denken Sie an einen Patienten, der ein anderes Opioid außer Morphin genommen hat. Gab es irgendeine Begründung dafür, genau dieses Medikament zu nehmen? Fragen Sie den verschreibenden Arzt, warum er es ausgewählt hat, wenn Sie Gelegenheit dazu bekommen.
> Leider werden Sie feststellen, dass die Opioidauswahl immer noch eher auf Verschreibungsgewohnheit und Tradition als auf einer evidenzbasierten Entscheidung beruht.

Bevor wir nun diese Kurzbeschreibungen häufig verwandter Analgetika verlassen, mag es nützlich sein, auch noch ein wenig darüber zu sagen, wie Medikamente, die nicht als traditionelle Analgetika gelten, in manche perioperativen Therapiepläne eingebunden werden. Es ist zwar noch nicht Standardpraxis, jedoch gibt es interessante Berichte über eine Verbesserung der Schmerzkontrolle durch zusätzliche Gabe von Substanzen wie Gabapentin und Ketamin. Gabapentin ist ein Antikonvulsivum, das seit den 90er-Jahren zur Behandlung neuropathisch bedingter Schmerzen eingesetzt wird, und Ketamin ist ein Anästhetikum, das als Antagonist am NMDA-Rezeptor wirkt. Beide Substanzen sind viel versprechend als Teil eines multimodalen Regimes zur Verbesserung der Schmerzkontrolle, senken die erforderlichen Opioiddosen und damit auch deren Nebenwirkungen und verringern unter Umständen sogar die Gefahr chronischer postoperativer

Schmerzen. Für mehr Informationen zu diesen beiden interessanten Substanzen siehe Bell et al. [2006] sowie Kong und Irwin [2007].

4.4.7 Sucht, Toleranz und Abhängigkeit

Das Thema «Sucht» haben wir schon in Kapitel 3 beim Erörtern von Barrieren berührt. Da eine effektive Schmerzkontrolle noch immer durch Mythen und Fabeln behindert wird, ist es angemessen, sich ein wenig über häufige Bedenken zu diesem Punkt auszulassen.

Die Literatur zeigt, das nicht nur Patienten und ihre Betreuungspersonen, sondern auch Gesundheitsfachpersonen hinsichtlich der Anwendung von Opioiden in der klinischen Praxis gravierende falsche Vorstellungen haben, die – gewöhnlich auf einem Mangel an Wissen über die Mechanismen beruhend – bei regelmäßiger Anwendung von Opioiden ins Spiel kommen. Als sich viele unserer älteren MitarbeiterInnen in Ausbildung befanden, untersuchten Ferrell et al. [1992] 14 Pflegelehrbücher und entdeckten in den meisten davon ungenaue Definitionen von Sucht, Toleranz und Abhängigkeit. Diese Begriffsverwirrung muss geklärt werden.

4.4.7.1 Sucht

Sucht bezieht sich auf psychische Abhängigkeit, charakterisiert durch überwältigendes Verlangen nach einer Substanz. Die süchtige Person ist irgendwann nur noch damit beschäftigt, die Substanz zu beschaffen, aber eben nicht ihrer schmerzlindernden Eigenschaften wegen. Der Betreffende wird zu einem zwanghaften Konsumenten der Substanz, mit Kontrollverlust und trotz Schädigung durch die Substanz anhaltender Einnahme [Ferrell et al., 1992]. Die Suchtgefahr nach Einnahme von Opioiden zur Schmerzlinderung ist nur sehr gering, aber viele Gesundheitsfachpersonen wissen das noch nicht und hegen unnötige und bisweilen irrationale Befürchtungen in Bezug auf Sucht in der Annahme, jeder, der mehr als nur kurzzeitig Opioide einnehme, sei gefährdet.

In einer Umfrage unter 2459 Pflegenden aus dem Jahre 1990 beispielsweise glaubten 20 % der Befragten, Sucht würde bei mehr als 25 % der Patienten auftreten, die Opioide gegen Schmerzen erhalten [McCaffery et al., 1990]. Im Jahre 2002 bestanden diese Probleme noch immer und die Daten hatten sich nur wenig geändert [McCaffery/Robinson, 2002]. Einer anderen Umfrage unter 243 US-amerikanischen Ärzten aus dem Jahre 1992 zufolge hielten 20 % der Befragten Sucht für ein ernstes Problem bei Tumorpatienten [Elliot/Elliott, 1992] und auch hier hatte sich dies im Jahre 2000 nicht verändert [Score/Attribute, 2000]. Selbst ein Patient mit anamnestisch bekanntem Substanzmissbrauch ist nur in sehr geringem Maße gefährdet, von Opioiden abhängig zu werden, die zur Schmerzlinderung verabreicht wurden; das Risiko beträgt möglicherweise weniger als 1 % [Ferrell et al., 1992]. In einer retrospektiven Überprüfung von 24 000 Patienten ohne anamnestisch bekannten Substanzmissbrauch, die zur Schmerzlinderung Opioide erhalten hatten, wurden etwa 0,3 % abhängig. Die meisten unserer Befürchtungen in Bezug auf Sucht bei Patienten, die Opioide zur Schmerzlinderung erhalten, sind demnach vollkommen unbegründet. Dennoch scheinen die gemischten Signale, die wir alle – oft über mächtige Botschaften in den Medien – erhalten, während Regierungen und Strafverfolgungsbehörden den Drogenkonsum einzuschränken versuchen, dafür zu sorgen, dass viele Patienten und Fachpersonen der Anwendung von Opioiden aus Angst vor Sucht widerstehen werden.

4.4.7.2 Toleranz

Bisweilen scheinen sich Patienten an eine Substanz zu gewöhnen und können höhere Opioiddosen benötigen, um Schmerzen zu beherrschen. Das heißt indessen nicht, dass Opioidtoleranz zu einem größeren Problem wird. Toleranz gegenüber einigen Opioidnebenwirkungen, wie etwa Sedierung und Atemdepression, ist während der Verabreichung ganz normal und ermöglicht es, höhere Dosen der Substanz zu verabreichen, um eine bessere Analgesie zu erzielen. Den meisten Studien zufolge ist eine Verstärkung der Analgesie bei Tumorschmerzen höchstwahrscheinlich eher durch ein Fortschreiten der Erkrankung und erhöhte Schmerzen als durch höhere Toleranz gegenüber den Substanzen bedingt [Twycross, 1999; Jage, 2005].

4.4.7.3 Abhängigkeit

Physische Abhängigkeit beschreibt die Merkmale von Entzugssymptomen bei Patienten, deren Opioiddosis signifikant reduziert oder abgesetzt wird. Diese Symptome sind nicht notwendigerweise nur ein Merkmal langfristigen Opioidgebrauchs. Es ist durchaus möglich, dass Patienten Entzugssymptome schon nach intensiver Opioidgabe über relativ kurze Zeit hinweg zeigen [Wall/Melzack, 1994]. Zeichen eines körperlichen Entzugs, die für den Patienten sehr unangenehm sein können, lassen sich leicht überwinden, solange der Patient seine Behandlung nicht abrupt absetzt. So wie man Patienten behandeln würde, die eine andere Substanzklasse erhalten haben, die natürlicherweise im Körper produziert wird, nämlich Kortikosteroide, ist es auch hier wichtig, dass Patienten zu einem ausschleichenden Dosierungsplan übergehen, wenn eine Reduktion der Opioiddosis angezeigt ist.

Die besten Maßnahmen, um diese Konsequenzen auf ein Minimum zu reduzieren, hängen ab vom akkuraten Assessment der Schmerzen gemeinsam mit dem Patienten und sodann von der regelmäßigen Überwachung der Wirksamkeit einer schmerzlindernden Therapie. Dies hilft Gesundheitsfachpersonen bei der Wahl geeigneter Strategien für den effektiven Umgang mit Schmerz, indem sicher gestellt wird, dass die Medikamentendosis ausreicht, wenn die Schmerzen stark sind, und ausgeschlichen wird, sobald die Schmerzen nachzulassen beginnen. Ferner muss es Teil dieses Prozesses sein, mit anderen Gesundheitsfachpersonen zu arbeiten und ihnen beim Überwinden falscher Vorstellungen zu helfen, um eine effektive Schmerzlinderung sicherzustellen. Die «British Pain Society» bietet auf ihrer Web-Seite (www.britishpainsociety.org) ausgezeichnete Materialien sowohl für Kliniker als auch für Patienten an.

Praktische Übung

Bitte beantworten Sie nach der Lektüre des vorangehenden Abschnitts folgende Fragen:

- Was bedeuten die Begriffe «Sucht», «Toleranz» und «Abhängigkeit» in Bezug auf Opioide?
- In welchem Ausmaß treten sie während des klinischen Einsatzes von Opioiden zur Schmerzlinderung wahrscheinlich auf und welche Maßnahmen können getroffen werden, um diese Folgen auf ein Minimum zu reduzieren?

4.4.8 Entonox™

Entonox™, in Deutschland: Livopan®, in Frankreich und der Schweiz unter dem Akronym MEOPA, internationale Bezeichnung: EMONA (Equimolar mixture of oxygen and nitrous oxide), ist eine Mischung aus 50 % Sauerstoff und 50 % Stickoxidul (N_2O, Lachgas, Distickstoffmonoxid). Es wird bei dem Versuch, akute Schmerzen zu beherrschen, oft übersehen, obwohl es sehr sicher und effektiv sein kann. Stickoxidul ist ein analgetisches Gas mit raschem Wirkungseintritt, das nach Abbruch der Inhalation rasch wieder aus dem Körper ausgeschieden wird. Der Wirkungseintritt ist so rasch möglich, weil die kleinen Moleküle durch die Kapillarwände in der Lunge hindurch direkt in die Blutbahn gelangen.

Da der Patient die Maske selbst fest hält, kann Entonox™ als eine Art PCA gelten, das heißt, der Patient kontrolliert, wie viel Gas er erhält. Entonox™ gibt es in tragbaren Flaschen für den Gebrauch am Krankenbett, die auch Schläuche mit Maske oder Mundstück und einem Demand-Ventil für den Patienten beinhalten (Abb. 4-3). Das Gas selbst ist geruch- und farblos, der für Patienten bisweilen störende Begleitgeruch geht gewöhnlich von der Maske aus und lässt sich durch ein Mundstück umgehen. Bei korrekter Verabreichung über eine dicht sitzende Maske oder ein mindestens eine Minute lang fest gehaltenes Mundstück lässt sich die Analgesie aufrechterhalten. Bei kurzen, schmerzhaften Prozeduren, wie etwa Katheterisierung, Verbandwechsel, Mobilisieren schmerzender Gelenke usw. kann das Gas eine sehr gute Schmerzlinderung bieten, vor allem, wenn es in Kombination mit anderen Analgetika verwandt wird. Bei Wehenschmerzen wird es ausgiebig eingesetzt.

Entonox™ hat sich für Teams in Notarztwagen sowie in Notaufnahmen und unfallchirurgischen Abteilung als wertvoll erwiesen, wo es bei der einfachen Wundnaht und anderen schmerzhaften Prozeduren oft zur Schmerzlinderung eingesetzt wird. Das Gas kann sogar zur Behandlung der Schmerzen bei der Reduktion dislozierter Finger- oder Schultergelenke angewandt werden, vorausgesetzt, der damit einhergehende Spasmus der Muskulatur ist nicht stark ausgeprägt. Es ist extrem sicher, da es weder zu einem Absinken des Blutdrucks noch zum ernsthaften Absinken des Bewusstseinsgrades kommt, auch wenn manche Patienten schläfrig und schwindlig werden oder ihnen gar übel wird.

Es gibt eine kleine Gruppe von Patienten, die Entonox™ nicht erhalten sollte. Da Stickoxidul rasch in luftgefüllte Räume diffundiert, ist es kontraindiziert bei Patienten, die dadurch Probleme bekommen könnten, und zwar:

- bei Verdacht oder Nachweis eines Pneumothorax*
- bei Darmverlegung
- bei schwerer Kopfverletzung
- bei Erkrankungen des Mittelohrs und bei Sinusitis
- bei Taucherkrankheit*.

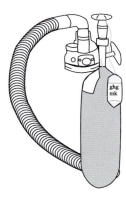

Abbildung 4-3: Gerät zur Verabreichung von Entonox

4.4.9 Verbesserung der Analgetikaverordnung

Untersuchungen sprechen für viele versäumte Gelegenheiten, die dazu führen, dass verordnete Schmerzmittel nicht so wirksam sind, wie sie sein könnten [Carr/Thomas, 1997; Brockopp et al., 1998; Bucknall et al., 2001; Schafheutle et al., 2001]. Es ist zwingend erforderlich, dass die bzw. der Pflegende eine aktive Rolle annimmt, um sicherzustellen, dass der Patient auch größtmöglichen Nutzen aus der Schmerzbehandlung zieht. Oft sieht sich die Pflegeperson einer ganzen Reihe von «bei Bedarf» zu verabreichenden Analgetika in der ärztlichen Anordnung gegenüber: eine ideale Gelegenheit, die gewählte Schmerztherapie im Sinne einer «balancierten Analgesie» oder einer multimodalen Schmerzbehandlung durchzuführen [Kehlet/Holte, 2001]. Man muss allerdings berücksichtigen, dass eine umfassende Schmerzlinderung durch ein einziges Medikament oder eine Methode unter Umständen nicht ohne die erhöhte Gefahr schwerer Nebenwirkungen zu erzielen ist. Die Kombination verschiedener Substanzen, wie etwa eines NSA und einer zentral wirksamen Substanz (z. B. eines Opioids), hingegen bietet eine potenziell stärkere Schmerzlinderung als die alleinige Anwendung eines einzelnen hochdosierten Wirkstoffs. Dies muss nicht auf medikamentöse Ansätze beschränkt bleiben, da die Kombination von Analgetika und nichtmedikamentösen Interventionen die Schmerzkontrolle optimieren kann, indem man die mehrdimensionale Natur des Schmerzes nutzt.

Folgende Maßnahmen eignen sich beispielhaft, um die Analgetikawirkung zu maximieren:

- Überprüfen Sie die Verordnung und stellen Sie sicher, dass Dosis und zeitlicher Abstand zwischen den Verabreichungen stimmen. Aus der Forschung ist bekannt, dass Ärzte Analgetika oft zu schwach verschreiben und die pharmakologische Wirkungsdauer der Medikamente nicht kennen.

- Wird das Schmerzmittel mit einer variablen Dosierung, wie z. B. 10–20 mg, verschrieben, so titrieren Sie das Medikament entsprechend der Schmerzintensität, statt immer nur die kleinstmögliche Menge zu geben.

- Vermeiden Sie abrupte Wechsel von verschieden starken Analgetika [Smith, 1998]. Das Stufenschema der Weltgesundheitsorganisation [WHO, 1996] (Abb. 4-4) ist für den abgestuften Einsatz von Schmerzmitteln ein guter Leitfaden, achten Sie aber auch auf die Fakten zu schwachen Opioiden.

- Wenn zu erwarten ist, dass die Schmerzen mindestens ein paar Tage anhalten, so erwägen Sie, ob Sie dafür eintreten möchten, dass die Analgetika für mindestens 24 Stunden zur regelmäßigen Einnahme statt nach Bedarf verordnet werden. Eine Dosierung rund um die Uhr ist weitaus wirksamer als herkömmliche

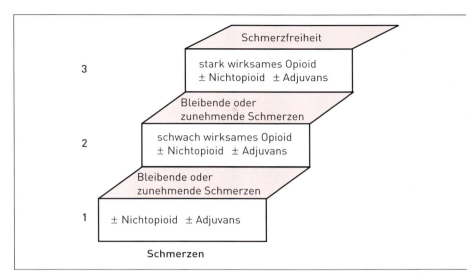

Abbildung 4-4: Schmerz-Stufenschema der Weltgesundheitsorganisation (Quelle: WHO [1996], Wiedergabe mit freundlicher Genehmigung)

Bedarfsschemata und stellt sicher, dass Analgetika verabreicht werden, bevor die Schmerzen zurückkehren.

- Informieren Sie Patienten sowie deren Verwandte und Betreuungspersonen über die Schmerzmittel und legen Sie ihnen dar, dass sie ihm eine bessere Mobilisierbarkeit ermöglichen und Komplikationen vermeiden helfen. Dieses Vorgehen erleichtert es dem Patienten, offen über Schmerzen zu sprechen und Analgetika zu akzeptieren. Oder besser noch: Beteiligen Sie Patienten noch stärker, indem Sie sie auffordern, die eigenen Schmerz-Scores zu notieren und ihre Analgetika selbst einzunehmen.

- Schulen Sie Familie und Freunde, um sicherzugehen, dass sie sich über die Auswirkungen einer inadäquaten Schmerzlinderung auf die Genesung im Klaren sind.

- Wurde ein starkes Opioid verschrieben, bitten Sie um gleichzeitige Verordnung eines Abführmittels sowie eines Medikaments gegen Übelkeit und setzen Sie diese Substanzen vorbeugend ein.

Praktische Übung

Wie sieht es für jede der vorangehenden Aussagen in Ihrem eigenen klinischen Umfeld aus?

Machen Sie sich Notizen über Ihre Beobachtungen. Gehen Sie beispielsweise die Verordnungsbögen durch. Notieren Sie, welche und wie viele Analgetika verschrieben wurden und achten Sie insbesondere darauf, ob die Wirkungsdauer einer Dosis mit der pharmakologisch beschriebenen Wirkdauer übereinstimmt. Was ließe sich in Ihrem klinischen Bereich realistischerweise einführen, um die Verabreichung von Analgetika zu verbessern?

Fallgeschichte

Herr Klein, ein 19-jähriger Mann, wurde wegen eines offenen, komplizierten Schien- und Wadenbeinbruchs auf Ihre Station aufgenommen. Gleich nach seiner Ankunft in der Notaufnahme hatte er 10 mg Morphin i. v. erhalten. Es wirkte gut, aber Herr Klein spürte, dass es nach etwa 2 Stunden nachzulassen begann. Man sagte ihm, er würde mehr Schmerzmittel erhalten, sobald er in Kürze auf die unfallchirurgische Station käme. Wegen der allgemeinen Betriebsamkeit sowohl in der Notaufnahme als auch in der Unfallchirurgie verstrichen 3 Stunden zwischen Herrn Kleins erster und der nächsten Morphin-Dosis, die nur aus 10 mg Morphin-Sirup p. o. bestand. Diese Dosis wurde nicht seinen Schmerzen entsprechend titriert, die dadurch bewirkte Schmerzlinderung wurde nicht evaluiert und Herrn Kleins Schmerzen wurden nicht standardisiert erfasst. Auf der Station ging es derart geschäftig zu, dass Herr Klein erst um weitere Schmerzmittel bat, als er die Schmerzen nicht mehr ertragen konnte. Abermals beinhaltete dies wegen der Arbeitsbelastung gewöhnlich eine 30-minütige Verzögerung zwischen seiner dringenden Bitte um Schmerzlinderung und deren Gabe. Auch weiterhin werden die Schmerzen von Herrn Klein nur schlecht unter Kontrolle gehalten und er beklagt dies seiner Familie gegenüber, als sie ihn besucht. Dies wird an die Pflegenden weitergegeben, die etwas verärgert sind, weil sie meinen, Herr Klein hätte sie früher wissen lassen sollen, dass er solche Schmerzen habe. Er hingegen hatte versucht, seine Schmerzen zu verbergen, weil er dachte, die Pflegenden seien derart beschäftigt, dass seine Schmerzen wirklich stark sein müssten, um sie behelligen zu können.

Aufgezeigte Probleme:

- Es fand kein korrektes Schmerz-Assessment bei Herrn Klein statt und die Wirkung des Morphins wurde nicht evaluiert. Wäre dies geschehen, hätte man gemerkt, dass seine Dosis entweder zu niedrig oder der Zeitraum zwischen den Verabreichungen zu lang war.

- Herr Klein hätte von einer multimodalen Therapie mit regelmäßiger Einnahme von Paracetamol und/oder Ibuprofen plus Morphin p. o. gegen Durchbruchschmerzen profitiert. Patienten mit völlig vorhersehbaren und dennoch ungelinderten Schmerzen sind häufig, und dies ist selbst auf einer arbeitsreichen Station vollkommen unnötig.

- Ein regelmäßig geführtes Schmerzprotokoll hätte es ermöglicht, das Medikament zu geben, bevor die Schmerzen unerträglich werden.

- Eine frühzeitige Erfolgskontrolle hätte die Frage aufgeworfen, ob niedrig dosiertes Morphin allein geeignet ist, da seine Wirkungsdauer bei Herrn Klein nur 2 Stunden beträgt.

- Die ursprüngliche Dosis wurde intravenös verabreicht, um rasch Analgesie zu erreichen. Herr Klein verträgt jedoch durchaus eine orale Medikation und für die Folgedosierung hätte Morphin oral mit einem Dosierungsbereich von 10–30 mg bei der Aufnahme verschrieben werden sollen. Da Herr Klein gesund ist und nach der intravenösen Erstverabreichung keinerlei Nebenwirkung zeigte, wäre es auch recht sicher gewesen, diese Dosis stündlich nach Bedarf zu verabreichen – ein angemessenes Schmerz-Assessment und die Dokumentation der Schmerz-Scores, der Sedierung und der Atemfrequenz vorausgesetzt.

- Das Schmerz-Assessment hätte nicht nur deutlich gemacht, dass die ursprüngliche Morphin-Dosis unzureichend war, sondern hätte auch gezeigt, dass Herr Klein mindestens für die ersten 24 Stunden oder bis zur völligen Stabilisierung seiner Fraktur eine regelmäßige Opioidmedikation benötigt hätte.

- Ein NSA, das bei knochentraumatisch bedingten Schmerzen von besonderem Nutzen gewesen wäre, wurde nicht verschrieben, obwohl keine Kontraindikationen bestanden.

> **Mögliche Lösungen:**
>
> - Ein regelmäßiges, in die Routine integriertes und fortlaufendes Schmerz-Assessment hätte das Eintreten dieser Situation verhindert: halbstündlich bis stündlich nach erstmaliger Opioidgabe und anschließend 2- bis 4-stündlich sollte die Wirkung des Medikaments überprüft werden, um eine effiziente fortlaufende Schmerzlinderung sicherzustellen.
>
> - Der Einsatz eines NSA, wie Ibuprofen oder Diclofenac, hätte – in der Notaufnahme begonnen – zu einer hinreichend wirksamen Analgesie geführt, um eventuell Opioide weglassen oder reduzieren zu können.
>
> - Das regelmäßige Verabreichen eines wirksamen Analgetikums, den Bedürfnissen des Patienten entsprechend titriert und während der normalen Medikamentenrunde gegeben, wäre für Herrn Klein weitaus weniger belastend gewesen und hätte auch die Belastung der Pflegenden verringert.

4.4.10 Patientenkontrollierte Analgesie

Die patientenkontrollierte Analgesie (PCA) ist eine Form der Schmerztherapie, die eine wirkungsvollere Analgesie als die herkömmlichen, intramuskulär verabreichten Analgetika bietet [Ballantyne et al., 1993]. Bei der PCIA (patientenkontrollierte intravenöse Analgesie) ist der Patient in der Lage, sich seine persönliche Schmerzmitteldosis mittels einer Pumpe s. c. oder i. v. selbst zu geben. Die Pumpe ist vorprogrammiert und liefert eine kleinere Bolusdosis (z. B. 1–2 mg Piritramid) eines Analgetikums, sobald der Patient auf einen Knopf drückt. Eine zusätzlich programmierte «Sperrphase» (z. B. 5–10 min) verhindert jedoch, dass der Patient in dieser Zeit weitere Dosen erhält, z. B. wenn er innerhalb von 5 Minuten abermals auf den Knopf drückt.

Für die Patienten gibt es mehrere Vorteile. Die PCIA versetzt sie in die Lage, ein Opioid zu bekommen, wenn sie es benötigen, da sie sich nicht an eine Pflegeperson wenden oder warten müssen, bis diese es zubereitet hat. Außerdem werden die unerwünschten Spitzenwerte, die zu Sedierung, Übelkeit usw. führen, sowie das erneute Durchbrechen der Schmerzen, wie es bei den unter intramuskulärer Verabreichung üblichen höheren Dosen der Fall war, vermieden. Der Patient appliziert niedrige Dosen, die dafür sorgen, dass der Plasmaspiegel im therapeutischen Bereich bleibt. Die PCIA ist beileibe kein Allheilmittel. Sie wird nicht immer optimal eingesetzt und leistet nach einer großen Operation keine ausreichend wirksame Analgesie. Hier ist die Epiduralanalgesie überlegen [Schenk et al., 2006; Weber et al., 2007].

> **Praktische Übung**
>
> Falls die PCIA zurzeit auf ihrer Station eingesetzt wird, inwieweit sind Sie daran beteiligt?
> Welche Vorteile ergeben sich für den Patienten (fragen Sie jemanden, der die PCIA angewendet hat) und was hält das Personal von der PCIA? Welche Vor- und Nachteile ergeben sich für die MitarbeiterInnen?
> Betrachten Sie die große Vielfalt an klinischen Settings, in denen die PCIA eingesetzt wird, und erörtern Sie einige der Patientenvariablen, welche die Wirksamkeit der PCIA beeinträchtigen können, wie etwa die Kontrollüberzeugung und der Coping-Stil.

Die Forschung zur PCIA ist sehr interessant und führt zu recht widersprüchlichen Ergebnissen. Die PCIA funktioniert nicht bei allen Patienten, da manche nicht eigenverantwortlich für die Verabreichung ihrer Analgetika zuständig sein wollen [Thomas/Rose, 1993].

Taylor et al. [1996] befragten Patienten zur Anwendung der PCIA und fanden negative und positive Aussagen, wobei unter den negativen Äußerungen das Auftreten von Übelkeit und eine ungenügende Analgesie genannt wurden. Koh und Thomas [1994] stellten fest, dass die PCIA zwar Pflegezeit spart, die Patienten einer Cochrane-Metaanalyse [Hudcova et al., 2006] zufolge unter PCIA jedoch nur geringfügig zufriedener sind als unter herkömmlichen Analgetika – ein interessanter Befund.

4.4.11 Epiduralanalgesie

Als effizientes Verfahren zur Schmerzbehandlung ist die Epiduralanalgesie zusehends beliebter geworden. Sie wird oft postoperativ nach großen Operationen am Abdomen, Thorax und Rücken, an den Beinen sowie während der Wehen eingesetzt. Der Epiduralraum liegt zwischen dem Ligamentum flavum und der Dura mater im knöchernen Spinalkanal. Zur Epiduralanalgesie wird ein dünner Katheter zwischen die Wirbel in den Epiduralraum eingeführt und ermöglicht die Gabe von Analgetika und Lokalanästhetika. Abbildung 4-5 zeigt die Lage der Nadel im Epiduralraum, durch die hindurch ein feiner Katheter eingeführt wird, um eine kontinuierliche Verabreichung der Medikation zu ermöglichen.

Opioide können rückenmarknah in kleinen Mengen gegeben werden, da sie die Dura mater passieren, im Rückenmark an Opioidrezeptoren binden und so eine Analgesie bewirken. Auch Lokalanästhetika wie Bupivacain können verwendet werden, indem sie in das Rückenmark eintretende Nerven betäuben. Dies nimmt

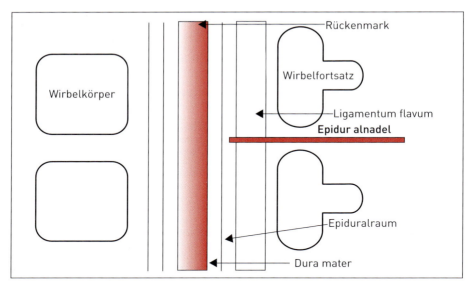

Abbildung 4-5: Lokalisation der Nadel im Epiduralraum

den Schmerz in dem von diesen Nerven versorgten Bereich, z. B. in der Muskulatur der Bauchwand. Inzwischen ist mehr als überzeugend belegt, dass die Epiduralanalgesie, vor allem im Thoraxbereich, gegenüber anderen Formen postoperativer Analgesie viele physiologische Vorteile bietet, wie etwa eine verringerte Stressreaktion, eine verbesserte Lungenfunktion, eine niedrigere Inzidenz an Lungenentzündungen, verminderten Eiweißverlust und eine geringere Inzidenz der Niereninsuffizienz [Australian and New Zealand College of Anaesthetists and Faculty of Pain Medicine, 2005; Guay, 2006]. Zu Assessment- und Überwachungsprotokollen siehe Kapitel 2.

4.4.12 Nervenblockaden

Auch Nervenblockaden – üblicherweise gegen chronische Schmerzen oder zur Unterstützung einer Diagnose angewandt – werden Patienten zur Behandlung akuter Schmerzen angeboten. Nerven, die Schmerzen von einem bestimmten Organ oder einer bestimmten Region des Körpers übertragen, können durch Injektion eines Lokalanästhetikums blockiert werden. Nervenblockaden werden auch vorbeugend eingesetzt, um Schmerzen im Anschluss an Verfahren verhindern zu helfen, die bekanntermaßen Probleme wie etwa Phantomschmerzen nach einer Amputation auslösen. Bei älteren Patienten, bei denen es oft zu Hüftfrakturen und gravierenden Folgen kommt, kann ein Hüftblock die Schmerzlinderung in dieser vulnerablen Gruppe ohne Gefahr zusätzlicher Komplikationen durch Opioide oder NSA ganz erheblich verstärken [Layzell, 2007].

4.5 Nichtmedikamentöse Ansätze in der Akutschmerztherapie

Schmerz ist ein mehrdimensionales Phänomen und hat – wie wir anhand der Gate-Control-Theorie (s. Kap. 1) bereits untersucht haben – biologische, emotionale und kognitive Komponenten. Von entscheidender Bedeutung ist daher, dass effiziente Schmerztherapieverfahren dieses Phänomen widerspiegeln und die medikamentöse Behandlung durch gleichzeitig durchgeführte nichtmedikamentöse Verfahren ergänzt werden, um die Schmerzkontrolle zu maximieren. Viele der Verfahren, die in der Behandlung chronischer Schmerzen angewandt werden, sind auch in der Akutschmerztherapie hilfreich. Das Erforschen des exakten Nutzens nichtmedikamentöser Strategien kann auf Grund der subjektiven Natur des Schmerzes problematisch sein [Sindhu, 1996], der Leser sei für mehr Informationen jedoch auf Kapitel 5 sowie auf den ausgezeichneten Artikel von Stevenson [1995] verwiesen, der, obwohl etwas veraltet, einen guten Überblick liefert.

Die folgenden schmerztherapeutischen Maßnahmen wurden ausgewählt, weil ihre Anwendung bei akuten Schmerzen zunehmend Verbreitung findet. Ihre Darstellung ist jedoch nur eine Einführung in ein faszinierendes Gebiet der Schmerztherapie.

4.5.1 Psychologische Vorbereitung und Vermitteln von Informationen

Patienten äußern sich dahingehend, dass eine effektive Versorgung mit Informationen und psychologische Vorbereitung vor jedem potenziell schmerzhaften Eingriff hilfreich seien und Angst reduzieren könnten [Gilmartin/Wright, 2007]. In seiner Arbeit aus dem Jahre 1999 geht Bandolier sogar so weit zu sagen, dass präoperative Interventionen, bei denen sensorische und prozedurale Informationen kombiniert werden, postoperative Schmerzen, Leiden und negative Auswirkungen signifikant verringern. Patienten auf eine Operation und mögliche Schmerzen vorzubereiten, gewinnt zunehmend an Bedeutung, da mehr und mehr Patienten in Tageskliniken und während eines Kurzaufenthalts operiert, kurz darauf entlassen werden und die Verantwortung für ihr Schmerzmanagement rasch und effektiv selbst übernehmen müssen. Dies kann beim Vorbereiten von Patienten auf eine Operation oder einen schmerzhaften Eingriff ganz entscheidend sein und bedarf bei Patienten mit Verleugnung als Schmerzbewältigungsstrategie eines sensiblen Vorgehens. Die meisten Patienten begrüßen indessen die Gelegenheit, möglichst viel Information zu bekommen, um ihnen dabei zu helfen, sich vorzubereiten, sich selbstsicher und als Herr der Lage zu fühlen [Gilmartin, 2007]. Meist besteht das ideale Vorgehen darin, zunächst verbale Informationen zu geben und anschließend schriftliche Informationen nachzureichen. Die meisten Patienten scheinen von dem, was man ihnen vor einer Operation oder einem schmerzhaften Eingriff erzählt, nicht viel zu behalten, da sie geistig ausschließlich mit Überlegungen zu diesen potenziell belastenden Ereignissen befasst sind.

4.5.2 Massage

Man geht davon aus, dass sich durch Stimulation der Haut die etwas dickeren A-beta-Fasern aktivieren lassen, die dann «das Schmerztor schließen» und verhindern, dass Schmerzimpulse von C-Fasern das zentrale Nervensystem erreichen. Sanftes, festes Streicheln am Fuß, an der Hand oder am Arm ist oft ein sehr wirkungsvolles schmerzlinderndes Entspannungsverfahren und lässt sich z. B. leicht beim Warten auf den Wirkungseintritt von Schmerzmitteln oder während eines Eingriffs anwenden. Familie und Freunde fühlen sich oft hilflos, wenn sie eine geliebte Person in Schmerzen sehen, aber eine einfache Massage oder sanftes Streicheln kann trösten und ihnen auch das Gefühl geben, gebraucht zu werden.

4.5.3 Entspannungstechniken

Psychologische Strategien werden weithin zum Abbau von Stress und Angst genutzt. Sie senken die Muskelspannung, fördern ein Gefühl innerer Ruhe und setzen die Aktivität des autonomen Nervensystems herab. Entspannungstechniken sollten zusätzlich zur medikamentösen Behandlung angewendet werden. Schmerz ruft oft Angst hervor, die wiederum Muskelanspannung auslöst und letztlich, wie in einem Teufelskreis, zu noch mehr Angst führt. Das Durchbrechen dieses Kreislaufs mit Entspannungstechniken ist ein wichtiger Weg, um Schmerzen zu lindern oder jemandem zu helfen, mit seinen Schmerzen zurechtzukommen.

> **Praktische Übung**
>
> Wenn Sie das nächste Mal mit Patienten zusammen sind, die Schmerzen erfahren haben, fragen Sie sie, ob sie außer Medikamenten noch andere Strategien für nützlich halten. Fragen Sie sie, was sie tun, um sich selbst beim Entspannen zu helfen, wenn sie sich angespannt fühlen. Machen Sie sich darüber sowie über die Effektivität aller Strategien, die sie genannt bekommen, Notizen.

Tiefe Atemübungen, wie etwa beim Einatmen langsam bis zehn und beim Ausatmen wieder rückwärts zählen, konzentrieren sich auf die Atmung und bauen Spannung und Angst ab. Musik kann als Entspannungs- oder Ablenkungsstrategie in der Schmerzbehandlung eingesetzt werden. In einer jüngeren Cochrane-Metaanalyse zur Musiktherapie fanden Cepeda et al. [2004], dass Musik Schmerzen reduziert, die Anzahl der Patienten, die eine mindestens 50 %-ige Schmerzreduktion angeben, erhöht und den Bedarf an starken Opioidanalgetika senkt. Mit einem tragbaren Stereogerät kann die Lautstärke je nach Schmerzen erhöht oder gesenkt werden. Patienten können dazu ermuntert werden, ihre Lieblingsmusik mitzubringen. Denken Sie daran, Musik vorzuschlagen, vor allem, wenn ein unangenehmer Verbandswechsel bei einem Patienten zu Hause vorgenommen werden muss, da dies ein multimodales Vorgehen bei der Schmerzlinderung stärkt.

4.5.4 Ablenkung

Ablenkung ist eine Strategie, mit der man seine Aufmerksamkeit von den Schmerzen und negativen Emotionen hin zu angenehmen Stimuli und Gedanken lenkt [McCaffery/Beebe, 1994]. Patienten mit chronischen Schmerzen wenden oft von sich aus Strategien der Ablenkung an, sie können aber auch zur Verringerung akuter Schmerzen hilfreich sein. Dies kann von Fernsehen über das Lesen eines Buches bis zu mehr körperlichen Vorgehensweisen, wie Spazieren gehen, reichen. Die meisten Menschen mit chronischen Schmerzen haben ihre eigenen Ablenkungsmethoden entwickelt, um Schmerzen zu überdecken. Wenn sie jedoch in die Klinik müssen, könnten sie sich häufiger außer Stande sehen oder gar vergessen, einige dieser nützlichen Techniken anzuwenden.

Praktische Übung

Fragen Sie vier Patienten, ob sie sich zu Hause irgendwie von Schmerzen ablenken. Sollten sie jemals in einer Klinik gewesen sein: Haben sie diese Strategien auch dort angewandt? Falls nicht, wie könnten Ablenkungsstrategien in ihre Pflege integriert werden?

4.5.5 Trost

Trost wird als wichtiger Bestandteil der Behandlung von Schmerzen oft vergessen. Wichtig ist, an dieser Stelle festzuhalten, dass diese Strategien besonders bei Menschen mit Lernbehinderungen oder seniler Demenz hilfreich sein können. Die Unfähigkeit, seinem Schmerz Ausdruck verleihen zu können, muss geradezu zu Angst und Furcht vor einer Verschlimmerung führen. Trost als Maßnahme schmerztherapeutischen Handelns kann Mobilisierungstechniken, die Anwesenheit von Angehörigen und Freunden sowie die Begleitung durch erfahrenes Pflegepersonal beinhalten.

«Skilled Companionship» – Kompetente Begleitung

Pflegende meiden Patienten mit Schmerzen unter Umständen oder «blockieren», wenn sie glauben, nichts tun zu können oder sich angesichts der Schmerzen unbeholfen und unwohl fühlen [Booth et al., 1996]. Blockadeverhalten beschreibt Strategien von Gesundheitsfachpersonen, die sie einsetzen, wenn sie vermeiden wollen, nach den sozialen und emotionalen Auswirkungen von Schmerz oder Krankheit zu fragen, aus Angst, dies würde das Leiden des Patienten erhöhen, zu viel Zeit kosten oder ihr eigenes emotionales Überleben gefährden. Demnach bieten sie Trost unter Umständen schon an, bevor die Hauptprobleme überhaupt erkannt wurden, erklären Leiden als normal weg, kümmern sich nur um körperliche Bedürfnisse, wechseln das Thema oder versuchen, Patienten hinzuhalten [Maguire/Pitceathly, 2002].

Bei sehr belastenden Schmerzen kann die große Nähe einer anderen Person der bzw. dem Leidenden helfen, mit der Situation zurechtzukommen. Pflegende können bei dem Menschen bleiben und einfach nur für ihn da sein. Wenn Pflegende in dieser Leidenszeit bei Patienten länger geblieben sind, hört man häufig: «Die Schwester wusste, was ich durchmache» oder: «Ich wusste einfach, dass die Pflegekräfte da waren, und das half mir, mit der Situation klar zu kommen». Den Patienten zu halten, ihn sprechen zu lassen oder einfach ruhig dazusitzen sind alles wichtige Fähigkeiten, die Bestandteil des reichen Repertoires der Pflege sein sollten. Wir sollten den Schmerz oder das Leid eines anderen Menschen nicht fürchten, sondern uns gestatten, in seine Welt einzutreten und für ihn da zu sein.

Fallgeschichte

Frau Peters hat ein Unterschenkelgeschwür, das tägliche Besuche der Gemeindeschwester erfordert. Der Verbandwechsel ist oft schwierig, weil der Verband an dem Exsudat und dem darunter liegenden Gewebe festklebt. Die Pflegeperson bittet Frau Peters, eine Stunde vor ihrem Eintreffen Analgetika einzunehmen, was jedoch oft unwirksam ist, da sie zu früh oder zu spät eintrifft. Jedes Mal versucht Frau Peters, ihr Zusammenzucken und ihre kleinen Schmerzensschreie unter Kontrolle zu halten, um die Gefühle der Pflegenden nicht zu verletzen. Sie weiß, dass diese ihr nicht solche Schmerzen bereiten möchte. Die Pflegende ihrerseits findet den gesamten Prozess sehr belastend und versucht, ihn möglichst rasch hinter sich zu bringen, was gewöhnlich zu noch mehr Schmerzen führt.

Praktische Übung

Sehen Sie sich auf Ihrer Station, in Ihrer Abteilung oder in der Gemeinde um. Machen wir es dem Patienten leicht, eine dieser nichtmedikamentösen Strategien einzusetzen? Kann der Patient ins Freie schauen, um den Himmel und Bäume zu betrachten? Stehen Fernseher oder Radios zur Verfügung oder können Verwandte sie mitbringen? Befindet sich ein Telefon neben dem Bett, damit der Patient mit seinen Freunden und Verwandten sprechen kann? Sind die Besuchszeiten großzügig? Haben Sie genügend erfahrenes Personal, um Trost und kompetente Begleitung sicherzustellen?

Manche dieser Optionen mögen nicht besonders relevant erscheinen, wenn die Patienten jedoch schwer beherrschbare Schmerzen haben, kann Zugang zu einer oder allen der oben genannten Möglichkeiten von erheblicher Bedeutung sein. Werden Patienten in einem weit vom Ideal entfernten Umfeld und abseits ihrer häuslichen Annehmlichkeiten gepflegt, sollten wir als Pflegende in der Lage sein, die Vorteile einiger dieser – durchaus nicht offensichtlichen – Schmerzlinderungsmöglichkeiten anzusprechen. Studien mit Patienten nennen oft das eher Esoterische als hochgradig wertvoll, aber in der Routine eines Krankenhausbetriebes verlieren wir diese Aspekte aus den Augen. Palliativstationen ist es indessen gelungen, die Vorteile von angenehmer Umgebung, Trost und Ablenkung in ihre Arbeit zu integrieren.

4.5.6 Transkutane elektrische Nervenstimulation

Die transkutane elektrische Nervenstimulation (TENS) wird hier genannt, obwohl sie in Kapitel 5 über chronische Schmerzen eingehender erörtert wird. Sie ist ein nichtinvasives Verfahren, das bei akuten Schmerzen und bei Frauen in den Wehen eingesetzt wird. Wie viele komplementärmedizinische Verfahren sind die Forschungsarbeiten, die ihre Anwendung unterstützen sollen, nicht belastbar, auch wenn bestimmte Patienten von TENS zu profitieren scheinen. Die Apparatur besteht aus einem kleinen elektrischen Pulsgenerator von der Größe eines Walkmans, von dem zwei oder vier Kabel ausgehen, die mit Elektroden verbunden sind, die wiederum auf der Haut angebracht werden (Abb. 4-6). Ein TENS-Gerät ist batteriebetrieben und der abgegebene elektrische Impuls lässt sich individuell nach Intensität, Dauer und Frequenz einstellen. Es heißt, dass die elektrische Stimulation die etwas stärker myelinisierten A-beta-Fasern (Leitung von Berührung und Druck) erregt, wodurch sich – der Gate-Control-Theorie zufolge – «das Tor schließt». Ferner wird die Freisetzung von Endorphinen stimuliert [Walsh, 1997]. Das TENS-Gerät ist leicht unter der Kleidung zu tragen und schränkt die Bewegungsfreiheit nicht ein, was dem Patienten erlaubt, normale Aktivitäten, wie seine Arbeit oder Gartenarbeit, auch weiterhin auszuüben.

4.6 Zum Abschluss

In diesem Kapitel wurden Sie angehalten, kritisch über das gegenwärtige Management akuter Schmerzen nachzudenken. Medikamentöse und nichtmedikamentöse Strategien, welche die mehrdimensionale Natur von Schmerz widerspiegeln, dienten dazu, wirksame Schmerztherapie zu planen. In der Praxis beinhaltet das Vorgehen bei der Behandlung akuter Schmerzen vielleicht nur medikamentöse Therapieoptionen. Es ist jedoch von entscheidender Bedeutung, den Rahmen der Möglichkeiten weiter zu fassen. Durch Reflexion über Ihre eigene Praxis und die

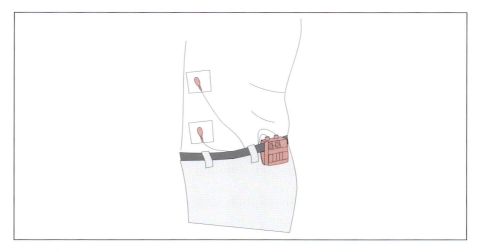

Abbildung 4-6: TENS-Gerät am Gürtel eines Patienten mit am Körper angebrachten Elektroden

Ihrer KollegInnen ist es möglich, die Vielfalt angewandter Ansätze beträchtlich zu steigern. Die Sichtweise des Patienten zu erfassen, wird erkennen helfen, was dem individuellen Patienten gut tut, und die Versorgung der Patienten verbessern.

Es sollte berücksichtigt werden, dass schlechte oder unangemessene Therapie akuter Schmerzen durchaus zur Entwicklung chronischer Schmerzen führen kann. Dies gilt z. B. für die chronischen Rückenschmerzen, die in Kapitel 5 eingehender besprochen werden. Chronische Rückenschmerzen sind bekanntermaßen die häufigste und kostspieligste Krankheit in westlichen Gesellschaften des ausgehenden 20. Jahrhunderts [Linton, 1994]. Dies ist vielleicht noch alarmierender, wenn man die Darlegungen von Waddell [1992], einem führenden Professor der orthopädischen Chirurgie berücksichtigt, denen zufolge die meisten chronischen Rückenschmerzen iatrogene* Folge inadäquater medizinischer Beratung in der Akutphase sind. Darüber nachzudenken lohnt sicherlich, während wir versuchen, akute Schmerzen möglichst wirkungsvoll zu lindern.

 Versuchen Sie sich nach einer Pause an dem folgenden Multiple-Choice-Test, um Ihr bisheriges Wissen selbst einzuschätzen. Bei einigen Fragen trifft mehr als eine Antwort zu, jedoch gibt es eine Antwort, die am besten belegt ist.

4.7 Multiple-Choice-Test

Management akuter Schmerzen

1. Welche der folgenden Nebenwirkungen von Schmerzen und Stress tragen am wahrscheinlichsten speziell zur Immunsuppression und zu erhöhter Infektionsgefahr bei?

   a) Atelektasen ☐

   b) erhöhte Thrombozytenaggregation ☐

   c) erhöhter Stoffwechsel ☐

   d) Übelkeit ☐

2. Welche der folgenden Substanzen ist schmerzauslösend und wird durch Behandlung mit einem NSA blockiert?

   a) Prostaglandin ☐

   b) Prothrombin ☐

   c) Prostazyklin ☐

   d) Prolaktin ☐

3. Welche der folgenden Substanzen eignet/eignen sich besonders gut bei entzündungsbedingten Schmerzen?

   a) Paracetamol ☐
   b) Codein ☐
   c) NSA ☐
   d) Diamorphin ☐

4. Welcher Wirkmechanismus gilt für Opioide?

   a) Entzündungshemmung ☐
   b) Wirkung am Ort der Gewebsschädigung ☐
   c) Blockieren von Schmerzsignalen im Gehirn ☐
   d) Zum-Schlafen-bringen des Patienten ☐

5. Welche der folgenden Reaktionen ist/sind keine übliche Nebenwirkung von Opioiden?

   a) Sedierung ☐
   b) Übelkeit und Erbrechen ☐
   c) Obstipation ☐
   d) Atemdepression ☐

6. Welches ist der beste Weg zur Verabreichung einer titrierten Opioiddosis?

   a) oral ☐
   b) intramuskulär ☐
   c) intravenös ☐
   d) rektal ☐

7. Welche Aussage beschreibt am genauesten die Wirkungsweise von Strategien wie Massage und TENS?

   a) Sie lenken den Patient davon ab, an seine Schmerzen zu denken. ☐
   b) Sie funktionieren durch Erregung bestimmter Nervenfasern und Öffnen des «Schmerztors». ☐
   c) Sie stimulieren die Freisetzung von Prostaglandinen. ☐
   d) Sie erregen die A-beta-Fasern und schließen das «Schmerztor». ☐

8. Welcher der folgenden Punkte beschreibt am genauesten eine Ablenkungsstrategie im Kontext des Schmerzmanagements?

   a) an einen schönen Urlaub denken und sich vorstellen, dort zu sein ☐
   b) beim Einatmen langsam bis zehn zählen und dann langsam ausatmen ☐

c) fernsehen ☐

d) ein Klavierkonzert von Brahms hören ☐

9. Welcher der folgenden Patienten sollte Entonox erhalten?

   a) Patienten mit Herzinfarkt ☐

   b) eine Schwangere ☐

   c) ein Patient mit Niereninsuffizienz ☐

   d) ein Patient mit Kopfverletzung ☐

10. Welche der folgenden Analgetika sollten nicht zusammen verabreicht werden?

    a) Paracetamol und ein NSA ☐

    b) ein NSA und Morphin ☐

    c) Codein und Buprenorphin ☐

    d) Acetylsalicylsäure und Paracetamol ☐

4.8 Antworten zum Multiple-Choice-Test

1. c) Die Stoffwechselrate ist bei der Immunsuppression besonders impliziert. Alle Übrigen sind unangenehme und potenziell gefährliche Nebenwirkungen von Schmerz und Stress, wurden jedoch bislang nicht speziell mit einer Depression des Immunsystems in Verbindung gebracht.

2. a) Prostaglandin E ist das Endprodukt einer Kette chemischer Vorgänge, die eintreten, nachdem es zu einem Gewebsschaden gekommen ist. Es erhöht bekanntermaßen die Aktivität von Nerven, die Schmerzimpulse leiten, und verstärkt daher den Schmerz. Prothrombin ist eine inaktive Substanz im Blutplasma und die Vorstufe von Thrombin, welches das Blut zum Gerinnen bringt. Prostazyklin ist eine Form des Prostaglandins, das von den Endothelzellen der Blutgefäße produziert wird. Es hemmt die Thrombozytenaggregation und verkürzt dadurch die Gerinnungszeit. Prolaktin ist das Hormon aus der Hypophyse, das die Laktation in Gang setzt.

3. c) NSA; ein Gewebsschaden infolge einer Operation am Knochen führt zur Freisetzung von Prostaglandinen, die an der Entstehung und Erhaltung der Infektion beteiligt sind.

4. c) Durch Blockieren der Schmerzsignale im Gehirn. Neuere Forschungsergebnisse deuten auch darauf hin, dass Opioide eine gewisse Wirkung auf das periphere Nervensystem haben. NSA verringern die Entzündung und wirken auch am Ort der Schädigung. Opioide können den Patienten schläfrig machen, dies ist eine Nebenerscheinung ihrer schmerzlindernden Eigenschaften.

5. d) Eine Atemdepression ist glücklicherweise recht selten, wenn Opioide korrekt verabreicht werden. Hat ein Patient schon mehrere Tag lang Opioide eingenommen, so induzieren diese nur sehr selten eine Atemdepression. Eine Sedierung ist bei der

Ersteinnahme von Opioiden häufiger. Übelkeit und Erbrechen beeinträchtigen etwa 30 % der Patienten während der ersten Tage der Opioideinnahme und Obstipation führt bei den meisten, die Opioide einnehmen, zu Problemen.

6. c) Intravenös; diese Art der Verabreichung ist die sicherste, da die Wirkung nach kurzer Zeit einsetzt und die Spitzenwirkung (einschließlich unerwünschter Nebenwirkungen) gewöhnlich nach 7 Minuten zu beobachten ist. Bei oraler Gabe kann der Wirkungseintritt zwischen 5 Minuten und einer Stunde liegen. Auch die Aufnahme aus einer intramuskulären Injektion ist variabel (5–70 min) und wird außerdem von Variablen, wie intravasaler Füllung, Kälte oder Hypotonie, beeinflusst.

7. d) Sie erregen die A-beta-Fasern, «schließen das Schmerztor» und schwächen auf diese Weise die Schmerzwahrnehmung ab. Man vermutet, dass sie auch die Freisetzung von Endorphinen fördern.

8. c) Fernsehen ist eine Ablenkung, die die Gedanken von den Schmerzen wegführt. Zwar beinhalten alle Strategien einen Grad an Ablenkung, das Zurückdenken an einen Urlaub ist jedoch gewöhnlich Teil der «gelenkten Imagination» und eine kognitive, d. h. Denkprozesse modifizierende Strategie, die in der psychologischen Schmerztherapie angewandt wird. Ablenkung und Imagination sind beides kognitive Strategien. Vollatemtechniken und das Hören eines entspannenden Musikstücks sind beides verhaltenstechnische Strategien, welche die Reaktion auf Schmerz modifizieren.

9. d) Ein Patient mit Kopfverletzung, und zwar auf Grund einer möglichen Erhöhung des Schädelinnendrucks. Patienten mit allen drei übrigen Erkrankungen sollten Entonox über kurze Zeit sicher vertragen.

10. c) Codein und Buprenorphin sollten nicht zusammen verabreicht werden. Es sind beides Opioide: Codein ist ein schwacher My-Agonist und Buprenorphin ist ein Agonist und Antagonist. Alle anderen können vollkommen sicher zusammen verabreicht werden und sind Teil der multimodalen Schmerztherapie.

Weitere Literaturempfehlungen

Counsell D. and Pediani R. (2004) *Patient Controlled Epidural Analgesia*. Oxford, Butterworth-Heinemann.
Evidence-based Perioperative Medicine, Geneva (2004) *Systematic Reviews in Anaesthesia, Analgesia and Critical Care*, http://www.hcuge.ch/anesthesie/anglais/evidence/arevu-syst.htm#top.
Gan T., Woolf C., Brennan T., Kehlet H. and Mekhail N. (2004) Unraveling the mechanisms and clinical consequences of pain: recent discoveries and the implications for pain management. *Medscape*, http://www.medscape.com/pages/public/about/about.
Gruener D. (2004) New strategies for managing acute pain episodes in patients with chronic pain. *Medscape*, http://www.medscape.com/pages/public/about/about. Harmer M. (2002) *Patient-controlled Analgesia*. Oxford, Blackwell Science.
Macintyre P. and Schug S. (2007) *Acute Pain Management: A Practical Guide*, 3rd edn. Edinburgh, Saunders Elsevier.
Middleton C. (2006) *Epidural Analgesia in Acute Pain Management*. Hoboken, NJ, John Wiley & Sons. Park G., Fulton B. and Senturan S. (2006) *The Management of Acute Pain*. Oxford, Oxford Medical Publications.

Scottish Intercollegiate Guidelines Network (2004) *Post Operative Management in Adults: A Practical to Postoperative Care for Clinical Staff*, http://www.sign.ac.uk/pdf/sign77.pdf.

Sherwood G., McNeill J., Starck P. and Disnard G. (2003) Changing acute pain management outcomes in surgical patients: research. *AORN Journal*, http://www.findarticles.com/p/articles/mi_m0FSL/is_2_77/ai_98134862.

Weitere deutschsprachige Literaturempfehlungen

Berufsverband Deutscher Anästhesisten und Berufsverband der Deutschen Chirurgen: Vereinbarung zur Organisation der postoperativen Schmerztherapie. Anästh Intensivmed **34** (1993) S. 28–32.

Brune K, Hinz B; Nichtopioidanalgetika (antipyretische Analgetika und andere) in Zenz M, Jurna I (Hrsg) Lehrbuch der Schmerztherapie, 2. Auflage, Wissenschaftliche Verlagsgesellschaft Stuttgart 2001.

Dauber A, Ure BM, Neugebauer E, Schmitz S, Troidl H; Zur Inzidenz postoperativer Schmerzen auf chirurgischen Normalstationen. Ergebnisse unterschiedlicher Evaluationsverfahren. *Anästhesist* **42** (1993) S. 448–454.

Freye E; Opioide in der Medizin, 4. Auflage, Springer Verlag Berlin New York, 1998.

Lehmann KA; Der postoperative Schmerz. Bedeutung, Diagnose und Behandlung. 2. Auflage, Springer, Berlin, 1994.

Maier C, Kibbel K, Mercker S, Wulf H; Postoperative Schmerztherapie auf Allgemeinstationen. Eine Analyse achtjähriger Erfahrung eines Akutschmerzdienstes. Anaesthesist **43**, 6 (1994), S. 385–397.

Malmberg AB, Yaksh TL; Cyclooxygenase Inhibition and the spinal release of prostaglandin E2 and amino acids evoked by paw formaline injection; J Neurosci **15** (1995) S. 2768–2776.

Ross FB, Smith MT; The intrinsic antinociceptive effects of oxycodone appear to be κ-opoid receptor mediated; Pain 73 Vol2 (1997) S. 151–158.

Simanski C, Kolek S, Pilgram B, Koch-Epping G, Neugebauer E; Zum Stellenwert der perioperativen Schmerztherapie für den Patienten: Ergebnisse einer anonymen Patientenumfrage an einer chirurgischen Klinik. *Der Schmerz* 14 Suppl 1(2000), S. S73.

Sprotte G; Ist der Würzburger Schmerztropf eine Alternative zur i. v. PCA? – Pro; Anästhesiol Intensivmed **35** (2000) S. 32–33.

Stamer U, Mpasios N, Maier C; Akutschmerzdienste in Deutschland: Welche Kriterien erfüllen sie? Der Schmerz **14** Suppl 1(2000), S. S86.

Wulf H; Epidurale Analgesie in der Behandlung postoperativer Schmerzen – Eine Übersicht. *Anaesthesist* **47**, 6 (1998), S. 501–510.

Wulf H, Neugebauer E, Maier C; Die Behandlung akuter perioperativer und posttraumatischer Schmerzen. Empfehlungen einer interdisziplinären Expertenkommission. Georg Thieme Verlag, Stuttgart New York, 1997.

5 Management chronischer Schmerzen

Lernresultate

Nach Abschluss dieses Kapitels wird die/der Lernende in der Lage sein, ...

- ... die gegenwärtige Theorie der Entstehung und Aufrechterhaltung chronischer Schmerzen kurz zu analysieren.

- ... einen Überblick über die beim Management chronischer Schmerzen angewandten medikamentösen, psychologischen, verhaltenstechnischen, sozialen und physikalischen Strategien zu geben.

- ... eine professionelle Zusammenarbeit beim ganzheitlichen Management der unter chronischen Schmerzen leidenden Person kritisch zu erörtern.

- ... Praktiken des Managements chronischer Schmerzen im eigenen klinischen Bereich zu analysieren und Methoden einer Beeinflussung von Veränderungen herauszuarbeiten.

Literatur zum Thema

Ashburn, M. and Staats P. (1999) Management of chronic pain. *Lancet*, **353**: 1865–9.
Bandolier (2007) Chronic non-malignant pain, http://www.jr2.ox.ac.uk/bandolier/booth/painpag/chronic.html.
DIPEx.org., Personal Experiences of Health and Illness, Chronic Pain, http://www.dipex.org/chronicpain.
Gatchel R., Peng Y., Peters M., Fuchs P. and Turk D. (2007) The biopsychosocial approach to chronic pain: scientific advances and future directions. *Psychological Bulletin*, **133**(4): 581–624.

Main C. and Williams A. (2002) Clinical reviews. ABC of psychological medicine. Musculoskeletal pain. *British Medical Journal*, **325**: 534–7, www.bmj.bmjjournals.com.

Pither C., Cognitive behavioural approaches to chronic pain, http://www.wellcome.ac.uk/en/pain/microsite/medicine3.html.

Shaw S. (2006) Nursing and supporting patients with chronic pain. *Nursing Standard*, **20**(19): 60–5.

Wells C., Chronic pain management, http://www.thepainweb.com/doclib/topics/000006.htm#drugs.

5.1 Hintergrund

Lesen Sie zu Beginn einiges von der im vorangehenden Abschnitt genannten Literatur zum Thema. Dies wird Ihr Wissen sowohl über aktuelle Theorien zur Entstehung chronischer Schmerzen als auch über Interventionen zur Betreuung und Behandlung sowie über einige der den Prozess behindernden Probleme und Barrieren mehren. Die gegenwärtige Forschung versorgt uns allmählich mit möglichen Erklärungen für die Entstehung chronischer Schmerzen und mit einigen Antworten auf die Frage, warum eine effektive Behandlung so vage sein kann.

Chronischer Schmerz wurde definiert als Schmerz, der kontinuierlich oder intermittierend 3 Monate oder darüber hinaus anhält [IASP, 1986]. Zwar macht es stets einen guten Eindruck, eine Definition wie diese zu haben, jedoch wird ein spezifischer Zeitrahmen angesichts der Erkenntnis, dass akute Schmerzen, die nicht mit der Heilung des Gewebes verschwinden, möglicherweise schon in einem viel früheren Stadium problematisch werden, zunehmend hinterfragt. So legt Waddell [1992] dar, dass z. B. akute Rückenschmerzen, die unzureichend behandelt werden, infolge von Muskelschwund und abnehmender Knochendichte innerhalb von Tagen nach ihrem Einsetzen chronisch werden können. Chronische Schmerzen lassen sich weiterhin in maligne oder nichtmaligne (bisweilen auch Dauerschmerz genannt) unterteilen. Diese Unterscheidung ist wegen des jeweils unterschiedlichen Behandlungsansatzes wichtig. Chronische, nichtmaligne Schmerzen* sind anhaltend und haben keinen Endpunkt. McCaffery und Beebe [1989: 232] definieren sie als:

> Schmerzen, die seit 6 Monaten oder länger bestehen, sich täglich fortsetzen, keine bedrohlichen Ursachen haben, auf gegenwärtig verfügbare Behandlungsverfahren nicht angesprochen haben und den Patienten unter Umständen lebenslang begleiten.

Wo chronische Schmerzen keine bestimmte organische und heilbare Ursache haben, konzentriert sich die Philosophie der Behandlung oft darauf, Patienten dabei zu helfen, Verantwortung für ihre Schmerzen zu übernehmen und unter Einsatz vielfältiger Strategien damit zurechtzukommen. Die Behandlungsziele bestehen üblicherweise in der Senkung des Verbrauchs unwirksamer Analgetika, im Hinterfragen negativer Überzeugungen und ungeeigneter Coping-Strategien, in Rehabilitation sowie im Steigern der Funktion und Lebensqualität. Im Gegensatz dazu können chronische maligne Schmerzen* in Bezug auf eine zum Tode führende Krankheit einen Endpunkt haben. Die Behandlungsansätze beinhalten eine ausreichende Analgesie, um Schmerzlinderung zu bewirken, und Dosen, die bei nichtmalignen Schmerzen normalerweise nicht in Frage kommen. Behandlungsziele sind ferner Symptomkontrolle sowie andere Strategien, welche die mehrdimensionale Natur von Schmerz widerspiegeln.

Angesichts der verschiedenen Herangehensweisen an die beiden Formen von chronischem Schmerz beschäftigt sich dieses Kapitel ausschließlich mit chronischen nichtmalignen Schmerzen, auch wenn viele der nichtmedikamentösen Vorgehensweisen gleichermaßen bei chronischen malignen Schmerzen hilfreich sind. Schmerz in Zusammenhang mit einem Malignom ist ein Thema für sich und den Lesern sei empfohlen, sich die CD-ROM «Breaking Barriers: Management of Cancer-related Pain», entwickelt vom Institute for Cancer Research in Zusammenarbeit mit dem Royal Marsden Hospital [2008] zu beschaffen.

Im folgenden Abschnitt werden einige der möglichen Erklärungen für chronische Schmerzen untersucht und es wird betrachtet, wie der Patient sie erlebt. Anschließend wird anhand medikamentöser und nichtmedikamentöser Interventionen eine Reihe von Strategien betrachtet, die helfen, mit chronischen Schmerzen im Kontext ihrer möglichen Ursache zurechtzukommen. Und schließlich wird darauf eingegangen, wie wichtig die Zusammenarbeit mit Patienten, Gesundheitsfachpersonen, Familien, Betreuungspersonen und sogar mit Arbeitgebern ist, wenn Verbesserungen des Schmerzmanagements nachhaltig sein sollen.

Praktische Übung

Besuchen Sie vor Beginn des nächsten Abschnitts die Internet-Seite http://www.dipex.org/chronicpain. Dort finden Sie 47 Interviews mit Personen unterschiedlichen Alters mit chronischen Schmerzen. Untersucht werden ihre Erfahrungen und wie ihre Schmerzen behandelt wurden. Auch zu den Krankheiten finden sich informative Erläuterungen. Suchen Sie sich ein paar der Befragten aus und hören Sie deren Geschichte.

5.2 Was sind chronische nichtmaligne oder Dauerschmerzen?

Zwar hilft es, darüber nachzudenken, welche Arten von Krankheit chronische Schmerzen hervorrufen könnten, es ist aber auch wichtig, zu betrachten, was Schmerzen erzeugen und aufrechterhalten könnte, wenn eine erkennbare organische Ursache fehlt.

Potenzielle pathologische Schmerzauslöser
Bei Krankheitsprozessen wie der rheumatoiden Arthritis scheint die fortlaufende Entzündung die offensichtliche Ursache zu sein und bei vielen Patienten besteht das Muster in aufflackernden Schmerzen, gefolgt von Phasen, in denen die Schmerzen nachlassen können. Auch Menschen, die an chronischen Kopfschmerzen, wie z. B. Migräne, leiden, erleben ein Aufflackern, gefolgt von Phasen der Schmerzfreiheit, gelten aber dennoch als an chronischen Schmerzen Leidende.

Neuropathisch bedingter Schmerz kann Merkmal akuter, chronischer maligner und chronischer nichtmaligner Schmerzen sein und wird verursacht durch Nervenschäden infolge von Erkrankungen wie Diabetes, multiple Sklerose und Parkinson-Krankheit*. Nerven können auch während einer Operation, nach einem Trauma oder Virusinfekt, sogar durch Mangelernährung und Toxine wie Alkohol geschädigt werden. Nervenschäden können dann Ausgangspunkt zentral fortschreitender reaktiver Veränderungen werden, die zu einer abnormen Nervenfunktion führen [Kehlet et al., 2006]. Neuropathisch bedingte Schmerzen wurden beschrieben als Schmerz in Zusammenhang mit abnormer Verarbeitung innerhalb des Nervensystems. Die «International Association for the Study of Pain» definiert sie als «Schmerz, der durch eine primäre Läsion oder Funktionsstörung des Nervensystems in Gang gesetzt oder verursacht wird» [Merskey/Bogduk, 1994]. Neuropathisch bedingte Schmerzen wurden auch beschrieben als Folge einer Schädigung oder Erkrankung mit Auswirkungen auf das periphere und/oder zentrale Nervensystem und einhergehend mit verschiedenen sensiblen und/oder motorischen Phänomenen [Backonja, 2003]. Neuropathisch bedingte Schmerzen halten über die normale Phase der Gewebsheilung hinaus an und gehen mit ernsten Begleiterkrankungen und erheblicher Behinderung einher [Cavenagh et al., 2006; Gustorff et al., 2008]. Nervenschäden können sowohl die Biochemie als auch die Schaltkreise primär sensibler Afferenzen sowie spinaler und zerebraler Neurone verändern. Das Gebiet neuropathisch bedingter Schmerzen ist ein relativ neuer Bereich wissenschaftlicher Entdeckungen und eröffnet neue und überarbeitete Formen der Behandlung, die sich von den üblichen Medikations- und Behandlungsplänen bei nicht neuropathisch bedingtem Schmerz unterscheiden [Rolke et al., 2006]. Leider sprechen die Fakten dafür, dass Gesundheitsfachpersonen neuropathisch bedingte Schmerzen auch weiterhin wie nozizeptive Schmerzen behandeln, was dazu beitragen könnte, dass viele Patienten keine verbesserte Analgesie erhalten. Die Behandlung neuropathisch bedingter Schmerzen wird in diesem Kapitel kurz angesprochen. Für eingehendere Informationen schauen Sie jedoch bitte am Schluss des Kapitels unter «Weitergehende Literaturempfehlungen» nach.

Weitere Ursachen chronischer Schmerzen sind jede Form der Ischämie (z. B. Angina pectoris* oder Claudicatio intermittens*). Chronisch obstruktive Atemwegserkrankungen können zu Thoraxschmerzen führen. Warum aber haben manche Menschen entzündliche Erkrankungen, Nervenschäden, Ischämie usw. mit anhaltenden und stark belastenden Schmerzen, während andere mit ähnlichen Erkrankungen dies nicht haben? Oder: Warum geben manche Menschen ganz erhebliche Grade an chronischen Schmerzen bei gleichzeitig anscheinend nur geringen Auswirkungen an, während sie es zugleich schaffen, ein erfülltes und aktives Leben zu führen? Eine Analyse von 1000 Konsultationen einer allgemeinmedizinischen Praxis ergab, dass 11,3 % davon auf Grund von Schmerzen mit mehr als 3 Monaten Dauer erfolgten [Potter, 1998].

Praktische Übung

Denken Sie an einige weitere Ursachen chronischer, nichtmaligner Schmerzen.
Fragen Sie Menschen, ob sie Dauerschmerzen haben.

Die Ursachen von Schmerzen scheinen weitaus komplexer als wir zunächst annahmen und unsere anfänglichen Versuche, chronische Schmerzen aus biomedizinischer Perspektive heraus zu bekämpfen, waren fast immer zum Scheitern verurteilt. Ausgangspunkt ist, dass wir alle den Schmerz vor einem komplexen physiologischen, genetischen und psychosozialen Hintergrund erleben und es ist das Wechselspiel dieser Faktoren, das die Umwandlung einer sensiblen Aktivität in eine Schmerzerfahrung beeinflusst und erfordert, ihn aus biopsychosozialer Sicht zu betrachten.

Fallgeschichte

Herr David ist Zimmermann und hat eine große Baufirma. Er ist verheiratet und hat zwei Kinder im Teenager-Alter. Seine Frau arbeitet im örtlichen Einzelhandel, macht jedoch für ihren Arbeitgeber auf der Suche nach neuen Geschäftsverbindungen und -ideen ausgiebige Reisen nach Südostasien. Vor 6 Monaten hob Herr David ein paar Kisten an, als «sein Rücken nachgab». Er ging eine Woche lang nicht zur Arbeit und blieb im Bett in der Hoffnung, es würde sich bessern, und war ängstlich bemüht, seinen Rücken nicht weiter zu schädigen. Auch nach der Rückkehr zur Arbeit blieben die Schmerzen bestehen. Er ging zu seinem Hausarzt, der eine einfache, unspezifische Zerrung diagnostizierte, ihn jedoch an einen orthopädischen Chirurgen überwies. Herr David fühlt sich durch den ziehenden Dauerschmerz eingeschränkt und reagiert gereizt gegenüber seiner Familie. Er macht sich Sorgen, dass diese Schmerzen vielleicht nie wieder weggehen und er nicht mehr arbeitsfähig sein könnte. Sein Leben scheint ihm nur noch ein Schatten der früheren Dynamik.

Denken Sie über Herrn Davids Situation nach. Was fühlt er Ihrer Ansicht nach und warum? Machen Sie sich Notizen und lesen Sie dann den folgenden Abschnitt.

Es gibt viele mögliche Auslöser, die chronische Schmerzen aufrechterhalten. Dies ist ein enorm komplexer Bereich, bitte schauen Sie daher für eingehendere Informationen auch in die «Weiteren Literaturempfehlungen» am Schluss des Kapitels. Zu den Schmerzauslösern gehören:

- *neuronale Plastizität.* Sie wurde kurz in den vorangehenden Kapiteln angesprochen, und zwar vor allem beim Erkunden entzündungsbedingter Schmerzen, von denen wir gewöhnlich annehmen, dass sie spontan verschwinden. Anders als bei der entzündungsbedingten temporären Hyperalgesie kann die Stimulation peripherer Nerven jedoch bei manchen Menschen anhaltende abnorme neurobiologische Veränderungen hervorrufen, die zu chronischen Schmerzen führen.

- *genetische Faktoren.* Die Sensibilität für klinische Schmerzen schwankt ganz erheblich, da keine zwei Personen über dieselbe Schmerzerfahrung berichten werden. Inzwischen ist weitgehend akzeptiert, dass genetische Einflüsse die Anfälligkeit für das Entstehen und Erleben chronischer Schmerzen sowie für das Ansprechen auf Anästhetika beeinflussen.

- *frühere Schmerzen.* Dieser Schmerzauslöser korreliert gut mit der Entstehung bestimmter chronischer, neuropathisch bedingter Schmerzen. So geht beispielsweise einer postzosterischen Neuralgie* oft eine schwere und schmerzhafte Gürtelrose voraus. Bei manchen Menschen scheint auch ein Zusammenhang zwischen schweren, unbeherrschbaren postoperativen Schmerzen und der Gefahr chronischer Schmerzen als Folgeerscheinung zu bestehen.

- *psychosoziale Faktoren.* Vor allem bei chronischen Muskel-Skelett-Schmerzen spielen psychische, soziale und ökonomische Faktoren eine bedeutsame Rolle bei der Entstehung und Aufrechterhaltung chronischer Schmerzen [Turk/Okifuji, 1996]. Schmerzerwartungen, Leidensgrade, Furcht, Depression, Pessimismus, Vermeiden von Aktivität, Erinnerungen, soziales Umfeld, Zufriedenheit mit der Arbeit und das Ausmaß körperlicher Aktivität können sich allesamt auf den Verlauf chronischer Schmerzen auswirken. Außerdem wird an den negativen Auswirkungen von Stress, Wut, Schlafentzug und Missbrauch in der Kindheit gearbeitet. Wahrgenommene Kontrolle und Selbstwirksamkeit scheinen wichtig zu sein, da Menschen mit hoher Selbstwirksamkeit im Allgemeinen stärker zu gesundheitsförderndem Verhalten und besserer Therapieeinhaltung motiviert sind. Selbstwirksamkeit scheint sogar das Immun- und Opioidsystem des Organismus zu beeinflussen [Weisenberg, 1998]. Auch Vulnerabilität oder Widerstandsfähigkeit sowie bestimmten Persönlichkeitsmerkmalen wurde eine Rolle bei der Entstehung chronischer Schmerzen zugewiesen. Temperament und Persönlichkeit können manche Menschen zu bestimmten Formen der Fehleinschätzung von Situationen prädisponieren, während andere widerstandsfähiger sind. Die Forschung spricht auch dafür, dass schwere Stressoren und die Art, in der wir darauf reagieren, nicht nur neurobiologische Prozesse und Strukturen verändern, indem sie sich negativ auf die Schmerzschwellen auswirken, sondern potenziell auch unsere Fähigkeit herabsetzen, mit nachfolgendem Stress zurechtzukommen.

Wenn Sie an die vorangehende Fallstudie und die Klagen von Herrn David zurückdenken, werden Sie Verbindungen zwischen seiner Situation und einigen der oben genannten Faktoren entdecken, und zwar vor allem seine Sorge und Angst hinsichtlich der Zukunft sowie deren mögliche Auswirkungen darauf, wie er selbst mit den Schmerzen zurechtkommt. Seine erste Reaktion war, untätig zu bleiben, und es scheint, als habe er nicht viel getan, um sich selbst zu helfen. Dies mag mit dem bei Menschen mit Rückenschmerzen oft anzutreffenden «Vermeidungsverhalten» zusammenhängen [Pincus et al., 2006]. Es ist wichtig, solche Sorgen rechtzeitig zu erkennen, um langfristig Schmerzen und Behinderung zu verhindern.

- *Abbau der körperlichen Kondition.* Auch wenn die Auswirkung eines Abbaus der körperlichen Kondition, d. h. des Verlusts körperlicher Fitness durch Krankheit oder Bewegungsmangel [Smeets/Wittink, 2007], durch die Forschung noch nicht vollständig erwiesen ist, arbeiten Schmerz-Management-Programme seit Jahren an der Verbesserung der Körperfunktion bei Menschen, die unter chronischen, vor allem vom Muskel-Skelett-System ausgehenden Schmerzen leiden. Es heißt, Schmerz würde durch Vermeidungsverhalten die Aktivität einschränken und dies könne zu konditionsabbau-bedingten physiologischen Veränderungen, wie etwa Muskelatrophie, Stoffwechselveränderungen, Osteoporose*

und Adipositas, sowie zu funktionellen Veränderungen, wie etwa Rückgang der Herz-Kreislauf-Kapazität, Abnahme der Muskelkraft und beeinträchtigter motorischer Kontrolle führen. Und schließlich könnte man annehmen, dass sich zunehmende Fitness auf Endorphine, die Gewichtszunahme und die Selbstachtung auswirken, was ja nur von Vorteil sein kann.

- *Alter und Geschlecht.* Allmählich beginnt die Forschung aufzuzeigen, auf welch unterschiedliche Weise Alter und Geschlecht die Entstehung chronischer Schmerzen beeinflussen können.

Die Auswirkungen der oben genannten Faktoren machen deutlich, dass chronische Schmerzen nicht in das biomedizinische Modell passen, um das sich so viele unserer Diagnosen und Behandlungen drehen. Hilfreicher ist ein biopsychosoziales Modell, das jedoch Zeit braucht, bis es sich auf die klinische Behandlung und die Wahrnehmung des Patienten auswirkt. Vor allem Patienten halten erwiesenermaßen stark an dem Glauben fest, Schmerz müsse stets eine «organische» Ursache haben, und weisen psychische Faktoren als Erklärung unter Umständen energisch zurück, was effektive Behandlungsstrategien und ein positives Ergebnis stark einschränken kann [Eccleston et al., 1997; Walsh/Radcliffe, 2002; Allcock et al., 2007].

5.3 Chronische Schmerzen aus der Sicht des Patienten

Lassen Sie uns Schmerz nun aus der Sicht des Patienten untersuchen. Zuvor sollten Sie jedoch die folgende Übung machen.

Praktische Übung

Wählen Sie aus Ihrem klinischen Bereich zwei Patienten aus, die an einer chronischen schmerzhaften Krankheit leiden. Bitten Sie sie, Ihnen möglichst viel über ihre Schmerzen zu berichten. Dazu müssen Sie ziemlich unstrukturiert vorgehen, da Sie ja möchten, dass sie «offen» sprechen und Ihnen möglichst viele Informationen geben. Fragen könnten jedoch wie folgt lauten:

- Erzählen Sie mir von Ihren Schmerzen. Wo haben Sie Schmerzen? Wann haben sie begonnen? Seit wann bestehen sie? Wie stark sind sie?

- Wie fühlen sich die Schmerzen an? Notieren Sie z. B. die Worte, mit denen Patienten ihre Schmerzen beschreiben, wie etwa «anhaltend», «stechend» und «einschießend».

- Was lindert Ihre Schmerzen? Was verschlimmert sie? Wie beeinträchtigen die Schmerzen Ihre Lebensqualität? Haben Sie Schwierigkeiten beim Schlafen? Wecken die Schmerzen Sie nachts auf? Beeinträchtigen sie Ihre Stimmung und den Appetit?
- Was könnten die Pflegenden tun, um Ihre Schmerzen zu bessern oder um Ihnen im Umgang damit zu helfen?
- Nehmen Sie irgendwelche Medikamente gegen Ihre Schmerzen? Erfahren Sie irgendwelche Nebenwirkungen durch die Medikamente? Setzen Sie irgendwelche Schmerzbewältigungsstrategien, wie z. B. Entspannung, ein?
- Wie fühlt sich Ihre Familie bei Ihren Schmerzen?

Jedes Interview sollte 20 bis 30 Minuten dauern. Es auf Band aufzunehmen, wird Ihnen ersparen, sich Notizen zu machen – erbitten Sie jedoch in jedem Fall zunächst das Einverständnis des Patienten. Nehmen Sie auch Ihre Beobachtungen über den Patienten (Gesichtsausdruck, Körpersprache usw.) auf.

Time-out

Denken Sie über die Ergebnisse Ihres Interviews nach:

- Welche Implikationen ergeben sich daraus für Ihre Praxis?
- Gibt es unter den gewonnenen Informationen charakteristische Merkmale, deren Kenntnis für Ihre KollegInnen von Wert sein könnte?
- Gibt es in Ihrem klinischen Bereich Mechanismen zur Verbreitung einiger Ihrer Erkenntnisse, wie etwa ein Schmerz-Assessment-Instrument im Pflegeplan?

In vielen Studien wurden die Erfahrungen von Menschen mit chronischen Schmerzen untersucht und man fand, dass sich Schmerzen auf viele Dimensionen ihres Lebens negativ auswirken. In den meisten Studien zeigte sich, dass der wichtigste Faktor für die Patienten darin bestand, dass man ihnen die Schmerzen glaubte. Dies könnten die Patienten Ihnen gegenüber erwähnt haben, als Sie mit Ihnen über ihre chronischen Schmerzen sprachen. Gehört werden, jemanden haben, der versteht und zeigt, dass er die Schmerzen des Patienten wahrnimmt, sind wichtige Punkte, vor allem, wenn noch keine formelle Diagnose erhoben wurde. Wurde keine zufrieden stellende Erklärung für die Schmerzen gefunden, versuchen Patienten unter Umständen zunehmend, die Ursache zu entdecken. Keine Erklärung zu haben hilft, Befürchtungen aufrechtzuerhalten, dass man ihnen nicht glaubt und ihr Schmerz «nur im Kopf» existiert, was Leid und Frustration nur erhöht. Viele Patienten müssen dahingehend beruhigt werden, dass ihre Schmerzen real sind, und sie brauchen eine Diagnose oder Erklärung ihrer Schmerzen als «Legitimation» ihres Leidens und ihrer «Rolle als kranke Person». Es scheint eine universelle Erfahrung aller an chronischen Schmerzen Leidenden, den Eindruck zu haben, die Menschen um sie herum – Familie, Freunde, Arbeitgeber und Gesundheitsfachpersonen – würden die Echtheit ihres Schmerzerlebens anzweifeln [Allcock et al., 2007].

Damit jedwede Pflege bedeutungsvoll zu sein beginnt, muss sie den sozialen und kulturellen Kontext chronischer Schmerzen und die Auswirkungen widerspiegeln, die der Hintergrund oder das soziale Umfeld des Patienten auf die Art und Weise haben können, in der er auf chronische Schmerzen reagiert und mit ihnen umgeht. Es gibt so viele Faktoren, die bekanntermaßen einen Einfluss auf das Maß an Leid haben, das Schmerzen einem Individuum bereiten. Wir alle kennen vielleicht Menschen, die mit unerträglichen Schmerzpegeln bei geringen, wenn überhaupt erkennbaren Auswirkungen auf die Lebensqualität oder die Freude an ihrer sozialen Interaktion zurechtzukommen scheinen. Andere hingegen scheinen vollständig von Schmerzen vereinnahmt zu sein. In dem verzweifelten Bemühen um eine Erklärung für ihre Schmerzen sind sie ständig auf der Suche nach Information durch Gesundheitsfachpersonen. Diese Unglücklichen haben häufig umfangreiche Patientenakten, da sie in dem oft fruchtlosen Versuch, ein «Heilmittel» zu finden, von einem Arzt zum anderen überwiesen werden.

5.4 Das Management chronischer Schmerzen

Vor dem Betrachten einiger der Strategien, die eingesetzt werden können, ist es hilfreich, sich in Ihrem Bereich einen Überblick über die Art des Schmerzmanagements zu verschaffen. Dazu werden Sie einige Zeit benötigen, wobei sich die folgenden Übungen empfehlen, um diesen Aspekt eingehender untersuchen zu können.

> ### Time-out
>
> Denken Sie noch einmal an diejenigen Patienten, die erkennbar chronische Schmerzen hatten. Betrachten Sie einige Assessments und Pflegepläne: Werden ihre Schmerzen dokumentiert? Wie könnten Sie – von einem Schmerz-Assessment-Instrument einmal abgesehen – von Patienten Informationen über deren Schmerzen erhalten?

Die zu geringe Dokumentation von Schmerzen ist ihrerseits gut dokumentiert [Dalton et al., 2001]. Dokumentation spielt jedoch eine wichtige Rolle im Schmerzmanagement, da sie uns ermöglicht, Informationen weiterzugeben und die Effektivität von Interventionen zu evaluieren.

Praktische Übung

Führen Sie alle Interventionen auf, die in Ihrer klinischen Praxis beim Management chronischer Schmerzen eingesetzt werden. Unterteilen Sie sie gegebenenfalls in medikamentöse und nichtmedikamentöse Strategien. Stellen Sie heraus, in welcher Weise jede dieser Interventionen mit gegenwärtig herrschenden Theorien der Schmerzwahrnehmung in Zusammenhang steht. Geben die Interventionen die mehrdimensionale Natur von Schmerz wieder, das heißt, sind beide Strategien in das Schmerzmanagement integriert oder werden individuelle medikamentöse Strategien als Einzige verdeutlicht?

Nur allzu oft untersuchen Gesundheitsfachpersonen die Ansichten der Patienten über ihr Schmerzmanagement nicht, sondern konzentrieren sich stattdessen auf biomedizinische und medikamentöse Interventionen. Strategien wie eine Steigerung des Wissens darüber, wie und warum es zu chronischen Schmerzen kommen kann, das Erkennen und Behandeln einer Depression, Maßnahmen gegen fehlangepasste Schmerzbewältigung, Verbessern des Selbstwertgefühls, Vermeidung ungesunder Schlafgewohnheiten sowie die Erhöhung der Funktionsfähigkeit und allgemeinen Fitness können zur Schmerzreduktion beitragen oder dem Patienten helfen, mit seinen Schmerzen besser «zurechtzukommen». Angesichts der Mehrdimensionalität des Schmerzes ist es logisch, dass Patienten von einer Reihe verschiedener Herangehensweisen profitieren. Der nächste Abschnitt gibt Ihnen Gelegenheit, einige der medikamentösen Ansätze bei chronischen Schmerzen sowie medikamentöse und nichtmedikamentöse Interventionen zu erkunden.

Praktische Übung

Gehen Sie die Pflegepläne dreier Patienten im Hinblick auf ein Schmerzproblem durch:
Werden die Probleme klar umrissen? Sind die Ziele realistisch, messbar, erreichbar und patientenzentriert? Werden die Interventionen allesamt dokumentiert? Wurden die Pflegepläne evaluiert?

> Denken Sie über Ihre Erkenntnisse nach. Was meinen Sie? Vielleicht überrascht es Sie zu sehen, wie wenig über das Hauptsymptom dokumentiert ist, das die Patienten zuerst in die Klinik oder in Kontakt mit Ihrem klinischen Bereich brachte.

5.5 Medikamentöse Ansätze des Schmerzmanagements – Ko-Analgetika

Medikamente können ein wichtiger Bestandteil der Schmerztherapie sein, daher sei der Leser auf Kapitel 3 verwiesen, um sich die wichtigsten Schmerzmittel in Erinnerung zu rufen. In der Behandlung chronischer (und akuter) Schmerzen werden eine Analgetikatherapie und medikamentöse Begleittherapien häufig zusammen mit nichtmedikamentösen Maßnahmen durchgeführt – je nachdem, was die Schmerzen zu bewirken und aufrechtzuerhalten scheint. In vielen Therapieplänen werden Patienten jedoch angehalten, ihren Analgetikakonsum zu reduzieren, sich auf Schmerzbewältigungsstrategien zu konzentrieren und Analgetika, sofern sie sich früher als wirksam erwiesen haben, für akute Exazerbationen aufzusparen. Bei vielen an chronischen Schmerzen Leidenden wirken einfache Analgetika, wie Paracetamol und NSA oder schwache Opioide, nicht mehr. Wenn die Schmerzen auf starke Opioidanalgetika ansprechen, sind die erforderlichen Dosen unter Umständen recht hoch und die Nebenwirkungen inakzeptabel. Oft müssen Menschen lernen, mit ihren Schmerzen zu leben und das Unwohlsein auf ein Minimum zu reduzieren. Dennoch gibt es natürlich Beispiele chronischer, nichtmaligner Schmerzen, die auf eine spezifische Medikation nicht ausreichend ansprechen. Zwar hat das Spektrum der Substanzen in den vergangenen 10 Jahren nicht wesentlich zugenommen, aber ihre Darreichungsform hat sich erheblich verändert. Um Probleme mit der oralen Gabe zu vermeiden, gibt es jetzt viel mehr topische Darreichungsformen bzw. Pflaster (z. B. Fentanyl oder Buprenorphin) oder sie werden über implantierbare Vorrichtungen gegeben, bei denen Medikamente intrathekal über einen in den Rücken implantierten Katheter verabreicht werden. Welche Medikamente bei chronischen Schmerzen gegeben werden, wird im Folgenden eingehender erörtert.

5.5.1 Adjuvante medikamentöse Therapie

Mit «adjuvante Therapie» sind Substanzen gemeint, die zwar keine offensichtliche analgetische Wirkung haben, auf Grund des komplexen Ursprungs mancher Schmerzarten jedoch bei bestimmten Erkrankungen und Umständen für Linderung sorgen können. Die genaue Wirkungsweise dieser Substanzen ist unbekannt. Zur Schmerzlinderung können sie allein oder zusammen mit herkömmlichen Analgetika verabreicht werden. Einige davon werden im Folgenden genauer betrachtet.

5.5.1.1 Antidepressiva

Antidepressiva scheinen ihre schmerzlindernde Wirkung über eine Erhöhung der Neurotransmitteraktivität (vor allem Noradrenalin und Serotonin) in den Synapsen der neuronalen körpereigenen Schmerzhemmung zu erreichen. Dieses System hat seinen Ursprung im Gehirn und unterstützt das Nervensystem, eingehende Schmerzsignale herab zu regulieren. Amitriptylin ist eine dieser Substanzen und wird oft zur Behandlung chronischer, neuropathisch bedingter Schmerzen eingesetzt. Die verabreichte Dosis ist gewöhnlich viel niedriger als die Dosis, die zur Behandlung von Depressionen nötig ist. Wird die Substanz bei einer Depression eingesetzt, kann es einige Zeit dauern, bis der Patient anspricht. Werden Antidepressiva hingegen zur Schmerzlinderung gegeben, scheinen manche Patienten rasch zu reagieren. Aber auch bei niedrigen Dosen kann die Analgesie verstärkt werden, da die Patienten eine gewisse antidepressive Wirkung spüren. Antidepressiva können sedieren, daher werden manche Patienten auch spüren, dass sie leichter einschlafen, vor allem, wenn die Substanz zur Nacht verabreicht wird.

Wenn die Dosis erhöht werden muss, um ein Ansprechen zu erreichen, müssen die Patienten über die Nebenwirkungen dieser Medikamente informiert werden. Dazu gehören unter Umständen Sedierung, Obstipation, Mundtrockenheit und Benommenheit. Bei den niedrigen Dosierungen für Patienten mit Schmerzen sind ernste Nebenwirkungen selten, wobei häufiger ältere Menschen betroffen sind. Für weitere Informationen siehe Mico et al. [2006] oder McQuay [2004].

Praktische Übung

Denken Sie darüber nach, wie sich ein Patient fühlen mag, der wegen chronischer Schmerzen seinen Hausarzt aufsucht und dort ein Antidepressivum verordnet bekommt. Welche Zusatzinformationen müsste der Patient erhalten?

Patienten mit chronischen Schmerzen sind oft sehr demoralisiert. So mancher von ihnen hat bereits ergebnislos ganze Testbatterien durchlaufen, aber immer noch Schmerzen. Wenn dann Antidepressiva verordnet werden, meint er vielleicht, der Arzt glaube, dass er «nicht richtig im Kopf» sei und nehme seine Schmerzen nicht wirklich ernst. Es muss unbedingt erläutert werden, dass das Antidepressivum auf chemische Substanzen im Gehirn einwirkt, um die Schmerzen zu verringern, und nicht dazu dient, die Stimmungslage zu heben, da dies eine ganz andere Dosis erfordert. Ebenso wichtig ist es, zu erkennen, dass viele Menschen mit chronischen Schmerzen depressiv sind. Ein erfolgreiches Management erfordert großes Verständnis und Sensibilität.

5.5.1.2 Antikonvulsiva

Antikonvulsiva bieten Analgesie bei einschießenden Schmerzen infolge einer Nervenschädigung. Wie bei den meisten hier beschriebenen Substanzen ist ihr Wirkmechanismus nicht völlig geklärt. Man geht davon aus, dass Carbamazepin und Phenytoin ein abnormes Feuern von Nervenfasern stabilisieren, wie dies bei Patienten mit Krampfleiden geschieht. Carbamazepin hat sich in der Behandlung der Trigeminusneuralgie als besonders nützlich erwiesen. Bedauerlicherweise leiden manche Patienten unter Schwindel, Schmerzen im Epigastrium, Übelkeit und Schläfrigkeit. Die neueren Antikonvulsiva, wie Gabapentin und Pregabalin, werden zur Behandlung chronischer, neuropathisch bedingter Schmerzen eingesetzt und scheinen weniger Nebenwirkungen zu haben. Sie können sogar von gewissem Nutzen sein, um akute Schmerzen vorbeugend zu behandeln. Ein Synergismus wurde zwischen Gabapentin und Morphin nachgewiesen und spricht dafür, dass präoperativ oral verabreichtes Gabapentin die Schmerz-Scores in der frühen postoperativen Phase sowie den Morphinverbrauch und die begleitenden Nebenwirkungen reduziert [Turan et al., 2004].

5.5.1.3 Spasmolytika

Baclofen dient zur Behandlung von Spasmen der glatten Muskulatur, kann aber auch zur Behandlung von Spasmen infolge schwerer Nervenschädigungen, vor allem bei Spastizität, eingesetzt werden [Stempien/Tsai, 2000]. Die wichtigsten Nebenwirkungen sind Sedierung, Verwirrtheit und Muskelschwäche. N-Butyl-Scopolamin kann zur Linderung von Unterleibsschmerzen bei chronisch schmerzhaften Erkrankungen, wie etwa dem Reizdarmsyndrom, dienen [Zuccaroli/Van Schoor, 2007].

5.5.1.4 Antihypertonika

Clonidin ist ein zentral und peripher wirksames Alpha-Rezeptor-Sympathikomimetikum und kann ein wirkungsvolles Analgetikum bei bestimmten Zuständen, wie z. B. neuropathisch bedingten Schmerzen, darstellen, obwohl seine Nützlichkeit durch Sedierung und Hypotonie eingeschränkt ist. Sein Einsatz als Pflaster kann sich in Zukunft bei bestimmten Erkrankungen als nützlich erweisen.

5.5.1.5 Kortikosteroide

Steroide werden recht häufig bei Schmerzen eingesetzt, die durch die plötzliche Verschlechterung einer chronischen entzündlichen Erkrankung ausgelöst werden. Sie werden auch ausgiebig zur intraartikulären Injektion verwandt, um Rückenschmerzen oder eine Hüftgelenksarthrose lindern zu helfen, und sie werden bei Patienten eingesetzt, die an fortgeschrittenen Tumorschmerzen leiden. Die Substanzen wirken auf vielfältige Weise, ihr analgetischer Effekt entsteht jedoch möglicherweise durch Reduktion des Ödems, das auf Nerven oder schmerzempfindliche Strukturen drückt. Ihre antiphlogistischen Wirkungen können auch die Konzentrationen an schmerzauslösenden Substanzen senken, die sich in geschädigtem Gewebe finden. Kortikosteroide sind nicht zu verwechseln mit nichtsteroidalen Antiphlogistika (NSA), den Analgetika, die sich besonders zur Bekämpfung akuter, entzündlich bedingter Schmerzen eignen. In der Behandlung chronischer Schmerzen dienen NSA gegen das Aufflackern einer chronischen entzündlichen Erkrankung, wie der Arthritis, scheinen bei chronischen neuropathisch bedingten Schmerzen jedoch nur eine geringe bis gar keine Wirkung zu haben.

5.5.1.6 Zentral wirsame Muskelrelaxanzien: Benzodiazepine

Zentral wirksame Muskelrelaxanzien, wie z. B. Diazepam, werden gewöhnlich bei akuten Muskel-Skelett-Schmerzen eingesetzt, und zwar vor allem im Bereich der Lendenwirbelsäule, wo es Muskelspasmen gibt. Wegen ihres Suchtpotenzials eignen sie sich nicht zur Langzeittherapie. Diazepam bringt erwiesenermaßen Schmerzlinderung bei Patienten mit einem hohen Grad an Angst oder Schlaflosigkeit.

5.5.1.7 Ketamin

Man geht davon aus, dass Ketamin seine analgetische Wirkung über eine Blockade des NMDA-Rezeptor-Komplexes ausübt, der am Wind-up-Phänomen beteiligt ist. Die Substanz dient zur Vollnarkose, hat aber auch eine starke analgetische Wirkung. Allerdings kann sie in anästhetischen Dosen schwere Dysphorie (das Gegenteil von Euphorie) und schreckliche Albträume oder Träume auslösen. Ein Versuch mit Ketamin kann in subanästhetischen Dosen unternommen werden, wenn der Patient unter hohen Opioiddosen keine Linderung erfährt, aber die Nebenwirkungen bedeuten, dass es gewöhnlich den «schwierigen» Fällen vorbehalten bleibt. Ketamin ist nur als parenterale Zubereitung erhältlich und sollte daher als niedrig dosierte Infusion verabreicht werden, auch wenn in letzter Zeit einige Studien dafür sprechen, dass es auch helfen kann, wenn die parenterale Darreichungsform oral gegeben wird. Für den perioperativen Einsatz von Ketamin zur möglichen Senkung des Risikos postoperativer Schmerzen siehe Kapitel 4.

5.5.1.8 Capsaicin

Capsaicin ist ein Auszug aus dem Chili-Pfeffer und und wird bei einer Vielzahl an Krankheiten, vor allem bei neuropathisch bedingten Schmerzen, eingesetzt. Es wird als Creme aufgetragen und soll zur Entleerung lokaler sensibler Nervenendigungen von Substanz P führen. Da Capsaicin zu Hautreizungen führt, sind verblindete Studien seiner Anwendung nur schwierig durchzuführen.

5.5.1.9 Lokalanästhetika

Lokalanästhetika werden meist intraartikulär, rückenmarknah oder in letzter Zeit auch topisch verabreicht. Als Pflaster hat sich Lidocain 5 % bei postzosterischen Neuralgie als wirksam erwiesen. Parenteral oder oral (z. B. als Mexiletin) verabreichtes Lidocain kann auch bei bestimmten Formen neuropathisch bedingter Schmerzen von Nutzen sein [Challapalli et al., 2005].

5.5.1.10 Bisphosphonate, Chemotherapie und Strahlentherapie

Bisphosphonate, Chemotherapie und Strahlentherapie dienen regelmäßig zur Behandlung von Schmerzen, die durch einen malignen Tumor verursacht werden, oder, im Falle von Bisphosphonaten, zur Behandlung der Osteoporose, werden jedoch an dieser Stelle genannt, weil sie in Lehrbüchern oft zur Behandlung chronischer Schmerzen erwähnt werden. Bisphosphonate können Knochenschmerzen lindern, indem sie die Reabsorption (Abbau) des Knochens verringern. Chemo- und Radiotherapie lindern Schmerzen, indem sie die Tumorgröße und damit auch den Druck auf Gewebe, Nerven und Organe in der Umgebung reduzieren.

Ein nützlicher Beitrag zur adjuvanten Therapie stammt von Knotkova und Pappagallo [2007].

5.5.2 Opioide in der Behandlung nichtmaligner Schmerzen

Bevor wir dieses Kapitel schließen, müssen wir noch die Opioide betrachten. Ihr Einsatz bei chronischen nichtmalignen Schmerzen ist hochgradig umstritten und manche Kliniker sind gar der Ansicht, sie seien gänzlich ungeeignet. Dies hat sich inzwischen gewandelt und ein Versuch mit Opioiden gilt im Allgemeinen als angemessen bei chronischen nichtmalignen Schmerzen, bei denen sich nach Versagen anderer Analgetika gezeigt hat, dass sie auf Opioide ansprechen. Der Beginn einer Opioidtherapie ist nicht ganz einfach und es empfiehlt sich eine Risiko-Nutzen-Analyse. Die «British Pain Society» [2005a] stellt hervorragende Richtlinien für die Anwendung von Opioiden bei chronischen nichtmalignen Schmerzen zur Verfügung, die u. a. folgende Punkte enthalten:

- Notwendig ist eine enge Arbeitsbeziehung zwischen Dienstleistern der Primär- und Sekundärversorgung in Bezug auf Patienten, denen Opioide verordnet wurden.

- Primärergebnis sollte die Schmerzlinderung sein, mit Verbesserungen des physischen, psychischen und sozialen Funktionierens als wichtigen Sekundärzielen.

- In Gesprächen mit dem Patienten sollte ein individuell gestalteter Behandlungsplan erstellt werden.

- Patienten sollten entsprechend dem klinischen Bedarf regelmäßig nachuntersucht werden.

- Der beste Weg zur Verabreichung von Opioiden bei chronischen Schmerzen führt gewöhnlich über eine langfristig wirksame Zubereitung, die ein- bis zweimal am Tag eingenommen wird, zusammen mit einer Zubereitung, bei der der Wirkstoff sofort freigesetzt wird, um bei Bedarf die Dosis rasch erhöhen oder Durchbruchsschmerzen behandeln zu können.

Die Pflastertechnologie ermöglicht es Patienten, ein Pflaster aufzulegen, das nur alle 3 Tage gewechselt werden muss. Manche Patienten erfahren auch Linderung durch Opoide und andere Substanzen, die über eine implantierte intrathekale* Vorrichtung direkt ans Rückenmark verabreicht werden. Mehr Informationen über die implantierbare intrathekale Medikation sind erhältlich bei der «British Pain Society» [2007].

5.5.3 Regionale Nervenblockaden

Neben den oben erwähnten medikamentösen Interventionen gibt es eine Reihe von Spezialverfahren, die – gewöhnlich durch einen speziell ausgebildeten Arzt – durchgeführt werden können, um mittels eines breiten Spektrums an Lokalanästhetika oder Nervenablationstechniken die Nervenbahnen zu unterbrechen. Dies ist ein spezielles und weites Feld des Schmerzmanagements und wird daher an dieser Stelle nicht vertieft. Weitere Informationen finden sich in einigen der zahlreichen Lehrbücher zu diesem Thema, etwa bei Jancovic [2004] oder bei Gymrek und Dahdah [2007].

In letzter Zeit haben außer Ärzten auch Pflegende und andere Gesundheitsfachpersonen die Ausbildung gemacht und Fertigkeiten erworben, um Nervenblockaden durchzuführen. Die primäre Verantwortung der Pflegenden liegt jedoch noch immer darin, für Sicherheit, Trost, Beruhigung, Assessment und Informationen zu sorgen.

> **Fallgeschichte**
>
> Frau Braun hat seit 30 Jahren einen Typ-1-Diabetes, der durch Insulin und Diät unter Kontrolle gehalten wird. In letzter Zeit war jedoch ihre Blutzuckerkontrolle nicht gut und ihr Körpergewicht war mit den Jahren kontinuierlich gestiegen. Vor allem nachts hat sie ein Brennen in den Füßen, das sie am Schlafen hindert. Letzte Woche war es so schlimm, dass sie häufig ein kaltes Bad einlaufen ließ und dann weinend auf dem Badewannenrand saß, mit den Füßen im kalten Wasser. Dies brachte einige Erleichterung und schließlich ging sie wieder zu Bett und schlief über kurze Phasen. Bei Tage sind die Schmerzen geringer, aber gelegentlich bekommt sie stechende «elektrische Schläge» von Schmerzen in den Füßen und vor allem ihre Zehen werden taub.

Diese Art neuropathisch bedingter Schmerzen ist bekannt als «periphere diabetische Neuropathie». Das erfolgreiche Management dieser häufigen Erkrankung hängt davon ab, dass sie genau erkannt und die Behandlung frühzeitig in der Primärversorgung begonnen wird. Falls die Schmerzen auf eine Reihe von Behandlungen nicht ansprechen, kann eine Überweisung an Spezialeinrichtungen (Diabetes-Sprechstunde, Schmerz-Ambulanz) erforderlich werden. Daousi [2004] und Tölle [2006] erläutern diesen Schmerz eingehender und liefern außerdem nachdenklich stimmende Daten über die hohe Anzahl Betroffener, die dies ihrem Hausarzt oft nicht mitgeteilt haben.

5.6 Nichtmedikamentöse Ansätze des Managements chronischer Schmerzen

Das effiziente Management chronischer Schmerzen muss ein Spektrum an Strategien umfassen, die eine physische und eine psychosoziale Grundlage haben. Die folgenden nichtmedikamentösen Strategien können hilfreich sein, um die Schmerzwahrnehmung zu verringern und gleichzeitig den Betroffenen zu helfen, mit den Schmerzen zu leben und zurechtzukommen. Wichtig ist, das Ziel der Schmerzbehandlung mit dem Patienten zu erörtern. Bei chronischen, durch eine Arthritis verursachten Schmerzen beispielsweise könnte es unrealistisch sein, Schmerzfreiheit zum Ziel zu haben, jedoch möchte die Person unter Umständen Schmerzen auf einem Niveau haben, das es ihr noch erlaubt, die Kinder in die Schule zu bringen oder einen kurzen Spaziergang im Park zu machen.

Die folgenden Abschnitte spiegeln das vielfältige und nützliche Spektrum verfügbarer Strategien zur Herabsetzung der Auswirkungen von Schmerzen auf das Leben eines Menschen wider, und zwar in der Absicht, Ansätze des Schmerzmanagements auszuweiten und Ihnen Gelegenheit zu geben, sich klarzumachen, wie Sie dazu beitragen könnten. An dieser Stelle sei jedoch hervorgehoben, dass Pflegende entsprechend dem NMC-Verhaltenskodex [2004] nur Therapien anbieten sollten, für die sie in geeigneter Weise ausgebildet wurden. Manche Therapien erfordern Basiswissen. Andere Strategien können trotz einer bei vielen noch immer ausstehenden Regulierung nach Abschluss eines breiten Spektrums an gegenwärtig verfügbaren Kursen praktiziert werden. Diese Kurse reichen von 1–2 Studientagen in einfacher Massage bis zu einem Kurs mit offiziellem Abschluss in Osteopathie oder Chiropraxis. Sie alle gelten als «komplementäre» oder «alternative» Ansätze, definiert als …

> … Angebot von Diagnose, Behandlung und/oder Prävention, das die Schulmedizin ergänzt, indem es zu einem gemeinsamen Ziel beiträgt, einen Bedarf befriedigt, der vom orthodoxen Vorgehen nicht befriedigt wird, oder die konzeptionellen Bezugsrahmen der Medizin diversifiziert [Ernst et al., 2001].

In der Vergangenheit haben komplementäre Ansätze infolge fehlender ernsthafter Forschung nur langsam an klinischer Akzeptanz gewonnen. Zwar ändert sich dies langsam, jedoch sind die Belege für manche dieser Studien nicht zwingend. Manche Formen der kognitiven Therapie und der Verhaltenstherapie wurden wissenschaftlich getestet und haben eindeutig vorteilhafte Wirkungen gezeigt, größtenteils scheint es jedoch, als seien viele der vorliegenden Forschungsarbeiten auf Grund häufiger methodologischer Probleme bei den Primärstudien nicht schlüssig [Carroll/Seers, 1998]. Die Durchführung kontrollierter Studien, wie etwa einer Scheinbehandlung mit Akupunktur, kann logistisch schwer fallen. Auch glauben viele Menschen, die sich für Komplementärtherapien entscheiden, fest an deren

Nützlichkeit und sind zu einer Teilnahme nicht bereit, wenn sie dabei randomisiert werden.

In der Praxis ziehen viele Patienten einen – wenn auch nicht immer messbaren – Nutzen aus komplementären Ansätzen. Dabei ist Schmerzlinderung unter Umständen nicht immer ihr Ziel: Wohlbefinden und verbesserter Schlaf können weitere wichtige Ergebnisse sein und diese Daten werden nicht immer erhoben. In Zeiten der evidenzbasierten Praxis und Clinical Governance muss man nicht nur über die aktuelle Forschung auf dem Laufenden sein, sondern auch große, randomisiert-kontrollierte Studien durchführen, so schwierig diese in der Praxis sein mögen. Auch wenn belastbare Belege weiterhin ausstehen, müssen Pflegende die Entscheidungen der Patienten unterstützen und möglicherweise hinsichtlich der besten Art zur Integration von Therapien beraten und schulen, um optimale Ergebnisse zu erzielen. Im Folgenden werden einige der häufigsten Therapieformen bei chronischen Schmerzen dargestellt.

5.6.1 Physikalische Techniken des Schmerzmanagements

Man ist der Ansicht, dass physikalische Vorgehensweisen unter Anwendung eines «Geist-Körper-Ansatzes» zur Behandlung von Schmerzen funktionieren, indem sie die «Kontrolle des Tors» im Rückenmark und im Gehirn dadurch beeinflussen, dass sie die Stimulation von A-beta-Fasern verstärken und in manchen Fällen die Freisetzung von Endorphinen*, den körpereigenen Opioiden, bewirken. Einige dieser Techniken sollen auch die Schmerzwahrnehmung reduzieren, indem sie Entspannung und Wohlbefinden vertiefen bzw. steigern. Viele Therapeuten sind überdies in der Position, mehr Zeit mit ihren Patienten zu verbringen, und auch diese persönliche Interaktion kann von Nutzen sein.

5.6.1.1 Akupunktur

Akupunktur wird seit Jahrtausenden praktiziert. Obwohl noch immer nicht ganz geklärt, gewinnt sie in der westlichen Medizin als eine bei bestimmten Schmerzformen wirksame Behandlung an Glaubwürdigkeit. Die Technik beinhaltet das Platzieren feiner, fester Nadeln in die Haut, und zwar an Akupunkturpunkten entlang von Energiebahnen, die als Meridiane bezeichnet und in der klassischen chinesischen Medizin beschrieben werden.

Es ist belegt, dass Akupunkturnadeln sensible Nerven in Haut und Muskulatur stimulieren und diese wiederum Signale an Rückenmark und Mittelhirn senden. Diese Art der Stimulation führt möglicherweise zu einer Schmerzmodulation über die Freisetzung von Endorphinen sowie zu einem Anstieg der Freisetzung von Serotonin* und Adrenalin* in das Zentralnervensystem. Man ist ferner der Ansicht, Akupunktur könne wirken, indem sie durch Freisetzung von Vasodilatatoren wie Histamin Blutgefäße verengt oder erweitert, aber die Debatte darüber, wie wirksam Akupunktur ist und bei welchen Krankheiten im Besondern sie wirkt, geht weiter [Moore/McQuay, 2005]. Akupunktur sollte stets von denen durchgeführt werden, die darin auch geschult wurden, da mit ihr einige Nebenwirkungen, wie Pneumothorax und Infektion, einhergehen.

5.6.1.2 Akupressur

Akupressur steht in dem Ruf, noch älter als die Akupunktur zu sein, auch wenn sie nicht so weit reichend praktiziert wird. Es heißt, Akupressur riefe die gleichen Wirkungen wie die Akupunktur hervor, sie beinhaltet jedoch keine Nadeln. Vielmehr wird über den Akupunkturpunkten entlang derselben Energiebahnen, welche die Grundlage der Akupunktur bilden, mit dem Finger oder der Hand Druck ausgeübt. Eine Form der Akupressur besteht in der Anwendung von «SEA-Bändern» zur Behandlung der Reisekrankheit. Es handelt sich gewöhnlich um etwa 3 cm breite, elastische Bänder mit einem kleinen, harten Knopf an der Innenseite. Sie können am Handgelenk getragen werden. Forschende haben auch über den Nutzen der Akupressur zur Behandlung von Übelkeit und Erbrechen nach einer Operation und zur Schmerzlinderung während des Transports in die Klinik bei kleineren Verletzungen berichtet [Kober et al., 2002; Streitberger et al., 2006; Lang et al., 2007]. Allerdings scheint in der Forschung nur wenig über ihren Platz bei chronischen Schmerzen gesagt zu werden.

5.6.1.3 Massage

Massage hat sich bei akuten Schmerzen als ganz sicher nützlich erwiesen und ist es demnach vielleicht auch bei Menschen, die an chronischen Schmerzen leiden. Man geht davon aus, dass sie Schmerzlinderung auf vielfältigen Wegen bewirkt. Die Stimulation der Haut kann die Durchblutung anregen, was dazu beiträgt, eine Schwellung zu verringern und die Heilung zu fördern. Berührung und Massage können die A-beta-Fasern mit großem Durchmesser stimulieren, die «das Schmerz-Tor schließen». Persönliche Zuwendung und Entspannung in Verbindung mit einer Massage können ein Gefühl des Wohlbefindens erzeugen und die Schmerzwahrnehmung modifizieren. Bei akuten Schmerzen stellen viele SportlerInnen mit einer schmerzhaften Verletzung fest, dass ihre Muskulatur und jegliches geschädigte Gewebe rasch auf eine mäßig tiefe Massage ansprechen und sie rascher wieder auf das Spielfeld zurückkehren können. Vor allem bei Babys wurde beobachtet, dass sie bei Kolikschmerzen unter einer sanften Massage Erleichterung finden. In der Forschung werden allmählich die Vorteile der Massage bei Patienten mit einem breiten Spektrum an chronischen Erkrankungen deutlich [Übersicht bei Tsao, 2007].

5.6.1.4 Chiropraktik

Vor allem die Chiropraktik ist eine populäre Form der Behandlung chronischer Schmerzen und wird gewöhnlich von Chiropraktikern, Osteopathen und Physiotherapeuten durchgeführt, um eine Reihe primär muskuloskelettaler Störungen zu behandeln. Wesentliches Merkmal dieser Therapien ist eine am Endpunkt eines normalen passiven Bewegungsumfangs rasch oder langsam ausgeführte Bewegung zur Erweiterung des Bewegungsumfangs im Gelenk. Auch wenn durch Analyse vieler Studien ein Nutzen nachgewiesen wurde, gibt es auch hier nur wenige Belege dafür, dass die Chiropraktik wirksamen konventionellen Behandlungsformen, wie Physiotherapie, Massage, körperliche Betätigung und medikamentöse Therapie, überlegen ist. Die Zeit mit einem professionellen Therapeuten, eine für gewöhnlich gründliche körperliche Untersuchung, eine Erklärung, warum Schmerzen ein Problem darstellen, und anschließend das Bewegen der betroffenen Bereiche über ihre «Behaglichkeitszone» hinaus kann viel dazu beitragen, den Patienten zu motivieren und sein Vertrauen in seine Fähigkeit zu mehr Körperbetonung zu stärken. Von Cherkin et al. [2003] und Assendelft et al. [2003] gibt es zwei Übersichtsarbeiten.

5.6.1.5 Transkutane elektrische Nervenstimulation

Geräte zur transkutanen elektrischen Nervenstimulation (TENS) wurden in Kapitel 4 kurz beschrieben. Man geht davon aus, dass sie die sensiblen Nervenendigungen stimulieren, indem sie einen kurz dauernden elektrischen Strom durch die Haut schicken. Dies ergibt ein prickelndes, kribbelndes Gefühl, sollte jedoch nicht unangenehm sein. Man geht auch davon aus, dass die transkutane elektrische Nervenstimulation (TENS) helfen kann, im Thalamus des Gehirns «das Tor zu schließen». Dort laufen Schmerznervenendigungen und gewöhnliche Berührungsempfindung vor ihrer letztendlichen Verteilung in die Hirnrinde zusammen. Einige Forschungsergebnisse sprechen auch dafür, dass TENS die Freisetzung von Endorphinen im Gehirn und Rückenmark stimulieren kann.

TENS kann bei jeder Art von Schmerzen wirken, hilft jedoch gewöhnlich bei der Linderung rheumatischer Schmerzen in Gelenken und Muskeln, bei Schmerzen im Bereich der Lendenwirbelsäule sowie bei Stumpfschmerz und Neuralgie.

Viele Unternehmen vermieten TENS-Geräte zusammen mit einfachen Bedienungsanleitungen an Patienten, z. B. bei Wehenschmerz oder bei arthritischen Muskel- und Gelenkschmerzen, oder die Geräte können oft auch in Sanitätshäusern erworben werden. Sie sind beliebt, weil sie keine Nebenwirkungen haben, und viele Patienten erfahren eine erhebliche Linderung ihrer Schmerzen. Pflegende müssen wissen, wie diese Geräte funktionieren, damit sie ihren Patienten beibringen können, sie sicher und vertrauensvoll einzusetzen.

Trotz ihres weit verbreiteten Einsatzes konnte eine Auswertung der Forschungsarbeiten im Jahre 2000 für TENS keine analgetische Wirksamkeit bei chronischen Schmerzen nachweisen, da sich für eine Meta-Analyse zu wenige Daten gewinnen ließen [Carroll et al., 2000]. Es bedarf neuer Studien mit verbessertem Design. Wo indessen Patienten von diesem System profitieren, erscheint es klug, es auch weiterhin zu nutzen.

Praktische Übung

Finden Sie heraus, wo in Ihrer Klinik und/oder Ihrem Pflegedienst Sie ein TENS-Gerät bekommen könnten. Oft ist es in der Apotheke erhältlich.
Arbeiten Sie heraus, was Sie lernen müssten, um einem Patient oder Freund seine Anwendung zu empfehlen und sie ihm beizubringen.
Sprechen Sie mit jemandem, der ein TENS-Gerät verwandt hat, und finden Sie heraus, wie er bzw. sie es zur Schmerzlinderung einsetzt. Versuchen Sie es selbst! In vielen Kliniken sind PhysiotherapeutInnen eine gute Quelle für Fachwissen und Erfahrung.

5.6.1.6 Rückenmarkstimulation

Die Rückenmarkstimulation dient bisweilen zur Therapie chronischer Schmerzen, die auf alle übrigen nichtinvasiven Techniken nicht angesprochen haben. Wie die TENS beruht auch ihre Wirkung auf der Gate-Control-Theorie des Schmerzes. Chirurgisch implantierte Elektroden (gewöhnlich über den Hintersträngen) bewirken ein elektrisches Feld zur Aktivierung schmerzhemmender Mechanismen. Nicht jeder Schmerz spricht auf diese Art der Behandlung an, aber bei sorgfältig ausgewählten Patienten kann die Rückenmarkstimulation Schmerzlinderung bringen. Weitere Informationen erhalten Sie bei der British Pain Society [2005b].

5.6.1.7 Wärmebehandlung

Wir alle wissen, wie gut es tun kann, in ein warmes Bad einzutauchen: Die verschiedenen Gewebe des Körpers aufzuheizen, kann sehr tröstlich und ermutigend sein. Wärme, auf die Haut gebracht, kann eine weitere Art sein, den Tormechanismus im Rückenmark zu schließen. Das bewusste Gefühl von Wärme neigt zur Unterdrückung der Schmerzwahrnehmung und hilft, geistige und körperliche Entspannung zu fördern.

Ein Anheben der Temperatur von geschädigtem Gewebe kann den Stoffwechsel beschleunigen, infolge der Vasodilatation die Durchblutung erhöhen, das Ödem verringern und die Regeneration beschleunigen.

Die Wärme eines Bades vor einer Tätigkeit kann die Viskosität von Synovialflüssigkeit senken, was wiederum bei Erkrankungen wie Arthritis die schmerzhafte Steifigkeit verringern kann. Den Tag mit einem warmen Bad zu beginnen, kann Leidenden ein angenehmeres Funktionieren ermöglichen. Trotz fehlender Forschung scheint Wärme eine nützliche Behandlung bei Rückenschmerzen, rheumatischen Erkrankungen und Schmerzen infolge von Narbengewebe und Adhäsionen zu sein. Interessanterweise kann Wärme, die bei Magenschmerzen angewandt wird, innerhalb von 5 Minuten die Azidität senken. Wärme sollte jedoch nie unmittelbar nach einer Gewebsschädigung angewandt werden, da sie die Schwellung verstärken kann.

5.6.1.8 Kältebehandlung

Auch die Kältebehandlung kann eine Form der Nervenstimulation sein, um eine Schmerzmodulation zu bewirken, auch wenn sie bei chronischen Schmerzen vielleicht nur von begrenztem Wert und gewöhnlich unbeliebt ist [Carlson, 2007]. Kälte zur Behandlung von Schmerzen kann in Form von eingepacktem, zerstoßenem Eis sowie in Form handelsüblicher, gelgefüllter, im Kühlschrank gelagerter Kältepacks angewandt werden.

5.6.1.9 Aromatherapie

Aromatherapie beinhaltet die Anwendung ätherischer, aus Pflanzen destillierter Öle. Neben dem jeweils wundervollen Duft heißt es auch, sie hätten spezielle therapeutische Eigenschaften, die auf das limbische System wirken, um Spannung und Stress abzubauen. Sie können zur Schlafförderung (Lavendel) und Schmerzlinderung (z. B. Nelkenöl in der Zahnmedizin) eingesetzt werden. Gewisse Öle, wie das Teebaumöl, haben bekanntermaßen antibakterielle Wirkung. Die Öle lassen sich auf verschiedene Weise verabreichen:

- in die Haut einmassiert
- direkt auf ein Taschentuch oder Kissen getropft
- als Raumspray
- in speziellen Brennern verdampft
- in Kompressen oder
- als Badewasserzusatz.

Auch hier gilt: Obwohl belastbare wissenschaftliche Belege für einen Nutzen fehlen, genießen so viele Patienten diese Erfahrung, dass argumentiert wird, Einzelbelege sollten genügen [Howarth, 2005]. In einigen Bereichen des britischen Gesundheitsdienstes (NHS) steht Aromatherapie zur Verfügung.

5.6.1.10 Reflexologie

Wie die Akupunktur ist auch die Reflexologie die Neuauflage eines alten Verfahrens. Die Therapie beruht auf der Vorstellung, dass jeder Teil des Körpers am Fuß oder an der Hand einen Reflexpunkt hat. TherapeutInnen verwenden ihre Finger und Hände, um einfachen, sicheren Druck auszuüben. Findet sich ein schmerzhafter Bereich, so konzentriert sich der Therapeut bzw. die Therapeutin darauf durch Druck in einer besonderen Weise, um den Reflex entweder anzuregen oder zu beruhigen. Es wird behauptet, die Behandlung könne durch «Normalisieren» einer Organfunktion Schmerzlinderung bringen und könne besonders nützlich bei Dysmenorrhö, Obstipation, Reizdarmsyndrom, Harnverhaltung und prämenstruellen Symptomen sein.

5.6.2 Psychologische Interventionen

5.6.2.1 Kognitive Verhaltenstherapie

Die kognitive Verhaltenstherapie und die operante Verhaltenstherapie konzentrieren sich auf Faktoren, die Leiden bei chronischen Schmerzen verursachen oder unterhalten. Da allgemein akzeptiert wird, dass Verhaltensreaktionen auf Krankheit und Schmerz sowohl durch negative als auch durch positive Verstärkung beeinflusst werden, versucht diese Therapie, die vorteilhaften Einflüsse zu verstärken, die das Schmerzmanagement verbessern und zu positiven Schmerzbewältigungsstrategien ermutigen können. Der Nutzen ist belegt und es lässt sich argumentieren, dass diese Behandlungsformen routinemäßig als Teil der multidisziplinären Therapie dienen sollten [Molton, 2007].

5.6.2.2 Entspannung

Entspannungsstrategien können ein Spektrum an Interventionen beinhalten. Die progressive Relaxation oder Muskelentspannung ist leicht zu erlernen und wirkungsvoll. Gewöhnlich an den Füßen beginnend und nach oben fortschreitend werden Muskelgruppen ausgewählt und einige Sekunden lang gezielt angespannt, bevor sie wieder entspannt werden. Angst und Muskelentspannung rufen entgegengesetzte Zustände hervor und können daher nicht nebeneinander bestehen.

Seers [1997] beschreibt die Auswirkungen eines Programms auf kommunaler Ebene, bei dem Entspannungstechniken bei Personen eingesetzt werden, die unter chronischen Schmerzen leiden. Die Befunde zeigen, dass die Patienten, denen Entspannungstechniken beigebracht worden waren, sowohl kurz- als auch längerfristig eine Abnahme der Schmerzintensität und eine Verbesserung des Schlafs erfuhren. Schofield [2002] betrachtete die Effekte des Snoezelens, eines im Snoezelen-Raum genossenen multisensorischen Umfelds, das die Entspannung verstärken soll und vor allem bei Personen mit Lernbehinderungen und Kindern wirksam sein kann.

Praktische Übung

Nehmen Sie eine bequeme Haltung ein und ziehen Sie die Schultern in Richtung der Ohren hoch. Behalten Sie diese Stellung für 10 Sekunden bei. Senken Sie dann die Schultern so weit wie möglich – wiederholen Sie dies einige Male. Was stellen jetzt Sie in Bezug auf Ihre Schultern fest? Waren Sie sich der Muskelverspannungen bewusst, bevor Sie diese Übung durchführten?

5.6.2.3 Biofeedback

Biofeedback ist eine Art von Training, bei dem Patienten mit chronischen Schmerzen eine Vielfalt an Selbstregulierungs- und Entspannungstechniken zur Kontrolle ihrer Physiologie lernen. Unter Anwendung von Feedback können Patienten lernen, Muskelspannung und Schutzhaltungen zu reduzieren. Sie lernen, ihre Haltung zu korrigieren und sogar, die Aktivität des autonomen Nervensystems – vor allem des Sympathikus, der bei der Schmerzverstärkung und -erhaltung eine Rolle spielt – zu kontrollieren. Biofeedback-Training beinhaltet gewöhnlich das Erlernen von Muskelentspannung, Zwerchfellatmung und Kontrolle der Herzfrequenz sowie geleitete Imagination und kognitives Restrukturieren. Die Forschung zeigt die Wirksamkeit dieser Techniken bei der Behandlung von Kopfschmerzen und Muskel-Skelett-Erkrankungen, wie chronischer Erschöpfung, und Reizdarmsyndrom. Eine kleine Studie über thermales Feedback bei Frauen mit Endometriose zeigte eine Besserung der Schmerzen und eine Abnahme ihrer Auswirkungen auf die Lebensqualität [Hawkins/Hart, 2003]. Diese Studie ist zwar klein, steht jedoch in einer Reihe mit anderen, welche die Vorteile dieses Ansatzes aufzeigen.

5.6.2.4 Hypnose

Hypnose ist so alt wie die Menschheit und wird in antiken ägyptischen Papyri genannt. Im Mittelalter wurde sie unpopulär, da sie mit Hexerei assoziiert wurde. Heutzutage nimmt das Interesse wieder zu und neuere kontrollierte Studien zeigen trotz einiger methodologischer Schwächen die Wirksamkeit einer Hypnotherapie bei chronischen Schmerzen. Eine Übersichtsarbeit mit kontrollierten Studien deutet darauf hin, dass eine hypnotisch induzierte Analgesie einen signifikant höheren Rückgang der Schmerzen bewirkt als keine Therapie oder einige der nichthypnotischen Interventionen, wie etwa ein Medikationsmanagement, physikalische Therapie und Schulung/Beratung. Die Wirkungen eines Autohypnosetrainings bei chronischen Schmerzen gleichen jedoch tendenziell denen der progressiven Muskelrelaxation und des autogenen Trainings, die beide oft hypnoseartige Suggestionen beinhalten [Jensen/Patterson, 2006]. Die Forschung unterstützt auch die Vorstellung, Hypnose sei ein eigenständiger psychischer Zustand und die Beteiligten würden sich nicht einfach nur dahingehend selbst täuschen, sie seien hypnotisiert. Unter Hypnose zeigen entsprechend empfängliche Personen während einer funktionellen Magnetresonanztomographie Veränderungen des linksfrontalen Kortex [Gosline, 2004].

5.6.2.5 Geleitete Imagination

Die geleitete Imagination ist oft Teil des Biofeedbacks oder der Entspannungstherapie und beinhaltet ein mentales Bild mit Realitätswert oder eine Fantasie, an der gewöhnlich alle fünf Sinne beteiligt sind. Es ist eine relativ leicht anwendbare Technik und kann zur Behandlung bei chronischen Schmerzen oder zur Ablenkung bei kurzen, schmerzhaften Eingriffen hilfreich sein. Wie andere nichtmedikamentöse Vorgehensweisen bei akuten Schmerzen sollte sie ein Analgetikum nicht ersetzen, sondern ergänzen. Versuchen Sie sicherzustellen, dass es keine Unterbrechungen gibt und die Umgebung warm ist. Die Wahl eines durch die Sinne zu erforschenden Themas – vielleicht ein Urlaub oder eine Aktivität, die dem Patienten Spaß macht – sollte zwischen diesem und der Pflegeperson abgestimmt werden.

Das folgende «Time-out» ist ein Beispiel für geleitete Imagination. Schauen Sie beim Imaginieren der Szene, ob Sie das Bild so klar zu visualisieren vermögen, dass Sie Ihren Geist von dem, was um Sie herum vorgeht, abziehen können. Es ist gut, die Imagination von Naturerlebnissen – die Wärme der Sonne oder das Glitzern des Meeres – einzuschließen. Sie müssen sich sehr stark konzentrieren, wobei dies manchen leichter fällt als anderen.

Time-out

Es ist ein warmer Sommerabend und der Wind raschelt leicht durch das Laub der Bäume. Sie sitzen unter einer Eiche und spüren das ein wenig feuchte Gras unter Ihnen und die warmen Sonnenstrahlen auf der Haut. In der Ferne hören sie das Lachen spielender Kinder und das Platschen von Wasser, in dem sie herumpaddeln und -springen. Der würzige Geruch von frisch geschnittenem Gras und der schwere Duft von Rosen mischen sich …

5.6.2.6 Musiktherapie

Die Musiktherapie kann als eine wertvolle kognitive Therapie wirken, mit dem zusätzlichen Nutzen, dass manche Musikstücke den Zuhörenden besänftigen und entspannen. Es hat sich gezeigt, dass Musik die Freisetzung von Endorphinen bewirkt und als Aufhänger für eine Entspannungstherapie fungiert. Zum Musikhören kann ein CD-Spieler, MP3-Player oder Kofferradio verwandt werden, wobei die Lautstärke je nach Intensität der Schmerzen erhöht oder verringert wird. Musikhören kann sogar bei der Arbeit oder bei irgendwelchen Tätigkeiten genutzt werden. Eine Übersichtsarbeit zu Schmerz und Musik von Cepeda et al. [2004] zeigte nur einen geringen Nutzen, bezog sich jedoch auf alle Arten von Schmerz. Bei bestimmten chronisch schmerzhaften Erkrankungen, wie Osteoarthritis, hat sich Musik als vorteilhaft erwiesen [McCaffery/Freeman, 2003]. Auch in Studien an Patienten mit chronischen Schmerzen [Siedliecki/Good, 2006] hat sich gezeigt, dass Musik Schmerzen lindert sowie Depression und Behinderung bessert, wobei sie zugleich Machtgefühle fördert.

5.6.3 Kräuter und Nahrungsergänzungsmittel

5.6.3.1 Kräuterzubereitungen

Kräuterheilmittel gehören zu den populärsten Komplementärtherapien und werden zum großen Teil gegen Muskel-Skelett-Schmerzen eingesetzt. Leider werden viele Kräuterzusammenstellungen unter Anwendung von «traditionellem» Wissen entwickelt, das einen bekanntermaßen unzuverlässigen Indikator für die Wirksamkeit darstellt [Ernst et al., 1998]. Es folgt eine Auswahl von Pflanzen, zu denen es einige Daten gibt:

- Die Schoten von Chili (*Capsicum*) enthalten Capsaicin, das nun auch als Creme erhältlich ist (s. o.).
- Teufelskralle (*Harpagophytum procumbens*) hat sich bei osteoarthritischen Schmerzen und bei Schmerzen im Lendenwirbelbereich als nützlich erwiesen.
- Die Rinde von Weiden (*Salix*, verschiedene Arten), aus der die Acetylsalicylsäure entwickelt wurde, hat sich bei Schmerzen im Lendenwirbelbereich als nützlich erwiesen.
- Phytodolor ist eine Mischung aus Extrakten der Echten Goldrute (*Solidago virgaurea*) und zweier Baumarten, der Espe bzw. Zitterpappel (*Populus tremula*) und der Gemeinen Esche (*Fraxinus excelsior*)
- Die Weihrauchpflanze (*Boswellia*) wie auch die Schlafbeere (*Withania somnifera*), bekannter unter ihrem indischen Namen Ashwagandha wurden zusammen mit den Gewürzen Ingwer (*Zingiber officinale*) und Gelbwurz (*Curcuma domestica*) auf ihre antiphlogistischen Eigenschaften hin untersucht, allerdings mit uneinheitlichen Ergebnissen. Die Samen der Schwarzen Johannisbeere (*Ribes nigrum*) und Borretsch (*Borago officinalis*) haben bislang uneinheitliche Ergebnisse gezeigt.
- Das Öl aus den Samen der Nachtkerze (*Oenothera biennis*) hat sich bei rheumatoider Arthritis als nützlich erwiesen.

Es sei daran erinnert, dass Kräuterheilmittel, nur weil sie als «natürlich» wahrgenommen werden, dennoch nicht immer sicher sind. Manche von ihnen haben recht starke pharmakologisch wirksame Inhaltsstoffe und können mit einer Reihe von Medikamenten in Wechselwirkung treten.

5.6.3.2 Nahrungsergänzungsmittel

Manche Nahrungsergänzungsmittel haben sich bei Erkrankungen wie der Osteoarthritis als vorteilhaft erwiesen, wie z. B. Glucosamin, Chondroitin sowie Avocado- und Sojaöl. Omega-3-Fettsäuren und Selen können bei rheumatoider Arthritis helfen, während sich S-adenosyl-Methionin bei Fibromyalgie bewährt hat.

Pflegende geraten oft in eine schwierige Position, wenn sie um ihre Meinung zur Aufnahme einer komplementärmedizinischen Behandlung gefragt werden, da sie selbst unter Umständen nur wenig darüber wissen. Da es gewöhnlich der Patient ist, der sich für eine komplementärmedizinische Therapie entscheidet, hegt er auch den starken Wunsch, dass sie wirksam sein möge. Allerdings sollte in einigen Fällen zur Vorsicht geraten werden, vor allem, wenn sich Patienten für Kräuterzubereitungen entscheiden, da es zu Wechselwirkungen zwischen Kräutern und Medikamenten bzw. Nahrungsmitteln kommen kann.

Bei allen oben genannten Therapien dreht es sich um eine Beteiligung an der Therapie und das Ausleben eines Gefühls persönlicher Kontrolle. Die Art, in der Personen ihre Kontrolle über eine Situation wahrnehmen, wird sich darauf auswirken, wie sie damit umgehen und darauf reagieren. Menschen mit externer Kontrollüberzeugungen scheinen intensivere Schmerzen zu verspüren als Menschen mit interner Kontrollüberzeugung und dies ist oft gekoppelt mit Gefühlen von Hilflosigkeit, einem Prädiktor für höhere Schmerzgrade [Hadjistavropoulos/Shymkiw, 2007]. Bei chronischen Schmerzen sollten Behandlungsformen, die eine interne Kontrollüberzeugung stützen, wie etwa die oben erwähnten Selbstbehandlungsstrategien, im Vergleich zu Behandlungen, die dem Patienten einfach nur «zugefügt» werden, langfristig den größten Nutzen haben.

5.7 Weitere Überlegungen zum Schmerzmanagement

5.7.1 Placebo

Es ist wichtig, die Macht und, in manchen Fällen, auch die Nützlichkeit des Ansprechens auf Placebo zu erwähnen. Meist gilt das Placebo als eine Art Scheinmedikament. Bevor die Ethik stärker an Einfluss gewann, war man in manchen Fällen der Ansicht, es könne zum Nachweis falscher Schmerzbehauptungen dienen. Das Wort «Placebo» stammt aus dem Lateinischen (*placere* = gefallen), jedoch ließe sich der Placeboeffekt auch auf moderne Weise erklären:

> Der Glaube des Arztes an die Behandlung und der Glaube des Patienten an den Arzt haben eine sich gegenseitig verstärkende Wirkung. Das Ergebnis ist ein starkes Heilmittel, das nahezu garantiert eine Besserung und bisweilen die Heilung bewirkt [Skrabanek/McCormick, 1990: 13].

In Medizinerkreisen wurden Placebos stets mit großer Skepsis betrachtet, für manche galten sie gar als «Ärgernisvariable» in der Forschung und wieder anderen als Zeichen ärztlicher Scharlatanerie und Quacksalberei [Wall, 1992]. Aus der Literatur liegen jedoch mittlerweile zwingende Beweise dafür vor, dass eine Placebo-Analgesie zu einer starken Reaktion führen kann. Mit Hilfe von Instrumenten zur Darstellung des Gehirns, wie der Positronenemissionstomographie (PET) und der funktionellen Magnetresonanztomographie (fMRT), hat sich unser Wissen über Placebos als Analgetika beträchtlich erweitert [Kong et al., 2007]. Es überschreitet den Rahmen dieses Buches, eingehender in diese faszinierende Thematik einzusteigen und die LeserInnen seien auf ein breites Spektrum an Literatur, wie etwa von Brody und Brody [2001] und Kradin [2008] verwiesen.

5.7.2 Körperliche Betätigung

Bei Patienten, die an chronischen, nicht tumorbedingten Schmerzen leiden, sollte das Erstellen eines Plans zur strukturierten körperlichen Betätigung in die Strategien der Schmerzkontrolle integriert werden. Auch wenn sie sich zunächst als schwierig erweisen könnte, geht man davon aus, dass körperliche Betätigung aus folgenden Gründen von Vorteil ist:

- Sie erhöht die Mobilität.
- Sie ermöglicht soziale Interaktion.
- Sie verringert ein Überanstrengen der Muskulatur und schwächt eine Muskelspastik ab.
- Sie regt natürliche Endorphine an.
- Sie ruft Reize hervor, die mit dem Schmerz konkurrieren, und setzt dadurch die Schmerzwahrnehmung herab.
- Sie verringert Erschöpfung durch Stärkung der Kräfte.
- Sie erhält die kardiovaskuläre Fitness.
- Sie setzt die Demineralisation des Knochens herab.

5.7.3 Vertrauensvolle therapeutische Beziehungen

Das Schaffen einer vertrauensvollen Beziehung zwischen Pflegeperson und Patient wird als therapeutische Intervention oft übersehen. Die Pflegepartnerschaft gilt als eine Art, zu betrachten, was geschieht, wenn die Pflegeperson einem

Patienten, der eine gesundheitliche Störung durchmacht, Erfahrung und Wissen anbietet [Christensen, 1993]. Diese Partnerschaft kann essenzieller Bestandteil des Schmerzmanagements sein. Die Fähigkeit, Vertrauen und Empathie zu vermitteln, ist eine von Fertigkeiten und Wissen getragene Pflegehandlung, die eine Partnerschaft in der Pflege erfordert, bei der Patienten und deren Familien an zentraler Stelle stehen. Jemand unter Schmerzen ist extrem verletzlich und die bzw. der Pflegende kann ihm dabei behilflich sein, und zwar nicht nur, um mit den Schmerzen zurechtzukommen, sondern auch, um einige lebenswichtige Kommunikationsfertigkeiten für den Umgang mit anderen Gesundheitsfachpersonen zu entwickeln.

Time-out

Denken Sie über die Notizen nach, die Sie sich zuvor in diesem Kapitel im Anschluss an die Interviews von Personen mit chronischen Schmerzen gemacht haben:

- Ist Ihnen etwas über die «Wirkung» aufgefallen, die es hatte, sich Zeit zu nehmen und mit ihnen über ihre Schmerzen zu sprechen?
- Was glauben Sie, den Patienten vermittelt zu haben, als Sie mit ihnen plauderten, und wie könnte ihr Schmerzerleben dadurch beeinflusst werden?

Tag und Nacht mit Schmerzen zu leben und sich isoliert, deprimiert und verängstigt zu fühlen, hat verheerende Auswirkungen. Dieser Zustand kann sich noch intensivieren, wenn keine körperliche Ursache für die Schmerzen zu finden ist und endlose Termine in der Klinik dem Leidenden letztlich das Gefühl vermittelt haben, niemand glaube ihm.

Dass andere an die Schmerzen glauben, hat sich bei Personen, die unter nichtmalignen, chronischen Schmerzen leiden, als entscheidend erwiesen [Seers/Friedli, 1996]. Indem Sie Schmerzen mit Ihrem Patienten erörtern, haben Sie wahrscheinlich den Glauben an seine Schmerzen ebenso wie Vertrauen und Empathie vermittelt. Dieses offene Sprechen über Schmerzen kann sich letztlich in hohem Maße als nützlich erweisen, um den Patienten zu helfen, mit etwas zurechtzukommen, das sich als unheilbare Krankheit herausstellen kann.

5.7.4 Gesellschaftliche Aktivitäten

An chronischen nichtmalignen Schmerzen Leidende werden infolge der ständigen Schmerzen oft einsam und deprimiert. Der Teufelskreis aus Schmerz, Isolation und Depression führt nur dazu, dass sie sich noch weiter zurückziehen und an sozialen Aktivitäten, die ihnen früher viel Freude bereiteten, oft nicht mehr teilnehmen. Wichtig ist, ihnen die Teilhabe an sozialer Interaktion zu erleichtern. Die Begegnung mit Freunden wird helfen, sie von den Schmerzen abzulenken und ihre Selbstachtung zu erhöhen. Führen Medikamente und ärztliche Interventionen zu keinerlei Schmerzlinderung, liegt das realistischste Ziel meist darin, die Patienten bei der Rückkehr zu einer möglichst normalen Lebensweise zu unterstützen.

Gewisse Patienten mit Schmerzen unbekannter Ätiologie werden eine Zeit lang fortfahren, Schmerzverhalten und negative Schmerzbewältigungsstrategien zu entwickeln und die «Krankenrolle» einzunehmen. Dies führt zu weiterem Rückzug aus ihrem Umfeld. Es verändert ihre Rolle in der Gesellschaft, sodass sie weniger aktiv werden, weniger anteilnehmen und sich vollkommen auf ihren Schmerz konzentrieren. Das Management solcher Patienten kann in der Tat zu einer großen Herausforderung werden. In Kapitel 7 dieses Buches werden einige der Themen im Umfeld der Versorgung von Patienten, die in diese «herausfordernde» Kategorie fallen, eingehender beschrieben.

Time-out

Denken Sie noch einmal an Ihre Unterhaltungen mit Ihren Patienten:

- Haben sie eigentlich über ihr gesellschaftliches Leben gesprochen?
- Haben sie noch an gesellschaftlichen Ereignissen teilgenommen oder Freunde besucht?
- Wenn sie dies nicht mehr taten: Warum?
- Wie könnten sie mit einigen dieser Dinge wieder beginnen?

5.8 Professionelle Kooperation im Schmerzmanagement

Eine ganze Reihe von Fachkräften kann sowohl individuell als auch als Teil eines Spezialteams einen bedeutenden Beitrag zur Schmerzlinderung leisten. In den vorangehenden Abschnitten wurde ein Spektrum an Interventionen für das gemeinsame Schmerzmanagement zusammen mit klinisch Tätigen, wie Ärzten,

Psychologen, Physiotherapeuten, Chiropraktikern, Osteopathen, Pharmazeuten, Beschäftigungstherapeuten und Fachpflegepersonen dargestellt. Sie alle können konsultiert werden, wenn es um ihre Sachkenntnis und ihren fachlichen Beitrag geht. In manchen Fällen, z. B. bei TENS, können PhysiotherapeutInnen oder spezialisierte Pflegepersonen wegen ihrer Erfahrung und um ihrer Mitarbeit willen konsultiert werden.

Praktische Übung

Betrachten Sie die Gesundheitsfachpersonen in Ihrem Klinikbereich, die beim Management chronischer Schmerzen eine Rolle spielen. Machen Sie sich kurze Notizen zu jeder Rolle. Führen Sie nun mit jeder der Personen ein Interview darüber, wie sie ihre Rolle im Management chronischer Schmerzen wahrnimmt.
Gibt es in Ihrer Klinik oder Ihrem Pflegedienst noch andere Gesundheitsfachpersonen, die sich für Schmerzen interessieren? Wie gewinnen Sie Zugang zu dem, was diese Personen einbringen können? Wie könnten Sie die Zusammenarbeit zwischen den vielen Fachkräften mit Interesse am Schmerzmanagement oder einer Rolle darin verbessern?

Es kann einigermaßen überraschen, wie viele verschiedene Gesundheitsfachpersonen sich für Schmerzmanagement interessieren oder etwas dazu beisteuern. Wenn dies auf effiziente Weise kommuniziert wird und diese Fachkräfte zusammenarbeiten, kann dies immense Auswirkungen haben. In den folgenden Abschnitten wird betrachtet, wie multiprofessionelle Teamarbeit die Situation bei chronischen Schmerzen verändert hat.

Kliniken für chronische Schmerzen

Das Konzept der Klinik für chronische Schmerzen wurde in den 60er-Jahren von zwei begeisterten Anästhesisten, John Lloyd und Samuel Lipton, zuerst vorgeschlagen. Die ursprünglich angewandten Techniken bestanden in Nervenblockaden und medikamentösen Interventionen, jetzt wird in den Kliniken ein Spektrum an Strategien – von Akupunktur und körperlicher Betätigung bis zu Biofeedback und Psychotherapie – eingesetzt, in das eine Reihe von Fachkräften eingebunden ist. Diese multidisziplinären Schmerzkliniken gewannen zunehmend an Beliebtheit und haben vielfältige Gestalt angenommen. Solche Kliniken unterhalten oft ambulante oder stationäre Schmerz-Management-Programme. Patienten können durch ihren Hausarzt oder durch einen Facharzt, der sich um ihre Versorgung kümmert, in eine Klinik für chronische Schmerzen eingewiesen werden. Hinsichtlich ihrer Struktur und des Managements variieren diese Kliniken stark untereinander.

Das Vorhalten von Diensten für chronische Schmerzbehandlung wird in Großbritannien zunehmend kritisch betrachtet, da die gegenwärtige Ausgestaltung kostspieliger Dienste für eine Minderheit von Personen weder moralisch noch finanziell einen Sinn ergibt [Foster, 2004]. Diesen Punkt betont Seers [1997] in der Begründung für einen kommunalen Dienst für an chronischen nichtmalignen Schmerzen Leidende, bei dem eine sehr einfache und kostengünstige Intervention (Entspannungstraining) eingesetzt wird. Pflegende befinden sich in idealer Position, um solche Dienste zu entwickeln und den Bedürfnissen von Patienten zu entsprechen.

Praktische Übung

Finden Sie heraus, wo die nächste Schmerzklinik liegt, und zeigen Sie auf, wie Patienten dorthin überwiesen werden. Welche Möglichkeiten werden dort angeboten und wie wird der Erfolg der dortigen Programme ausgewertet? Schreiben Sie dies auf einigen Bögen A4-Papier nieder.

Wie bereits erwähnt, stellen Sie möglicherweise fest, dass es nur wenige solcher Dienste gibt und die Interventionen stattdessen auch weiterhin auf Medikamente und invasive Prozeduren ausgerichtet sind. Gibt es hier für die Pflegeperson Raum zur Entwicklung von Diensten, bei denen einige der in diesem Kapitel besprochenen nichtmedikamentösen Interventionen zum Einsatz kommen? Von Pflegenden geleitete Dienste wurden bereits für eine Reihe von Patientenbedürfnissen entwickelt und haben sicherlich das Potenzial, auch beim Management chronischer Schmerzen Erhebliches einbringen zu können. Eine Pflegeperson kann an der Klinik bereits beteiligt sein, aber in welcher Eigenschaft bzw. Position? Trägt die Rolle der Pflegeperson aktiv dazu bei, den Patienten zu helfen? Es lassen sich viele Fragen stellen, aber die Zukunft mit einer stärkeren Anerkennung chronischer Schmerzen sieht viel versprechend aus. Die Notwendigkeit einer Pflege, die mehr Menschen erreicht, indem sie ihnen hilft, die Lebensqualität zu verbessern, könnte in den kommenden Jahren höhere Priorität gewinnen.

5.9 Zum Abschluss

Wenn Schmerzen kein absehbares Ende haben und unter Umständen lebenslang ertragen werden müssen, können Pflegende den Betroffenen und deren Familien helfen, sich mit dieser Situation zu arrangieren und mit den Schmerzen zurechtzukommen. Patienten und deren Familien über Schmerzen zu unterrichten und auf ihre Schmerzbewältigungsstrategien zurückzugreifen, gibt den Betroffenen ein wenig Kontrolle über ihr Leben.

Dieses Kapitel konzentrierte sich auf das Erheben von Daten aus der klinischen Praxis, um Ihnen untersuchen zu helfen, wie chronische Schmerzen gegenwärtig in Ihrem Bereich betreut werden. Es gibt Ihnen ein Rahmenwerk, mit dem Ihre eigenen Erfahrungen und Ihr Umfeld verglichen werden können. Es wird davon ausgegangen, dass dies Ihnen die Begeisterung und das Wissen vermittelt, um das gegenwärtige Management chronischer Schmerzen in Ihrem Praxisbereich zu analysieren und Methoden herauszuarbeiten, um auf eine Veränderung hinzuwirken.

 Versuchen Sie sich nach einer Pause an dem folgenden Multiple-Choice-Test, um Ihr bisheriges Wissen selbst einzuschätzen. Bei einigen Fragen trifft mehr als eine Antwort zu, jedoch gibt es eine Antwort, die am besten belegt ist.

5.10 Multiple-Choice-Test

Management chronischer Schmerzen

1. Welches ist die Hauptwirkung von Antidepressiva, wenn sie gegen chronische Schmerzen eingesetzt werden?
    a) Sie lindern die Depression, sodass man den Schmerz weniger spürt. ☐
    b) Sie machen schläfrig, sodass man körperlich und seelisch entspannter ist. ☐
    c) Sie wirken zentral und erhöhen die Noradrenalin- und Serotoninspiegel. ☐
    d) Sie blockieren die Bradykininsynthese. ☐

2. Warum sollten das Assessment und das Management von Schmerzen dokumentiert werden?
    a) Es ermöglicht eine Evaluation der Wirksamkeit von Interventionen. ☐
    b) Es ist gute Praxis und professionell. ☐
    c) Es ermöglicht anderen Fachkräften zu sehen, wie Schmerzen betreut werden. ☐
    d) Dokumentation formalisiert das Schmerzmanagement. ☐

3. Welcher der folgenden Punkte wird als «adjuvante Therapie» bezeichnet?
    a) Medikamente zur Behandlung der Nebenwirkungen einer Analgesie ☐
    b) Medikamente, die keine Analgetika sind, aber eine gewisse Schmerzlinderung bewirken können ☐

c) Medikamente zur Aufhebung einer Analgesie ☐

d) Medikamente zur Behandlung von Angst und Depression ☐

4. Welche Arzneimittel werden häufig zur Behandlung chronischer Schmerzen, bei Patienten mit offensichtlicher oder unklarer Schmerzursache, angewandt?

   a) Stereoide ☐

   b) Ketamine ☐

   c) Bisphosphonate ☐

   d) Antidepressiva ☐

5. Wie wirkt Akupunktur beim Schmerzmanagement vermutlich?

   a) durch Stimulation der Meridiane ☐

   b) durch Stimulation motorischer Nerven in der Haut ☐

   c) indem sie jemanden von der Schmerzerfahrung ablenkt ☐

   d) durch Stimulation der sensiblen Nerven in der Haut und Stimulierung der Freisetzung von Endorphinen ☐

6. Welche Nervenfasern werden bei der TENS in positiv stimuliert?

   a) C-Fasern ☐

   b) A-beta-Fasern ☐

   c) motorische Fasern ☐

   d) A-delta-Fasern ☐

7. Bei welchem der folgenden Verfahren wurde eine spezielle Wirkung auf die Magenazidität nachgewiesen?

   a) TENS ☐

   b) Aromatherapie ☐

   c) Akupressur ☐

   d) Wärmetherapie ☐

8. Welcher der folgenden Faktoren hat sich bei Patienten mit chronischen Schmerzen durchgängig als der nützlichste erwiesen?

   a) andere zu haben, die an ihre Schmerzen glauben ☐

   b) regelmäßige Konsultationen beim Arzt ☐

   c) Ruhe und Meiden körperlicher Betätigung ☐

   d) regelmäßige Analgesie ☐

9. Welches der folgenden Merkmale gilt als besonders vorteilhaft bei Menschen, die ein strukturiertes körperliches Übungsprogramm durchlaufen?

   a) Es erhöht die Mobilität. ☐

   b) Es mindert Erschöpfung und erhöht die Widerstandskraft. ☐

   c) Es erhält die Fitness des Herz-Kreislauf-Systems. ☐

   d) Es verbessert den Schlaf. ☐

10. Wenn Sie eine Verbesserung aufzeigen sollten, die sich im Management chronischer Schmerzen in Ihrem Bereich durchführen ließe, welches wäre für Sie die wichtigste Tätigkeit, die Sie als Erstes in Angriff nähmen?

    a) Informationen sammeln und eine Überprüfung vornehmen, um aktuelle Verfahrensweisen darzustellen ☐

    b) mit Patienten und deren Verwandten sprechen ☐

    c) die aktuelle Literatur zum Thema lesen usw. ☐

    d) die «Verbesserung» implementieren ☐

5.11 Antworten zum Multiple-Choice-Test

1. c) Sie wirken zentral, um den Noradrenalin- und Serotoninspiegel zu erhöhen. Sie können eine Depression lindern, jedoch sind die Dosierungen gewöhnlich viel niedriger als zur Behandlung der Depression, daher gilt dies als nicht signifikant. Auch das Einschlafen kann sich bessern, da sie sedierend wirken, die Schlafqualität ist jedoch bisweilen fraglich. Auf Bradykinin haben sie keinerlei Wirkung.

2. a) Es ermöglicht eine Evaluation der Wirksamkeit von Interventionen. Die Dokumentation des Schmerz-Assessments und -Managements erlaubt uns, die Wirksamkeit der gewählten Interventionen mitzuteilen. Ohne diese Aufzeichnungen lässt sich die Reaktion des Patienten auf diese Interventionen nicht evaluieren. Dies ergibt Interventionen aus dem Augenblick heraus, die oft zu ineffizientem Schmerzmanagement führen. Man beachte, dass auch alle übrigen Antworten wichtig sind, wenn auch in geringerem Maße.

3. b) Medikamente, die nicht als Analgetika gelten, durch ihre Wirkungsweise jedoch Schmerzen lindern können. Viele der adjuvanten Therapien führen zu einer verstärkten Analgesie, wenn sie zur Behandlung bestimmter Krankheiten mit einem herkömmlichen Analgetikum oder für sich allein angewandt werden. Bei chronischen Schmerzen werden meist Antidepressiva und Antikonvulsiva eingesetzt, es gibt aber noch viele andere.

4. d) Antidepressiva, vor allem Amitriptylin. Steroide werden bei entzündlichen Erkrankungen eingesetzt. Ketamin ist ein Wirkstoff zur Narkoseeinleitung und NMDA-Rezeptor-Antagonist, wobei NMDA als für das Wind-up-Phänomen des Schmerzes verantwortlich

gilt. Bisphosphonate werden zur Behandlung von Schmerzen eingesetzt, wie sie bei Osteoporose und bestimmten Tumoren durch Reabsorption von Knochen entstehen.

5. d) Durch Stimulation der sensiblen Nerven in der Haut, was zur Freisetzung von Endorphinen führt. Die Akupunkturnadeln stimulieren die sensiblen Nerven in der Haut. Diese senden über Rückenmark und Mittelhirn Impulse an das Gehirn, die eine Modulationsreaktion auslösen. Dadurch wird der Körper angeregt, seine eigenen Analgetika, die Endorphine, freizusetzen.

6. b) A-beta-Fasern, die Fasern für Berührungs- und Vibrationsempfinden. Sie leiten die Impulse rascher als andere Nervenfasern und man ist der Ansicht, dass die dadurch erzeugte Aktivität die der Schmerzfasern im Rückenmark hemmt.

7. d) Wärmetherapie. Es hat sich gezeigt, dass Wärmetherapie die Magenazidität innerhalb von 5 Minuten senkt. Es gibt keine Daten, die dafür sprächen, dass sich dies auch mit Aromatherapie, Akupressur oder TENS erreichen ließe.

8. a) Andere zu haben, die an ihre Schmerzen glauben, hat sich in den meisten bisherigen Forschungsarbeiten als wichtigster Faktor erwiesen (Seers/Friedli, 1996). Patienten haben unter Umständen das Gefühl, andere würden ihnen ihre Schmerzen nicht abnehmen, vor allem, wenn sich keine Ursache finden lässt. Antwort b) kann für Patienten mit einer bestimmten Erkrankung wichtig sein, bei den meisten Patienten mit chronische Erkrankungen bestünde das Ziel jedoch darin, ihre Schmerzen nicht weiter zu «medikalisieren», wenn alle bisherigen medizinischen Interventionen versagt haben. Von Ruhe und dem Vermeiden körperlicher Aktivität ist abzuraten und bei Menschen mit chronischen Schmerzen ist die regelmäßige Gabe von Analgetika langfristig nur selten wirksam.

9. Alle vier Antworten sind richtig.

10. a) Informationen sammeln und eine Überprüfung durchführen, um aktuelle Verfahrensweisen darzustellen. Diese Ausgangsinformation ist von unschätzbarem Wert, wenn es darum geht, das aktuelle Geschehen festzuhalten, sodass Sie nach Einführung Ihrer «Verbesserung» – z. B. eines Entspannungsverfahrens – mehr Daten sammeln und feststellen können, ob die Verbesserung in der Praxis tatsächlich eine Veränderung bewirkt hat. Der Prozess der Datenerhebung wird es erleichtern, Ihre beteiligten KollegInnen dazu zu bringen, an der Veränderung teilzuhaben. Die Antworten b) und c) beschreiben Aktivitäten, die Sie bei der Datenerhebung durchführen können. Eine Veränderung oder das Implementieren einer «Verbesserung» ohne a), b) oder c) vorzunehmen, ist ein sicherer Weg, zu versagen!

Weitere Literaturempfehlungen

Allcock N., Elkan R. and Williams J. (2007) Patients referred to a pain management clinic: beliefs, expectations and priorities. *Journal of Advanced Nursing*, 60(3): 248–56.

Clark D. (2000) Total pain: the work of Cicely Saunders and the hospice movement. *American Pain Society Bulletin*, 10(4), http://www.ampainsoc.org/pub/bulletin/jul00/hist1.htm.

Derbyshire S. (2004) Pain and prejudice: our understanding of pain has improved dramatically – so why are we no better at alleviating it?, http://spiked-online.net/Articles/0000000CA50E.htm.

Eliot Cole B. (2007) Advances in opioid analgesia: maximizing benefit while minimizing risk, www.medscape.com/viewprogram/6675. This is quite a complex lecture and is primarily for an American audience but it is an excellent resource for any of you wanting more information about the difficult issue of the assessment of patients with chronic pain who may benefit from opioid analgesia.

Kehlet H., Jensen T. and Woolf C. (2006) Persistent postsurgical pain: risk factors and prevention. *Lancet*, 367: 1618–25.

McCracken L. and Eccleston C. (2003) Coping or acceptance: what to do about chronic pain? *Pain*, 105(1/2): 197–204.

Morone N. and Greco C. (2007) Mind-body interventions for chronic pain in older adults: a structured review. *Pain Medicine*, 8(4): 359–75.

Turk D., Dworkin R, Allen R, Bellamy N, Brandenburg N. et al. (2003) Core outcome domains for chronic pain clinical trials: IMMPACT recommendations. *Pain*, 106(3): 337–45.

Siehe auch die Empfehlungen der deutschsprachigen Bücher im Anhang, Kapitel 8.4.

6 Schmerzmanagement bei schutzbedürftigen Patienten

Lernresultate

Nach Abschluss dieses Kapitels wird die/der Lernende in der Lage sein, ...

- ... über Patientengruppen zu sprechen, die für ein inadäquates Erkennen, Assessment und Management von Schmerzen besonders anfällig sind.
- ... eine Schmerz-Assessment-Strategie für einen vulnerablen Patienten herauszuarbeiten und die Begründung für die Auswahl zu erörtern.
- ... Faktoren zu analysieren, die bei diesen Patientengruppen zu einem inadäquaten Schmerzmanagement beitragen könnten.
- ... Strategien zu evaluieren, die zu einer verbesserten Schmerzlinderung führen könnten.

Literatur zum Thema

Alte Menschen

Brown D. (2004) A literature review exploring how healthcare professionals contribute to the assessment and control of postoperative pain in older people. *International Journal of Older People Nursing/Journal of Clinical Nursing*, **13**(6b): 74–90.

City of Hope, Beckman Research Institute, Special populations, Pain in the elderly, http://prc.coh.org/elderly.asp.

Gibson S. (2006) Older people's pain. *Pain: Clinical Updates*, **14**(3), Seattle, IASP Press, http://www.iasp-pain.org.

Picker Institute (2007) *A Hidden Problem: Pain in Older People*. Oxford, Picker Institute, http://www.pickereurope.org/Filestore/Publications/paincarehomes_final.pdf.

Royal College of Physicians/British Geriatrics Society/British Pain Society (2007) *The Assessment of Pain in Older People: National Guidelines.* Concise Guidance to Good Practice Series, No 8. London, RCP.

Lernbehinderte und Schädel-Hirn-traumatisierte Menschen

Kerr D., Cunningham C. and Wilkinson H. (2006) *Responding to the Pain Experiences of People with a Learning Difficulty and Dementia.* University of Edinburgh, Joseph Rowntree Foundation, http://www.jrf.org.uk/bookshop/eBooks/9781859354599.pdf.

Lewis S., Bell D. and Gillanders D. (2007) Managing chronic pain in people with learning disabilities: a case study. *British Journal of Learning Disabilities,* **35**: 93–8.

Pollard M. (2007) Is it pain: a framework for identifying pain in people with learning disabilities. *Practice and Research,* **10**(6): 12–14.

Neugeborene und noch nicht sprachfähige Kinder

Anand K. and the International Evidence-based Group for Neonatal Pain (2001) Consensus statement for the prevention and management of pain in the newborn. *Archives of Pediatrics & Adolescent Medicine,* **155**: 173–80.

Duhn L. and Medves J. (2004) A systematic integrative review of infant pain assessment tools. Advances in Neonatal Care, *Medscape,* http://www.medscape.com/viewarticle/484129.

Cignacco E., Hamers J., Stoffel L., van Lingen R., Gessler P. et al. (2007) The efficacy of non-pharmacological interventions in the management of procedural pain in preterm and term neonates: a systematic literature review. *European Journal of Pain,* **11**: 139–52.

RCN (Royal College of Nursing) (2000) Clinical practice guidelines: the recognition and assessment of acute pain in children: Technical report, http://www.rcn.org.uk/development/practice/clinicalguidelines/pain.

Ethnische Minderheiten

Davidhizar R. and Giger J. (2004) A review of the literature on care of clients in pain who are culturally diverse. *International Nursing Review,* **51**: 47–5.

Domenig, D. (2007) *Professionelle Transkulturelle Kompetenz.* Bern, Huber.

6.1 Hintergrund

Wenn Sie noch bis vor Kurzem die aktuelle Literatur über das Assessment und Management von Schmerzen durchsahen, so wurden Schmerzen in den allermeisten Studien bei Patienten untersucht, die verbal kommunizieren können. Verbal effizient kommunizieren zu können, macht das Assessment und die Behandlung von Schmerzen relativ unkompliziert: Sie und Ihr Patient können sich als Team zusammenschließen, um mit Interventionen zu experimentieren und deren Wirksamkeit unter Einsatz vielfältiger, wohlerprobter Assessment-Instrumente zu evaluieren. Bei manchen Patienten kann die Fähigkeit zur Kommunikation indessen fehlen, beeinträchtigt oder noch nicht entwickelt sein. Alternativ dazu können Unterschiede in Kultur und Sprache sowie die oft in älteren Populationen herrschende Resignation und der Stoizismus ein adäquates Assessment und eine angemessene Behandlung behindern. Zwar bleiben viele der Arbeiten zum Assessment experimentell und müssen weiterentwickelt werden, jedoch haben wir in den vergangenen paar Jahren einige nützliche Instrumente und klinische Richtlinien aufkommen sehen, die beim Schmerzmanagement in Gruppen vulnerabler Patienten unterstützen können. Ausgehend von unserer eigenen Erfahrung und der vorhandenen Literatur haben wir einige der Kernpunkte der Schmerzlinderung bei vulnerablen Menschen zusammengestellt. Wir möchten jedoch betonen, dass die Herausforderungen bei der Anwendung unseres neu erworbenen Wissens auf vulnerable Menschen nicht unterschätzt werden können. Zwar hat sich das Schmerzmanagement bei Säuglingen und Kleinkindern, die noch nicht sprechen können, verbessert, bei älteren Menschen, vor allem mit kognitiven Beeinträchtigungen, scheint sich die Situation jedoch nur sehr langsam zu bessern [Fries et al., 2001; Higgins et al., 2004; Hester, 2007; Picker Institute, 2007].

Praktische Übung

Führen Sie eine kurze Literatursuche durch, um Artikel über das Schmerzmanagement in einer besonders vulnerablen Patientengruppe zu finden:

- Stellen Sie irgendwelche Lücken oder Schwierigkeiten fest?
- Warum könnte dies Ihrer Ansicht nach so sein?

«Vulnerabel» (engl. *vulnerable*) wird im Wörterbuch als «körperlich oder emotional verwundbar oder verletzbar» definiert, wobei der Thesaurus alternative Beschreibungen wie «wehrlos, ausgesetzt, empfänglich, ungeschützt und schwach» aufführt. Ein Editorial in der *Nursing Clinics of North America* beginnt mit der Feststellung:

> Vulnerable Populationen sind soziale Gruppen, die, verglichen mit anderen Gruppen, relativ mehr Krankheit, vorzeitigen Tod und herabgesetzte Lebensqualität erfahren. Vulnerable Personen sind oft arm. Viele werden diskriminiert oder unterdrückt und häufig werden sie marginalisiert und entrechtet. Zu den vulnerablen Populationen gehören typischerweise Frauen und Kinder, Menschen anderer Hautfarbe, Immigranten, Obdachlose, ältere Menschen sowie Schwule und Lesben. [Flaskerud, 1999, S. XV–XVI]

Vor allem werden wir betrachten, auf welche Weise Schwierigkeiten in der Kommunikation die Hauptfaktoren bilden, die diese Patienten durch unzureichendes Erkennen und Behandeln ihrer Schmerzen verletzlich oder für Verletzungen empfänglich machen.

Vielleicht werden Sie feststellen, dass umso weniger zum Schmerzmanagement Ihrer Patientengruppe geforscht oder darüber geschrieben wurde, je vulnerabler sie ist. Und in der Tat haben Liebeskind und Melzack [1987] gesagt, dass «Schmerz am schlechtesten bei denjenigen betreut wird, die sich am wenigsten dagegen wehren können». Dies ist vielleicht deshalb so, weil es nicht nur besonders schwierig ist, diese Patientengruppe einzuschätzen, sondern auch, eine Therapie zu finden und zu evaluieren, die zu einem optimalen Ansprechen bei minimalen Nebenwirkungen führt.

Praktische Übung

Überfliegen Sie das Stichwortverzeichnis und ein paar Kapitel eines Lehrbuchs zum Thema Schmerz, um zu schauen, welche Aufmerksamkeit vulnerablen Personen gewidmet wird:

- Was stellen Sie fest?
- Sollte Schmerzmanagement in diesem Kontext erwähnt werden, wird im Buch dann die «Schwierigkeit» betont oder gibt es spezielle Hilfestellungen für das Management oder die Herangehensweise bei bestimmten Problemen?

Vulnerable Patienten können uns mit der Komplexität ihrer Bedürfnisse verblüffen, aber es ist nicht unmöglich, für eine adäquate Analgesie zu sorgen, wie wir später anhand einiger Fallgeschichten sehen werden. Bevor wir fortfahren, ist es vielleicht hilfreich, einige der Gruppen vulnerabler Patienten, die in diesem Kapitel besprochen werden, zu definieren. Betont sei, dass die Liste der identifizierten Gruppen nicht erschöpfend ist, sondern es geht uns darum, eine weitgefasste Auswahl von Personen abzudecken. Wir beginnen mit der Betrachtung der Bedürfnisse älterer Menschen und schreiten fort zu den Bedürfnissen kognitiv Beeinträchtigter, ob sich ihr Zustand nun aus einer altersbedingten Alzheimer-Krankheit oder einer senilen Demenz, als Folge schwerer Lernbehinderungen oder durch einen Schlaganfall bzw. ein Trauma, die einen Hirnschaden bewirkt haben, ergeben hat. Anschließend werden Patienten mit schweren Lernbehinderungen sowie Patienten, die nach einem Schlaganfall oder einem Trauma an einem Hirnschaden leiden, erörtert. Wir werden auch die Bedürfnisse von Neugeborenen und von Kindern im vorsprachlichen Alter und die damit einhergehenden Kommunikationsprobleme behandeln. Zuletzt betrachten wir kurz einiges von der Arbeit, die bei Patienten mit anderem ethnischen Hintergrund geleistet wurde, welche unter Umständen vor Sprachproblemen stehen, unfähig sind, dem Personal aus einer anderen Kultur ihre Gedanken und Gefühle zu vermitteln oder für die Schmerz eine Bedeutung hat, die sich von der unsrigen unterscheidet.

Dies sind natürlich nicht die einzigen Patientengruppen, die infolge von Kommunikationsstörungen, falschen Vorstellungen, Wissensdefiziten oder gar Vorurteilen schon immer ein inadäquates Schmerzmanagement erfahren haben. In Kapitel 7 werden die Schmerz-Management-Bedürfnisse von schwierigen Patienten, d.h. Patienten mit psychosozialen Störungen oder Verhaltensstörungen, komplexen pathologischen Konstellationen oder anamnestisch bekanntem Missbrauch psychotroper Substanzen untersucht.

6.2 Definieren der Hemmnisse

Praktische Übung

Listen Sie die Patienten auf, von denen Sie meinen, dass sie unter einem inadäquaten Schmerz-Assessment bzw. -Management gelitten haben. Was waren Ihrer Ansicht nach die Schwierigkeiten des Schmerzmanagements bei jedem von ihnen? Versuchen Sie, Ihre Ergebnisse zusammenzufassen, nachdem Sie die Information zusammengetragen haben. Es kann hilfreich sein, die Antworten tabellarisch zusammenzufassen, wobei die vulnerablen Gruppen in der obersten Zeile und potenzielle Probleme, wie Kommunikations- oder Complianceprobleme, Wissensdefizit, fehlendes Assessment, institutionelle Barrieren usw. in der linken Spalte genannt werden. Dies kann ihnen helfen, die verschiedenen Probleme in jeder Klientengruppe zu kategorisieren.

Nach dieser Übung sind Sie sich vielleicht besser im Klaren darüber, welche speziellen Schwierigkeiten Ihre Patientengruppen haben können. Sind wir uns der anstehenden Probleme erst einmal bewusst, haben wir eine bessere Position, um Lösungen zu erarbeiten.

6.3 Schmerz beim älteren Menschen

In der Weltbevölkerung findet gegenwärtig eine bedeutende Verschiebung der Altersverteilung statt. Dabei wird erwartet, dass der Prozentsatz an Menschen im Alter von 65 Jahren und darüber in entwickelten Ländern bis 2050 mehr als 35 %

beträgt und sich die Zahl der über Achtzigjährigen verdreifacht [US Bureau of the Census, 2004]. Das vorhandene Material spricht verstärkt dafür, dass Schmerz und kognitive Beeinträchtigung bei einem hohen Anteil älterer Menschen nebeneinander bestehen können. Parmelee [1996] zufolge «ist schon das Management eines dieser Probleme eine Herausforderung, ihr gemeinsames Auftreten kann jedoch sowohl professionelle als auch informelle Betreuungspersonen durchaus an die Grenzen ihrer Fertigkeiten bringen». Angesichts einer zunehmend älteren Bevölkerung ist es entscheidend, das Wissen und die Fertigkeiten zu entwickeln, um Schmerzen in dieser Personengruppe effizient anzugehen.

In Studien aus Pflegeheimen in den Industrieländern wird die Inzidenz von Schmerzen mit immerhin 80 % angegeben [Higgins et al., 2004]. Marzinski [1991] berichtete, dass 70 % der BewohnerInnen eines Pflegeheims darauf hinwiesen, Schmerzen zu haben: 34 % hatten ständig Schmerzen, während 66 % intermittierende Schmerzen angaben. Trotz der Schmerzen hatten in den vergangenen 24 Stunden nur 15 % der Patienten irgendeine Form von Analgesie erhalten. Zwar haben neuere Studien einen zunehmenden Einsatz von Analgetika gezeigt [Picker Institute, 2007], jedoch scheint deren Auswahl und Evaluation unstimmig und zufällig zu sein und ein geringer Anteil an Heimbewohnern klagt noch immer über unbehandelte «quälende» Schmerzen.

Eines der ersten in Angriff zu nehmenden Probleme ist das des Schmerz-Assessments. Gehen Sie in irgendeinen Bereich, bei dem es um die Pflege des älteren Menschen geht, ob sie nun kognitiv beeinträchtigt sind oder nicht: Kommt es Ihnen angesichts des Problemumfangs nicht seltsam vor, dass zwar vielleicht Temperatur, Puls und Stuhlgang regelmäßig aufgezeichnet werden, dass jedoch fraglich ist, ob Sie eine ähnliche Aufzeichnung über ein regelmäßiges Schmerz-Assessment und die Evaluation der Medikation finden werden? In einer neueren Übersichtsarbeit mit älteren Bewohnern von Pflegeheimen [Picker Institute, 2007] kam man zu folgenden Schlüssen:

- Chronische Schmerzen sind weit verbreitet, was dazu führt, dass Personal und Bewohner Schmerz als unvermeidbare Folge des Alterns akzeptieren.

- Die Auswirkungen von Schmerzen senken die Lebensqualität, schränken die Mobilität und das Sozialleben ein und führen zu Depression, Reizbarkeit und Ermüdung.

- Das Schmerzmanagement hängt stark von Basisanalgetika ab, die eher regelmäßig als auf individueller Basis verabreicht werden.

- Medikamente werden oft mit Misstrauen betrachtet und nur widerwillig eingenommen.

- Bewohner gehen nur selten zu ihrem Hausarzt und beteiligen sich nur wenig an einer Überprüfung der Medikation.

- Es herrscht ein hohes Maß an Stoizismus.
- Das Personal fragt nicht nach Schmerzen.
- Es wird nicht nach alternativen Schmerzlinderungsstrategien gesucht.
- Manche Gerätschaften, wie Lifter, können Beschwerden intensivieren.
- Aktivitäten, die Schmerzen erleichtern oder trösten können, hängen oft von der verfügbaren Zeit des Personals ab.

Fallgeschichte

Herr Hoffmann ist 86 Jahre alt und hat seit vielen Jahren ein chronisches Rückenproblem. Vor 5 Jahren wurde es als Spinalkanalstenose diagnostiziert und über die Jahre ist er mit 1 g Paracetamol und 400 mg Ibuprofen nach Bedarf zurechtgekommen. Außerdem hat er ein Herzleiden in recht fortgeschrittenem Stadium und Arthrose in den Hüftgelenken. Während der vergangenen Monate haben Herrn Hoffmanns Rückenschmerzen beträchtlich zugenommen, seine üblichen Analgetika reichen nicht mehr aus und er leidet zusehends. Er geht zu seinem Arzt, der die Intensität seiner Schmerzen auf einem numerischen Standard-Assessment-Instrument mit 8/10 misst. Die weitere Befragung zeigt, dass Herr Hoffmann Schlafstörungen hat und Anzeichen einer Depression zeigt. Anfang des Jahres starb seine Frau, was ihn hart getroffen hat. Der Hausarzt verschreibt 5 mg Oxycodon zusammen mit 1 g Paracetamol, regelmäßig 4-mal täglich. Auch wird empfohlen, ein NSA eher topisch als oral zu verabreichen, da Herr Hoffmann in fortgeschrittenem Stadium herzkrank ist und die langfristige systemische Gabe von NSA nicht empfohlen wird. Im Nachhinein wird dies jedoch als undurchführbar verworfen, weil niemand da ist, der Herrn Hoffmann beim Auftragen hilft. Ein die Darmmotilität anregendes Laxans zur Nacht wird ebenfalls verordnet, um eine Obstipation zu vermeiden und mit Zustimmung von Herrn Hoffmann wird mit der Behandlung mit einem selektiven Serotonin- und Noradrenalin-Wiederaufnahme-Hemmer (SSNRI) – einem Antidepressivum – begonnen.

Über die nächsten paar Wochen werden Herrn Hoffmanns Schmerzen sowie seine Symptome von Obstipation, Depression und Erschöpfung bei der regelmäßigen Telefonnachsorge durch die Pflegeperson der Praxis, unterstützt durch ein Brief Pain Inventory und einige Zusatzfragen, beurteilt. Als Folge dieser Nachbetreuung muss Herrn Hoffmanns Medikation mehrfach angepasst werden. Zusätzlich zu seinen Analgetika erhält er eine Verordnung über 5 mg Oxycodon mit sofortiger Wirkstofffreisetzung, bis zu 3-mal täglich gegen durchbrechende Schmerzen. Ferner wird ihm geraten, die Laxanziendosis zu

> erhöhen, mehr Flüssigkeiten zu sich zu nehmen, ein Wärmepolster im Lendenwirbelbereich zu tragen, wenn er auf einem Stuhl sitzt, und mit verbesserter Schmerzbeherrschung seine tägliche Aktivität zu erhöhen.
>
> Nach 6 Wochen kommt Herr Hoffmann wieder zu seinem Hausarzt, um seine Medikation zu reduzieren, da seine Schmerzen inzwischen gut unter Kontrolle sind. Er schläft viel besser, seine Stimmung hat sich gehoben und er findet sogar, er könne jetzt wieder in sein Gewächshaus gehen und ein paar Stecklinge für sein Gemüsebeet pflanzen. Er ist sich jetzt viel sicherer, dass es Medikamente und Strategien gibt, um die schlimmsten seiner Symptome zu lindern, wenn seine Rückenschmerzen erneut aufflammen.

Menschen mit einer schmerzhaften Erkrankung können ihr Leiden und «Schicksal» durchaus sehr akzeptieren und haben nur geringe Erwartungen an Linderung. Bei kommunikationsfähigen Patienten gibt es keinen Grund, warum Schmerzen sich nicht anhand des «Goldstandards» der Eigenangaben beurteilen und auf der Grundlage dieses Assessments nicht Strategien auswählen ließen, um ihr Leiden zu bessern. Bei denen, die nicht effektiv kommunizieren können, liegt es an uns, sicherzustellen, dass wir einen Schmerzzustand, wenn er besteht, auch wahrnehmen. Dann müssen wir beim Herangehen an das Assessment und Management der Schmerzen dieser Patienten kreativer sein.

Gibson und Helme [1995] wiesen darauf hin, dass im Alter von 70 Jahren weniger als 25 % und mit 80 Jahren weniger als 15 % der Menschen ohne Behinderung sind. Sicher können Sie sich in Verbindung mit dem Altern eine Menge Krankheiten vorstellen, welche die Freude des Ruhestandes trüben können. **Tabelle 6-1** mag helfen, einige der häufigeren möglichen Schmerzursachen hervorzuheben.

Das Herangehen an das Assessment von Schmerzen bei älteren, kommunikationsfähigen Menschen ist grundsätzlich dasselbe wie bei jedem anderen Erwachsenen, mit ein paar zusätzlichen Überlegungen. Schmerz, Depression, Einsamkeit und Demenz sowie einige Körperbehinderungen, die berücksichtigt werden müssen, können häufiger vorkommen.

Im Folgenden werden einige einfache Strategien zur Verbesserung des Schmerzmanagements bei älteren Menschen genannt:

- Identifizieren Sie sensorische Einbußen, wie Schwerhörigkeit und nachlassendes Sehvermögen, und stellen Sie sicher, dass der Patient eine Brille und ein Hörgerät hat.

- Kommunizieren Sie klar, indem Sie nah bei dem Patienten und vorzugsweise vor ihm sitzen, sodass er von den Lippen ablesen kann, wenn nötig. Vermeiden Sie es, am Fußende des Bettes zu stehen und versuchen Sie, nicht zu schreien.

Tabelle 6-1: Häufige Ursachen für Schmerzen bei älteren Menschen

Art der Schmerzen	Ursache
Muskel-Skelett-Schmerz	Osteoarthrose, Osteoporose, rheumatoide Arthritis, Gicht*, Polymyalgia rheumatica*, Riesenzellarteriitis*, Trauma nach einem Sturz
maligner Schmerz	Die Krebsprävalenz steigt mit dem Alter. Das Tumorwachstum kann zu Nervenkompression, Schmerzen infolge von Knochenmetastasen*, erhöhtem Schädelinnendruck, Eingeweideschmerz und Lymphödem* führen. Behandlungen können zu Nervenschädigungen nach Strahlentherapie führen. Postoperative Schmerzen nach einer Operation und Medikamente können zu Obstipation oder Stomatitis führen.
Abdominalschmerz	Schwere intraabdominelle Erkrankungen nehmen mit dem Alter zu, z. B. Gallenleiden*, Divertikulose* und rupturiertes Aortenaneurhysma*. Interessanterweise können einige der weniger schwer wiegenden Erkrankungen, wie z. B. Appendizitis, im höheren Alter abnehmen.
kardiovaskulärer Schmerz	Angina pectoris, Claudicatio intermittens der Beine, Ulcus cruris venosum*, postapoplektischer Schmerz*
Virusinfekt	postherpetische Neuralgie*
Krankheiten	Parkinson-Krankheit und multiple Sklerose; Diabetes, der zur schmerzhaften peripheren Neuropathie sowie zu Gewebsschäden und Ulzera führen kann

- Setzen Sie Berührung ein, um dem Patienten Ihr Interesse an seinen Schmerzen zu vermitteln. Es macht ihm auch Mut, wenn Sie aktiv zuhören.

- Erkunden Sie persönliche Überzeugungen und potenzielle Barrieren einer effektiven Behandlung, wie etwa Furcht vor Nebenwirkungen der Medikamente. Viele ältere Menschen meinen, schon zu viele Medikamente einzunehmen und nehmen Analgetika auch dann nur widerwillig, wenn sie Wirkung zeigen.

- Beziehen Sie, wo möglich, die Familie oder die Betreuungsperson in jegliche Pläne ein, da die Vergesslichkeit des Patienten Versuche einer Verbesserung der Schmerzkontrolle behindern kann.

- Wählen Sie stets ein geeignetes Schmerz-Assessment-Instrument, das der Patient versteht und auch gerne verwendet. Bei akuten Schmerzen sind die Patienten mit einer verbalen Rating-Skala zufrieden, auch wenn einige eine numerische Skala oder eine Gesichterskala bevorzugen. Weniger beliebt scheint die visuelle Analogskala zu sein. Bei chronischen Schmerzen scheint jedes der anerkannten und validierten Assessment-Instrumente recht gut zu funktionieren, muss jedoch sorgfältig erläutert werden.

6.4 Schmerzmanagement beim kognitiv beeinträchtigten älteren Menschen

Leider gibt es nur wenige Forschungsarbeiten, in denen die Fähigkeit von Gesundheitsfachkräften oder Familienangehörigen, Schmerz bei kognitiv Beeinträchtigten einzuschätzen, untersucht wird, obwohl es einige Daten gibt, die darauf hindeuten, dass wir alle bislang ziemlich schlecht darin waren. Vor allem Gesundheitsfachpersonen scheinen im Einschätzen von Schmerzen schlecht zu sein, wobei das Meiste des vorhandenen Belegmaterials tendenziell ein Unterschätzen der Schmerzintensität zeigt [Weiner et al., 1998; Cohen-Mansfield/Lipson, 2002]. Demenz oder eine Hirnverletzung mit den Folgeproblemen, wie etwa einem beeinträchtigten formalen Denken, führt zur Bildung weniger subtiler Schmerzkonzepte. Dies kann dann bewirken, dass schmerzhafte pathologische Zustände auf Grund von Verhaltensstörungen maskiert oder gar völlig übersehen werden [Corran/Melita, 1998]. Vielleicht noch alarmierender ist die Tatsache, dass Gesundheitsfachpersonen, wenn sie erkennen, dass Schmerzen bestehen könnten, keine Analgetika verordnen und verabreichen, wie sie dies bei Patienten tun würden, die kommunizieren können [Morrison/Siu, 2000].

Praktische Übung

Wie ist es in Ihrem Bereich? Welcher Anteil Ihrer älteren, kognitiv beeinträchtigten Patienten hat Ihrer Ansicht nach ständig Schmerzen? Fragen Sie während einer Schicht jeden älteren Patienten in Ihrem Klinikbereich, der verbal kommunizieren kann, ob er regelmäßig Schmerzen hat.
Welcher Gesamtprozentsatz an älteren Patienten insgesamt hat Ihrer Ansicht nach regelmäßig Schmerzen, wenn man davon ausgeht, dass Sie nur diejenigen der älteren Patienten gefragt haben, die ihre Schmerzen mitzuteilen vermochten?

Nachdem Sie nun das Ausmaß von Schmerzen in dieser Population festgestellt haben, lässt sich vielleicht mit einiger Sicherheit schätzen, dass die Prävalenz von Schmerz bei denjenigen, die ihren Schmerzen keinen verbalen Ausdruck zu verleihen vermögen, so ziemlich gleich hoch ist. Bislang gibt es keine schlüssigen Belege dafür, dass Menschen mit Demenz signifikant weniger Schmerzempfindung haben [Gibson/Farrell, 2004], wobei jedoch eine Komplikation des Schmerz-Assessments bei älteren Erwachsenen mit Demenz darin liegt, dass ihre Ausdrucksformen von Schmerz bisweilen eine weniger eindeutige Form, wie etwa Verwirrtheit, Aggression, Verhaltensänderungen und sozialer Rückzug, annehmen [Herr et al., 2006].

Wo verbale Kommunikation nicht möglich ist, sollten nonverbale Verhaltensweisen erwogen werden. Pflegende müssen auf nonverbale Hinweise, wie etwa den Gesichtsausdruck und das grobmotorische Verhalten, achten, um Schmerz einzuschätzen. Wir haben inzwischen viele Forschungsergebnisse über nonverbale Ausdrucksformen von Schmerz bei kognitiv nicht beeinträchtigten Personen jeden Alters, die sowohl hinsichtlich der Mimik und Gestik der Körperspracheindikatoren für Schmerz zur Übereinstimmung neigen.

Praktische Übung

Wählen Sie drei kognitiv beeinträchtigte ältere Patienten aus, von denen Sie meinen, dass sie Schmerzen haben könnten. Diese Patienten könnten aus vielfältigen Gründen, z. B. wegen Alzheimer-Krankheit, unter Demenz leiden:

- Können Sie gewisse Verhaltenweisen identifizieren, die Ihrem Eindruck nach schlüssig auf das Vorliegen von Schmerzen hindeuten könnten?
- Sind Ihnen irgendwelche potenziell schmerzhaften Zustände bzw. Erkrankungen bekannt, die jeder dieser Patienten haben könnte?

Selbst bei Patienten mit mäßiger kognitiver Beeinträchtigung ist es gewöhnlich möglich, unter Verwendung einfacher, spezifischer Fragen und vielleicht einer verbalen Rating-Skala oder einer Gesichterskala Eigenangaben des Patienten zu erhalten. Ist dies nicht möglich, werden in einem breiten Spektrum von Assessment-Instrumenten für kognitiv beeinträchtigte Menschen beobachtbare Indikatoren für das potenzielle Vorliegen von Schmerzen integriert (Tab. 6-2).

Wenn Sie in einer Einrichtung der Langzeit-Gesundheitsversorgung oder in irgendeinem anderen Setting gearbeitet haben, in dem die Linderung von Schmerzen unter Umständen schwieriger ist, sind Ihnen vielleicht zahlreiche Verhaltensweisen aufgefallen, die mit Schmerz in Verbindung zu stehen scheinen. Leider sind Verhaltensweisen nicht notwendigerweise ein Anzeichen von Schmerzen, da manche Patienten unter Umständen nur ein geringes oder gar kein spezifisches Verhalten zeigen. Auch auf den Gesichtsausdruck zu achten kann bei Patienten mit Parkinson-Krankheit oder zerebrovaskulären Schäden inakkurat

Tabelle 6-2: Beobachtbare Indikatoren für das Vorliegen von Schmerzen bei kognitiv beeinträchtigten älteren Menschen (Quelle: American Geriatrics Society [2002]: The management of persistent pain in older persons. *Journal of the American Geriatrics Society*, 50(6): s205–24, http://www.americangeriatrics.org/products/positionpapers/JGS5071.pdf)

Gesichtsausdruck	• leichtes Zusammenziehen der Augenbrauen; trauriger, furchtsamer Gesichtsausdruck
	• Grimassieren, Stirnrunzeln, geschlossene oder zusammengekniffene Augen
	• jeder verzerrte Ausdruck
	• rasches Blinzeln
Wort-/Lautäußerungen	• Seufzen, Ächzen, Stöhnen
	• Grunzen, Tonalisieren, Ausrufe
	• geräuschvolle Atmung
	• um Hilfe bitten
	• Fluchen
Körperbewegungen	• starre, angespannte Körperhaltung; Schutz-/Schonhaltung
	• Herumzappeln
	• vermehrtes Umhergehen, Hin-und-her-Schaukeln
	• eingeschränkte Bewegung
	• Gang- oder Mobilitätsveränderungen
Veränderungen in zwischenmenschlichen Interaktionen	• aggressiv, streitbar; leistet Widerstand gegen die Pflege
	• verminderte soziale Interaktionen
	• sozial unangepasst, Unruhe stiftend
	• zurückgezogen
Veränderungen in Aktivitätsmustern und -routinen	• Ablehnen von Nahrung, Appetitveränderungen
	• Zunahme der Ruhephasen
	• Veränderungen des Schlaf- und Ruheverhaltens
	• plötzliches Einstellen üblicher Routinen
	• vermehrtes Umhergehen
Veränderungen des Geisteszustands	• Weinen oder Tränen
	• vermehrte Verwirrtheit
	• Reizbarkeit oder Verzweiflung

sein [Forsyth, 2007]. Weitere Schmerzreaktionen sind unter anderem physiologische Veränderungen, wie etwa Schwitzen, Erröten/Erblassen der Haut, Tachykardie oder ein erhöhter Blutdruck. Patienten können bei fluktuierender Kognition agitiert, reizbar oder aggressiv werden. Möglicherweise werden sie weinerlich und zurückgezogen, ändern ihre übliche Routine und werden noch stärker sturzgefährdet.

Time-out

Nachdem Sie nun einige der Verhaltensweisen, die Sie beobachten könnten, identifiziert haben:

- Wie würden Sie sie messen?
- Welche Art von Kriterien würden Sie verwenden?

Messskalen zur Beobachtung lassen sich unter Verwendung einfacher Kategorien wie «nicht/s», «ein wenig», «ziemlich viel/stark» oder «viel» entwerfen. Auch wenn diese ziemlich direkt erscheinen, sind sie nicht immer zuverlässig, da sie das subjektive Urteil der beobachtenden Person erfordern. Der eine beurteilt «ein wenig» vielleicht etwa so, wie ein anderer «viel» beurteilen würde. Um eine Diskrepanz zwischen den verschiedenen Einschätzenden zu vermeiden, hilft es, eine Art quantitatives Maß zu haben, z. B. «nicht/s» = 0, «ein wenig» = 1 bis 3, «ziemlich viel/stark» = 4 bis 7 und «viel» = 8 bis 10. Eine Beschreibung zur Verifizierung des Score macht das Urteil weniger zum Gegenstand eines Bias und kann besonders hilfreich sein.

Fallgeschichte

Frau Bartel wird mit einer Schenkelhalsfraktur aus einem Pflegeheim auf einer orthopädischen Station aufgenommen. Sie hat eine anamnestisch seit langem bekannte Demenz und keine nahen Verwandten und zwischen dem Personal des Pflegeheims und der orthopädischen Station bestand nur wenig Verbindung. Vor ihrer Operation wurde Frau Bartel seitens des Pflegeheims als still und zurückgezogen beschrieben.

Mehrere Stunden nach der Rückkehr aus dem OP, nach einem Hüftersatz, wird Frau Bartel laut und leidet offensichtlich. Sie erhält ein Opioid (5 mg Morphin) intravenös und beruhigt sich rasch. Zwei Stunden später ist sie abermals laut und leidend. Ein formelles Schmerz-Assessment wurde nicht unternommen und die einzige Dokumentation stellt die Tatsache fest, dass sie 2

Stunden zuvor ein Opioidanalgetikum bekommen habe. Ihre Opioidanalgesie, jetzt in Form von Codein mit 1 g Paracetamol, wird 4- bis 6-stündlich nach Bedarf verordnet, ohne eine bedarfsweise Therapie bei durchbrechenden Schmerzen und ohne adjuvante Therapie in Form regelmäßig verabreichter NSA für den Fall, dass sich dieser Therapieplan als unwirksam erweisen sollte. Während der nächsten Stunde wird Frau Bartel zunehmend lauter und stört die anderen Patienten. Sie erhält ihr Codein/Paracetamol und beruhigt sich nach einiger Zeit. Dieses Schema wird über einen Zeitraum von 24 Stunden wiederholt, wobei ein Sedativum regelmäßiger verabreicht wird als Analgetika.

Eine leitende Pflegeperson beginnt dann mit einem «Schmerz-Assessment-Chart des beobachteten Verhaltens», beruhend auf Frau Bartels Grad an Unruhe, Geräuschen und Leiden. Die Pflegende schlägt auch vor, Ibuprofen und Paracetamol ohne Codein regelmäßig zu verabreichen und bei Durchbruchsschmerzen oral 5 bis 20 mg Morphin stündlich nach Bedarf zu geben. Die Veränderung bei Frau Bartel erfolgt unmittelbar und ist positiv.

Nach ein paar Tagen schaut eine Pflegende aus dem Pflegeheim vorbei, um zu schauen, wie es Frau Bartel geht und wie sie nach der Entlassung zurechtkommen wird. Sie merkt an, dass Frau Bartel schon früher eine hohe Codein-Toleranz gezeigt hat, dies war jedoch in keiner ihrer Akten dokumentiert.

Schlechtes Schmerzmanagement hatte dazu geführt, Frau Bartel aus ihrem normal ruhigen, anscheinend zufriedenen, aber etwas zurückgezogenen Selbst in jemanden mit lärmendem, explosivem und sehr leidendem Verhalten zu verwandeln. Nachdem erst einmal ein effektives Schmerz-Assessment durchgeführt und auf dessen Grundlage Analgetika verabreicht worden waren, wechselte die Patientin wieder zu ihrem urspünglichen Selbst. Sie bedurfte keiner weiteren Sedierung und gewann ihre frühere Mobilität zurück. Nach einem Rehabilitationsprogramm wurde sie eine Woche später wieder in ihr Heim entlassen.

Vielleicht denken Sie, das oben beschriebene Szenario sei unüblich und man ließe ältere Patienten niemals Schmerzen leiden. Bedauerlicherweise lassen die Tatsachen darauf schließen, dass Frau Bartels Behandlung weit davon entfernt ist, selten zu sein. Wall und Jones [1991] führen die inzwischen schon etwas länger zurückliegende, erschreckende Zusammenfassung eines Falles an, der sich 1988 in einem Lehrkrankenhaus des National Health Service ereignete und bei dem eine ältere Frau mit schweren Schmerzen infolge einer Oberschenkelfraktur ignoriert wurde. Ihre Schreie störten andere Patienten und so wurde sie in einen dunklen Raum ohne Klingel oder Lichtschalter gebracht. Und dies war nicht notwendigerweise das Verhalten einer hartherzigen, lieblosen Pflegeperson. Ein Verweis auf Kapitel 5 lässt noch einmal die Probleme in Verbindung mit den schlechten Verordnungsgewohnheiten des Personals, dem Fehlen eines Schmerz-Assessments, falschen Vorstellungen über den Einsatz starker Analgetika und den bürokratischen Hemmnissen aufscheinen, die manchmal dazu führen können, dass Pflegende sich machtlos fühlen, eine Situation zu bessern, in der sie nur eine Rolle spielen.

Wie hätte sich Frau Bartels Ausgangssituation vermeiden lassen? Hätte es etwas genutzt, die Pflegenden im Heim von Frau Bartel oder ihre Verwandten über ihr normales Verhalten und früheres Ansprechen auf Analgetika zu befragen? Unter Umständen sind sie in der Lage, nützliche Informationen darüber zu liefern, was ein bestimmtes Verhalten andeuten könnte, ob die Patientin auf Schmerzen oder Unbehagen normalerweise in dieser Art reagiert und was die möglichen Ursachen von Schmerzen sein könnten, wenn sie nicht so blendend offensichtlich wie eine Schenkelfraktur sind. Sie können unter Umständen auch Informationen darüber liefern, was früher eine nützliche Behandlung gewesen wäre. Eine «Rund-um-die-Uhr»-Verordnung zur Analgesie hätte vielleicht einige dieser Probleme vermieden. Einen Hüftblock zu setzen und überdies noch ein Lokalanästhetikum zu verabreichen wäre – wenn auch in den meisten Kliniken nicht die Norm – unter Umständen von Nutzen gewesen, wobei die Nebenwirkungen von NSA und Opioidanalgetika vermieden worden wären [Layzell, 2007]. All diese Strategien werden Ihnen helfen, einen Weg für ein effektiveres Assessment und Management von Schmerzen bei kognitiv beeinträchtigten älteren Menschen zu finden.

Ein Schmerztagebuch oder eine ähnliche Dokumentation, das/die beim Patienten verbleibt und sich bei einem Umgebungswechsel mitnehmen lässt, kann von unschätzbarem Wert sein. Es ließe sich vom Personal oder von Verwandten dazu verwenden, jede Schmerz-Management-Strategie, die früher erfolgreich oder weniger erfolgreich war, sowie jegliche Nebenwirkungen, die sie eventuell hatte, zu dokumentieren. Schmerz beim verwirrten älteren Menschen wird so leicht übersehen oder abgetan. Es scheint, als hätten viele verwirrte ältere Menschen – wie Neugeborene – unter der Annahme gelitten, keine Schmerzen spüren zu können, oder das Personal hatte Sorgen, ihnen unnötig Analgetika zu verabreichen. Dies sollte nicht der Fall sein. Eine Versuchsphase mit Analgetika und regelmäßige Dokumentation des Schmerzverhaltens der Patienten sind eine effiziente Art des Assessments der Analgetikaerfordernisse. Denken Sie auch daran, dass leichte Schmerzen sehr gut auf zusätzliche Strategien, wie etwa Trost, Berührung, Massage, warme Bäder, Wärmeauflagen und Ablenkung, ansprechen können.

Tabelle 6-3 enthält Beispiele für Schmerz-Assessment-Instrumente, die speziell zur Unterstützung des Schmerzmanagements des kommunikationsunfähigen älteren Menschen konzipiert wurden. Keines davon ist perfekt, aber sie bieten eine Grundlage, auf der sich einige vernünftige Strategien zur Verbesserung der Versorgung dieser besonders vulnerablen Gruppe entwickeln lassen.

Tabelle 6-3: Schmerz-Assessment-Instrumente speziell zur Unterstützung des Schmerzmanagements bei kommunikationsunfähigen älteren Menschen

Schmerzmanagement bei kommunikationsunfähigen älteren Menschen
• Abbey Pain Scale [Abbey et al., 2004]
• Assessment of Discomfort in Dementia (ADD) Protocol [Kovach et al., 1999]
• Checklist of Nonverbal Pain Indicators (CNPI) [Feldt, 2000]
• Discomfort Scale – Dementia of the Alzheimer's Type (DS-DAT) [Hurley et al., 1992]
• Doloplus 2 [Levebvre-Chapiro, 2001]
• Face, Legs, Cry and Consolability (FLACC) Pain Assessment Tool [Merkel et al., 1997]
• Nusing Assistant-Administered Instrument to Assess Pain in Demented Individuals (NOPPAIN) [Snow et al., 2004]
• Pain Assessment in Advanced Dementia (PAINAD) [Warden et al., 2003]
• Pain Assessment for the Dementing Elderly (PADE) [Villanueva et al., 2003]
• Pain Assessment Checklist for Seniors with Limited Ability to Communicate (PACSLAC) [Fuchs-Lacelle/Hadjistavropoulos, 2004]

Praktische Übung

Es kann schwierig sein, das für Ihren Patienten am besten geeignete Instrument herauszufinden. Schauen Sie sich die Übersicht von Herr et al. [2006] an oder gehen Sie auf die am Schluss dieses Abschnitts genannten Web-Seiten und wählen Sie ein Instrument, das Ihnen am hilfreichsten erscheint. Machen Sie sich Notizen darüber, warum Sie dieses Instrument wählen.

Die Auswahl eines Assessment-Instruments ist eine schwierige Aufgabe. Eine Übersichtsarbeit kann hilfreich sein, indem sie zusammenfasst, welches Instrument am reliabelsten (wiederholte Messungen ergeben bei verschiedenen Anwendern dieselben Ergebnisse) und validesten (es misst, was es es zu messen behauptet, z. B. das Schmerzverhalten) ist. Manche Instrumente wurden für die Anwendung in Forschungsstudien geschaffen und sind im klinischen Alltag nicht gerade leicht anzuwenden, ihre Durchführung kann zeitraubend sein. Hoffentlich lässt sich das von Ihnen gewählte Instrument leicht anwenden, zeitlich gut durchführen und Sie haben die darin enthaltenen Fragen/Beobachtungen für relevant und hilfreich befunden.

Beispiele für nützliche Assessment-Instrumente finden sich bei City of Hope, Beckman Research Institute (http://prc.coh.org/elderly.asp). Außerdem waren diese Instrumente Gegenstand einer Übersicht zum Stand der Wissenschaft von Herr et al. [2006]. Weitere Assessment-Instrumente sind die Messung des Schmerzverhaltens, das Proxy Pain Questionnaire, ein Kodierungssystem für die Mimik und eine Gesichterskala. Wie Sie sehen, ist die Auswahl groß und alle Instrumente wurden in den vergangenen 10 Jahren entwickelt.

Die Grundprinzipien eines guten Schmerz-Managements bei älteren Menschen ließen sich im Idealfall wie folgt zusammenfassen:

- Führen Sie das Schmerz-Management bei in der Gesundheitsversorgung Tätigen und Betreuungspersonen mit einem begleitenden Instrumenten-Set und einer Schulungsstrategie ein.
- Entwickeln Sie einfache Leitlinien für Schmerz und dessen Management für Pflegeheime, Betreuungspersonen und Patienten.
- Jeder Fall sollte individuell betrachtet werden, wobei die Behandlung den individuellen Bedürfnissen angepasst werden sollte.
- Es sollte eine Art «gemeinsame Dokumentationskarte» geben, um die Informationen an relevante Parteien weiterzuleiten.
- In Bezug auf ältere Menschen in der Gemeinschaft sollten Betreuungspersonen und Familien trainiert und unterstützt werden, idealerweise mit telefonischer Unterstützung und einer Notfallnummer.
- Verbessern Sie die Kommunikation zwischen Primär- und Sekundärversorgung sowie der Versorgung in Heimen mit einer Verbindungsperson, die über Schmerz-Management beraten kann.
- Überprüfen Sie routinemäßig weitere Faktoren in Zusammenhang mit Schmerzen, wie etwa Schlafstörungen und Depression.

Die oben genannten Punkte wurden von Hester [2007], der damaligen Präsidentin der British Pain Society, als zentrale Aktionspunkte vorgeschlagen. Manche davon benötigen einen konzertierten organisatorischen Wandel, andere, einfachere Strategien hingegen, wie etwa die Auswahl und Implementierung von Assessment-Instrumenten und das Evaluieren der Wirkung von Analgetika sind Ziele, die sich in jeder Klinik, in der Sie arbeiten, erreichen lassen.

Weitere Literaturempfehlungen

American Geriatrics Society (2002) *The Management of Persistent Pain in Older Persons*, http://www.americangeriatrics.org/products/positionpapers/JGS5071.pdf.

Australian Pain Society (2005) *Pain in Residential Aged Care Facilities: Management Strategies*, http://www.apsoc.org.au/owner/files/9e2c2n.pdf.

Cohen-Mansfield J. and Lipton S. (2008) The utility of pain assessment for analgesic use in persons with dementia. *Pain*, 134(1/2): 16–23.

Crome P., Main C. and Lally F. (2007) *Pain in Older People*. Oxford, Oxford University Press.

Herr K., Bjoro K. and Decker S. (2006) Tools for assessment of pain in nonverbal older adults with dementia: a state-of-the-science review. *Journal of Pain and Symptom Management*, 31(2): 170–92.

Herr K., Coyne P., Key T., Manworren R., McCaffery M. et al. (2006) Pain assessment in the nonverbal patient: position statement with clinical practice recommendations. *Medscape*, http://www.medscape.com/viewarticle/533939.

McCleane G. and Smith H. (2006) *Clinical Management of the Elderly Patient in Pain*. Binghamton, NY, Haworth Press.

Ranjan R. (ed.) (1995) *Chronic Pain in Old Age: An Integrated Biospsychosocial Perspective*. Toronto, University of Toronto Press.

Thomas N. (ed.) (1997) *Pain: Its Nature and Management*. London, Baillière Tindall. (Specific chapters deal with the management of children's pain and management strategies for pain in the elderly.)

Walker J., Akinsanya J., Davis B. and Marcer D. (1990) The nursing management of elderly patients with pain in the community: study and recommendations. *Journal of Advanced Nursing*, 15: 1154–61.

Weiner D., Herr K. and Rudy T. (2003) *Persistent Pain in Older Adults: An Interdisciplinary Guide to Treatment*. New York, Springer.

6.5 Lernbehinderung und hirnverletzte Patienten

Die Schwierigkeiten, denen man bei Patienten mit kognitiver Beeinträchtigung begegnet, gleichen jenen bei älteren Menschen, die an einer der Formen von Demenz leiden, und das vorliegende Material spricht dafür, dass Schmerzen, wie bei letzteren, oft nicht erkannt werden und daher unbehandelt bleiben [Kerr et al., 2006]. Die Pflege hirnverletzter Patienten kann indessen einige zusätzliche Schwierigkeiten zu Tage fördern, die zu berücksichtigen sind – nicht zuletzt gehört dazu auch die Schlussfolgerung, dass schmerzhafte Zustände bzw. Erkrankungen bei Menschen mit Lernbehinderungen häufiger sind als in der Allgemeinbevölkerung [DH, 2001; Stallard et al., 2001]. Leider werden Patienten mit Lernbehinderungen oft als Opfer einer «diagnostischen Überschattung» beschrieben. Dieser Begriff wird verwandt, um zu beschreiben, wann eine Veränderung des Verhaltens für einen Teil der Lernbehinderung gehalten wird, was dazu führt, dass eine Gesundheitsstörung übersehen wird – bisweilen mit tragischen Folgen.

Zusätzlich herrscht oft die falsche Vorstellung, dass Menschen mit Lernbehinderungen eine höhere Schmerztoleranz haben [Folley/McCutcheon, 2004]. Bei manchen mögen Nervenbahnen geschädigt sein und sie sind unempfindlich gegen Schmerzen, andere zeigen unter Umständen eine Schmerzüberempfindlichkeit [Biersdorff, 1994]. Die mit ihrer Versorgung verbundenen Schwierigkeiten hängen von ihrem Behinderungsgrad und Handicap ab. Kerr et al. [2006] kamen indessen zu dem Schluss, dass auch die Fähigkeit, Schmerzen zu kommunizieren, keine Garantie dafür darstellt, dass der Patient – wenn überhaupt – eine ausreichende Analgesie erhält. Wie bei älteren Menschen wurden auch hier verschiedene Deskriptoren zur Ausrichtung ihrer Versorgung und ihres Assessments entwickelt, auch wenn bislang nur wenige Instrumente speziell für diese Patientengruppe konzipiert wurden.

Während die eigenen Angaben des Patienten, so begrenzt sie auch sein mögen, stets das Ziel des Schmerz-Assessments bleiben werden, können auch andere Methoden erfolgreich sein, vor allem, wenn das Personal und die Angehörigen in der Lage sind, die einzigartigen Ausdrucksformen des Patienten für Schmerz – bisweilen angesichts schwerer Behinderung – zu identifizieren. Bei Hirnverletzten und denjenigen mit schweren Lernbehinderungen hängt eine erfolgreiche Behandlung davon ab, in wie weit man festzustellen vermag, wie ihr normales Verhalten vor den Schmerzen war, um dann diejenigen Verhaltensänderungen aufzulisten, die mit den Schmerzen verbunden zu sein scheinen.

Assessment-Instrumente wurden mit erkennbarem Erfolg angewandt. Dazu gehören eine funktionelle Analyse als Teil eines Schmerz-Assessment-Tests [Astor, 2001] oder die Pain and Discomfort Scale (PADS) [Bodfish et al., 2001]. Regnard et al., [2007] beschreiben die Entwicklung des Disability Distress Assessment Tool (DisDAT), das für Patienten mit schweren Kommunikationsschwierigkeiten ausgelegt wurde. In ihrer Studie gab es keine Belege dafür, dass Schmerz irgendwelche spezifischen Zeichen oder Verhaltensweisen hatte, aber das Assessment des Leidens war eine nützliche klinische Richtschnur. Einen Leitfaden zu weiteren studienerprobten oder in Entwicklung befindlichen Assessment-Instrumenten finden sie unter der NLH Learning Disabilities Specialist Library [2007]. Der Schlüssel liegt darin, eine detaillierte Anamnese mit Informationen darüber zu haben, wie ein Patient Schmerzen früher zum Ausdruck gebracht hat, sowie über eine Art Dokumentation der früher verwandten Analgetika und des Ansprechens darauf zu verfügen. Oft entdeckt die Familie oder eine Betreuungsperson, die den Patienten gut kennt, Verhaltensänderungen, die auf Schmerz oder Leiden hindeuten.

Weiterführende Literatur

Harper K. and Bell S. (2006) A pain assessment tool for patients with limited communication ability. *Nursing Standard*, 20(51): 40–4.
Defrin R., Pick C., Peretz C. and Carmeli E. (2004) A quantitative somatosensory testing of pain threshold in individuals with mental retardation. *Pain*, 108(1/2): 58–66.
Phan A., Edwards C. and Robinson E. (2005) The assessment of pain and discomfort in individuals with mental retardation. *Research in Developmental Disabilities*, 26(5): 433–9.
Zwakhalen S., van Dongen K., Hamers J. and Abu-Sd H. (2004) Pain assessment in intellectually disabled people: non-verbal indicators. *Journal of Advanced Nursing*, 45(3): 236–45.

6.6 Neugeborene und Kinder im vorsprachlichen Alter

Nicht nur Neugeborenen fehlt die Fähigkeit zur Kommunikation, auch kleine Kinder haben Probleme damit. Als eine Gruppe wurden ihre Schmerz-Management-Bedürfnisse bis vor kurzer Zeit vielleicht am stärksten von allen vernachlässigt. Erst während der vergangenen Dekade etwa wurden unsere Ignoranz und unsere weit verbreiteten falschen Vorstellungen über die neurologische Entwicklung in der Neonatalphase und frühen Kindheit kritisch angegangen. Jahrelang war man der Ansicht, Neugeborene und Säuglinge würden wegen der Unreife ihrer Neuroanatomie und -chemie keinen Schmerz verspüren. Bis in die frühen 80er-Jahre des 20. Jahrhunderts wurden Herzoperationen beschrieben, bei denen überhaupt keine Analgesie eingesetzt wurde. Forschungsergebnisse deuten nun darauf hin, dass unter Umständen genau das Gegenteil der Fall ist und diese wegen der Unreife ihrer Schmerzmodulationssysteme besonders vulnerablen Patienten in Wirklichkeit eben gerade mehr Schmerzen verspüren, als Erwachsene. Entgegen der früheren Ansicht wissen wir jetzt, dass Neugeborene Verhaltensreaktionen sowie physiologische und hormonelle Reaktionen auf Schmerz zeigen [Fitzgerald, 1993]. Es gibt auch zunehmend Belege, die dafür sprechen, dass die Schmerzwahrnehmung Neugeborener schon im 2. Trimenon begonnen hat [Anand/Maze, 2001], wobei die Entwicklung des Endorphinsystems und des inhibitorischen Systems in den absteigenden Bahnen bis zum Geburtstermin noch nicht abgeschlossen ist, was Frühgeborene potenziell schmerzempfindlicher macht als zum Termin Geborene [Anand/Scalzo, 2000]. Es wird noch eine Weile dauern, bis wir die Auswirkungen von Schmerz beim Neugeborenen wirklich verstehen, aber es gibt Hinweise darauf, dass eine wiederholte und prolongierte Schmerzexposition das sich entwickelnde Nervensystem dauerhaft modifizieren kann. Dies kann sich an erniedrigten Schmerzschwellen im späteren Säuglingsalter [Ruda et al., 2000; Bhutta et al., 2001), Hypoalgesie (verminderte Schmerzwahrnehmung) nach der Pubertät, aber Hyperalgesie (extreme Schmerzempfindlichkeit) im Erwachsenenalter [Ren et al., 2004] zeigen.

Praktische Übung

Fragen Sie drei KollegInnen, was sie für die Schwierigkeiten beim Schmerzmanagement von Neugeborenen und Kindern vor dem Spracherwerb halten.

Diesen Schwierigkeiten stehen alle Einrichtungen gegenüber, die sich mit dieser Gruppe vulnerabler Patienten befassen, daher kann es nützlich sein, einmal um sich zu schauen und zu betrachten, wie andere Menschen reagiert haben. Gute Praxis («good practice») wird so oft nur auf dem Weg über Zeitschriftenartikel und auf Konferenzen miteinander geteilt und ist daher für das Stationspersonal nicht leicht verfügbar, noch wird es angemessen unter den MitarbeiterInnen verbreitet. Die Ernennung einer Verbindungspflegeperson («link nurse») oder das Nutzen von Erfahrung und Wissen des Personals in Bezug auf Spezialausbildungen wird oft übersehen oder unterbewertet. Eine für Zeitschriften verantwortliche Gruppe zu bilden, um die relevante Literatur durchzugehen und für andere MitarbeiterInnen Kopien zum Lesen anzufertigen, ist ebenfalls eine gute Art der Weitergabe von guter Praxis.

Praktische Übung

Welche Assessment-Instrumente haben Sie in Ihrem klinischen Bereich in Anwendung gesehen? Sind diese Instrumente leicht verständlich und einsetzbar? Glauben Sie, dass sie gut funktionieren? Machen Sie sich ein paar Notizen darüber, was ein Assessment-Instrument anwenderfreundlich und eher in der klinischen Praxis als in der Forschung anwendbar macht.

Viele Gruppen untersuchen jetzt verschiedene Aspekte des Verhaltens von Neugeborenen und Säuglingen, um Schmerzen einzuschätzen, und konzentrieren sich dabei auf Formen des Gesichtsausdrucks, Körperbewegungen und Schreien bzw. Weinen. In manchen Fällen wurden auch physiologische Schmerzindikatoren, wie Herz- und Atemfrequenz, Blutdruck, Sauerstoffsättigung (SaO_2), Vagotonus*, Schwitzen der Handinnenfläche sowie die Plasmaspiegel von Cortisol* und Katecholaminen* als Messgrößen für Leiden dokumentiert. Diese Assessments sind viel versprechend, auch wenn sie gegenwärtig noch zeitraubend und etwas unergiebig sind. Das Streben nach validen Assessment-Instrumenten ist entscheidend, wenn wir die Stressreaktion Neugeborener auf Schmerzen und die verheerende Wirkung, die sie auf deren Genesung haben kann, bekämpfen wollen. Bislang gibt es noch immer Fragen zur Konzeption und Messung und es wurde keine bestimmte Messgröße als Goldstandard festgelegt [Cignacco et al., 2007]. Außerdem können verschiedene Assessment-Instrumente unter verschiedenen Umständen aus verschiedenen Gründen funktionieren, und praktisch Tätige müssen ein Assessment-Instrument gegebenenfalls entsprechend den klinischen Umständen anpassen und individuell gestalten [Duhn/Medves, 2004].

Zurzeit gibt es mehr als 40 Schmerz-Assessment-Instrumente und die meisten von ihnen wurden entwickelt, um akute, durch einen Eingriff bedingte oder kurz anhaltende Schmerzen zu messen; nur drei davon wurden für länger anhaltende Schmerzen entwickelt [Ranger et al., 2007]. **Tabelle 6-4** zeigt einige der Assessment-Instrumente, jedoch sei die Leserin bzw. der Leser für eine systematische Übersicht über Schmerz-Assessment-Instrumente für Säuglinge auf Duhn und Medves [2004] sowie auf die klinischen Leitlinien des Royal College of Nursing [RCN, 2000] verwiesen. Welches Instrument auch immer ausgewählt wird, es ist wichtig, sicher zu stellen, dass das gesamte Personal exakt dieselben Kriterien zur Messung von Schmerzen und Leiden anwendet. Einige der in Tabelle 6-4 genannten Assessment-Instrumente können aus dem Internet heruntergeladen werden, wie der UCLA Pain Management Clinical Resource Guide (http://www.anes.ucla.edu/pain/assessment_tools.html). **Tabelle 6-5** gibt ein Beispiel für ein Assessment-Instrument.

Das Problem bei jedem Verhaltens-Assessment-Instrument für Neugeborene und Säuglinge besteht darin, dass es sich unter Umständen nicht anwenden lässt.

Tabelle 6-4: Beispiele für Schmerz-Assessment-Instrumente und Altersspektrum der getesteten Kinder

Instrument	Altersbereich
Pain Rating Scale (PRS) [Joyce et al., 1994]	Säuglinge im Alter von 1–12 Monaten
Riley Infant Pain Scale (RIPS) [Schade et al., 1996]	Säuglinge und Kinder, postoperativ
Maximally Discriminative Facial Movement Coding System (MAX) [Izard, 1995]	Säuglinge im Alter von 0–2 Jahren
Infant Body Coding System (IBCS) [Craig et al., 1993]	Frühgeborene und zum Termin Geborene
Neonatal Pain and Discomfort Scale (EDIN) [Debillon et al., 2001]	Frühgeborene, durchschnittl. Gestationsalter 31,5 Wochen
Clinical Scoring System (CSS) oder Postoperative Pain Score (POPS) [Schade et al., 1996]	Säuglinge im Alter von 1–7 Monaten, bei denen eine Operation nötig ist
Modified Postoperative Comfort Score (PCS), Überarbeitung von POPS [Guinsburg et al., 1998]	beatmete Frühgeborene
Behavioral Pain Score [Pokela, 1994]	beatmete Frühgeborene

Instrument	Altersbereich
Modified Behavioral Pain Scale (MBPS) [Taddio et al., 1995]	gesunde Säuglinge im Alter von 4–6 Monaten
Baby Facial Action Coding System (Baby FACS) [Rosenstein/Oster, 1988]	gesunde Neugeborene
Children's and Infant's Postoperative Pain Scale (CHIPPS) [Buttner/Finke, 2002]	Neugeborene, Säuglinge und Kleinkinder
Acute Pain Rating Scale for Neonates [Carbajal et al., 1997]	Neugeborene im Gestationsalter von 25–41 Wochen
Liverpool Infant Distress Scale (LIDS) [Horgan/Choonara, 1996]	Neugeborene postoperativ
Neonatal Facial Coding System (NFCS) [Grunau et al., 1998; Peters et al., 2003]	Frühgeborene und gesunde Neugeborene
Bernese Pain Scale for Neonates (Berner Schmerz-Score für Neugeborene, BPSN) [Cignacco et al., 2004]	zum Termin Geborene und Frühgeborene mit und ohne CPAP-Beatmung
The Pain Assessment Tool (PATS) [Hodkinson et al., 1994; Spence et al., 2005]	Neugeborene und schwer kranke, beatmete Neugeborene auf einer Neugeborenen-Intensivstation
The Neonatal Pain Assessment Tool [Friedrichs et al., 1995]	Säuglinge in der Intensivversorgung
The Scale for Use in Newborns (SUN) [Bauer/Gertsmann, 1998]	Frühgeborene und zum Termin Geborene bei Prozeduren/Eingriffen
The Distress Scale for Ventilated Newborn Infants (DSVNI) [Sparshott, 1996]	Erstbericht einer Instrumentenentwicklung für Neugeborene
The Comfort Scale [Ambuel et al., 1992; van Dijk et al., 2005]	Neugeborene bis hin zu Kleinkindern
The CRIES [Krechel/Bilner, 1995]	Säuglinge postoperativ
The Neonatal Infant Pain Scale (NIPS) [Lawrence et al., 1993; Hudson-Barr et al., 2002; Gallo, 2003]	Frühgeborene und zum Termin Geborene
The Pain Assessment in Neonates (PAIN) Scale [Hudson-Barr et al., 2002]	Neugeborene im Gestationsalter von 26–47 Wochen
The Modified Infant Pain Scale (MIPS) [Buchholz et al., 1998]	gesunde, zum Termin geborene Säuglinge, bei denen ein elektiver Eingriff vorgenommen wird
The Premature Infant Pain Profile (PIPP) [Stevens et al., 1996]	Neugeborene im Gestationsalter von 28–40 Wochen
The Children's Hospital of Eastern Ontario Pain Scale (CHEOPS) [McGrath et al., 1985]	Neugeborene

Tabelle 6-5: Das Schmerz-Assessment-Instrument CRIES (Quelle: Krechel/Bilner, 1995)

Parameter	Score		
	0	1	2
Schreien (Crying)	nicht vorhanden	schrill	nicht zu trösten
erfordert O_2, um die Sauerstoffsättigung über 95 % zu halten (Requires ...)	nicht erforderlich	< 30 %	> 30 %
erhöhte Vitalzeichen (Increased ...)	Herzfrequenz und Blutdruck gleich oder niedriger als die präoperativen Werte	Herzfrequenz und Blutdruck um weniger als 20 % höher als die präoperativen Werte	Herzfrequenz und Blutdruck um mehr als 20 % höher als die präoperativen Werte
Gesichtsausdruck (Expression)	Keiner	Grimassieren	Grimassieren/ Stöhnen
Schlaflos (Sleepless)	Nein	Wacht häufig auf	Ist ständig wach

Ist das Kind frühgeboren, sehr krank oder bekommt es sedierende Medikamente, so zeigt es unter Umständen überhaupt keine Verhaltensreaktion auf Schmerzen. Das Schmerz-Assessment stützt sich dann auf das subjektive Urteil der Pflege- oder Betreuungsperson. Es ist jedoch wichtig, dass schon allein die Tatsache, ein Schmerz-Assessment durchzuführen, den Eltern wichtige Botschaften übermittelt. Es besagt, dass Schmerzen zählen und in der Gesamtversorgung des Säuglings eine Rolle spielen.

Ein für Kinder in der unmittelbar postoperativen Phase konzipiertes Instrument ist beispielsweise CHEOPS (Children's Hospital of Eastern Ontario Pain Scale) [McGrath et al., 1985]. Es beruht auf den in **Tabelle 6-6** aufgeführten schmerzbezogenen Verhaltensweisen. Das jeweilige Schmerzverhalten erhält einen Punktwert und es heißt, der Score würde Leiden anzeigen. McGrath [1989] behauptet, es ließe sich nur Leiden messen, da nicht gezeigt werden konnte, dass das Instrument reinen Schmerz angibt.

Angesichts der Fülle vorhandener Instrumente wird die Schwierigkeit, ein allen Bedürfnissen entsprechendes Instrument zu entwickeln, ganz leicht deutlich. Manche nützen vielleicht unter bestimmten Umständen und aus verschiedenen Gründen, sodass Assessment-Instrumente gewöhnlich individuell angepasst werden müssen, um den klinischen Umständen zu entsprechen.

Tabelle 6-6: Assessment-Kategorien bei CHEOPS (Quelle: McGrath et al., 1985)

- Schreien
- Mimik
- Verbalisieren (sowohl schmerzbezogen als auch nicht schmerzbezogen)
- Bewegungen des Torso
- taktile Aktivität
- Beinbewegungen

Die Annahme, es gäbe Schmerz bei Kindern vor dem Spracherwerb, kann wirklich nur eine Annahme sein. Wir alle wissen, dass viele andere Faktoren bei kleinen Kindern Leidensverhalten hervorrufen können. Zeigt sich jedoch Leiden im Kontext eines potenziell schmerzhaften Zustands, ob in Verbindung mit einer Krankheit, einer schmerzhaften Prozedur oder nach einer Verletzung oder Operation, muss Schmerz stets als Hauptursache des Leidens gesehen werden. Das Einbeziehen der Eltern, die über eingehendes und intimes Wissen darüber verfügen, wie ihre Kinder reagieren, kann diese Aufgabe sehr erleichtern. Wenn Schmerz die Quelle des Leidens sein kann und die Reaktion des Kindes beobachtet wird, lassen sich unter Umständen Analgesieprotokolle entwickeln, die das rechtzeitige und adäquate Schmerzmanagement sichern helfen.

Fallgeschichte

Nach einer Orchidopexie des rechten Hodens (offene OP eines nichtdeszendierten Hodens) kam der 3-jährige Johann um 14.00 Uhr aus dem OP. Er war erweckbar, aber schläfrig, und beide Eltern kamen mit ihm zurück auf Station. Seine Schmerzen wurden über einen intravenösen Zugang unter Kontrolle gehalten, den die Pflegenden nach einem festgelegten Plan zur Verabreichung von Opioid- und Nicht-Opioid-Analgetika nutzen konnten, bis eine orale Medikation vertragen würde. Die Beobachtungen wurden fortgesetzt und er schien sich wohl zu fühlen, als etwa um 15.00 Uhr seine Herzfrequenz anstieg und er unruhig wurde. Die Stationsleitung, die nach ihm schaute, entschied, ihm eine Dosis Paracetamol und ein paar Bolusdosen Morphin entsprechend der vorgedruckten und unterschriebenen Analgetikaverordnung für Kinder mit akuten Schmerzen zu verabreichen. Ein Beispiel für eine solche Verordnung aus einer Klinik der Grundversorgung zeigt **Abbildung 6-1**. Sein Lieblingskuschelspielzeug wurde ihm in die Armbeuge gelegt und das Radio spielte sanfte Musik im Hintergrund. Die Beleuchtung wurde so weit gedämpft, dass der Raum eine ruhige Atmosphäre erhielt und dennoch hell genug für Beobachtungen war. Nach 10 Minuten schlief Johann ruhig und seine Beobachtungswerte lagen alle innerhalb normaler Grenzen. Als er nach einer halben Stunden wieder aufwachte, konnte er sich aufsetzen und seinen Tee trinken, völlig unbeeindruckt durch seine Operation.

NUR FÜR KINDER Das Gewicht kann geschätzt, d. h. anhand der Familienangaben bestimmt, oder errechnet werden nach: (PALS − Alter + 4) x 2		
PARACETAMOL 120 mg/5 ml ODER 250 mg/5 ml orale Lösung ODER 500 mg Tabletten		
Darreichungsform: p. o.	Dosis: 10–15 mg/kg KG	Häufigkeit: 4-mal tgl.
IBUPROFEN 100 mg/5 ml STREICHEN, FALLS NSA KONTRAINDIZIERT		
Darreichungsform: p. o.	Dosis: 5 mg/kg KG	Häufigkeit: 3-mal tgl.
ODER NACH DEM ALTER: 1–2 Jahre: 50 mg, 3–7 Jahre: 100 mg 8–12 Jahre: 200 mg, 12–16 Jahre: 200–400 mg		
MORPHIN, ORAL, 10 mg/5 ml NICHT BEI EPIDURALANALGESIE ODER PCA Dosierung: 2- bis 3-stündlich		
Gewicht (kg) 10–15 16–20 21–25 Über 25 kg nicht mehr als 10 mg/5 ml	Dosis: 4–6 mg (2–3 ml) 6–8 mg (3–4 ml) 8–10 mg (4–5 ml)	
ONDANSETRON		
Darreichungsform: i.v. i.v.	Dosis: 2–12 Jahre: 100 pg/kg Höchste Einzeldosis: 4 mg 12–18 Jahre: 4 pg/kg	Häufigkeit: KG 3-mal tgl. KG 3-mal tgl.
Unterschrift: Datum: Piepser-Nr.: Apotheke		

Abbildung 6-1: Beispiel für eine vorgedruckte Analgetikaverordnung gegen akute Schmerzen bei Kindern (Quelle: Poole Hospital NHS Trust, mit freundlicher Genehmigung)

> **Time-out**
>
> Die vorangehende Fallgeschichte zeigt, wie ein einfaches Analgesieprotokoll Schmerz und Leiden verringern kann. Fallen Ihnen noch andere nichtmedikamentöse Strategien ein, die von Nutzen sein können, um Schmerz und Stress während kurzer, schmerzhafter Prozeduren bei sehr kleinen Kindern zu verringern?

6.6.1 Medikamentöse Strategien

Medikamentöse Strategien mögen denen bei Erwachsenen gleichen, da es jedoch bei Medikamentenstudien an Kindern und Neugeborenen komplexe ethische Probleme gibt, ist nur sehr wenig darüber bekannt, welche Medikamente sich wirklich am besten eignen. Paracetamol, Opioide und Lokalanästhetika finden weithin Anwendung. NSA werden zur Behandlung postoperativer Schmerzen bei Neugeborenen seltener eingesetzt, höchstwahrscheinlich infolge fehlender Daten und klinischer Erfahrung. Topische Lokalanästhetika, wie EMLA®-Creme (Lidocain und Prilocain) können – außer beim Lanzettstich an der Ferse und bei der Venenpunktion – bei kleineren Eingriffen angewandt werden. Wegen der toxischen Wirkung transdermal absorbierter Anästhetika ist bei Kleinkindern hinsichtlich der Anwendung von EMLA®-Creme Vorsicht geraten. Inzwischen gibt es auch Bedenken gegen Morphin bei gebrechlichen Frühgeborenen. Nachdem es so lange Zeit traditionelles Opioid der Wahl gewesen ist, wird seine Eignung bei beatmeten Neugeborenen im Lichte neuer Daten doch allmählich in Frage gestellt [Sampson, 2007]. Tabelle 6-7 enthält Richtlinien für die Anwendung von Analgetika. Zwar könnten diese eigentlich für jede Altersgruppe gelten, jedoch wurden sie speziell für Neugeborene, Säuglinge und Kinder erstellt.

6.6.2 Nichtmedikamentöse Strategien

Viele der herkömmlichen nichtmedikamentösen Strategien, vor allem psychologische Techniken, sind nur auf Patienten anwendbar, die im Vollbesitz ihrer Sprache sind. Strategien wie das Vermitteln von Informationen oder positive Imagination lassen sich bei Neugeborenen wohl kaum anwenden. Es gibt jedoch andere Therapien, die von Wert sein können, vor allem, wenn sie in Kombination mit Analgetika angewandt werden. Dazu gehören:

- *Das Problem abmildern.* Ließe sich der Schmerz vielleicht durch Beseitigen der Ursache lindern? Dies kann durchaus die nächstliegende und beste Lösung sein, z. B. durch Schienen einer schmerzenden Gliedmaße oder durch Legen einer Magensonde, falls ein abdominelles Spannungsgefühl die Beschwerden verursachen sollte.

- *Ablenkungstherapie.* Wenn möglich, kann Füttern während jeder Art von schmerzhafter Prozedur nützlich sein. Dies scheint besonders beim Stillen der Fall zu sein. Der Geruch der Mutter kann die Bindung des Säuglings fördern. Auch das Gefühl von Sicherheit und Hautkontakt wurden als wichtige Fak-

Tabelle 6-7: Allgemeine Richtlinien des Schmerzmanagements bei Neugeborenen, Säuglingen und Kindern (Quelle: adaptiert nach American Academy of Pediatrics and American Pain Society [2001] und Anand and the International Evidence-based Group for Neonatal Pain [2001])

- Antizipieren Sie absehbare Schmerzerfahrungen und intervenieren Sie.
- Beziehen Sie die Familie ein.
- Wählen Sie multimodale Ansätze und behandeln Sie frühzeitig.
- Analgetika sollten bei mäßigen bis schweren Schmerzen eher nach einem 24-Stunden-Plan als nach Bedarf gegeben werden.
- Setzen Sie bei schweren, akuten Schmerzen intravenös zu verabreichende Medikamente ein.
- Bei leichten bis mäßigen Schmerzen sind oral zu verabreichende Medikamente vorzuziehen.
- Nehmen Sie den Schweregrad und die Art der Schmerzen als Grundlage für die anfängliche Wahl der Analgetika.
- Passen Sie die Analgetikadosis und das Dosierungsintervall auf der Grundlage eines regelmäßigen und systematischen Schmerz-Assessments an.
- Titrieren Sie die Analgetikadosis soweit nötig, bis Schmerzlinderung erreicht ist, die Nebenwirkungen nicht mehr zu beherrschen sind oder die empfohlene Höchstdosis erreicht ist. Es gibt keine Höchstdosis für Opioide, sofern sie nicht in Kombination mit einer Substanz wie Paracetamol verabreicht werden.
- Überwachen und behandeln Sie jede Nebenwirkung. Vorhersehbare Nebenwirkungen, wie Obstipation, sollten im Vorhinein verhindert oder sofort behandelt werden.
- Achten Sie bei der Wahl eines Opioids darauf, ob der Patient vorher schon einmal Opioide erhalten hat oder nicht. Patienten, die etwa 7 Tage lang regelmäßig Opioide erhalten haben, benötigen zur Beherrschung akuter Schmerzen unter Umständen höhere Dosen.
- Sorgen Sie für Notfallanalgetika gegen durchbrechende Schmerzen. Erhöhen Sie die Erhaltungsdosis des Opioids, wenn notfallmäßig mehr als zwei Dosen pro Tag nötig sind.

toren genannt. Nicht nahrungsbezogenes Saugen an einem Schnuller oder einem mit Zucker oder destilliertem Wasser besprenkelten Schnuller bzw. Wattestäbchen reduziert bei Neugeborenen, bei denen ein Lanzettstich in die Ferse oder eine Zirkumzision vorgenommen wird, erwiesenermaßen signifikant Weinen/Schreien und Schmerzreaktionen [Stevens et al., 2004; South et al., 2005]. Es wurde behauptet, Zucker könne die Freisetzung endogener Endorphine stimulieren, da die Analgesie interessanterweise durch Naloxon umkehrbar zu sein scheint [Kracke et al., 2005].

- *Relaxations-, Entspannungstherapie.* Sanftes Berühren und Massage können für kleine Kinder durchaus ebenso vorteilhaft sein, wie für Erwachsene [Diego et al., 2005]. Massage kann nicht nur entspannen und besänftigen, sondern als eine Art der Hautstimulation auch helfen, das «Schmerztor» (s. Kap. 1.4) zu schließen.

- *Strategien des Tröstens.* Halten Sie das Baby warm und beseitigen Sie starken Lärm und helles Licht. Sorgen Sie dafür, dass Untersuchung, Windelwechsel und Umlagern gleichzeitig erfolgen, statt das Neugeborene ständig zu stören und weitere Schmerzen zu verursachen. Nützlich waren ferner:

  - Wickeln in gebeugter Stellung

  - Facilitated Tucking (Lagerung des Kindes mit manueller Positionierung des Kopfes und angewinkelten Beinen)

  - Känguruen, bei dem der Säugling von einem Elternteil direkt auf der Haut gehalten wird [Golianu et al., 2007].

- *Kältetherapie.* Mit einem Kältespray lässt sich z. B. ein Bereich vor dem Einstechen der Nadel kühlen.

- *Akupunktur und Akupressur.* Auch diese beiden Verfahren können von gewissem Nutzen sein, vor allem perioperativ oder auf einer Neugeborenen-Intensivstation, wobei es jedoch weiterer Studien bedarf [Golianu et al., 2007].

Eine systematische Übersicht der Wirksamkeit nichtmedikamentöser Interventionen beim Management von durch einen Eingriff bedingten Schmerzen bei Frühgeborenen und zum Termin Geborenen findet sich bei Cignacco et al. [2007].

Zwar muss noch viel Forschungsarbeit geleistet werden, aber wenigstens wissen wir jetzt besser über die neurologische Entwicklung kleiner Kinder Bescheid. Die grundlegenden pharmakologischen Prinzipien werden nun eingehender betrachtet. Auch haben wir einige Assessment-Instrumente, die auf der Beobachtung des Gesichtsausdrucks sowie verhaltensabhängiger und psychischer Messgrößen beruhen. Gesundheitsfachpersonen zu schulen, um einige lang gehegte

Mythen zu entzaubern, ist noch immer vordringlich, aber zumindest wird das Thema Schmerz bei Kindern und Neugeborenen zum Bestandteil gegenwärtiger Forschung. Die Entwicklung spezieller Schmerz-Assessment-Instrumente war sehr hilfreich; nun ist entscheidend, dass sie auch effektiv in der Praxis angewandt werden. Das Streben nach mehr Wissen und das Einbeziehen von Eltern und nahen Angehörigen können ein positiver Schritt in Richtung auf die Würdigung und Behandlung der Schmerzen einiger der vulnerabelsten Patienten in unserer Pflege sein.

Weitere Literaturempfehlungen

Duhn L. (2004) A systematic integrative review of infant pain assessment tools. *Advanced Neonatal Care*, 4(3): 126–40, Medscape, http://www.medscape.com/viewarticle/484129_10.

McKenzie I., Gaukroger P., Ragg P. and Brown T. (1997) *Manual of Acute Pain Management in Children*. London, Churchill Livingstone.

National Guideline Clearinghouse, *Prevention and Management of Pain in the Neonate: An Update*, http:/:www.guideline.gov.

Ranger R., Johnston C. and Anand K. (2007) Current controversies regarding pain assessment in neonates. *Seminars in Perinatology*, 31: 283–8.

Sharek P., Powers R., Koehn A. and Anand J. (2006) Evaluation and development of potentially better practices to improve pain. *Pediatrics*, 118: S78–S86.

Thomas N. (ed.) (1997) *Pain: Its Nature and Management*. London, Baillière Tindall. (Specific chapters deal with the management of children's pain and management strategies for pain in the elderly.)

6.7 Ethnische Minderheiten

Der Begriff «ethnische Minorität» bezieht sich auf eine Gruppe von Menschen mit einer anderen Sprache, Kultur und Nationalität sowie mit anderen spirituellen oder religiösen Überzeugungen als die der Mehrheit. Der Einfluss, den der kulturelle Hintergrund auf das Erleben und den Ausdruck von Schmerz haben kann, hat ForscherInnen seit den späten 40er-Jahren des 20. Jahrhunderts beschäftigt. Wir alle sind uns bewusst, dass Menschen recht unterschiedlich auf Schmerzreize reagieren. Manche artikulieren sich nach scheinbar relativ geringen Stimuli extrem laut und leidend, andere hingegen scheinen durch extrem schmerzhaft wirkende Stimuli unbeeindruckt. Eine Gesellschaft kann zum Stoizismus anhalten und ihn wertschätzen. Die britische «starre Unterlippe» ist in diesem Zusammenhang ein gutes Beispiel dafür, wie Erwartungen die Reaktionen eines Individuums beeinflussen können. Andererseits wird in einer anderen Kultur vielleicht erwartet, dass Schmerz von heftigen verbalen Äußerungen und Verhaltensweisen begleitet ist.

Feine genetische Unterschiede sprechen auch dafür, dass sich einzelne Kulturen unter Umständen auch biologisch voneinander unterscheiden, wobei dann sowohl die Schmerzschwellen als auch physiologische Reaktionen auf eine Schmerzmedikation variieren [Davidhizar/Giger, 2004]. Es bestehen nicht nur Unterschiede darin, wie verschiedene kulturelle Gruppen ihren Schmerz zum Ausdruck bringen, sondern es gibt auch Belege dafür, dass die Prävalenz von Schmerzen in verschiedenen Gruppen unterschiedlich sein kann. So war beispielsweise die Prävalenz von muskuloskelettalen Schmerzen in einer Studie im Großraum Manchester unter ethnischen Minderheiten höher als unter der weißen Bevölkerung [Allison et al., 2002]. Einer selektiven Literaturübersicht durch Experten zufolge werden Menschen verschiedener ethnischer Herkunft hinsichtlich ihrer Schmerzen ungleich behandelt [Green et al., 2003].

Die Gate-Control-Theorie von Melzack und Wall und später die Neuromatrix-Theorie von Melzack (s. Kap. 1.6) half, eine physiologische Erklärung für die Variation im Tolerieren und Ausdrücken von Schmerz zu finden. Da wir unser Verhalten danach formen, wie sich andere, uns Ähnliche verhalten haben, können auch kulturelle Unterschiede unsere Reaktion auf Schmerz ganz wesentlich beeinflussen. Wenn wir Schmerzen haben, greifen wir auf dieses Modell zurück, wobei unser Schmerzverhalten irgendwie unseren kulturellen Hintergrund widerspiegelt. Mit faszinierenden Studien über sehr unterschiedliche Reaktionen auf schmerzhafte Begegnungen, die unseren westlichen Augen als zu schrecklich erscheinen, um sie zu ertragen, scheint die Forschung diesen Theorien durchaus Glaubwürdigkeit zu verleihen. Ein Kind in einer großen Familie, dass dazu erzogen wird, Schmerz nicht zu fürchten, sondern als unvermeidlichen Bestandteil des Lebens zu akzeptieren, reagiert unter Umständen ganz anders als ein Einzelkind, das verwöhnt wurde und bei jedem kleinen Kratzer oder blauen Fleck eine dramatische Reaktion seiner Eltern erlebte.

In ihrem Buch *The Challenge of Pain* [1996] besprechen Melzack und Wall mehrere Kulturen und die unterschiedlichen Arten, in denen Menschen Schmerz – oft als Teil einer religiösen Zeremonie – annehmen. Zborowski [1952], der Autor einer ganz entscheidenden Arbeit, in der die Schmerzreaktion in irischen, italienischen und angloamerikanischen Gruppen betrachtet wurde, kam zu dem Schluss, umschriebene kulturelle Unterschiede wären voraussagbar. Es wurden noch zahlreiche andere Studien durchgeführt, jedoch können die Methodik und die Analyse der Befunde beim Umgang mit einer so subjektiven Erfahrung wie Schmerz problematisch sein. Die Forschung wirft allerdings auch Licht auf die bedeutenden Unterschiede zwischen ethnischen Gruppen in Bezug auf den Medikamentenstoffwechsel und den Dosierungsbedarf, auf das therapeutische Ansprechen sowie auf die Nebenwirkungen [Salerno, 1995].

> **Praktische Übung**
>
> Haben Sie schon viele Patienten mit anderem kulturellen Hintergrund als dem Ihren gepflegt, die ihre Schmerzen auf eine für Sie unerwartete Weise zum Ausdruck brachten? Falls ja, machen Sie sich ein paar Notizen über die Art, in der sie reagierten. Besprechen Sie diese mit einer erfahrenen Kollegin oder einem erfahrenen Kollegen:
>
> - Sind ihr bzw. ihm irgendwelche Unterschiede in der Art aufgefallen, in der bestimmte ethnische Minderheiten auf Schmerzen reagieren?
> - Erschweren diese Unterschiede das Schmerz-Assessment?

Es scheint, als würden nicht nur Kultur und ethnischer Hintergrund die individuelle Schmerzreaktion beeinflussen, sondern es spricht auch einiges dafür, dass unser eigener Hintergrund beeinflussen kann, wie wir als Pflegende auf andere, die Schmerzen haben, reagieren. Davidhizar und Giger [2004] berichteten, dass Pflegende nicht nur durch kulturelle Unterschiede bei Patienten, sondern auch durch ihren eigenen kulturellen Hintergrund, ihr Alter und ihre soziale Klasse beeinflusst werden. Beim Erleben kultureller Praktiken, die sich von denen unterscheiden, welche wir als eigene kulturelle Norm betrachten, kann es zu negativem Stereotypisieren kommen, was sich etwa anhand des Verordnens von Opioiden manifestieren kann. Eine Studie in den USA zeigte, dass weiße Patienten auch weiterhin mit signifikant höherer Wahrscheinlichkeit ein Opioid erhalten als Patienten afrikanischer, hispanischer und asiatischer Abstammung [Sherwood et al., 2005].

Geburt und Schmerzen wurden ausgiebig untersucht. Manche an der Versorgung Beteiligte sind möglicherweise der Ansicht, dass Schmerzen zur Geburt dazugehören und keiner Intervention bedürfen – eine Ansicht, die von der in den Wehen liegenden Frau unter Umständen überhaupt nicht geteilt wird. Leider begegnet man negativem Stereotypisieren auch, wenn Betreuungsperson und Patient gegenteiliger Ansicht sind. In einer kleinen ethnographischen Studie von Bowler [1993], bei der es um das Erleben der Geburt durch Mütter südasiatischer Herkunft ging, wurden die stereotypen Ansichten mancher Hebammen erörtert, die vier Hauptthemen enthielten:

- Schwierigkeiten mit der Kommunikation
- die fehlende Compliance der Frauen mit der verfügbaren Versorgung und ihr Missbrauch des Dienstes
- ihre Neigung, «wegen nichts einen Aufstand zu machen»
- ihr Mangel an «normalem mütterlichen Instinkt».

Frauen mit nur geringen englischen Sprachkenntnissen wurden als «grob und unintelligent» gebrandmarkt und manche Hebammen äußerten die Ansicht, Sprachschwierigkeiten seien «ein Problem der Patientin». Aus dieser Studie ist klar zu erkennen, dass es aus Mangel an Wissen oder fehlender Sensibilität gegenüber den Auswirkungen unseres Hintergrundes auf die Art unseres Umgangs mit Schmerz und Stress zu Schwierigkeiten in der Gesundheitsversorgung ethnischer Minderheiten kommen kann. Wie so viele der Herausforderungen, die Schmerz für die Pflege mit sich bringen kann, wenn Kommunikation ein Problem ist, gibt es Belege dafür, dass Pflegende negative Gefühle hegen, sich vom Patienten distanzieren oder sich auf «physikalische» oder «Routine»-Pflege beschränken können [Forrest, 1989].

Wenn in einer Kultur Stoizismus angesichts von Schmerz und Elend geschätzt wird, kann die Anpassung an Personen, die eher zu öffentlichen oder stimmlichen Schmerzbekundungen neigen, zum Konflikt und zu negativem Stereotypisieren führen – ein Thema, das klar angesprochen werden muss. In einer faszinierenden Studie untersuchten Harper et al. [2007], wie militärisch ausgebildete Pflegepersonen ihre Entscheidungen im postoperativen Schmerzmanagement begründeten und wie diese von den Eigenangaben der Patienten abwichen. Diese Studie beleuchtet, wie die Sozialisation von Pflegepersonen in einer militärischen Kultur die Komplexität des Schmerzmanagements beeinflussen kann.

Unser kultureller Hintergrund kann auf jeden Aspekt unseres Schmerzerlebens einwirken, angefangen von der Art, in der wir reagieren, über die Behandlung, die wir suchen, und die Intensität und Dauer des Schmerzes, die wir noch tolerieren, bis zu dem Punkt, an dem wir Schmerzen angeben, wem wir sie mitteilen und welche Art von Schmerz Aufmerksamkeit erfordert [Meinhart/McCaffery, 1983]. Verständnis und Wissen um diesen kulturellen Einfluss auf den Schmerz werden uns besser auf den Umgang mit einer Antwort vorbereiten, die im Kontext unserer eigenen Überzeugungen und Kultur entweder unerwartet oder alarmierend wäre.

Um kulturübergreifend auf Schmerzen reagieren zu können, kann es helfen, sich folgende Strategien anzueignen [Davidhizar/Giger, 2004]:

- Verwenden Sie ein geeignetes Assessment-Instrument, das, wenn nötig, übersetzt oder für eine bestimmte kulturelle Gruppe angepasst wurde.

- Nehmen Sie Vielfältigkeiten im Ansprechen auf Schmerzen respektvoll wahr.

- Seien Sie sensibel für vielfältige Kommunikationsstile.

- Erkennen Sie an, dass es in bestimmten Kulturen unter Umständen ein inakzeptables Verhalten darstellt, Schmerzen mitzuteilen.

- Nutzen Sie Wissen über biologische Varianten im Ansprechen auf Schmerzreize und Medikamente.
- Entwickeln Sie ein eigenes Bewusstsein für Werte und Überzeugungen, die sich auf Schmerzreaktionen auswirken können.

Weitere Literaturempfehlungen

Green C., Anderson K., Baker T., Campbell L., Becker S. et al. (2003) The unequal burden of pain: confronting racial and ethnic disparities in pain. *Pain Medicine*, 4: 277–9.
Morris D. (1993) *The Culture of Pain*. Berkeley, CA, University of California Press.
Parsons, E. P. (1992) Cultural aspects of pain. *Surgical Nurse*, 5(2): 14–16.

6.8 Zum Abschluss

Die Beobachtung visueller oder verhaltensbezogener Schmerzindikatoren ist nur dann von Nutzen, wenn sie in eine systematische Strategie des Beobachtens, Planens und regelmäßigen Evaluierens eingebettet ist. Wenn es es uns auch an Assessment-Instrumenten für besonders vulnerable Patienten ermangelt, so fehlt uns auch eine Kultur regelmäßigen Schmerz-Assessments. Ein regelmäßiges Assessment ist entscheidend, wenn wir in der Lage sein sollen, eine Therapie effizient auf den Prüfstand zu nehmen und ihre Wirkung zu evaluieren. Evaluation ist der letzte und entscheidendste Schritt im Schmerzmanagement. Die Evaluation jeglicher Strategie kann nur auf sorgfältigem Überwachen beruhen und dafür benötigt man eine grundlegende Beobachtungsstrategie, die es ermöglicht, beobachtete Zeichen möglicher Schmerzen zu dokumentieren und Behandlungen im Licht dieser dokumentierten Beobachtungen zu evaluieren.

Bei kognitiv beeinträchtigten oder unreifen Patientengruppen kann eine Analgesie besonders schwer zu evaluieren sein und viele der psychologischen Strategien zur Verbesserung der Schmerzlinderung erfordern einen hohen Grad kognitiver Funktion – etwas, das diesen Patientengruppen fehlt. Die Situation bessert sich indessen und die weiterführenden Literaturempfehlungen am Schluss eines jeden Abschnitts werden Sie zu tiefergehenden Texten hinführen.

Wo Sprache und Kultur Barrieren eines effizienten Schmerzmanagements schaffen, muss vielleicht stärker darüber nachgedacht werden, die Rolle von DolmetscherInnen auszuweiten und eine stärkere Beteiligung der Familie zu fördern. Die Aufnahme von Kulturstudien sowohl in die Ausbildung als auch in die Fort- und Weiterbildung wird helfen, das Bewusstsein für mögliche Probleme und Konflikte zu schärfen. Gesundheitsfachpersonen auf einen effizienten Umgang mit möglichen Missverständnissen vorzubereiten, verringert unter Umständen letztlich deren Auswirkungen auf die Patientenversorgung.

Versuchen Sie sich nach einer Pause an dem folgenden Multiple-Choice-Test, um Ihr bisheriges Wissen selbst einzuschätzen. Bei einigen Fragen trifft mehr als eine Antwort zu, jedoch gibt es eine Antwort, die am besten belegt ist.

6.9 Multiple-Choice-Test

Schmerzmanagement bei vulnerablen Patienten

1. Früher wurde das Schmerzmanagement bei Neugeborenen vernachlässigt. Was war der Hauptgrund dafür?

   a) ein Mangel an reliablen und validen Schmerz-Assessment-Instrumenten ☐

   b) die Überzeugung, Neugeborene würden Schmerz nicht spüren ☐

   c) ein signifikanter Mangel an Forschungsergebnissen als Richtschnur für die Entwicklung der Praxis ☐

   d) die Tatsache, dass eine Behandlung von Schmerzen mit Opioiden riskant war und daher am besten vermieden wurde. ☐

2. In welchem Entwicklungsstadium gilt das Endorphinsystem und das inhibitorische System eines Neugeborenen als voll funktionsfähig?

   a) im 3. Trimenon ☐

   b) im Alter von 12 Wochen ☐

   c) zum Termin ☐

   d) bei der Geburt ☐

3. Welche der folgenden Substanzen hat – obwohl weithin eingesetzt – in letzter Zeit etwas mehr Bedenken hervorgerufen, wenn es um die Anwendung bei sehr gebrechlichen Neugeborenen geht?

   a) Paracetamol ☐

   b) Alfentanil ☐

   c) Morphin

   d) Fentanyl ☐

4. Welches Schmerz-Assessment halten Sie bei kognitiv beeinträchtigten älteren Menschen für das effizienteste?

   a) visuelle Analogskala ☐

   b) verbales Rating ☐

   c) Rating-Score des Verhaltens ☐

   d) Schmerztagebuch ☐

5. Wie lässt sich bei einem auf Verhalten beruhenden Assessment-Instrument der durch die untersuchende Person verursachte Bias vermeiden?

   a) durch nur eine untersuchende Person ☐

   b) durch stetes Integrieren einer objektiven Messung, wie z. B. Puls oder Blutdruck ☐

   c) durch Sicherstellen, dass jede/r gut ausgebildet ist und an einer Schulungsveranstaltung teilnimmt ☐

   d) durch Sicherstellen, dass das Instrument über explizite Messkriterien verfügt ☐

6. Welche der folgenden Strategien für das Schmerz-Assessment ist bei Patienten mit Lernbehinderung oder Hirntrauma wahrscheinlich am hilfreichsten?

   a) Beobachten der Patienten auf Leiden ☐

   b) ein detailliertes Persönlichkeitsprofil ☐

   c) Überwachen physiologischer Leidensindikatoren ☐

   d) die den Patienten versorgende Pflegeperson möglichst oft fragen, ob sie meint, dass der Patient Schmerzen hat ☐

7. Wer wäre Ihrer Ansicht nach am genauesten beim Schmerz-Assessment kognitiv beeinträchtigter Personen, die nicht verbal kommunizieren können?

   a) ÄrztInnen ☐

   b) Pflegende ☐

   c) AssistentInnen der Gesundheitsversorgung ☐

   d) Verwandte ☐

8. Was kommt – nach korrekter Zuordnung von Schmerzquelle und -art – häufiger vor?

   a) Gürtelrose *und* postzosterische Neuralgie ☐

   b) Diabetes *und* Eingeweideschmerz ☐

   c) Muskuloskelettale Verletzung *und* ischämisch bedingter Schmerz ☐

   d) Krebs *und* Schmerzen in kleinen Gelenken ☐

9. Welcher der folgenden Punkte ist ein schlechter Indikator für chronische Schmerzen bei erwachsenen, kommunikationsunfähigen Patienten?

   a) Blutdruckänderung ☐

   b) Mimik ☐

   c) veränderte soziale Interaktion ☐

   d) eine Veränderung der Körperhaltung ☐

10. Wann sollten kognitiv beeinträchtigte Patienten nach einer schweren akuten Verletzung Analgetika bekommen?

    a) nur wenn sie offensichtliche Zeichen des Leidens zeigen ☐

    b) wann immer sie Veränderungen im Verhalten oder Gesichtsausdruck zeigen ☐

    c) regelmäßig, beruhend auf der Wirkungsdauer des Medikaments ☐

    d) wenn sie bewegt werden oder etwas an ihnen vorgenommen wird ☐

6.10 Antworten zum Multiple-Choice-Test

1. c) Ein signifikanter Mangel an Forschungsergebnissen als Richtschnur für die Entwicklung der Praxis. Bis zur Veröffentlichung von Forschungsergebnissen gab es nur wenige Beweise, um PraktikerInnen von einer notwendigen Änderung der Praxis zu überzeugen. Diese Beweise tauchten nicht vor Mitte der 80er-Jahre auf [Jerrett, 1985]. Auch wenn die Entwicklung reliabler und valider Schmerz-Assessment-Instrumente für das effiziente Schmerzmanagement zwingend notwendig war, war dies nicht der Hauptfaktor dabei. Viele Jahre lang war es eine weit verbreitete Überzeugung, dass Neugeborene nicht über die neurale Entwicklung verfügen, um Schmerz zu verspüren, sodass ein Schmerzmanagement nicht für notwendig erachtet wurde. Dies wurde erst in jüngerer Zeit widerlegt. Die Behandlung von Schmerzen bei Neugeborenen mit Opioiden war riskant und wurde daher am besten vermieden, auch wenn dies ein Faktor war, der PraktikerInnen vom Verschreiben und Verabreichen von Opioiden abhielt. Es war jedoch – darauf sei noch einmal verwiesen – nicht der Hauptgrund.

2. a) 3. Trimenon

3. c) Morphin, auch wenn bei gebrechlichen Frühgeborenen jedes Medikament vorsichtig verabreicht werden muss. Es bestehen erhebliche Bedenken dahingehend, dass die meisten Analgetika, vor allem Opioide, bei Neugeborenen nicht getestet wurden und es daher an Forschungsergebnissen zur Unterstützung klinisch Tätiger fehlt. Opioide sind Routinebestandteil von Analgetikatherapieplänen für Neugeborene, aber es sind dringend neue Forschungsergebnisse nötig, um sicherzustellen, dass die sichersten Therapien eingesetzt werden, und die LeserInnen müssen sich in Bezug auf die neuesten Erkenntnisse auf dem Laufenden halten.

4. b) Verbales Rating. Trotz ihrer kognitiven Beeinträchtigung können viele Patienten Ihnen immer noch sagen, dass sie Schmerzen haben und wie stark diese Schmerzen sind. Nur wenige kämen mit einer visuellen Analogskala zurecht. Rating-Scores für das Verhalten können für den völlig kommunikationsunfähigen Patienten nützlich sein und ein Schmerztagebuch kann, auch wenn es der Patient selbst nicht zu führen vermag, einen gewissen Nutzen haben, wenn es von Verwandten oder Betreuungspersonen geführt wird. Dies ist jedoch unwahrscheinlich.

5. d) Durch Sicherstellen expliziter Messkriterien. Klare Kriterien verringern die Wahrscheinlichkeit eines durch die untersuchende Person verursachten Bias und steigern die Reliabilität der Skala. Eine untersuchende Person allein könnte die Wahrscheinlich-

keit eines Fehlers zwischen UntersucherInnen herabsetzen, ist jedoch unpraktisch, und die untersuchende Person müsste dennoch wissen, auf was zu achten ist, um den Schmerz zu bewerten. Auch wenn die Integration einer objektiven Messung, wie z. B. des Pulses oder des Blutdrucks, von Nutzen sein könnte, ist es wichtig, dass die Skalen nicht nur auf eine Ausdrucksdimension abheben. Auch dies wäre unpraktisch. Dafür zu sorgen, dass jede/r gut ausgebildet ist und an einer Schulungsveranstaltung teilnimmt, ist wichtig und würde helfen, ist jedoch nicht die wesentlichste Antwort, da die Betreffenden trotz allem ihre eigenen Interpretationen vornehmen könnten.

6. b) Durch ein detailliertes Persönlichkeitsprofil. Zwar ist es wichtig, auf Leiden oder physiologische Leidensindikatoren zu achten, solange Sie jedoch nicht anhand eines Profils wissen, wie sich schmerzbedingtes Leiden beim Patienten wahrscheinlich spezifisch manifestiert, können Sie Probleme bekommen und ganz individuelle Schmerzindikatoren übersehen. Leider haben sich Gesundheitsfachpersonen nicht durchgängig als fähig erwiesen, Schmerzen bei Kommunikationsunfähigen zu erkennen. Sicher wird die Pflegeperson, welche die meiste Zeit mit dem Patienten verbringt, hilfreich sein, vor allem, wenn sie im Beobachten von Schmerzverhalten erfahren ist.

7. d) Verwandte scheinen beim Schmerz-Assessment kommunikationsunfähiger Patienten besser zu sein als jede Gesundheitsfachperson. Vor allem Eltern mit schwer hirngeschädigten Kindern scheinen Signale von Schmerz und Unbehagen, die für einen Außenstehenden extrem subtil und schwer zu identifizieren sind, besonders gut aufnehmen zu können.

8. a) Gürtelrose *und* postzosterische Neuralgie ist richtig. Viren der Herpes-Gruppe können in Nerven ruhen – die Gürtelrose ist ein Beispiel, das zur postzosterischen Neuralgie führen kann. Diabetes führt meist zu neuropathisch bedingten Schmerzen, die gewöhnlich in den Händen und Füßen beginnen, wobei sich jedoch in fortgeschritteneren Fällen auch Eingeweideschmerzen entwickeln können. Muskel-Skelett-Störungen, wie etwa eine Osteoporose, führen zu Frakturen und Kontrakturen, es ist jedoch unwahrscheinlich, dass sie an vaskukär bedingten ischämischen Schmerzen beteiligt sind. Tumoren rufen eine Reihe verschiedener Schmerzarten hervor, aber nicht speziell Schmerzen in kleinen Gelenken, letztere wären typischer bei Arthritis.

9. a) Eine Veränderungen des Blutdrucks ist physiologisch belastend und sind die Schmerzen erst einmal nicht mehr akut, passt sich der Körper an. Chronische Schmerzen können oft keine erkennbaren pathologischen Veränderungen hervorrufen. Auch Beobachtung des Gesichtsausdrucks, Veränderungen der sozialen Interaktion und Änderungen der Körperhaltung wurden für das Schmerz-Assessment eingesetzt.

10. c) Regelmäßig, beruhend auf der Wirkungsdauer des Medikaments scheint die humanste Methode zu sein, kombiniert mit regelmäßigem Assessment und Evaluieren, um sicherzugehen, dass die Medikation wirkt, noch benötigt wird und keine Nebenwirkungen hervorruft. Dies erfordert natürlich ein hohes Maß an Fertigkeit. Angesichts der Tatsache, dass alles Material, vor allem im Umfeld älterer und kognitiv beeinträchtigter Personen, darauf hindeutet, dass das Schmerzmanagement in der Vergangenheit sehr schlecht war, scheint es vernünftig, jeglichem offensichtlichen Zeichen von Schmerz ein paar Tage zuvorzukommen. Leider befindet sich das effektive Beobachten von Verhaltenssignalen zu Assessment-Zwecken erst in Entwicklung.

7 Die Pflege von Patienten mit komplizierten Schmerzen

Lernresultate

Nach Abschluss dieses Kapitels wird die/der Lernende in der Lage sein, ...

- ... zwei Gruppen von Patienten darzustellen, deren Schmerzmanagement besonders schwierig ist.

- ... Faktoren zu erörtern, die dazu beitragen, dass Schmerzen inadäquat und in ungeeigneter Weise betreut werden.

- ... die schwierigen Aspekte im Zusammenhang mit dem Schmerzmanagement bei einer von ihr bzw. ihm gepflegten Person kritisch zu analysieren.

- ... Strategien zu evaluieren, die bei der oben ausgewählten Person zu einer besseren Schmerzlinderung führen könnten.

Literatur zum Thema

British Pain Society (2007) *Pain and Substance Misuse: Improving the Patient Experience.* London, British Pain Society, http://www.britishpainsociety.org/book_drug_misuse_main.pdf.

De Jong A., Middlekoop E., Faber A. and Van Loey N. (2007) Non-pharmacological nursing interventions for procedural pain relief in adults with burns: a systematic literature review. *Burns,* **33**(7): 811–27.

Finnerup N. and Jensen T. (2004) Spinal cord injury pain: mechanisms and treatment. *European Journal of Neurology,* **11**: 73–82.

Marlowe K. (2002) Treatment of sickle cell pain. *Pharmacotherapy,* **22**(4): 484–91, Medscape, http://www.medscape.com/viewarticle/432395_1.

Oyama O., Paltoo C. and Greengold J. (2007) Somatoform disorders. *American Family Physician,* **76**(9): 1333–8.

7.1 Hintergrund

In den vorangehenden Kapiteln über das Management akuter und chronischer Schmerzen wurde der «normale» Ablauf der Ereignisse geschildert, auch wenn Schmerz eine individuelle und einzigartige Erfahrung ist. In diesem Kapitel wird eine Reihe von Schmerzerfahrungen erfasst, die in der Literatur bislang nur wenig Aufmerksamkeit gefunden haben, jedoch für PraktikerInnen ähnlich wie der vunerable Patient oft eine erhebliche Herausforderung darstellen. Zwar können wir hier vielleicht keine Antworten anbieten, hoffen aber, Ihr Bewusstsein zu wecken, den Dialog anzuregen sowie Quellenmaterial, relevante Artikel und unterstützende Ideen zu liefern.

Die Notwendigkeit eines solchen Kapitels leitet sich aus der immer stärkeren Forderung seitens der Öffentlichkeit her, die Gesundheitsversorgung möge eine Ursache für eine Krankheit (vor allem für eine schmerzhafte) definieren, die Ursache behandeln und das Problem lösen. Bedauerlicherweise ist das Symptom Schmerz bei vielen in der Gesellschaft nicht so einfach, aber der Erfolg in anderen Bereichen der Gesundheitsversorgung nährt die Forderung nach einer Heilung allen Übels. Wir leben heute in einer Gesellschaft mit hohen Erwartungen an die Leistungen der Gesundheitsversorgung und wer Schmerzen leidet, ist nicht länger bereit, dies in aller Stille zu tun. Stehen wir jedoch Schmerzen gegenüber, die unsere Fähigkeit zur Linderung sehr stark fordern oder in manchen Fällen sogar übersteigen, kann die Begegnung für Personal und Patienten gleichermaßen frustrierend und unbefriedigend sein. Bisweilen denkt man daran, den Mut sinken zu lassen, wenn einem nur bleibt, den Patienten, dem bislang keine Intervention oder Therapie irgendeine Schmerzkontrolle oder Leidenslinderung zu bieten schien, mit großen Worten zu konfrontieren.

Zunächst betrachten wir die Pflege von Patienten mit besonders komplizierten Schmerzen nach Verbrennungen oder Rückenmarkverletzungen. Als Nächstes wenden wir uns Personen mit Sichelzellanämie zu, die intensive, lebensbedrohende und oft nur unzureichend gelinderte Schmerzkrisen erleben können. Die anschließend besprochenen affektiven Störungen können unsere Schmerzwahrnehmung und Schmerzbewältigungsstrategien ganz beträchtlich verändern. Substanzmissbrauch ist ein enormes soziales Problem, wobei das Schmerzmanagement bei diesen Personen bei ihrem Eintritt in das System der Gesundheitsversorgung eine besondere Herausforderung darstellen kann. Zuletzt betrachten wir diejenigen Patienten, deren Schmerzen mit sekundärem Gesundheitsgewinn verbunden ist, der – obwohl nicht bewusst angestrebt – bei ihrer Genesung eine wichtige Rolle spielen kann.

In jedem Abschnitt des Kapitels werden die Themen umrissen und Anregungen zu Strategien einer Verbesserung des Schmerzmanagements gegeben. Es wird davon ausgegangen, dass das Schmerz-Assessment eine notwendige Voraussetzung für die Wahl von Interventionen bildet und vielleicht möchten Sie zum gegebenen Zeitpunkt auf Kapitel 2 zurückkommen.

> **Praktische Übung**
>
> Gehen Sie in die Bibliothek und suchen Sie im Stichwortverzeichnis mehrerer aktueller Lehrbücher zum Thema Schmerz nach folgenden Themenbereichen:
>
> - Missbrauch psychotroper Substanzen
> - Verbrennungen
> - Rückenmarkverletzungen.
>
> Wie viele Lehrbücher enthielten tatsächlich etwas zu diesen Themen?

Wahrscheinlich tauchten nur sehr wenige dieser Themen in einem Lehrbuch auf und wenn, dann wurden sie nur im Vorübergehen erwähnt. Eine andere Art, die Bandbreite einer Thematik zu betrachten, besteht darin, im Inhaltsverzeichnis eines Buches nachzusehen, wie viele Seiten dem für Sie interessanten Thema tatsächlich gewidmet sind und welchen prozentualen Anteil am Buch sie darstellen.

Es hilft zu betrachten, wie die von uns zu untersuchenden Themen sich in das mehrdimensionale Rahmenwerk von Schmerz einfügen. Die zwei Hauptkategorien von Schmerz lassen sich anhand ihrer Ursache definieren: Beruht der Schmerz auf einer pathophysiologischen Störung oder auf einer psychischen Störung infolge gestörter Wahrnehmung und gestörten Verhaltens? In **Abbildung 7-1** werden – stark vereinfacht – die physischen und psychischen Einflüsse auf Schmerz dargestellt, weil Schmerz in Wirklichkeit eine komplexe Mischung beider Kategorien darstellt. Es mag daher helfen, Schmerz als ein Kontinuum mit physikalischen Ursachen am einen und psychosozialen Einflüssen am anderen Ende zu betrachten. Zwar sind psychogene* Schmerzen recht selten [Covington, 2000], jedoch ist die Rolle psychischer Faktoren bei chronischen oder zu Behinderung führenden Schmerzen durchaus anerkannt. Über die Entwicklung chronischer Schmerzen wissen wir heute, dass etwa die Hälfte bis zwei Drittel der Patienten, bei denen chronische Schmerzen diagnostiziert wurden, auch verschiedene Grade psychischen Leidens zeigen [Manchikanti et al., 2002]. Bei einem erheblichen Anteil werden reaktive Störungen, wie Depression, Angst, Somatisierung und Persönlichkeitsstörungen, vor dem Hintergrund emotionaler Probleme wie Wut, Frustration und Verlust des Selbstwertgefühls diagnostiziert [Gatchel/Epkar, 1999]. Wenn wir dann noch den machtvollen Einfluss der Stressreaktion,

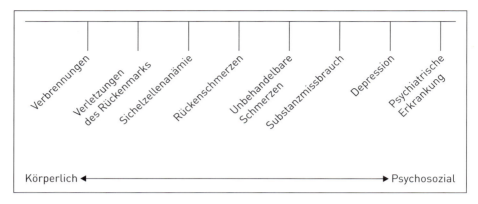

Abbildung 7-1: Physikalische und psychologische Einflüsse auf Schmerz

vielleicht eine Vergangenheit voller Gewalt und Missbrauch und eine genetische Anfälligkeit für Schmerz hinzunehmen, lässt sich erkennen, wie komplex Schmerzlinderung bei bestimmten Patientengruppen sein kann. Auch könnte es sich als nützlich erweisen, bezüglich der Schmerztheorien noch einmal in Kapitel 1 nachzulesen.

7.2 Schmerz nach einer schweren Verbrennung

Menschen nach schweren Verbrennungen haben mehrere Bedürfnisse, die sich allesamt auf ihr Schmerzerleben auswirken. Das Schmerzmanagement ist essenzieller und integraler Bestandteil ihrer Pflege, wird jedoch erfahrungsgemäß nur schlecht betreut [Summer at al., 2007]. In diesem Abschnitt wird betrachtet, warum Menschen nach einer Verbrennung spezielle Bedürfnisse haben, und wir wenden uns auch anderen Kernaspekten ihres Schmerzmanagements zu.

Wir alle kennen den durch eine Verbrennung verursachten Schmerz. Alle haben wir irgendwann einmal das Pech gehabt, mit der Hand an einen Kochtopf, in ein Feuer, in Dampf oder unter kochendes Wasser zu geraten. Üblicherweise ging man davon aus, dass der Schmerz umso stärker sei, je größer der verbrannte Bereich ist, und je tiefer die Verbrennung sei, desto weniger Schmerzen gäbe es, da die Nervenendigungen im Rahmen der tieferen Gewebsschädigung zerstört würden. In der Praxis sind die meisten verbrannten Bereiche mit Schäden an oberflächlichem Gewebe durchsetzt und Schmerzen sind gewöhnlich eine eindeutige Folgeerscheinung. Eine Verbrennung kann das Gewebe auch irreparabel schädigen, was zu langfristigen Entstellungen und Narbenschmerzen führt. Das emotionale Aufgewühltwerden kann ganz beträchtlich zum Schmerzerleben beitragen.

> **Time-out**
>
> Hatten Sie jemals eine ernste Verbrennung oder kennen sie jemanden, der eine hatte?
> Wie waren die Schmerzen?
> Veränderten sich sie Schmerzen mit der Zeit?
> Hingen die Schmerzen mit einer besonderen Tätigkeit zusammen?

Wahrscheinlich war der Schmerz anfänglich intensiv und schneidend und die Anwendung von kaltem, gewöhnlich fließendem Wasser schwächte die Schmerzempfindung dann ab. Später könnte dann – zusammen mit der Angst vor den Folgen der Verbrennung und wie diese wohl heilen würde – ein tiefer, pulsierender Schmerz aufgetreten sein. Tag für Tag ist da die meiste Zeit im Hintergrund ein Unbehagen und das Bewegen der betroffenen Gliedmaße kann Schmerzen bereiten. Es sollte daran gedacht werden, dass viele Verbrennungen Kinder betreffen, und es wurde bereits beschrieben, wie ihre Schmerzen oft vernachlässigt werden und PraktikerInnen hinsichtlich des Assessments vor zusätzliche Herausforderungen stellen (s. Kap. 6).

7.2.1 Verbandwechsel

> **Time-out**
>
> Wie fühlen Sie sich, wenn Sie ein fest haftendes Pflaster abziehen?
> Stellen Sie sich vor, dieses Pflaster würde auf Ihrer Verbrennung oder Schnittwunde kleben und eine Freundin oder ein Freund käme vorbei und böte seine Hilfe beim Abreißen des Pflasters an. Was sagen Sie?

Wahrscheinlich macht der anfängliche Schmerz, den Sie spüren, wenn Sie dann das Pflaster abziehen, Ihnen Angst vor den Schmerzen, die Sie vorhersehen. Erbietet sich eine Freundin oder ein Freund, es für Sie abzuziehen, werden Sie dies vielleicht – wenn auch sehr freundlich – ablehnen, da Sie die Kontrolle über diese schmerzauslösende Tätigkeit lieber selbst behalten.

In klinischen Situationen entziehen wir Patienten diese Kontrolle oft, indem wir ihnen nicht gestatten, am Wechsel ihrer Verbände teilzuhaben. Forschungsarbeiten an Verbrennungspatienten haben gezeigt, dass sie wesentlich weniger Schmerzen haben, wenn man ihnen eine gewisse Kontrolle über den Wechsel ihrer Verbände einräumt [Sutherland, 1996]. Auch wurde gezeigt, dass eine Reduktion der Anzahl an Verbandwechseln den damit verbundenen Schmerz verringern kann. Sheridan et al. [1997] führten an 50 Kindern mit Verbrennungen eine Forschungsstudie durch und stellten fest, dass es zu keiner signifikanten Veränderung der Infektionsmorbidität führte, den Verband nur einmal statt zweimal am Tag zu wechseln.

Madjar [1998] hat ein ausgezeichnetes Buch über ihre eigene Forschung geschrieben, in dem die *gelebte Erfahrung* von Schmerz im Rahmen einer verordneten medizinischen Behandlung erforscht wird. Ausgehend von Interviews mit Verbrennungs- und Chemotherapiepatienten untersucht sie das Zufügen von Schmerzen sowohl aus der Perspektive des Patienten als auch aus der Sicht der Pflegeperson. Ohne Wissen um zugefügte Schmerzen sind Pflegende nur schlecht darauf vorbereitet, die Inzidenz und Prävalenz solcher Schmerzen zu senken oder mit ihrem eigenen Stress zurechtzukommen, wenn sie Schmerzen zufügen müssen. Es ist ein Buch, das nachdenklich macht und uns hilft, eher zu verstehen als uns schuldig zu fühlen.

7.2.2 Psychosoziale Interventionen

Die verheerende Natur einer Verbrennung steigert die psychischen und physiologischen Reaktionen der bzw. des Betroffenen. Posttraumatische Belastungsstörungen in Zusammenhang mit Verbrennungen wurden mit bis zu 50 % angegeben [Esselman et al., 2006]. Auch wenn sich der durch eine Verbrennung verursachte Schmerz einigermaßen effektiv durch aggressive und multimodale Interventionen mit Analgetika behandeln lässt, ist es doch die Hereinnahme psychologischer Strategien, die die Wirksamkeit des Schmerzmanagements erhöhen und die Heilung verbessern.

Fallgeschichte

Herr Peter ist ein 18-jähriger Student, der bei einem Lagerfeuer mit Feuerwerk eine Verbrennung am Rücken erlitt, als seine Kleidung Feuer fing. Er befindet sich auf einer chirurgischen Station und sieht seinem ersten Verbandwechsel ohne Vollnarkose entgegen. Um die Furcht vor nachfolgenden Prozeduren zu verringern, ist es entscheidend, Schmerzen und Angst schon beim ersten Verbandwechsel aggressiv anzugehen, und dazu wird folgender multimodaler Ansatz gewählt. Herr Peter verwendet bereits eine PCIA mit 1 mg Morphin und einer Sperrzeit von 5 Minuten, die bislang recht gut gewirkt hat. Er wird angehalten, diese PCIA nach Bedarf einzusetzen, und man versichert ihm, die ihn betreuende Pflegeperson könne bei Bedarf zusätzliche Bolusdosen verabreichen. Dies geschieht nach einem zuvor vereinbarten Protokoll durch eine

Pflegeperson, die im Titrieren intravenös verabreichter Opioide ausgebildet ist. Überdies hat Herr Peter regelmäßig oral Paracetamol und Gabapentin erhalten, um die Hyperalgesie und den Opioidverbrauch zu verringern. Vor dem Verbandwechsel wird dies ergänzt durch niedrig dosiertes, intravenös verabreichtes Ketorolac (in Deutschland nicht zugelassen). Man bietet Herrn Peter auch Entonox™ an, was er ablehnt, nachdem er in der Ambulanz festgestellt hat, dass ihm davon übel wird.

Vor diesem Verbandwechsel wurde Herr Peter in der Anwendung von Entspannungs- und Imaginationstechniken instruiert, um die Schmerzen bei der Prozedur beherrschen zu helfen, und er hat dies mit der Fachpflegeperson für akute Schmerzen während ihrer Visiten geübt. Er nimmt auch das Angebot eines Kopfhörers an, sodass er während des Verbandwechsels entspannende Musik hören kann. Er findet, das Personal sei freundlich, vertrauenswürdig und sensibel, es zeige technische Kompetenz und kommuniziere selbstbewusst und geschickt, was er als beruhigend empfinde. Die Pflegenden sagen Peter, sie würden die Prozedur für eine kurze Weile unterbrechen, wenn er sie bäte, aufzuhören, was ihm ein Gefühl von Kontrolle vermittelt. Obwohl sehr in Eile, wählen sie eine «gemächliche» Vorgehensweise und der erste Verbandwechsel erfolgt mit einem Minimum an Schmerzen. Auch wenn es unangenehm war, bleibt Herr Peter mit dem Gefühl zurück, seine Schmerzen seien beherrschbar, und sieht zukünftigen Verbandwechseln ohne allzu große Furcht entgegen. Nach Absetzen der PCIA wird der Opioidzusatz in Herrn Peters Medikation ersetzt durch oral transmukosal wirkendes Fentanyl in Form einer Pastille am Stiel, das rasch über die Mundschleimhaut resorbiert werden kann. Obwohl eigentlich für den Einsatz bei final erkrankten Patienten entwickelt, funktioniert es zusammen mit der zusätzlichen Nicht-Opioid-Therapie und den nichtmedikamentösen Strategien gut.

Die medikamentöse Therapie ist natürlich absolut entscheidend, sowohl für den Hintergrundschmerz als auch für den prozedurenbedingten Schmerz, und umfasst gewöhnlich eine Kombination von Opioiden – bei schmerzhaften Prozeduren bisweilen in Kombination mit Anxiolytika (Medikamente gegen Angst) –, NSA, Lokalanästhetika und/oder adjuvanten Medikationen, wie etwa dem Antikonvulsivum Gabapentin [Cuignet et al., 2007) oder Ketamin [Murat, 2003].

Trotz der Entwicklung von Protokollen und Leitlinien schwankt die Intensität der mit der Wundversorgung verbundenen Schmerzen im Laufe der langwierigen Genesung von einer Verbrennung erheblich, was ein effektives Schmerzmanagement zur extremen Herausforderung machen kann.

7.2.3 Psychologische Strategien

Zu den nützlichen psychologischen Methoden gehören kognitive und verhaltenstechnische Interventionen. Fällt es dem Patienten schwer, sich zu bewegen, könnte ein Video oder Musik zur Ablenkung hilfreich sein. Neuere Forschungsarbeiten unter Einsatz computergenerierter virtueller Realität haben viel versprechende Ergebnisse bei Patienten gezeigt, bei denen nach einer Verbrennung der Verband gewechselt wurde [van Twillert et al., 2007]. Schmerz und Angst wurden durch virtuelle Realität und Fernsehen während der Verbandwechsel gesenkt.

Denken Sie darüber nach, wo der Verbandwechsel stattfindet. Falls die Station einen speziellen «Raum» hat, was ließe sich tun, um diesen zu einer angenehmen Umgebung zu machen, die jemanden von den Schmerzen ablenken könnte? Wie wäre es, einen Künstler aufzufordern, ein paar Wandgemälde zu schaffen, wenn die Wände kahl sind? Dies könnte in Zusammenarbeit mit den Patienten geschehen, die vielleicht auch ein paar Ideen haben. Können Sie Musik machen, Computerspiele spielen, in eine virtuelle Realität eintauchen oder steht Ihnen ein Fernseher zur Verfügung? Und vergessen Sie die Decke nicht: Ein Mobile oder Bilder können interessanter sein als eine leere Fläche.

Heutzutage gibt es auch Kataloge mit vielen Gegenständen zur Ablenkungstherapie, von Materialien, Spielzeug und speziellen interaktiven Büchern bis hin zu wassergefüllten Röhren, in denen endlos Luftblasen aufsteigen usw., von denen jede/r profitieren kann. Die meisten davon sind auf Kinder und Lernbehinderte ausgerichtet, entweder, um ihre Umgebung anregender zu machen oder ihre Aufmerksamkeit von etwas potenziell Unangenehmem abzulenken. Auch Snoezelen, ein sensorisches Umfeld, das Entspannung bewirken soll und gewöhnlich bei chronischen Schmerzen eingesetzt wird, kann ein Weg sein, um für Ablenkung zu sorgen [Schofield, 2002].

Aus persönlicher Erfahrung heraus kann es im Umgang mit Kindern sehr nützlich sein, interaktive, ablenkende Spielzeuge und Therapiemittel in einer speziellen Kiste zu haben, um sie nur dann einzusetzen, wenn ein Schmerz von kurzer Dauer nicht zu vermeiden ist: Der Einsatz dieser ablenkenden Spielzeuge kann einen Nutzen als «Türöffner» haben, der nicht nur auf das Kind begrenzt ist. Das mit interaktiven Büchern und Spielzeugen spielende Kind kann auch einen ängstlichen Elternteil ablenken und beruhigen, der seine Angst und Besorgnis unbewusst auf das Kind überträgt. Sowohl für Kinder als auch für Erwachsene können sich visuelle Ablenkungsstrategien lohnen, wie etwa Snoezelen, Lavalampen oder faseroptische Lampen, die ständig ihre Farbe wechseln, sowie Geräte, die alle möglichen Farben, Lichter und Bilder auf Wände und Decken projizieren. In dieser Hightech-Welt kann der Einsatz vor allem von Computerspielen bei Kindern und Jugendlichen von besonderem Nutzen sein [Hoffman et al., 2001].

Praktische Übung

Wenn Sie das nächste Mal an einem Patienten eine Tätigkeit vornehmen müssen, die einiges Unbehagen verursachen könnte, versuchen Sie, eine Form von Ablenkung anzuwenden. Soll die Prozedur z. B. an einem Kind vorgenommen werden, so versuchen Sie jemanden zu bekommen, der aus einem großen Buch vorliest, das Ihre Tätigkeit den Blicken des Kindes entzieht. Lassen Sie das Kind, wenn möglich, gleichzeitig an einem Lutscher lutschen. Denken Sie daran, dass Zucker auf einem Schnuller und vom Baby aufgenommen die Dauer des Schreiens bei einem Nadelstich verkürzen kann [Lewindon et al., 1998]. Das Gespräch mit Erwachsenen kann sich darauf konzentrieren, angenehme Erinnerungen, etwa an einen schönen Urlaub oder einen Lieblingsort, zu wecken.

Weitere Literaturempfehlungen

Summer G., Puntillo K., Miaskowski C., Green P. and Levine J. (2007) Burn injury pain: the continuing challenge. *Journal of Pain*, 8(7): 533–48.

7.3 Schmerz nach einer Rückenmarkverletzung

Effektives Schmerzmanagement ist bei Rückenmarkverletzten noch immer ein bedeutendes Problem, jedoch bestand bis vor kurzem nur wenig Konsens hinsichtlich der Definitionen verschiedener Arten von Schmerz nach einem solchen Trauma [Siddall et al., 1997]. Die International Association for the Study of Pain hat nun eine Arbeitsgruppe zu Schmerzen bei Rückenmarkverletzungen eingerichtet, die eine neue Taxonomie vorschlägt, welche zunehmend Akzeptanz gewinnt [Siddall et al., 2000]. Dies war umso hilfreicher, als neuere Studien darauf hindeuten, dass etwa zwei Drittel aller Patienten mit Rückenmarkverletzung an chronischen Schmerzen leiden und diese Schmerzen bei einem Drittel dieser Patienten schwer sind [Siddall et al., 2002]. Dies stört nicht nur die Rehabilitation und die Lebensqualität, sondern die Schmerzen können auch so stark sein, dass sie bei manchen dieser Patienten zu Depression und gar zum Suizid führen [Widerstrom-Noga et al., 2001].

> **Praktische Übung**
>
> Denken Sie darüber nach, warum es sich wie oben beschrieben verhalten könnte und welche Auswirkungen dies für Menschen mit einer Rückenmarkverletzung haben könnte.

7.3.1 Forschungsergebnisse – Zusammenfassung

Finnerup und Jensen [2004] haben eine Übersichtsarbeit verfasst, die Einiges an Einblicken in die Mechanismen des Schmerzes bei Rückenmarkverletzungen bietet. In dem Artikel werden einige medikamentöse Behandlungen vorgeschlagen, anhand derer die Bedeutung der Unterscheidung zwischen nozizeptivem und neuropathisch bedingtem Schmerz deutlich wird.

Nozizeptiver Schmerz steht für Muskel-Skelett-Schmerzen, wie bei einem Knochen-, Gelenk- und Muskeltrauma oder entsprechender Entzündung, ferner für Schmerzen infolge mechanischer Instabilität, Muskelspasmen und Überlastungssyndrome, vor allem in den Armen und Schultern von Patienten nach einer Verletzung im unteren Rückenmark. Außerdem kann Eingeweideschmerz ein Merkmal bei Nierensteinen, bei Funktionsstörungen des Darms und des Sphinkters sowie bei Kopfschmerzen sein.

Neuropathisch bedingte Schmerzen können auf drei Ebenen entstehen:

- oberhalb der Verletzungsebene – kompressionsbedingte Neuropathie, wie das Karpaltunnelsyndrom* und komplexe regionale Schmerzsyndrome*
- auf der Ebene der Verletzung – Nervenwurzelkompression, Syringomyelie*, Rückenmarkverletzung und -ischämie, kombiniertes Rückenmark- und Wurzeltrauma
- unterhalb der Verletzungsebene – Rückenmarkverletzung und -ischämie [Siddall et al., 2000; Finnerup/Jensen, 2004].

Die meisten Patienten haben nach einer Rückenmarkverletzung wahrscheinlich eine Mischung von Schmerzen, bei der zwischen den beiden pathophysiologischen Ursachen von Schmerzen bei einer Rückenmarkverletzung unterschieden wird, weil die pharmakologischen Ziele recht unterschiedlich sind. Schmerzen infolge von Haut-, Eingeweide- und Knochenschäden etc. sprechen gewöhnlich gut auf Analgetika an, während dies bei neuropathischen Schmerzen infolge einer Schädigung des Nervensystems unter Umständen nicht der Fall ist. Neuropathischer Schmerz ist komplex, da er aus pathologischen Veränderungen im Nervensystem herrührt, die zentral oder peripher liegen können.

Interventionen, die auf ein Eingreifen in die üblichen Schmerzbahnen ausgerichtet sind, wie z. B. NSA und Opioide, können wirkungslos sein. Neuropathisch bedingter Schmerz ist komplex, weil er aus pathologischen Veränderungen im Nervensystem resultiert, die zentraler oder peripherer Natur sein können. Interventionen mit dem Ziel, auf die herkömmlichen Schmerzbahnen einzuwirken, wie z. B. NSA und Opioide, sind unter Umständen unwirksam. Neuropathisch bedingte Schmerzen können durch Schäden peripherer Nerven oder des Gehirns zu Stande kommen und werden bisweilen als «zentraler Schmerz» bezeichnet. Viele Patienten mit neuropathisch bedingtem Schmerz klagen über brennende oder eisige Schmerzen, manche haben eine Allodynie (Schmerz, der durch leichtes Berühren hervorgerufen wird). Zur Behandlung zentraler Schmerzen wird auf Medikamente wie Antidepressiva (z. B. Amitriptylin) sowie auf Antikonvulsiva (z. B. Gabapentin) zurückgegriffen, die zentrale Mechanismen hemmen. Während diese Substanzen bei den meisten neuropathisch bedingten Schmerzen das bevorzugte medikamentöse Vorgehen darstellen, haben sie sich bei Schmerzen infolge einer Rückenmarkverletzung als etwas enttäuschend erwiesen. Lidocain zeigte sich bei intravenöser Verabreichung als viel versprechend, was jedoch für Mexiletin, die orale Version, nicht galt. Überraschenderweise können Opioide ebenso wie Ketamin bei gewissen Patienten [Backonja/Serra, 2004] von Nutzen sein. Auf Grund der verschiedenen an einer Rückenmarkverletzung beteiligten Schmerzmechanismen scheint die wirksamste Therapie in einer Kombination aus medikamentösen und nichtmedikamentösen Behandlungsformen zu bestehen. Bislang wurden Massage – die unter Umständen den zusätzlichen Vorteil bietet, in dieser stark gefährdeten Gruppe Depression und Angst zu verringern – und Wärme als wirksam zur Schmerzlinderung eingeschätzt. TENS und Akupunktur sowie körperliche Betätigung können für eine Untergruppe von Patienten einen Nutzen haben. Nachdem wir nun eine auf den zu Grunde liegenden Mechanismen beruhende Schmerzklassifikation haben, wird dies hoffentlich helfen, die Therapie zukünftig genauer auszurichten.

7.3.2 Leben mit einer Rückenmarkverletzung

> **Time-out**
>
> Warum ist ein effizientes Schmerzmanagement bei Personen mit Rückenmarkverletzung so wichtig?

Trotz der Herausforderungen, die das Schmerzmanagement bei Rückenmarkverletzung darstellt, gibt es mehrere Gründe für eine effiziente Schmerzbehandlung bei diesen Patienten. Überlebende ringen oft mit Mehrfachverletzungen und haben unter Umständen Glück gehabt, mit dem Leben davonzukommen. Dieser lebensverändernde Umstand wird von einem Aufruhr an Emotionen begleitet. Das Auftreten von Schmerz in einem Bereich ihres Körpers, den sie nicht länger spüren oder wie früher gebrauchen können, kann Angst und möglicherweise die Hoffnung auslösen, dies sei ein Zeichen von Heilung. Wegen der komplexen Physiologie ist es unter Umständen auch schwer zu verstehen und wenn Gesundheitsfachpersonen ihre Schmerzen als unbedeutend abtun, können sich die Leidenden isoliert und verletzlich fühlen und wütend sein. Die medizinische Behandlung von Rückenmarkverletzungen hat die Lebenserwartung beträchtlich erhöht und der Lohn für das Überleben sollte nicht in einem Leben mit chronischen Schmerzen bestehen.

Lebensqualität ist ein entscheidender Faktor für die Person, die eine Verletzung überlebt. Wagner Anke et al. [1995] stellten fest, dass eine herabgesetzte Lebensqualität und psychisches Leid bei Personen mit Schmerzen häufiger vorkommen als bei schmerzfreien Patienten – was nicht überrascht. Der Neurophysiologe Jonathan Cole befragte Menschen mit Rückenmarkverletzungen und schrieb ein Buch – *Still Lives* [2004] – in dem er die vielen Dimensionen des Lebens nach einer solchen Verletzung erkundete. Das Buch handelt von Menschen, die ihr Leben umstellten und ihren neuen Empfindungen einen Sinn gaben, sowie von Menschen, deren Leben innehielt und denen die Anpassung schwer fiel. Für manche Menschen sind Schmerzen und die Anpassung daran ein beständiger Teil ihres Lebens. Diese ergreifenden und schmerzlichen Berichte bereichern unser Wissen über Menschen nach einer Rückenmarkverletzung und bringen uns neues Verständnis. Schmerzen beeinträchtigen ganz offensichtlich die Fähigkeit eines Individuums, mit der schweren Behinderung durch diese verheerenden Verletzungen zurechtzukommen und ein effizientes Schmerzmanagement sollte von Anfang an integraler Bestandteil des Pflegeplans für diese Menschen sein.

Weitere Literaturempfehlungen

Backonja M. and Serra J. (2004) Pharmacologic management Part 2: Lesser studied neuropathic pain diseases. *Pain Medicine*, 5(S1): 48–59.

Norrbrink Budh C. and Lundeberg T. (2004) Non-pharmacological pain-relieving therapies in individuals with spinal cord injury: a patient perspective. *Complementary Therapies in Medicine*, 12: 189–97.

7.4 Schmerz bei Patienten mit Sichelzellanämie

Die Sichelzellanämie ist das Ergebnis einer Gruppe genetisch bedingter Störungen des Blutes, charakterisiert durch eine Genmutation, die zur Bildung eines abnormen Hämoglobins (Hb-S) führt. Von den normalen Erythrozyten unterscheiden sich diese Erythrozyten durch ihre sichelförmige Gestalt, die während einer «Krise» zum Verklumpen führen kann, was wiederum extreme Schmerzen bewirkt, da sie die feinen Kapillaren blockieren. Die Sichelzellanämie tritt häufiger bei Menschen aus Teilen Afrikas und der Karibik (oder deren Nachkommen), aber auch bei anderen Ethnien, etwa aus Südeuropa, auf. In Großbritannien nimmt die Inzidenz der Sichelzellanämie stetig zu [Streetley et al., 1997]. Das Auftreten einer schmerzhaften Krise ist das häufigste Symptom und verantwortlich für die zweitgrößte Anzahl an Notaufnahmen in Londoner Kliniken.

Obwohl die Schmerzen in Verbindung mit dieser Erkrankung schwer zu behandeln sind, wird – sobald der Patient erst einmal hospitalisiert ist – ein rasches, aggressives und eng überwachtes Schmerzmanagement vorgeschlagen [Johnson, 2004]. In den meisten Leitlinien wird auch die Anwendung von Opioiden bei sehr schweren Schmerzen, bei der stationären Aufnahme und bei ausbleibendem Erfolg einer alleinigen Nicht-Opioid-Analgesie betont. Leider führt eine schlechte Ausbildung zu unwirksamem und ungeeignetem Schmerzmanagement und die gegenwärtigen Leitlinien werden nicht immer eingehalten. Einer Überprüfung verfügbarer Lehrbücher zufolge stimmen nur 4 (21 %) von 19 medizinischen Lehrbüchern mit den Leitlinien überein. Darüber hinaus wird nur in 7 (37 %) der Lehrbücher festgestellt, dass Sucht in dieser Population selten vorkommt [Solomon, 2008].

Die Sichelzellanämie beeinträchtigt das Individuum von Geburt an ein Leben lang. Das Überleben ist in den ersten 5 Lebensjahren und dann noch einmal mit 20–24 Jahren gefährdet und die Lebenserwartung beträgt etwa 40 Jahre. Die höchste Mortalität liegt in der Gruppe der Kinder unter 6 Jahren, gewöhnlich infolge einer Infektion, die eine Krise auslöst. Obwohl es sich um eine ernste und schmerzhafte Krankheit handelt, sind viele Patienten nicht konsequent und oft inadäquat behandelt worden [Todd et al., 2006].

Praktische Übung

Finden Sie heraus, welche Personengruppe gewöhnlich von dieser Krankheit betroffen ist. Gibt es in Ihrer Gemeinde Menschen, die an dieser Krankheit leiden, und wenn ja, wie wird ihren Gesundheitsbedürfnissen entsprochen?

Diese chronische Krankheit kann sowohl die Betroffenen als auch deren Familien stark beeinträchtigen. Sie leben mit der Ungewissheit der Krankheit und der Angst vor einer «schmerzhaften Krise», die nicht nur schwere Schmerzen und schwere Krankheit verursachen, sondern auch das psychische Wohlbefinden beeinträchtigen und letztlich tödlich sein kann. Auf Grund der Prävalenz dieser Krankheit in einer Kultur, die sich häufig von der der meisten Gesundheitsfachpersonen unterscheidet, fühlen sich diese Menschen oft vernachlässigt und ungläubig betrachtet, wobei ihren Bedürfnissen nicht entsprochen wird. Vor allem die Einstellung der Gesundheitsfachperson kann die Effizenz eines Schmerzmanagements nachhaltig beeinflussen.

7.4.1 Leben mit Sichelzellanämie

> **Time-out**
>
> Stellen Sie sich vor, wie es wäre, Sichelzellanämie zu haben. Wie könnte die frühe Erfahrung einer schmerzhaften Krise Ihr späteres Leben beeinträchtigen?

Unser Schmerzerleben wird von vielen Variablen beeinflusst, von denen frühere Schmerzerfahrungen nur eine sind. Wenn Sie wiederholt in die Klinik eingewiesen wurden und Ihre Schmerzen nicht effizient behandelt wurden, sind Sie vielleicht sehr ängstlich, wenn Sie wieder dorthin zurück müssen. Diese Angst, der Schmerz und die Frustration werden sich vielleicht auch auf die Art Ihres Umgangs mit dem Klinikpersonal auswirken. Unter Umständen fühlen Sie sich entfremdet, missverstanden oder für unglaubwürdig gehalten. In einigen Gegenden kann es immer noch vorkommen, dass die Sichelzellanämie durch Vorurteile verschlimmert wird, da sie gewöhnlich arme Menschen von schwarzer Hautfarbe befällt, während MitarbeiterInnen der Gesundheitsversorgung gewöhnlich weiß sind und aus der Mittelklasse stammen (s. Kap. 6).

Zur Sicherung des effizienten Managements einer schmerzhaften Krise ist es entscheidend, dass Gesundheitsfachpersonen Schmerz genau einschätzen und beurteilen und von den Schmerzen eines Patienten auch tatsächlich überzeugt sein können.

> **Fallgeschichte**
>
> Henry, ein 17-jähriger Junge afrokaribischer Abstammung, kommt in die Notaufnahme und klagt über schwere Schmerzen, die seiner Ansicht nach auf eine Sichelzellkrise zurückzuführen sind. Er sagt den ärztlichen Mitarbeitern, er habe in früheren Fällen 30 mg Morphin intravenös erhalten, bevor die Schmerzen zurückgingen. Es liegen keine früheren Akten vor und der Patient führt keine Karte oder Dokumentation seiner früheren stationären Aufnahmen mit sich. Es werden 10 bis 15 mg Morphin intravenös verordnet und die Pflegeperson beginnt, diese Menge entsprechend dem in dieser Klinik üblichen Protokoll zu verabreichen. Der Patient bittet, das Morphin rasch und in einem Zug zu geben, was die Pflegeperson verweigert. Auch wenn es Henry nach Verabreichung der vollen 15 mg etwas besser geht, bittet er nach einer Stunde um eine weitere Dosis. Er hat noch immer schwere Schmerzen und wird wütend und aggressiv. Die Pflegeperson glaubt nicht, dass er die dargestellten Schmerzen auch tatsächlich hat und meint, er nutze sie dazu, sich ein Opioid eher um dessen euphorisierender Wirkung als um der Schmerzlinderung willen zu verschaffen. Konflikt auf allen Seiten. Die Pflegeperson ist frustriert, weil sie moralisch und gesetzlich verpflichtet ist, Schmerz und Leiden zu lindern, aber auch die Fürsorgepflicht hat, eine unnötige Verabreichung von Medikamenten zu vermeiden.

Diese Situation ließe sich vielleicht durch das Aufkommen der elektronischen Patientenakte vermeiden, die einen leichteren Zugang zu früheren Versorgungs- und Pflegeplänen ermöglichen sollte. Die früher effektiv angewandten Medikamente und ihre Dosierungen könnten zusammen mit einer Dokumentation über einen früheren Missbrauch oder ein entsprechendes Risiko abgerufen werden. Vielleicht könnte gar eine durch den Patienten aufbewahrte Akte helfen, Gesundheitsfachpersonen darüber zu informieren, wer der übliche Gesundheitsdienstleister ist und was der «übliche» Medikationsplan enthält. Datentechnisch erfasstes Material aus Aufzeichnungen der European Haemoglobinopathy Registry – eines multidisziplinären, multizentrischen Registers für alle Patienten mit Hämoglobinopathien – könnte einen großen Schritt nach vorn bedeuten [De, 2005; European Haemoglobinopathy Registry, 2006].

Henrys Erlebnisse sind keinesfalls unüblich. Studien zufolge wird die Prävalenz von Sucht bei der Population mit Sichelzellanämie durch Pflegepersonen generell überschätzt und diese Einstellungen können einen negativen und entmenschlichenden Effekt haben, der die Schmerzen noch verstärkt und die Erholungszeiten verlängert. Häufig verabreichte Opioiddosen zur initialen Schmerzbeherrschung während einer Krise sind gar nicht so unüblich und eine engmaschige

Überwachung kann helfen, Nebenwirkungen in einer Gruppe von Patienten zu entdecken, die möglicherweise schon eine hohe Opioidtoleranz entwickelt haben. Wie für die meisten Schmerzen gilt: Übersehen Sie nicht die Rolle eines multimodalen Herangehens, bei dem Analgetika kombiniert werden, um die Schmerzlinderung zu verstärken und zugleich die Nebenwirkungen hoher Dosen eines einzelnen Medikaments zu verringern.

Die Rolle nichtmedikamentöser Therapien, ist – wie immer – wichtig. Dazu gehören unter anderem kognitive Verhaltenstherapie, Ablenkung durch Fernsehen und Videospiele, Biofeedback-Techniken, Massage, Entspannung und Hypnotherapie. Zu diesem Vorgehen sollten noch genetische und psychologische Beratung, präventive Gesundheitsinformationen sowie Beratung auf der Grundlage spezifischer Stressoren hinzukommen, die weitere Attacken auslösen können [De, 2005].

7.4.2 Forschungsergebnisse – Zusammenfassung

In vielen der bislang an Patienten mit Sichelzellanämie durchgeführten Studien zeigt sich die Unzufriedenheit mit dem Management ihrer Schmerzkrisen. Manche der Schwierigkeiten, wie zum Beispiel, dass man ihnen nicht glaubt und dass sie lange auf Analgetika warten müssen, sind auch bei anderen Patientengruppen vertraute Probleme. Die Leidenden berichten, sie fühlten sich isoliert durch ihre Schmerzkrise, dadurch, dass man ihnen nicht zuhört, durch fehlendes Verständnis von Seiten nichtspezialisierter KlinikerInnen, durch das Gefühl, nur eine niedrige Priorität zu haben, sowie dadurch, dass ihr Schmerz unsichtbar sei. Sie haben das Gefühl, Ärzte und Pflegepersonal würden ihnen nicht trauen, und Netzwerke zur sozialen Unterstützung sind begrenzt. All diese negativen Gefühle können zu fehlangepasstem Coping, Wut, Aggression und dem aktiven Meiden von Gesundheitsdiensten führen [Booker et al., 2006].

In dem Versuch, die Schwierigkeiten anzugehen, denen Menschen mit einer Sichelzellkrise gegenüberstehen, wurde in New York eine Tagesklinik mit dem Ziel eingerichtet, Schmerzen zu lindern und, wo möglich, die stationäre Aufnahme zu verhindern [Benjamin et al., 2000]. Beide Ziele wurden erreicht und die Klinik ist auch weiterhin ein leuchtendes Vorbild guter Praxis. Neue und kreative Wege der Dienstleistung zu finden ist entscheidend, um sicherzustellen, dass Menschen mit komplexen und anspruchsvollen Schmerzen angemessen betreut werden.

Wichtig ist, Leitlinien zur Unterstützung der Therapie zu haben. Die American Pain Society [1999] hat eine Reihe von Empfehlungen zur Behandlung von Patienten mit Sichelzellanämie entwickelt, die synoptisch in **Tabelle 7-1** wiedergegeben werden.

Tabelle 7-1: Leitlinie für das Schmerzmanagement bei Sichelzell-Krankheit

- Das Schmerzmanagement sollte aggressiv sein, um Schmerzen zu lindern und die Funktion zu verbessern.
- Analgetika sollten auf jeden Patienten zugeschnitten werden. Soweit nicht kontraindiziert, sollten NSA oder Paracetamol zur Behandlung leichter bis mäßiger Schmerzen dienen. Bei fortbestehenden Schmerzen sollte ein Opioid hinzukommen.
- Da Pethidin für das Gehirn toxisch ist, sollte es nicht angewandt werden, wenn häufige hohe Dosen oder lange Therapiezyklen absehbar sind. Anmerkung: In manchen Ländern wurde der Einsatz dieser Substanz inzwischen stark eingeschränkt.
- Opioidtoleranz und körperliche Abhängigkeit werden bei Langzeitbehandlung mit Opioiden erwartet und sollten nicht mit psychischer Abhängigkeit verwechselt werden.
- Sedativa und Anxiolytika sollten nicht allein zur Behandlung von Schmerzen eingesetzt werden, da sie die Verhaltensreaktion auf Schmerzen maskieren können, ohne für Analgesie zu sorgen.
- Schwere Schmerzen sollten als medizinischer Notfall gelten und zeitig und aggressiv behandelt werden, bis sie wieder erträglich sind.
- Für die Einnahme zuhause sollten äquianalgetische orale Opioiddosen verordnet werden. Dabei handelt es sich um vergleichbare Analgetika, verabreicht in Dosen, die für eine äquivalente Schmerzlinderung erforderlich sind.
- Bei Patienten, die durch Entzugssymptome gefährdet sind, ist ein geeignetes Ausschleichen von Opioiden essenziell.
- Neben der Medikation ist der Einsatz psychologischer, verhaltensbezogener und physikalischer Interventionen empfohlen.
- Patienten und ihre Familien sollten Informationen über Schmerz erhalten.
- Schmerz-Assessment und -Behandlung sollten frühzeitig erfolgen, um eine Grundlage für weitere konstruktive Schmerzmanagement-Interventionen im gesamten Leben des Patienten zu schaffen.
- Kognitive Therapien sollten dazu dienen, um Coping-Strategien zu stärken und negative Gedanken zu reduzieren.

Weitere Literaturempfehlungen

Dunlop R. and Bennett K. (2006) Pain management for sickle cell disease. *Cochrane Database of Systematic Reviews*, http://mrw.interscience.wiley.com/cochrane/clsysrev/articles/CD003350/pdf_fs.html.

Green A. (2002) Psychological therapies for sickle cell disease and pain. *Cochrane Database of Systematic Reviews*, http://mrw.interscience.wiley.com/cochrane/clsysrev/articles/CD001916/pdf_fs.html.

NHS (2006) *Sickle Cell Disease in Childhood: Standards and Guidelines.* NHS Sickle Cell and Thalassaemia Screen Programme in partnership with the Sickle Cell Society, http://www.sickleandthal.org.uk/Documents/DETAILED_CLIN_Oct19.pdf.

7.5 Affektive Störungen und Schmerz

Inzwischen ist gut belegt, dass die meisten Patienten mit chronischen Schmerzen an einer Reihe psychiatrischer Begleiterkrankungen, wie Depression, Angst- und Persönlichkeitsstörungen, leiden. Die Auswirkungen dieser Erkrankungen auf die Schmerzwahrnehmung und die Genesung von akuten Schmerzen gewinnen an Interesse. Es besteht jedoch stets die Gefahr, dass eine psychiatrische Begleiterkrankung von Gesundheitsfachpersonen als Vorwand dafür verwandt wird, Schmerz als etwas zu erklären, das eine Diagnose oder organische Erklärung verschwommen macht. Nachdem wir ganz allmählich einige der Verflechtungen zwischen Schmerz, Psychologie und Psychiatrie zu entwirren beginnen, lassen sich auch schon einige psychiatrische Störungen identifizieren, die unter Umständen an einer Veränderung der Schmerzwahrnehmung beteiligt sind [Merskey/Chandarana, 1992]:

- Angst und Angststörung
- Depression
- posttraumatische Belastungsstörung
- Hypochondrie
- Somatisierungsstörung
- Münchhausen-Syndrom.

7.5.1 Angst

Eine Beziehung zwischen Angst und akuten Schmerzen ist erwiesen. Walsh [1993] untersuchte Schmerz und Angst in einer Notaufnahme und unfallchirurgischen Abteilung und berichtete, wie wertvoll es ist, den Patienten informiert zu halten. Angst kann erhöhte Muskelanspannung bewirken, die schließlich zu vermehrten Schmerzen und Erschöpfung führen kann. Was in letzter Zeit deutlich wurde, sind die Auswirkung von Angst auf chronische Schmerzen und vor allem die Beziehung zwischen «Angstvermeidung» und ihrer negativen Auswirkung auf die Rehabilitation von Patienten mit chronischen Muskel-Skelett-Schmerzen. Angst macht Schmerzen weniger erträglich und Angst vor Schmerzen kann eine bedeutende Quelle des Leidens werden. Bei der «Angstvermeidung» geht es um die Angst vor einer Aktivität, die Schmerzen verursachen kann, vor allem dann, wenn die Schmerzen als Zeichen einer weiteren Schädigung fehlinterpretiert werden. Die Patienten laufen Gefahr, an Kondition und Selbstvertrauen zu verlieren und riskieren weitere Behinderung, wenn Muskulatur und Bänder geschwächt werden, sich die Sehnen durch fehlenden Gebrauch straffen und die Funktion eingeschränkt wird.

7.5.2 Depression

Chronische Schmerzen zu haben, würde jede/n depressiv machen, in manchen Fällen ist jedoch schwer zu unterscheiden, was zuerst da war: eine Depression, die dazu führte, dass jemand schmerzanfällig wurde, oder Schmerzen, die dazu führten, dass jemand auf Grund seiner Situation deprimiert wurde. Es wurde dargelegt, dass manche unter chronischen Schmerzen leidende Patienten die Intensität früherer Schmerzepisoden unter Umständen überschätzen, weil die mit ihren gegenwärtigen Schmerzen verbundene Stimmungslage der Stimmung gleicht, die sie bei ihren ersten Schmerzen hatten. Eine Depression in Verbindung mit chronischen Schmerzen kann von einer vorübergehenden schlechten Stimmung über eine Reaktion auf das gegenwärtige schmerzhafte Leiden bis hin zu einer chronischen Depression oder Major-Depression reichen. Manchikanti et al. [2002] wiesen das Vorliegen einer Major-Depression bei 22 % einer Population mit chronischen Schmerzen im Vergleich zu nur 4 % der schmerzfreien Bevölkerung nach. Die Forschung insgesamt spricht dafür, dass an chronischen Schmerzen Leidende zu 40 bis 50 % irgendeine Form der Depression haben. Jegliche Versuche einer Verbesserung der Schmerzkontrolle sind gefährdet, solange wir uns nicht über die Auswirkungen von Depression auf Patienten im Klaren sind. Glücklicherweise gibt es jetzt einige gute Assessment-Instrumente, die beim Erkennen von Depression bei Patienten mit Schmerzen helfen.

7.5.3 Posttraumatische Belastungsstörung

Wir wissen, dass Stress unsere Reaktion auf Schmerzen beeinflussen kann. In einen Unfall oder Vorfall verwickelt zu sein, vor allem, wenn er tödlich ausging, kann sich auf die Erholung von den Schmerzen negativ auswirken. Dies ist vor allem dann der Fall, wenn das Individuum keine Kontrolle hatte und sich emotional überwältigt fühlte. Der Verlust des Vertrauens sowie das erneute Durchleben von Ereignissen, Panikattacken, schlechter Schlaf und Angst können durchaus ein Problem sein. Sich der zu Verletzungen oder Traumata führenden Ereignisse bewusst zu sein, kann eine Pflegende oder Gesundheitsfachperson dabei unterstützen, dem Patienten bei der Wiederanpassung zu helfen und schrittweise das für eine effektive Rehabilitation nötige Selbstvertrauen zurückzugewinnen.

> **Fallgeschichte**
>
> Frau Neumann, eine junge Frau von 20 Jahren, erlitt eine Rückenverletzung, als sie einen Steilhang hinabstürzte. Ohne einen Felsvorsprung, der ihren Sturz abfing, hätte sie über 60 Meter in den Tod stürzen können. Während sie bei einem Spaziergang mit Freunden herumalberte, rutschte Frau Neumann mit den Schuhen auf dem feuchten Gras aus. Zunächst stürzte sie über die Kante des Steilhangs, schaffte es jedoch, nach einigen Pflanzen zu greifen, um ihren Sturz abzufangen. Sie hielt sich dann – ihrem Gefühl nach unendlich lang – fest, während ihre Freunde verzweifelt versuchten, ihre Hand zu erreichen. Obwohl Hilfe herbeigerufen worden war, kam sie an einen Punkt, an dem sie nicht länger festhalten konnte und die Vegetation gab ebenfalls langsam nach. Als sie fiel, war sie überzeugt, beim Aufprall auf die Felsen unten zu sterben. Sie wurde wegen ihrer Verletzungen und Schmerzen behandelt, aber ihre langsame Genesung löste Bedenken aus. Niemand war sich über die genauen Umstände ihrer Verletzung oder den Schrecken im Klaren, den sie in jenen Minuten erlebt hatte, bevor sie die Pflanzen losließ. Geschickte Beratung half ihr, sich ihren Ängsten zu stellen und zu verstehen, wie diese sich auf ihre Genesung auswirken.

7.5.4 Hypochondrie

Hypochondrie wurde beschrieben als ein übermäßiges Bewusstsein für das Körperempfinden, das zu einem Vorgefühl von Krankheit und phobischer Sorge führt. Unter Umständen fixieren sich Patienten auf die Angst, eine lebensbedrohende Erkrankung zu haben. Es wurde darauf hingewiesen, dieser Begriff sei abgenutzt und obsolet, da er zu oft von PraktikerInnen verwendet werde, wenn sich Schmerzen als schwer erklärbar erweisen. Wir müssen uns jedoch darüber im Klaren sein, dass dieser Zustand durchaus relevant sein kann, nachdem die American Psychiatric Association [2000] seine Prävalenz im ambulanten Setting der Primärversorgung auf 2–7 % geschätzt hat.

7.5.5 Somatisierungsstörungen

Mit Somatisierungsstörungen werden körperliche Symptome beschrieben, die sich in der Haut oder in tiefer gelegenen Geweben, wie Knochen, Bändern und Muskeln, zeigen. Es heißt, sie träten in der Spätadoleszenz oder in den frühen Zwanzigern bei Patienten auf, die mit einer Vorgeschichte vielfältiger, oft gebündelt auftretender Beschwerden, für die sich keine physikalische Ursache finden lässt, in die Sprechstunde kommen [Tyrer, 1992]. Der Begriff scheint heute der Beschreibung dessen zu dienen, was früher als Hypochondrie bezeichnet wurde. Bei älteren Patienten mit somatischen Beschwerden sollte ein Assessment auf eine atypische larvierte Depression in die Differenzialdiagnose aufgenommen werden und es empfiehlt sich ein multidisziplinäres Management unter Einschluss eines Psychiaters. Die Arbeit von Oyama [2007] enthält eine nützliche Übersicht zu diesem Thema.

7.5.6 Münchhausen-Syndrom

Das Münchhausen-Syndrom – auch als somatoforme Störung bezeichnet – ist eine sehr komplexe psychische Störung. Die Patienten können dramatische Krankheitsbilder zeigen, die bewusst induziert wurden. Sie können Symptome erfinden und Untersuchungsergebnisse fälschen, um versorgt zu werden. Patienten mit dieser Störung können erheblichen Aufwand treiben, um die «Krankenrolle» einzunehmen, etwa indem sie Rasierklingen schlucken, Medikamente einnehmen oder dem Urin oder anderen Körperflüssigkeiten Blut beimengen. Schmerz kann zum Bild gehören, aber nicht immer. Für eine eingehendere Erläuterung dieses komplexen Syndroms siehe eMedicine [2006].

> **Fallgeschichte**
>
> Frau Paul wurde mit Schmerzen im unteren Abdomen, die während der vergangenen 24 Stunden auf eine Stärke von 8/10 zugenommen hatten, auf die gynäkologisch-chirurgische Station aufgenommen. Frau Paul ist 42 Jahre alt und lebt mit ihrem Ehemann und John, dem einzigen Kind, in einer kleinen, etwa 180 Kilometer entfernten Stadt. Beim Einsetzen der Schmerzen waren sie bei ihrer Schwester hier im Ort. Während der nächsten 48 Stunden wurden zahlreiche Untersuchungen durchgeführt, deren Ergebnisse alle negativ waren. Obwohl sie für den Fall einer Operation nüchtern gehalten wurde und auf eine patientengesteuerte Pumpe mit Analgetika zur Schmerzlinderung angewiesen war, schien Frau Paul mit der Situation zufrieden zu sein. Man beschloss, auf der Visite am Mittwoch, wenn Professor Richard zur Verfügung stünde, eine Entscheidung zu treffen. In der Zwischenzeit traf ein großes Dossier mit Papieren aus der Klinik ihres Heimatortes ein. Die chirurgischen Aufzeichnungen ergaben eine Reihe ähnlich schmerzhafter Episoden während der vergangenen 10 Jahre, die zu zahlreichen chirurgischen Untersuchungen geführt hatten. Alle waren ins Leere gelaufen, da sich nichts Anormales finden ließ.

> Während der Mittwochsvisite setzte sich Professor Richard mit Frau Paul und ihrem Mann zusammen und erklärte so behutsam er konnte, dass eine Operation bei ihren Schmerzen wahrscheinlich nicht helfen würde und er nicht bereit sei, zu operieren. Diese Nachricht stieß auf äußerste Wut und Tränen von Seiten Frau Pauls, die jedoch nach und nach einem anderen Gefühl wichen. Als Professor Richard erklärte, er würde nicht operieren, da es sie nicht von ihren Schmerzen befreien würde, hatte er das Gefühl, ihr eine echte Chance geben zu wollen, und würde sie an jemanden überweisen, der ihr bei ihren Schmerzen und dem Chaos, die sie in ihrem Leben anrichteten, helfen würde. Es wurde eine Überweisung zum klinischen Psychologen vorgenommen, und wider Erwarten war Frau Paul darüber nicht erbost. An diesem Abend schien sie glücklicher und ihre Schmerzen hatten abgenommen. Jemand war ihr entgegengetreten und hatte erkannt, dass sie sehr unglücklich war. Dies zu erkennen und stark genug zu sein, es offen mit ihr zu besprechen, bedeutete für sie endlich die Aussicht auf einen Neubeginn.

7.5.7 Zusammenfassung

Störungen des Denkens, der Wahrnehmung und des Verhaltens sind ein neues Studienfeld für SchmerzspezialistInnen und es besteht – wie bereits angemerkt – immer die Gefahr, dass Schmerzen automatisch als psychischen Ursprungs abgetan werden, sobald sie sich nicht ohne weiteres durch das Vorliegen offensichtlich pathologischer Faktoren erklären lassen. Indem wir beginnen, die komplexe Neurophysiologie von Schmerz zu erfassen, besteht Gefahr zu denken, wir würden auch über die Antworten verfügen. Aber sobald wir etwas mehr verstehen, wird es nur noch komplexer. Bei chronischen Schmerzen kann eine endlose Suche nach einer definitiven Diagnose oder körperlichen Ursache zu jahrelanger Frustration, Wut und Schmerz führen. Die moderne Technik hat nicht immer die Antworten, daher konzentriert man sich besser darauf, jemandem durch effiziente Schmerzbewältigungsstrategien zu helfen, mit dem Schmerz zu leben, statt fruchtlos das «Warum?» herausfinden zu wollen. Wenn sich die Ursache nicht behandeln lässt, muss das Ziel stets darin bestehen, Leidenden zu helfen, mit dem Schmerz zu leben und sich mit ihm zu arrangieren.

Weitere Literaturempfehlungen

Crofford L. (2007) Violence, stress and somatic syndromes. *Trauma, Violence and Abuse*, 8(3): 299–313.

Lepine J., Zajecka J. and Krishnan R. (2007) *Mood Disorders: Management and Treatment Strategies for the 21st Century.* Three lectures available via Medscape, Lepine J., Depression and the body: diagnosing and treating depressed patients who present with somatic symptoms; Krishnan R., Depression and comorbid anxiety: evaluation and treatment for better outcomes; Kajecka J., Recognizing and managing treatment resistant depression, http://www.medscape.com/viewarticle/549528.

NHS Direct, Munchausen syndrome, http://cks.library.nhs.uk/patient_information_leaflet/munchausens_syndrome/introduction.

7.6 Missbrauch psychotroper Substanzen

7.6.1 Schmerzen bei Patienten mit bekanntem Missbrauch psychotroper Substanzen

> Es gibt nur wenige schwierigere, frustrierendere und belastendere klinische Situationen als das Management akuter und chronischer Schmerzen bei Patienten, von denen ein Missbrauch [chemischer Substanzen] bekannt ist oder bei denen ein entsprechender Verdacht besteht. [Payne, 1989: 46]

Wie sehr trifft doch diese Feststellung auf jede/n zu, die bzw. der jemals einen Patienten mit Schmerzen und anamnestisch bekanntem, mehr dem Vergnügen als der Schmerzlinderung dienenden Opioidgebrauch gepflegt hat. Früher neigte die Gesellschaft dazu, lediglich den Patienten deren Unzulänglichkeiten vorzuwerfen [Stimmel, 1989], da wir jedoch allmählich mehr über die doppelte Problematik der Schmerzlinderung und Abhängigkeit wissen, müssen wir auch mehr über das Management dieser komplizierten und schwierigen Patienten wissen.

In Kapitel 4 haben wir einige der falschen Vorstellungen geklärt, die die Terminologie in Zusammenhang mit dem Missbrauch psychotroper Substanzen umgeben. Zur Wiederholung:

- *Missbrauch psychotroper Substanzen* besteht, wenn Ausmaß und Muster des Substanzgebrauchs die psychische und soziokulturelle Integrität der Person gefährden. So kann es z. B. wiederholt zu Problemen bei sozialen und persönlichen Interaktionen oder mit dem Gesetz oder zu wiederholtem Versagen am Arbeitsplatz oder in der Familie kommen. Oder die Patienten finden sich in gefährlichen Situationen wieder, etwa indem sie unter Einfluss einer Substanz Auto fahren und auch andere gefährden [American Psychiatric Association, 1994].

- *Körperliche Abhängigkeit* tritt auf, wenn ein Patient beim plötzlichen Absetzen einer Droge Entzugserscheinungen zeigt. *Sie ist kein Zeichen, dass der Patient abhängig ist, sondern lediglich, dass der Körper des Patienten von einer Substanz abhängig geworden ist.* Oft handelt es sich dabei um eine Substanz, die körpereigene Substanzen imitiert. Der plötzliche Entzug dieser Substanz kann zu unangenehmen Nebenwirkungen führen, während der Körper versucht, sich anzupassen. Auch wenn Entzugserscheinungen – oder «der Turkey», wie es unter Abhängigen und Laien heißt – oft mit «Drogenabhängigkeit» in Verbindung gebracht werden, können nichtabhängige Personen die gleichen Symptome zeigen. Bei diesen Patienten lassen sich die Symptome stets dadurch vermeiden, dass die Medikamente langsam statt von einem Tag auf den anderen abgesetzt werden.

- *Toleranz* wird definiert als die Notwendigkeit, höhere Dosen eines Medikaments zu verabreichen, um die gleiche Wirkung zu erzielen. Sie tritt gewöhnlich nach wiederholten Dosen von Medikamenten auf Opioidbasis auf. Auch hier handelt es sich nicht um ein Zeichen von Abhängigkeit, sondern um ein Zeichen, dass sich der Körper an das Medikament «gewöhnt». Bei Tumorpatienten kann Toleranz oft auf eine Verschlimmerung oder ein Fortschreiten der Erkrankung hindeuten.

Time-out

Wie oft hören Sie in Ihrem klinischen Bereich, dass Personal und Patienten Besorgnis hinsichtlich einer Abhängigkeit äußern?
Sind ihre Besorgnisse berechtigt? Wie viele Patienten sind wirklich abhängig?
Wenn Sie jemanden betreut haben, der abhängig war, wurden seine Schmerzen erkannt und adäquat unter Kontrolle gehalten?

Es ist ziemlich wahrscheinlich, dass die Schmerzen dieser Patienten nicht richtig erkannt und beurteilt wurden. Haben Sie auf den Verordnungsbögen von Patienten mit Schmerzen, die stationär aufgenommen wurden und zufällig heroinabhängig waren, jemals den Vermerk «keine Opioide» gesehen? Angesichts der gegenwärtig verfügbaren klinischen Leitlinien ist dieses Szenario hoffentlich nur noch selten, aber es kommt immer noch vor, dass die Schmerzen des Patienten nicht unter Kontrolle gebracht werden, und man lässt sie an Entzugssymptomen leiden, die zusätzlich Schmerzen und Leiden verursachen.

Angesichts einer schmerzhaften Verletzung oder Erkrankung ist es nicht der Moment, zu urteilen oder zu versuchen, den Patienten vom Heroin «runterzubringen». Vielmehr werden zusätzliche Opioide notwendig, oft in sehr großen

Mengen, um die Toleranz zu überwinden, dem Entzug zu begegnen und für Analgesie zu sorgen.

Entzug ist unangenehm und lässt sich komplett vermeiden, vorausgesetzt, die Opioide werden nicht rasch abgesetzt. Die Symptome sind leicht zu erkennen:

- Hypertonie
- Tachykardie
- Unterleibsschmerzen
- Muskelschmerzen
- Gähnen
- Durchfall
- Rhinorrhoe
- Tränenfluss
- Erbrechen und Durchfall
- Gänsehaut.

7.6.2 Das Management der Schmerzkontrolle bei opioidabhängigen Patienten

Beim Schmerzmanagement bei Patienten mit Opioidmissbrauch sollten Sie realistische Ziele setzen, indem Sie erklären, dass eine Kontrolle ihrer Schmerzen trotz Ihrer Bemühungen um eine möglichst effiziente Schmerzkontrolle auf Grund der erworbenen Toleranz schwieriger zu erreichen sein wird. Diese Patienten akzeptieren das oft und erwarten gar, dass dem so ist. Oft können sie auf entwaffnende Weise dankbar sein, dass irgendjemand sich die Zeit nimmt, ihre Schmerzen zu erkennen und zu lindern versucht. Viele haben früher schlechte Erfahrungen mit Einrichtungen der Gesundheitsversorgung gemacht. Schon allein ihre Lebensweise bedeutet, dass sie in der Vergangenheit oft Schmerzen hatten und zu Verletzungen, Infektionen, Abszessbildung und allgemein schlechter Gesundheit neigen. Ihre Erfahrung könnte bei früheren Klinikeinweisungen darin bestanden haben, dass man ihre Schmerzen ignoriert hat, indem ihre Abhängigkeit als ihr eigener Fehler angesehen wurde.

Die Frustration und die negativen Gefühle, die viele Gesundheitsfachpersonen empfinden, wenn sie auf einer arbeitsreichen Station schwer kranke Patienten pflegen müssen, deren Zustand Folge einer Selbstmisshandlung wie Opioid- oder Alkoholabusus ist, können wir gar nicht unterschätzen. Selbstgerecht urteilen lässt sich nur allzu leicht, oft haben wir jedoch keinen Einblick in die Art von Hintergrund, den diese Menschen ertragen haben. Manchmal ist ein Leben auf der Straße vielleicht alles, was sie kennen; unter Umständen präsentieren sie sich als persönlich vernachlässigt, ausfallend und schwierig. Dies ist jedoch vielleicht das einzige Leben, das sie kennen, da sie oft aus einem rauen und gefährlichen Umfeld kommen. Die einzige Sprache, mit der sie vertraut sind, ist beleidigend und roh. Wir wissen aus der Literatur, dass manche KlinikerInnen negative Ansichten über diese Patienten haben. Corley und Goren [1998] stellten fest, dass Verhaltensweisen in der Pflege oft die vorherrschenden Werte in einer Gesellschaft widerspiegeln. Eine der Pflegenden aus einer Fokusgruppe meinte: «Der Pflegeberuf ist stark regelbeladen und Sie haben es da mit den ultimativen Regelbrechern [gemeint sind Substanzmissbrauchende] zu tun.»

Der Versuch eines Schmerzmanagements bei diesen Patienten kann dennoch sehr lohnend sein. Geduld und Zusammenarbeit führen oft zur Entwicklung einer therapeutischen Beziehung, die für das Personal nicht negativ sein muss. Wir nehmen nicht an, dass die Entwicklung dieser therapeutischen Beziehung leicht sein wird, es muss eine Beziehung des Verhandelns und der Teamarbeit sein.

Das Assessment von Schmerz wird spezielle Herausforderungen bieten. Auch wenn Methoden der Schmerzbewertung stets subjektiv sind, tritt Subjektivität beim Patienten mit anamnestisch bekanntem Opioidmissbrauch noch stärker zu Tage. Ein sehr hoher Schmerz-Score wird nahezu immer die Norm sein, für einen Langzeitvergleich zur Evaluation verschiedener Behandlungsformen ist das Assessment aber dennoch notwendig. Die Unterscheidung zwischen einem hohen Schmerz-Score und einem auf den Erhalt von Drogen gerichteten Schmerzverhalten kann sich manchmal als unmöglich erweisen. Während ein Patient in der Klinik eine aktive Behandlung gegen eine potenziell schmerzhafte Erkrankung erhält, ist weder die Zeit noch der Ort, um hohen Schmerz-Scores nicht zu glauben oder sie in Frage zu stellen. Niemand mag es, von einem Patienten übers Ohr gehauen zu werden, da es jedoch keine Möglichkeit gibt, Aussagen von Patienten über schwere Schmerzen zu verifizieren, haben wir keine echte Alternative, als zu akzeptieren, was sie sagen.

Solange sich Patienten im System der Gesundheitsversorgung befinden, haben wir die Pflicht, ihre Schmerzen anzuerkennen und unser Bestes zu tun, um sie zu lindern, selbst wenn wir in manchen Fällen den Verdacht hegen mögen, zur Befriedigung einer Gewohnheit benutzt zu werden. Das Verweigern einer adäquaten Behandlung bedeutet indessen gewöhnlich, dass sich der Patient auf eigene Verantwortung selbst entlässt oder seine Freunde dazu bringt, ihm Nachschub in die Klinik zu liefern. Dies kann gefährlich sein, wenn Sie nicht wissen, mit wie viel oder mit was der Patient seine Analgesie aufstockt. Auch besteht ein Dilemma, was zu tun ist, wenn Sie den Verdacht hegen, dass der Patient eine Schublade voll Heroin von der Straße hat. Brechen Sie das Vertrauen und durchsuchen die Schublade, rufen die Polizei und konfrontieren den Patienten damit? Es ist sicher viel besser, von Anfang an eine offene und ehrliche Beziehung zu fördern und kooperativ mit dem Patienten zusammenzuarbeiten; denken Sie daran, dass er vielleicht viel mehr über diese Drogen weiß, als Sie.

> ### Fallgeschichte
>
> Birgit ist eine 21-jährige, die seit 6 Jahren als Prostituierte arbeitet, um eine Heroinabhängigkeit zu unterhalten, die sie hat, seit ein Freund sie schon mit 14 Jahren zum ersten Mal mit der Droge bekannt machte. In dem verzweifelten Bemühen, ihrem Leben ein Ende zu setzen, oder eher in einer verzweifelten Bitte um Hilfe hat sie eine Überdosis Schlaftabletten genommen, ist im zweiten Stock aus dem Fenster gesprungen und auf dem Rasen darunter gelandet. Als ihr Freund sie 3 Stunden später findet, ist sie bewusstlos. Man denkt, sie habe lediglich einen «schlechten Trip» gehabt und schleppt sie nach oben ins Bett. Am nächsten Morgen ist Birgit wieder bei Bewusstsein und sagt ihren Freunden, sie habe schreckliche Schmerzen in den Fersen, Knöcheln und Knien und der Rücken täte ihr weh. Die Schmerzen sind so stark, dass sie ihre Freunde bittet, ihr einen Schuss Heroin zu setzen, bevor sie den Notarzt rufen. Beim Eintreffen der Sanitäter sind diese sich nicht sicher, was geschehen ist, und in welchem Ausmaß Birgit verletzt ist. Es fällt schwer, sie aufzuwecken, und als dies dann schließlich doch gelingt, ist sie ausfallend und unkooperativ.
>
> Birgit wird in die Notaufnahme bzw. Unfallchirurgie ihres örtlichen Krankenhauses gebracht mit einer Anamnese, die man bei ihren Freunden erhoben hatte: Sie habe eine Droge genommen, habe einen schlechten Trip gehabt und sei gestürzt. Eine Aussage von Birgit zu bekommen, ist fast unmöglich, das Stationspersonal hat jedoch den Verdacht, dass sie schon eine ganze Weile Drogen nimmt, da sie Einstichstellen an beiden Armen aufwärts hat. Als Folge davon benötigt sie einen Zentralvenenkatheter, um einen intravenösen Zugang zu bekommen. Da es so schwierig ist, etwas von Birgit zu erfahren, und ihre Freunde nicht helfen konnten, erhält sie etwas Naloxon, um die Wirkung des Heroins aufzuheben. Es wird nahezu unmöglich, mit ihr noch zurechtzukommen, zahlreiche Röntgen-Aufnahmen ermöglichen dem Personal der Notaufnahme jedoch die Bestätigung, dass sie etliche Beinfrakturen, eine Beckenfraktur sowie eine nichtdislozierte Fraktur der Lendenwirbelsäule hat.
>
> Obwohl Birgit nach dem Abklingen der Naloxonwirkung zusätzlich Opioidanalgetika erhält, reicht die Menge nicht aus, um den Symptomen des Opioidentzugs entgegenzuwirken, die sich ziemlich rasch entwickeln. Während der nächsten 36 Stunden – einem Wochenende – erhält Birgit eine völlig unzureichende Analgesie.

> Nach der Drohung, sich auf eigene Verantwortung selbst zu entlassen, kommt schließlich das Team für postoperative Schmerzbehandlung und findet sie in extrem leidenden Zustand vor. Ihre Schmerzen werden als unerträglich beschrieben und sie steht unter akutem Entzug.

Diese Fallgeschichte mag extrem erscheinen, ist jedoch nach Erfahrung der Autorin nicht unüblich.

Praktische Übung

Falls Sie Gelegenheit erhalten, mit einem Patienten mit anamnestisch bekanntem Opioidmissbrauch zu sprechen, fragen Sie ihn, wie er sich sein Schmerzmanagement während des Klinikaufenthaltes wünscht. Viele haben früher so schlechte Erfahrungen gemacht, dass sie hocherfreut sind, wenn sich jemand die Mühe macht, Informationen aus ihrer Sicht zu gewinnen.

In letzter Zeit haben sich Kliniken und klinische Versorgungsteams auf Leitlinien oder ein Protokoll geeinigt, die das Ziel eines effektiven Schmerzmanagements leichter erreichbar machen.

Kernpunkte einer effizienten Versorgung opioidabhängiger Patienten sollten Folgendes beinhalten:

- Wenn Sie den Verdacht hegen, dass ein Patient Substanzen missbraucht, versuchen Sie, dies möglichst frühzeitig zu bestätigen. Viele sind hinsichtlich ihrer Abhängigkeit ziemlich offen und ehrlich, vor allem, wenn sie wissen, dass Sie ihren Schmerz zu kontrollieren versuchen.

- Sorgen Sie dafür, mit Personen in Kontakt zu kommen, die über Spezialkenntnisse verfügen. Ihr Team für postoperative Schmerzbehandlung, der Pharmakologe, eine örtliche Alkohol- und Drogenberatung oder Palliativpflegeteams können unter Umständen helfen, wenn Sie Probleme mit dem korrekten Dosieren von Opioiden haben, vor allem außerhalb der Dienstzeiten.

- Sorgen Sie dafür, dass nur eine Person für das Verordnen der Medikation verantwortlich ist, um mehrfache Substanzwechsel und das Verordnen inkompatibler Medikamente, wie z. B. eines partiellen Agonisten oder eines Agonisten/Antagonisten, zu verhindern, da dies zu Entzugserscheinungen führen könnte.

- Setzen Sie, wo es praktikabel und möglich ist, die patientenkontrollierte Analgesie ein, und denken Sie dabei daran, dass die Bolusdosis oft das Doppelte oder gar Dreifache der normalen Dosis betragen muss.

- Stellen Sie sicher, dass der Patient genügend Opioide erhält, um die Entzugserscheinungen unter Kontrolle zu halten und Schmerzlinderung zu gewährleisten. Die Dosen müssen oft sehr hoch sein. Versuchen Sie festzustellen, welche Opioidmenge der Patient täglich zu sich nimmt, aber denken Sie daran, dass dies nur eine grobe Richtschnur sein kann, da Drogen von der Straße hinsichtlich der Qualität und Stärke beträchtlich variieren. Außerdem werden manche Patienten aus Angst, Sie könnten ihren Bedarf unterschätzen, ziemlich kreativ. Leider ist Heroin in den vergangenen Jahren billiger und leichter erhältlich geworden, sodass Patienten oft extrem hohe Dosen vertragen.

- Setzen Sie möglichst eine Kombinationstherapie ein, d. h. Opioide, NSA und Lokalanästhetika sowie adjuvante und nichtmedikamentöse Strategien.

- Arbeiten Sie mit den Patienten zusammen, indem Sie ihr Vertrauen gewinnen und realistische Ziele setzen.

- Es geht nicht nur um Patienten, die Substanzen missbrauchen, sondern es ist auch wichtig, sich der Prädiktoren für einen Opioidmissbrauch bewusst zu sein, da wir Opioide inzwischen stärker zur Behandlung chronischer nicht-maligner Schmerzen einsetzen. Bislang sprechen Studien dafür, dass das Risiko bei Patienten mit einem von ihnen selbst angegebenem Alkohol- oder Kokainmissbrauch oder früheren Verurteilungen wegen Verstößen gegen das Drogengesetz höher ist.

Für den angemessenen Einsatz von Opioiden bei chronischen nichtmalignen Schmerzen siehe die Empfehlungen der British Pain Society [2005].

Bevor wir das Thema Substanzmissbrauch und Sucht verlassen, seien die LeserInnen daran erinnert, dass es die Patienten zu Pseudo-Suchtverhalten prädisponiert, wenn Schmerzen aus Furcht vor Sucht nicht ausreichend behandelt werden. Dies ist dadurch charakterisiert, dass nach Medikamenten gesucht und diese gehortet werden, nur dass das Verhalten in diesem Fall von der Angst vor Schmerzen getrieben wird, die sich gewöhnlich aus früheren Erfahrungen eines inadäquaten Schmerzmanagements nährt. Das Verhalten verschwindet normalerweise, wenn die Schmerzen effektiv betreut werden. Gesundheitsfachpersonen mögen dieses Verhalten des Suchens nach Medikamenten als negativ bezeichnen und ihm höchst misstrauisch gegenüberstehen, es ließe sich jedoch eher als Schmerzvermeidungsverhalten denn als Zeichen einer Sucht beschreiben. Ein korrektes Schmerz-Assessment sollte helfen, dieses Problem zu verringern [Australian and New Zealand College of Anaesthetists and Faculty of Pain Medicine, 2005].

7.7 Therapierefraktärer Schmerz und sekundärer Krankheitsgewinn/-verlust

Der Begriff «therapierefraktär» wird oft verwandt, wenn die Schmerzen eines Patienten jeder Art von Einflussnahme, Therapie oder Kur trotz allseitiger, nach besten Kräften geführter Bemühungen hartnäckig widerstehen. Der Begriff «sekundärer Krankheitsgewinn» dient – obwohl noch nicht genau definiert – der Beschreibung eines möglichen Einflusses, den ein praktischer, finanzieller oder emotionaler Vorteil darauf haben kann, dass Schmerz therapierefraktär wird. Wo jemand durch seine Schmerzen eventuell Vorteile zu erlangen vermag, kann es extrem schwer fallen, den Zyklus von Schmerz und Schmerzverhalten zu durchbrechen.

Diese Patienten simulieren nicht, was als Lügen bezüglich des Vorliegens von Schmerz beschrieben wird und als recht selten gilt [McCaffery/Beebe, 1994]. Anscheinend geschieht Folgendes: Eine anfängliche Verletzung oder Krankheit, die ursprünglich recht schmerzhaft gewesen sein mag, führt zu fortlaufenden Schmerzen weit über den Zeitpunkt hinaus, an dem der Schmerz erwartungsgemäß hätte verschwunden sein müssen. Der Schmerz ist sehr real, könnte jedoch in diesem Fall stärker an psychosoziale Aspekte, wie etwa die ausschließliche Aufmerksamkeit anderer, vor allem der Familie, und der vorübergehenden Entbindung von Verantwortlichkeiten, gekoppelt sein. Dies ist gewöhnlich verbunden mit dem Gefühl des Leidens, schlechten Schmerzbewältigungsstrategien, einem Verlust der Selbstachtung und sozialer Isolation, was zu einem komplexen Wechselspiel zwischen Körper und Geist führt. Es wurden Studien zum sekundären Krankheitsgewinn in Form von Entschädigungszahlungen und Gerichtsprozessen unternommen. Die Daten sprechen jedoch bislang dafür, dass Entschädigung nur eine geringe Rolle spielt, wenn es darum geht, auch nur irgendetwas in Zusammenhang mit fortlaufenden Schmerzen zu erklären [Rohling et al., 1995]. Inzwischen wird mehr zu den Auswirkungen eines Sekundärverlusts, die dieser für die Patienten mit Schmerzen haben kann, und der ebenso hohen Barriere einer effektiven Behandlung gearbeitet. Zu persönlichen Einbußen können die wirtschaftlichen Folgen eines Verlusts des Arbeitsplatzes sowie der sozialen Beziehungen und des Unterstützungsnetzwerks gehören, die ein Arbeitsumfeld bieten kann. Dann sind da noch das soziale Stigma und Schuldgefühle in Verbindung mit «Behinderung» sowie der Verlust an Freizeitaktivitäten und an Respekt seitens der Freunde und der Familie [Fishbain, 1994].

Praktische Übung

Kennen Sie Freunde, Verwandte oder Patienten, der durch therapierefraktäre Schmerzen «behindert» ist, die ihm erhebliches Leiden bereiten? Erstellen Sie eine kurze Liste von Faktoren, die Strategien behindern können, mit denen sich das Coping dieser Personen mit ihren Schmerzen verbessern ließe. Könnten subtile Faktoren dazu beitragen, dass sie es nicht schaffen, sich mit ihren Schmerzen zu arrangieren und ihr Leben daran anzupassen? Was befähigt manche Menschen, mit Schmerzen zu leben und dennoch Lebensqualität zu genießen, während andere zutiefst unglücklich, sozial isoliert und völlig überwältigt werden?

Folgende Punkte gelten normalerweise als Motivationen für einen sekundären Krankheitsgewinn bei schmerzbedingter Behinderung:

- ein ausstehender Rechtsstreit
- Aufmerksamkeit von Gesundheitsfachpersonen
- Aufmerksamkeit von Freunden und der Familie
- sanktioniertes Vermeiden von Stress am Arbeitsplatz
- sanktioniertes Meiden der häuslichen Rolle
- weniger Verantwortung
- Verlust von Kontrollgefühlen
- Erwerbsunfähigkeitsrente.

Wenn sich vielfache Begegnungen als ineffizient erwiesen haben, kann sich Unzufriedenheit mit Gesundheitsfachpersonen entwickeln. Dies führt unausweichlich zu Spannung und Wut, zum Konflikt und möglicherweise zu Feindseligkeit. Ohne eine angemessene Erklärung für ihre fortgesetzten Schmerzen können die Menschen zunehmend inaktiv werden, da sie «undiagnostizierte» Schmerzen mit einer weiteren Schädigung assoziieren.

Oft steigern sie ihren Analgetikaverbrauch, was eine weitere negative Wirkung auf die Stimmungslage und die Aktivität hat. Inaktivität führt zu Behinderung, Müdigkeit und Erschöpfung machen sich breit. Die Patienten ziehen sich von Tätigkeiten und sozialen Interaktionen, die ihnen früher Freude bereitet haben, zurück und konzentrieren sich mehr und mehr auf ihren Schmerz. Abhängigkeit setzt ein und Unmut kann sich ausbreiten. Wenn das Krankheitsverhalten schließlich keine wohl wollende Reaktion hervorruft, dehnt sich der Konflikt auf Freunde und die Familie aus.

7.7.1 Sozialpolitik

Es ließe sich argumentieren, dass wir heutzutage in einer Sozialstruktur leben, von der man sagen könnte, sie würde eher Abhängigkeit statt der positiven Strategien unterstützen, die Leidende zur Rückkehr in ein möglichst normales Leben ermutigen. Es lohnt sich, die enormen Summen zu betrachten, die an Erwerbsunfähigkeitsrenten gezahlt werden, verglichen mit dem winzigen Bruchteil aus dem Etat des Gesundheitsministers, der für Schmerzmanagement, für Rehabilitationseinrichtungen sowie für Arbeitsinitiativen ausgegeben wird. Angesichts jüngster Regierungsinitiativen und des Grünbuchs *No one Written off: Reforming Welfare to Reward Responsibility* [DWP, 2008] könnte sich dies jedoch nach und nach ändern. Berücksichtigen Sie auch, dass wir inzwischen strenge Gesundheitsvorschriften und Sicherheitsverfahren am Arbeitsplatz haben und die Anzahl der Unternehmen in der Schwerindustrie mit gefährlichen Tätigkeiten, wie etwa der Kohlebergbau, stark zurückgegangen ist. Zwischen 1986 und 1992 stieg jedoch die Ziffer der wegen Rückenschmerzen gezahlten Erwerbsunfähigkeitsrenten um 104 % und nahm bis vor kurzem jedes Jahr weiter zu. Dies ist verbunden mit der Tatsache, dass es keinen Beweis für eine zunehmende Häufigkeit physischer Traumata oder anderer organischer Ursachen gibt [Potter, 1998]. Es scheint also, als liefe da in der sozialen Infrastruktur westlicher Gesellschaften wirklich etwas ganz schief.

7.7.2 Der Einfluss von Rechtsstreitigkeiten

Inzwischen ist ausgiebig zu den möglichen Einflüssen gearbeitet worden, die ein verlorener Schadensersatzprozess auf das Langzeitergebnis nach einer akuten Verletzung haben könnte. Früher herrschte gewöhnlich die Ansicht, ein finanzieller Sekundärgewinn ließe sich mit bewusstem Simulieren gleichsetzen, und Patienten, die fürs Kranksein bezahlt würden, würden lernen, dieses für sie lohnende Verhalten fortzusetzen [Hammonds et al., 1978]. Diese Annahmen wurden von den Forschenden indessen nicht bestätigt. Vielmehr fand sich, dass übertriebene Eigenangaben körperlicher Symptome bei einem finanziellen Sekundärgewinn zwar erheblich stärker ausgeprägt sind, dass jedoch die Befriedigung finanzieller Ansprüche nicht notwendigerweise zum Verschwinden einer wahrgenommenen Funktionsstörung oder Behinderung führt [Evans, 1992].

In den meisten westlichen Gesellschaften befürworten inzwischen Regierungen und klinisch Tätige die Notwendigkeit, Patienten zu raten, selbst mit Schmerzen erheblich früher an den Arbeitsplatz zurückzukehren als dies noch in den 80er- und 90er-Jahren des 20. Jahrhunderts der Fall war. Auch wenn dies unweigerlich auf eine sehr verärgerte Reaktion stößt, wird argumentiert, dieser Ansatz bilde einen wichtigen Teil der Gesamtbehandlung von Patienten mit chronischen Schmerzen, die eine Unfallentschädigung erhalten. Bei denen, die aufhören zu arbeiten, ist eine frühzeitige Intervention ganz entscheidend – der Zeitraum der Inaktivität kann eher hindern als heilen. Der Statistik zufolge bleibt jemand, der ein Jahr lang krankgeschrieben war, dies wahrscheinlich 8 Jahre lang. Und war diese Person erst einmal 2 Jahre lang krankgeschrieben, geht sie eher in Frührente als jemals wieder zu arbeiten [Johnson, 2004]. Patienten mit chronischen Muskel-Skelett-Schmerzen könnten durchaus weniger effiziente Schmerzbewältigungsstrategien haben, sich weniger als Herr der Lage empfinden und eine extrem beeinträchtigte körperliche Funktionsfähigkeit zeigen.

Praktische Übung

Haben Sie schon einmal einen Patienten betreut, der wegen eines Arbeitsunfalls eine Rente erhielt oder eine solche zu fordern beabsichtigte? Welche Art von Tätigkeit übte diese Person aus: War sie vereinnahmend und interessant oder langweilig und repetitiv?

7.7.3 Entlastung von Verantwortung, geringe Arbeitszufriedenheit, starker mentaler Stress

Neueres Material besagt auch, dass psychosoziale Faktoren auf Behinderung einen ebenso starken, wenn nicht stärkeren Einfluss haben als auf ergonomische Aspekte, vor allem bei Zuständen wie Schmerzen im Bereich der Lendenwirbelsäule [Symonds et al., 1996]. Eine als unbefriedigend und repetitiv wahrgenommene berufliche Tätigkeit kann sich signifikant auf das Verlangen einer Person nach Fortsetzung dieser Tätigkeit auswirken. Auch Wut ist bei Patienten mit chronischen Schmerzen oft zu beobachten und kann gegen den Arbeitgeber oder den Arbeitsplatz gerichtet sein, wenn es sich um einen Arbeitsunfall handelte. Dies kann verbunden sein mit Frustration auf Grund fortbestehender Symptome und erfolgloser Behandlungen sowie der Reaktion von Versicherungsgesellschaften und Gesundheitsfachpersonen, wenn es schwer fällt, eine angemessene Behandlung zu erhalten [Gatchel, 2004]. Es konnte ein starker Zusammenhang zwischen verinnerlichter Wut und Messgrößen der Schmerzintensität, des Schmerzverhaltens und der wahrgenommenen Beeinträchtigung von Aktivitäten des täglichen Lebens gezeigt werden [Kerns et al., 1994].

7.7.4 Der Einfluss der Familie

Die Familie, Freunde und Betreuungspersonen können unwissentlich eine Rolle beim Aufrechterhalten und Fortbestehen einer Behinderung spielen. Wenn wir krank sind und vor allem, wenn wir in die Klinik kommen, erhalten wir Grußkarten, Blumen und besorgte Besuche von Freunden und der Familie. Andere Familienmitglieder übernehmen Arbeiten und entlasten uns von den Alltagsverantwortlichkeiten des Haushalts.

Für die meisten Menschen wird dies selbstlimitierend, da die akute Phase einer Krankheit abklingt. Wenn jedoch chronische Schmerzen dazu führen, dass die Rolle eines Patienten weitaus passiver und abhängiger wird, kann die veränderte Familiendynamik ohne Wissen der Beteiligten zur weiteren Behinderung beitragen, da Familienmitglieder allmählich die Rolle des Patienten übernehmen. Werden positive Strategien zur Erzielung einer besseren Mobilität und zum Bestärken «guten» Verhaltens von der Familie nicht ganz verstanden, können Rehabilitationsprogramme zum Scheitern verurteilt sein.

Fallgeschichte

Frau Bauer ist 56 Jahre alt und hat zwei Töchter in den Zwanzigern sowie einen Sohn im Alter von 17 Jahren. Vor einigen Jahren hatte sie sich durch Anheben einer Kiste am Arbeitsplatz den Rücken verletzt. Sie behielt chronische Schmerzen zurück, von denen es hieß, sie seien das Ergebnis einer «verschobenen Bandscheibe» und allgemeiner Degeneration ihrer Wirbelsäule. Frau Bauer hat auch eine leichte Osteoporose, gegen die sie eine Hormonsubstitutionstherapie erhält. Angesichts der scheinbaren Unfähigkeit medizinischer Berufe, etwas gegen ihre Schmerzen zu tun, ist Frau Bauer ziemlich verbittert geworden. Sie ist auch wütend darüber, dass die Verletzung am Arbeitsplatz eintrat, weil sie meint, sie hätte gar nicht erst in eine Situation gebracht werden dürfen, in der eine Kiste angehoben werden musste.

Gegen den Rat ihres Hausarztes und ihres Physiotherapeuten unterzog sich Frau Bauer einer Wirbelfusionsoperation. Vor der Operation hatte sie zwei epidurale Injektionen erhalten, von denen eine ihre Schmerzen mindestens 6 Wochen lang gelindert hatte. Nach Versagen der Operation fordert und erhält sie nun regelmäßige kaudale Epiduralinjektionen mit geringem oder gar keinem Nutzen. Schon viele Male wurde sie lediglich zur Schmerzlinderung stationär aufgenommen, was nie richtig wirkt. Oft wird sie in die Notaufnahme und Unfallstation der örtlichen Klinik gebracht und ihre Familie ruft in regelmäßigen Abständen den Hausarzt. Nichts bringt Frau Bauers Schmerzen jemals richtig unter Kontrolle und sie verbringt nun die meiste Zeit im Bett oder auf dem Sofa. Sie hat das Gefühl, all ihre Schmerzen hingen mit dem «Schaden» an ihrer Wirbelsäule zusammen, und wenn sie zu viel täte, würde sie es nur noch schlimmer machen – vor allem, da sie auf Grund der Osteoporose «zerbrechliche Knochen habe». Ihre Familie ist extrem unterstützend und besorgt und teilt alle Hausarbeiten unter sich auf. Frau Bauer geht jetzt nur noch selten aus und wenn, dann verwendet sie einen Rollstuhl. Sie ist sehr deprimiert, weint oft, hat erheblich zugenommen und trifft sich nicht länger mit Freundinnen. Die Familie weiß sich keinen Rat mehr.

Teillösung: Frau Bauers Geschichte zeigt einen häufigen, aber anspruchsvollen Fall, der Ihnen sowohl in der Primär- als auch in der Sekundärversorgung begegnen kann. Einige Lösungen können indessen hilfreich sein.

Frau Bauer wird schließlich in ein Rehabilitationsprogramm aufgenommen, mit dem Ziel, ihre Abhängigkeit von Analgetika zu verringern, ihre Lebensqualität zu verbessern und ihre Mobilität zu erhöhen. Sie durchläuft ein ausgedehntes Assessment, darunter eine umfassende körperliche Untersuchung, zusammen mit einem Assessment der psychosozialen Auswirkungen ihrer Schmerzen. Sie zeigt Anzeichen einer klinischen Depression und erhält Antidepressiva. Sechs Wochen später beginnt sie mit einem 6-wöchigen Programm, bei dem täglich Ziele für die Durchführung von Aufgaben und die Erweiterung ihres Mobilitätsumfangs und -ausmaßes gesetzt werden, sodass auch keine Hilfsmittel, wie z. B. ein Rollstuhl, mehr erforderlich sind. Frau Bauers Ehemann ist in alle Patientenschulungskomponenten des Programms integriert und die ganze Familie wird dringend gebeten, das «Alles-Erledigen» dadurch zu ersetzen, dass Frau Bauer unterstützt und ermutigt wird, mehr für sich selbst zu tun. Gruppensitzungen und spezielle Beratung durch einen erfahrenen klinischen Psychologen helfen Frau Bauer, sich mit ihrer Wut und Bitterkeit zu arrangieren. Nach und nach beginnt sie eine gewisse persönliche Verantwortung für ihre Situation und die schlechten Folgen dessen, was ursprünglich nur eine «triviale» Verletzung war, zu akzeptieren.

Solche Programme können das Selbstvertrauen und die Mobilität des Patienten sehr erfolgreich verbessern und damit Behinderung reduzieren. Sie erheben nie den Anspruch, Schmerz beseitigen zu können, aber indem Patienten sozial stärker interaktiv und körperlich leistungsfähiger werden und ihr Vertrauen in ihre Fähigkeit, mit den Schmerzen zurechtzukommen, zunimmt, steigt oft ihre Lebensqualität. In manchen Fällen wurde über ein spontanes Verschwinden der Schmerzen berichtet.

Weitere Literaturempfehlungen

Further reading

Johnson A. (2004) Pathways to work: enabling rehabilitation. Speech by the secretary of state for work and pensions to the Royal Society of Medicine, 12 October, http://www.dwp.gov.uk/aboutus/2004/18_10_04_prrsm.asp.

DWP (Department of Work and Pensions) (2008) *No one Written off: Reforming Welfare to Reward Responsibility*, http://www.dwp.gov.uk/welfarereform/noonewrittenoff/noonewrittenoff-complete.pdf

7.8 Zum Abschluss

In diesen Kapitel haben wir erörtert, wie wichtig es ist, neben einer ursprünglichen Schmerzursache auch andere Faktoren zu betrachten, die sich auf das Schmerzerleben einer Person auswirken können. Auf den vorangehenden Kapiteln aufbauend haben wir ein komplexeres Bild untersucht, bei der die Natur des Schmerzes aus zahlreichen anderen, oft untereinander vernetzten Faktoren besteht. Eben diese Komplexität stellt für Personen, die Schmerzen lindern, oft eine Herausforderung dar. Außer der physiologischen Ursache der Schmerzen sind es noch die einander überschneidenden Schichten etwa des kulturellen Hintergrundes, des Familienlebens, der Arbeit und der Depression, die dieses Komplexitätsgeflecht kreieren. Wir haben kurz einige Theorien eingeführt, die beschreiben helfen, wie unter Schmerzen Leidende die Herkunft ihrer Schmerzen erklären oder sich damit arrangieren, und in welchem Umfang sie darauf vorbereitet sind, Verantwortung dafür zu übernehmen. Das Schmerzmanagement wird bei diesen Menschen stets anspruchsvoll sein, aber Wissen und Verstehen können durchaus eine solide Grundlage schaffen, auf der sich eine individualisierte Schmerzversorgung aufbauen lässt.

 Versuchen Sie sich nach einer Pause an dem folgenden Multiple-Choice-Test, um Ihr bisheriges Wissen selbst einzuschätzen. Bei einigen Fragen trifft mehr als eine Antwort zu, jedoch gibt es eine Antwort, die am besten belegt ist.

7.9 Multiple-Choice-Test

Die Pflege von Patienten mit komplizierten Schmerzen

1. Wovon hängt der Grad des Leidens nach einer Verbrennung ab?
   - a) vom Alter der Person, da jüngere Kinder auf Grund unreifer neuronaler Netzwerke weniger Schmerz verspüren ☐
   - b) von der Schmerztoleranz eines Individuums ☐
   - c) von der Tiefe des Gewebsschadens ☐
   - d) Er lässt sich nicht vorhersagen. ☐

2. Welcher Ansatz des Schmerz-Assessments ist der beste bei Menschen in einer akuten Sichelzellkrise?
   - a) Die Patienten bitten, die Intensität ihrer Schmerzen auf einer numerischen oder verbalen Skala zu bewerten. ☐
   - b) Auf Erhöhungen des Blutdrucks und der Pulsfrequenz achten. ☐
   - c) Patienten zu ihren Schmerzen befragen und eine Rating-Skala für das Assessment der Intensität verwenden. ☐
   - d) Patienten nicht dazu anhalten, sich auf ihre Schmerzen zu konzentrieren, sondern sie auf Schmerzverhalten hin beobachten. ☐

3. Welche der folgenden Therapien wurden von Patienten nach einer Rückenmarkverletzung überwiegend als hilfreich beschrieben?
   - a) gelenkte Imagination ☐
   - b) Kältetherapie ☐
   - c) Massage ☐
   - d) Reflexologie ☐

4. Welche der folgenden Gruppen sind am stärksten durch die Sichelzellanämie gefährdet?
   - a) Weiße ☐
   - b) Asiaten ☐
   - c) Lateinamerikaner ☐
   - d) Afrikaner/Bewohner der Karibik ☐

5. Wann manifestiert sich eine Sichelzellanämie und wann wird der Schmerz zum Problem?
   - a) im Säuglingsalter ☐
   - b) in der Kindheit ☐
   - c) in der Adoleszenz ☐
   - d) im Erwachsenenalter ☐

6. Depression kommt bei Menschen mit chronischen Schmerzen häufig vor. Wie hoch aber ist der Forschung zufolge die Inzidenz einer Major-Depression bei solchen Patienten?

   a) 5 % ☐
   b) 17 % ☐
   c) 22 % ☐
   d) 40 % ☐

7. Welches der folgenden Opioide könnte bei einem heroinabhängigen Patienten Entzugserscheinungen auslösen?

   a) Oxycodon ☐
   b) Buprenorphin ☐
   c) Morphin ☐
   d) Fentanyl ☐

8. Welche der folgenden Erscheinungen gehört normalerweise nicht zum Opioidentzugssyndrom?

   a) Gähnen ☐
   b) tränende Augen ☐
   c) Hypotonie ☐
   d) Nasenlaufen ☐

9. Auf Ihre Station wird ein Heroinabhängiger nach soeben erfolgter Splenektomie eingeliefert. Welches der folgenden Ziele ist während seines Klinikaufenthalts Ihrer Ansicht nach das wichtigste, das es zu erreichen gilt?

   a) eine allmähliche Verringerung der Opioidabhängigkeit ☐
   b) eine adäquate Analgesie mit hohen Dosen an Opioiden ☐
   c) Anmelden des Patienten zu einem Entzugsprogramm ☐
   d) Versuchen, Opioide gänzlich zu vermeiden, indem der Patient mit NSA und adjuvanten Medikamenten behandelt wird ☐

10. Was ist eine somatoforme Störung?

    a) Klagen über Schmerzen in großen Gelenken ☐
    b) Klagen über Schmerzen über bestimmten anatomischen «Trigger»-Punkten ☐
    c) Klagen über generalisierte Unterleibsschmerzen ☐
    d) Klagen über multiple Schmerzlokalisationen ohne erkennbare Verbindung oder körperliche Ursache ☐

7.10 Antworten zum Multiple-Choice-Test

1. d) Er lässt sich nicht vorhersagen. Verbrennungen können aus einer Mischung von tiefen Verbrennungen (die wegen der Schädigung von Nervenendigungen tendenziell weniger Schmerzen bereiten) und oberflächlichen Verbrennungen (die oft sehr schmerzhaft sind) bestehen. Das Alter der Person ist ohne Bedeutung. Kleinkinder benötigen unter Umständen mehr Rückversicherung und Trost, da sie eventuell nicht in der Lage sind, verbal auf ein Schmerz-Assessment zu antworten. Jeder Patient mit Verbrennungen hat Schmerzen. Der Ausdruck dieser Schmerzen und ihre Bedeutung für ein Individuum variieren je nach der Schmerztoleranz der betreffenden Person, auch wenn viele andere Faktoren ihr Leiden beeinflussen.

2. c) Patienten zu ihren Schmerzen zu befragen und eine Rating-Skala für das Assessment der Intensität zu verwenden. Diese Antwort ist die beste, weil diese Herangehensweise dem Patienten sofort bestätigt, dass Sie an seinen Schmerzen interessiert sind. Das Rating der Schmerzintensität ergänzt die von Ihnen erhobenen Daten und kann dazu dienen, die Effizienz jeder Intervention zu evaluieren. Bei der akuten Exazerbation einer chronischen Krankheit ist es unwahrscheinlich, dass ein einfaches Schmerzintensitäts-Rating, wie die Skala von 1 bis 10, Ihnen außer der Intensität sehr viel über den Schmerz sagen wird. Sie werden weder etwas über die Lokalisation noch über Qualität und Auswirkung der Schmerzen erfahren. In ähnlicher Weise ist es bei jemandem mit chronischen Schmerzen unwahrscheinlich, dass physiologische Parameter diese Schmerzen genau widerspiegeln, da sie «normal» bleiben können. Schwere Schmerzen können bisweilen einen «Schock» auslösen, wobei Blutdruck und Pulsfrequenz abfallen. Für das Schmerz-Assessment sind diese Messgrößen jedoch unzuverlässig und werden am besten gemieden, da sie zu falschen Schlussfolgerungen führen können. Jemanden dazu zu ermutigen, sich auf seine chronischen Schmerzen zu konzentrieren, kann die Wirksamkeit von Ablenkungsstrategien herabsetzen. In einer schmerzhaften Krise können die Schmerzen hingegen sehr schwer sein und erfordern regelmäßiges Assessment, um die Analgesie festzulegen.

3. c) In der Forschung haben die meisten Patienten bislang Massage als die hilfreichste nichtmedikamentöse Therapie angegeben. Es gibt nur wenige Forschungsarbeiten über Rückenmarkverletzungen und gelenkte Imagination oder Reflexologie, in einigen Gruppen wurde jedoch Wärmebehandlung als wirksam gewertet. Kältetherapie ist zur Behandlung chronischer Schmerzen gewöhnlich unbeliebt.

4. d) Afrikaner/Bewohner der Karibik; die Erkrankung ist in dieser Gruppe am häufigsten und wird durch eine genetische Mutation verursacht, die innerhalb bestimmter Familien weitergegeben wird.

5. a) In der Kindheit; die Betroffenen kommen mit der zurzeit unheilbaren Krankheit zur Welt.

6. c) 22% der Patienten mit chronischen Schmerzen zeigen Symptome einer Major-Depression. Insgesamt wird bei immerhin 40–100% der Patienten mit chronischen Schmerzen in verschiedenen Studien über eine Form der Depression berichtet. Angesichts der Art der Schmerzen überrascht es vielleicht nicht, dass Depression ein derart bedeutendes Merkmal ist.

7. b) Buprenorphin, da es ein partieller Opioidantagonist ist. Das heißt, es kann – zumindest theoretisch – die Wirkung eines reinen Agonisten, wie etwa der drei übrigen genannten Substanzen, die allesamt My-Rezeptor-Agonisten sind, teilweise blockieren.

8. c) Hypotonie hängt normalerweise nicht mit dem Entzugssyndrom zusammen. Vielmehr sind als Reaktion auf den Stress und die Angst, die durch den akuten Entzug verursacht werden, Hypertonie und ein Anstieg der Pulsfrequenz zu beobachten. Gähnen, tränende Augen und eine laufende Nase sind sehr häufige Entzugserscheinungen und oft ein wertvoller Hinweis, falls ein Patient den Entzug ableugnet oder das Personal mit den Symptomen nicht vertraut ist.

9. b) Eine adäquate Analgesie mit hohen Dosen an Opioiden ist die beste Antwort. Auch wenn ein schrittweiser Abbau der Opioidabhängigkeit und die Aufnahme des Patienten in ein Drogenrehabilitationsprogramm sehr empfehlens- und anstrebenswerte Ziele sind, ist ihr Erfolg höchst unwahrscheinlich, wenn der Patient erst einmal in der Klinik ist und weit entfernt von seinen gängigen Unterstützungsstrategien Schmerzen und Stress erlebt. Vielleicht ist es unpassend, diese Ziele während der akuten Erholungsphase des Patienten zu äußern. Die alleinige Behandlung der Schmerzen mit NSA würde nahezu sicher dazu führen, dass der Patient schmerzhafte und belastende Entzugserscheinungen erlebt.

10. d) Die als relativ selten geltende somatoforme Störung geht gewöhnlich mit multiplen Schmerzlokalisationen einher, die sich nicht auf eine bestimmte körperliche Ursache zurückführen lassen, und medizinische Tests sind entweder normal oder erklären die Symptome nicht. Gelenkschmerzen können ein Symptom sein, unter Umständen wird aber auch über Schmerzen in der gesamten Gliedmaße statt über Schmerz an bestimmten Stellen geklagt. Anatomische «Trigger»-Punkte sind gewöhnlich Begleiterscheinung einer als Fibromyalgie bezeichneten Erkrankung. Auch Unterleibsschmerzen können ein Merkmal sein, aber gewöhnlich beinhalten die Klagen mindestens zwei oder mehr ungeklärte gastrointestinale Symptome, wie etwa Übelkeit und Verdauungsstörungen sowie Schmerzen.

8 Anhang

8.1 Glossar

Affektiv: beschreibt durch Schmerzen erzeugte Emotionen und Gefühle.

Affektive Dimension: die mit dem Denkprozess einhergehenden Gefühle.

Agonist: eine Substanz, die an einem Zellrezeptor wirksam werden kann, imitiert oft die körpereigenen chemischen Botenstoffe an diesem Ort.

AIDS: siehe erworbenes Immunschwächesyndrom.

Akut auf chronischer Grundlage (Schmerz): ein akutes, schmerzhaftes Aufflackern einer chronischen schmerzhaften Erkrankung, wie etwa Schmerzen im Lendenwirbelbereich.

Akuter Schmerz: Schmerz, der plötzlich einsetzt und von begrenzter Dauer sein kann. Gewöhnlich hat er eine erkennbare zeitliche und kausale Beziehung zu einer Verletzung oder Krankheit [IASP, 1986].

Allodynie: eine schmerzhafte Reaktion auf einen normalerweise nicht schmerzhaften Stimulus, wie eine einfache Berührung; Merkmal einer Nervenschädigung.

Angina pectoris: schmerzhaftes Engegefühl im Thorax infolge eines Mangels an Blut und Sauerstoff im Herzmuskel.

Antagonist: eine Substanz, die normale Aktivität an einem Rezeptor verhindert.

Aortenaneurysma: eine Vorwölbung oder Schwäche der Aortenwand.

Atelektase: Kollaps eines Teils oder der gesamten Lunge.

Autonom(es) (Nervensystem): Teil des Nervensystems, das die Homöostase im Nervensystem aufrechterhalten hilft, indem es die Herzfrequenz, Verdauung, Atemfrequenz usw. regelt.

Behandelbarer Schmerz: ist leicht zu beherrschen.

Biofeedback: eine Komplementärtherapie, bei der der Patient aufgefordert wird, sich seiner Körperfunktionen, wie Blutdruck, Herzfrequenz und Muskelanspannung, bewusst zu werden. Bei Bewusstheit dieser Funktionen werden Patienten angeleitet, eine bewusstere Kontrolle über diese physiologischen Aktivitäten zu übernehmen.

Bradykinin: ein Peptid, das eine Rolle im Entzündungsprozess und in der Aufrechterhaltung von Schmerzen spielen soll.

Ceiling-Effekt: eine Situation, in der eine Erhöhung der Dosis einer Substanz nicht mehr zu einer Erhöhung der Wirkung führt.

Cholezystitis: eine schmerzhafte Erkrankung mit Verlegung oder Entzündung der Gallenblase.

Chronischer Schmerz: Schmerz, der über längere Zeit anhält. Gewöhnlich besteht er über die Heilung einer Verletzung hinaus fort und hat oft keine erkennbare Ursache [IASP, 1986].

Chronischer, gutartiger (nichtmaligner) Schmerz: fortlaufender Schmerz, der nicht mit einer malignen Erkrankung, wie z. B. einem Tumor, zusammenhängt.

Chronischer, maligner Schmerz: Schmerz in Verbindung mit einer lebensbegrenzenden Erkrankung, wie etwa einem Tumor.

Chronischer, nichtmaligner Schmerz: siehe Dauerschmerz.

Claudicatio intermittens: krampfartiger Schmerz in den Wadenmuskeln unter Belastung, geht meist auf eine Gefäßerkrankung zurück.

Cortisol: ein Hormon, das von den Nebennieren als Reaktion auf Stress produziert wird.

Cyclooxygenase (COX): ein Enzym, das für die Bildung von Prostaglandinen, Prostacyclin und Thromboxan verantwortlich ist. Die Bildung von Prostaglandin E geht mit Entzündungsschmerz einher.

Dauerschmerz: ununterbrochen anhaltender Schmerz, der konstant ist und nicht nachlässt.

Delta-Rezeptor: Bezeichnung für einen Opioidrezeptor, benannt nach dem 4. Buchstaben des griechischen Alphabets.

Divertikulose: eine häufige Erkrankung des Verdauungssystems, die auftritt, wenn sich in der Darmwand Vorwölbungen oder Taschen bilden.

Endogen: im Körper produziert oder synthetisiert.

Endokrin: ein Organsystem betreffend, das Hormone freisetzt.

Endorphine: eine Gruppe von Neuropeptiden, die natürlicherweise vom Organismus produziert werden und die Schmerzwahrnehmung senken.

Erworbenes Immunschwächesyndrom (AIDS): die Symptome und Infektionen infolge einer Schädigung des Immunsystems, verursacht durch das → humane Immunschwächevirus.

Fortgeleiteter Schmerz: ein Schmerz, der entstehen kann, wenn ein Organ dorsale Neurone nutzt, die auch Empfindungen von der Haut leiten; diese können dann die Quelle der Schmerzen fehlinterpretieren.

Gallenerkrankung: Entzündung, Infektion, Steine oder Obstruktionen, welche die Gallenblase betreffen.

Gicht: eine Form der akuten und schmerzhaften Arthritis, die vor allem die große Zehe befallen kann und mit hohen Harnsäurespiegeln im Blut einhergeht.

Hinterhorn des Rückenmarks: ist im Rückenmarksquerschnitt zu erkennen und besteht aus grauer Substanz.

Hirnrinde: bildet den äußeren Teil des Gehirns und hängt mit Gedächtnis, Aufmerksamkeit, bewusster Wahrnehmung, Sprache und Bewusstsein zusammen.

Humanes Immunschwächevirus: ein Retrovirus, welches das Immunsystem angreift und zum → erworbenen Immunschwächesyndrom (AIDS) führt.

Hypoxämie: Pathologische Senkung der Sauerstoffkonzentration im Blut.

Hypoxie: Sauerstoffmangel.

Iatrogen: durch einen Arzt oder die Behandlung durch eine Gesundheitsfachperson verursacht (Komplikationen oder Erkrankungen bei einem Patienten).

Immunreaktion: der Mechanismus, der vor Krankheit schützt, indem pathogene Erreger und Tumorzellen erkannt und zerstört werden.

Immunsuppression: Senkung der Aktivität oder Wirksamkeit des Immunsystems.

Intermittierender Dauerschmerz: konstanter Schmerz mit episodischem Aufflackern, das in Wellen oder Mustern geschehen kann.

Intermittierender Schmerz: gelegentlich oder in regelmäßigen oder unregelmäßigen Abständen auftretender Schmerz.

Intrathekal: im Bereich unterhalb der Arachnoidea mater encephali (Teil der weichen Hirnhaut) gelegen, die Rückenmark und Gehirn bedeckt.

Ischämie: Einschränkung der Blutversorgung.

Kappa-Rezeptor: Bezeichnung für einen Opioidrezeptor, benannt nach dem 10. Buchstaben des griechischen Alphabets.

Karpaltunnelsyndrom: eine Erkrankung des Handgelenks, gewöhnlich in Verbindung mit repetitiven Belastungen, die zur Kompression des zur Hand führenden N. medianus sowie zu Taubheit und Kribbeln führt.

Katecholamine: eine Gruppe chemischer, vom Körper produzierter Substanzen, die eine wichtige Rolle in der Stressreaktion des Organismus spielen, z. B. Adrenalin und Noradrenalin.

Knochenmetastase: Krebs, der sich in die Knochen ausgebreitet hat.

Kognitiv: Beschreibung der Denkprozesse, welche zu Wissen führen, z. B. Wahrnehmung und Denken.

Komplexes regionales Schmerzsyndrom: auch als «Kausalgie» oder «sympathische Reflexdystrophie» bezeichnet; man geht davon aus, dass sie durch Verletzung eines peripheren Nerven verursacht wird, die zu schweren Schmerzen, Brennen sowie veränderter Hautfarbe und -beschaffenheit führt.

Konditionsabbau: Verlust der körperlichen Fitness durch Krankheit oder fehlende Übung.

Kontrollüberzeugung: die Überzeugung, der zufolge wir unsere Ergebnisse durch unsere Handlungen und Gedanken kontrollieren können (interne K.) oder nicht (externe K.)

Lamina: eine Schicht oder Platte.

Leukotrien: vom Körper produziert, gilt als verantwortlich für die Entzündungsreaktion.

Limbisches System: System im Gehirn, das mit Emotionen zusammenhängt.

Lungenembolie: plötzliche Blockade einer Lungenarterie, gewöhnlich durch ein Blutgerinnsel, das sich aus einer → tiefen Venenthrombose im Bein gelöst hat.

Lymphödem: Gewebsanschwellung infolge einer Obstruktion (Verlegung) im Lymphsystem.

Multimodale Analgesie: auch als «balancierte Analgesie» bezeichnet; beschreibt die Praxis, zwei oder mehr Medikamente und Therapien zu kombinieren, um die

Schmerzlinderung zu verbessern. Manchmal ermöglicht dieses Vorgehen, die Medikamentendosen zu senken, um die Gefahr von Nebenwirkungen zu verringern und zugleich den synergistischen Effekt zu nutzen, etwa beim Kombinieren von Paracetamol und einem Opioid.

Multiple Sklerose: eine Autoimmunerkrankung, die das Immunsystem dazu bringt, nach und nach das Zentralnervensystem zu zerstören.

Myokardinfarkt: tritt ein, wenn die Blutversorgung eines Teils des Herzens unterbrochen wird, normalerweise durch ein Blutgerinnsel oder Plaque; wird gewöhnlich als «Herzinfakt» bezeichnet.

My-Rezeptor: Bezeichnung für einen Opioidrezeptor, benannt nach dem 12. Buchstaben des griechischen Alphabets.

Nervenblockade: Anwendung von Analgetika an einem Nerven oder in dessen Nähe, um das Signal dieses Nerven vorübergehend zu blockieren. Wird Nervengewebe zerstört, kann dies permanent sein.

Neuropathisch bedingter Schmerz: gilt gewöhnlich als chronischer Schmerz in Verbindung mit einer Schädigung oder Funktionsstörung von Nerven. Kann mit einem tatsächlichen Gewebsschaden einhergehen oder auch nicht, hängt jedoch mit einem Nerventrauma infolge einer Verletzung oder Operation, einer Erkrankung (z. B. Virusinfektion), durch Toxine oder durch Stoffwechselerkrankungen wie Diabetes zusammen.

Neurosignatur: ein von Melzack formulierter Begriff zur Beschreibung eines Netzwerks von Neuronen im Gehirn, das Impulse generieren kann, die das Gehirn über den eigenen Körper informieren und genetisch vorgebahnt sind.

Neurotransmitter: Substanzen, die Signale zwischen Nervenzellen und zu anderen Zellen im Organismus transportieren.

NMDA-Rezeptoren (N-methyl-D-Asparaginsäure): können durch prolongierte Entladung von C-Fasern aktiviert werden, was dazu führt, dass Rückenmarkneurone stärker auf die nachfolgende Information und weniger auf Opioide ansprechen. Der Rezeptortyp gilt als verantwortlich für das → Wind-up-Phänomen.

Noradrenalin: wird von den Nebennieren freigesetzt und bereitet den Organismus auf Kampf oder Flucht vor, indem es Herzfrequenz und Blutdruck erhöht.

Nozizeptiver Schmerz: Beteiligung von Nozizeptoren – Nerven, die nach einem Gewebsschaden Schmerz übertragen. Sie können durch Gewebsreizung, eine drohende oder tatsächliche Verletzung aktiviert werden und leiten Signale aus der Peripherie zum Gehirn.

Opioid: generischer Begriff für alle sowohl natürlichen als auch synthetischen Substanzen mit morphinähnlicher pharmakologischer Wirkung.

Opioidrezeptoren: die Gruppe von Rezeptoren an Nerven, welche durch Opioide aktiviert wird.

Osteoarthrose: eine degenerative Gelenkerkrankung, verursacht durch Abnutzung des Knorpels, der Gelenke bedeckt und schützt, sowie durch Verlust von Synovialflüssigkeit.

Osteoporose: eine Erkrankung, bei der es zur Abnahme der Knochenmasse und -dichte kommt, wodurch das Risiko von Frakturen und Knochenverformungen steigt.

Parästhesie: eine abnorme Empfindung wie Brennen oder Kribbeln.

Parkinson-Krankheit: eine degenerative Erkrankung, die das zentrale Nervensystem befällt.

Phantomschmerz: einer amputierten Gliedmaße zugeordneter Schmerz. Der Mechanismus ist noch nicht ganz klar, aber einiges deutet darauf hin, dass er als Reaktion auf Veränderungen im Gehirn oder im Rückenmark von einem peripheren Ursprung in den durchtrennten Nerven ausgehen könnte.

Plastizität: beschreibt in Bezug auf den Schmerz die Fähigkeit von Nerven, sich zu verändern und zu wandeln. Tritt etwa im Gehirn ein Schaden ein, kann ein anderer Bereich einen Teil der Funktion übernehmen.

Pneumothorax: Luft oder Gas im Pleuraspalt mit der Folge eines teilweisen oder vollständigen Lungenkollaps.

Polymyalgia rheumatica: eine schmerzhafte Erkrankung bei älteren Menschen.

Postzosterische Neuralgie: ein Nervenschmerz, der nach einer Gürtelrose fortbesteht.

Primäre Hyperalgesie: verstärkte Schmerzempfindung am Ort der Verletzung.

Prophylaxe: eine medizinische Behandlung zur Verhinderung einer Krankheit.

Prostaglandine: hormonähnliche Substanzen mit Wirkung auf ein breites Spektrum an Körperfunktionen, vor allem beim Ablauf der Entzündung.

Psychogene Erkrankungen: Erkrankungen, die ihren Ursprung eher im mentalen Bereich als in einer organischen Ursache oder Pathologie haben.

Reye-Syndrom: eine schwere Erkrankung, die vor allem Gehirn und Leber betrifft und mit der Verabreichung von Acetylsalicylsäure bei Kindern, die Fieber haben, zusammenhängt.

Rezeptoren: gewöhnlich auf Zellmembranen lokalisierte Proteine, die an spezifische Moleküle binden und eine Zellreaktion auslösen.

Riesenzellarteriitis: auch «Arteriitis temporalis» genannt; verursacht eine Entzündung der Schläfenarterien und kann zur Erblindung führen.

Schmerz nach einem Apoplex: auch als «thalamischer Schmerz» bezeichnet, ein neuropathisch bedingter Schmerz infolge einer Schädigung des Zentralnervensystems, gewöhnlich durch einen Schlaganfall.

Sekundäre Hyperalgesie: vermehrte Schmerzempfindung, die sich in Gewebe entwickelt, das vom Verletzungsort weiter entfernt ist.

Serotonin: Hormon und Neurotransmitter mit multiplen Funktionen; hängt zum Teil mit der Gestimmtheit zusammen.

Somatischer Schmerz: Schmerz im Muskel-Skelett-System.

Somatosensorisch(e) (Bereiche): Bereiche des Gehirns, in denen Informationen von somatischen Rezeptoren verarbeitet werden.

Substantia gelatinosa: ein dichter Bereich neuronalen Gewebes im Rückenmark, entscheidend für den Empfang und die Modulation von Schmerzsignalen aus der Peripherie.

Substanz P: ist beteiligt an der Übertragung von Informationen über Gewebsschäden von der Peripherie zum Gehirn.

Syringomyelie: eine Erkrankung des Rückenmarks, die zur Entstehung von Kavernen im Rückenmark sowie zu zahlreichen neurologischen Ausfallserscheinungen führt.

Systemischer Lupus erythematodes (SLE): eine Autoimmunerkrankung, bei der das Immunsystem Zellen und Gewebe angreift, was zu Entzündung und Schädigung führt.

Taucherkrankheit: verursacht durch Stickstoffbläschen, die sich im Blut und in Körpergeweben bilden. Tritt gewöhnlich auf, wenn man beim Tauchen im Meer zu rasch wieder aufsteigt.

Thalamus: ein wichtiges «Relais» des Gehirns, das sowohl an der Verarbeitung als auch an der Weiterleitung sensibler Informationen zu anderen Teilen des Gehirns beteiligt ist. Der Th. spielt eine komplexe Rolle und soll auch bei der Regulierung des Wachheits- und Bewusstseinsgrades und der Aktivität eine Rolle spielen.

Therapieresistenter Schmerz: schwer zu beherrschender, behandel- oder linderbarer Schmerz.

Tiefe Venenthrombose: Bildung eines Blutgerinnsels, meist in Bein- oder Beckenvenen.

Titrieren: schrittweise Anpassung der Dosis eines Medikaments, bis die gewünschte Wirkung eintritt oder die Nebenwirkungen ein weiteres Titrieren inakzeptabel machen.

Übertragener Schmerz: ist auf der Haut leicht zu lokalisieren. Schmerz in tief gelegenen Strukturen ist dagegen manchmal schwieriger zu definieren. Übertragener Schmerz tritt auf, wenn ein inneres Organ Hinterhornneurone belegt, die auch Empfindungen von der Haut übertragen. Diese Neurone können dann die Quelle des Schmerzes fehlinterpretieren.

Vagotonus: Impulse aus dem N. vagus, welche die Herzfrequenz in Ruhe kontrollieren.

Venöses Unterschenkelgeschwür: eine Hautwunde im Unterschenkel infolge eines hohen Blutdrucks in Unterschenkelvenen.

Viszeraler Schmerz: Schmerz in inneren Organen.

Wind-up-Phänomen: der Prozess erhöhter zentraler Sensibilisierung von Schmerzbahnen als Reaktion auf kontinuierliche Signale von Nozizeptoren; führt zu zunehmenden und spontanen Schmerzen und Allodynie.

Wunddehiszenz: Aufplatzen oder Auseinanderklaffen einer Wunde; Komplikation einer Operation, nach der die Wunde nicht richtig heilt.

Zystische Fibrose: eine erbliche Erkrankung, welche die Drüsen der Lunge, Leber und anderer Organe befällt und letztlich zum Multisystemversagen führt.

8.2 Literaturverzeichnis (engl.)

Abbey J., Piller N., DeBellis A., Esterman A., Parker D., et al. (2004) The Abbey Pain Scale. A 1 minute numerical indicator for people with late-stage dementia. *International Journal of Palliative Nursing*, **10**: 6–13.

Allcock N., Elkan R. and Williams J. (2007) Patients referred to a pain management clinic: beliefs, expectations and priorities. *Journal of Advanced Nursing*, **60**(3): 248–56.

Allison T., Symmons D., Brammah T, Haynes P., Rogers H. et al. (2002) Musculoskeletal pain is more generalised among people from ethnic minorities than among white people in Greater Manchester. *Annals of the Rheumatic Diseases*, **61**: 151–6.

Ambuel B., Hamlett K., Marx C. and Blumer J. (1992) Assessing distress in pediatric intensive care environments: The Comfort Scale. *Journal of Pediatric Psychology*, **17**: 95–109.

American Academy of Paediatrics and American Pain Society (2001) The assessment and management of acute pain in infants, children and adolescents. *Pediatrics*, **108**(3): 793–7.

American Geriatrics Society (2002) The management of persistent pain in older persons. *Journal of the American Geriatrics Society*, **50**(6): s205–24, http://www.americangeriatrics.org/products/positionpapers/JGS5071.pdf.

American Pain Society (APS) (1999) *Guidelines for the Management of Chronic Pain in Sickle Cell Disease*. Glenville, IL, APS.

American Psychiatric Association (1994) *Diagnostic and Statistical Manual of Mental Disorders*, 4th edn. Washington DC, American Psychiatric Association.

American Psychiatric Association (2000) *Diagnostic and Statistical Manual of Mental Disorders*, 4th edn rev. Washington DC, American Psychiatric Association.

Anand K. and the International Evidence-based Group for Neonatal Pain (2001) Consensus statement for the prevention and management of pain in the newborn. *Archives of Pediatrics & Adolescent Medicine*, **155**: 173–80.

Anand K. and Scalzo F. (2000) Can adverse neonatal experiences alter brain development and subsequent behaviour? *Biology of Neonate*, **77**: 69–72.

Anand K. and Maze M. (2001) Fetuses, fentanyl, and the stress response: signals from the beginnings of pain? *Anaesthesiology*, **95**: 823–5.

Apfelbaum J., Chen C., Mehta S. and Gan T. (2003) Postoperative pain experience: results from a national survey suggest postoperative pain continues to be undermanaged. *Anesthesia & Analgesia*, **97**: 534–40.

Assendelft W., Morton S., Yu El., Suttorp M. and Shekelle P. (2003) Spinal manipulative therapy for low back pain: a meta-analysis of effectiveness relative to other therapies. *Annals of Internal Medicine*, **138**: 871–81.

Astor R. (2001) Detecting pain in people with profound learning disabilities. *Nursing Times*, **97**(40): 38–9.

Australian and New Zealand College of Anaesthetists and Faculty of Pain Medicine (2005) *Acute Pain Management: Scientific Evidence*, 2nd edn, http://www.nhmrc.gov.au/publications/_files/cp104.pdf.

Backonja M. (2003) Defining neuropathic pain. *Anaesthesia & Analgesia*, **97**: 785–90.

Backonja M. and Serra J. (2004) Pharmacologic management Part 2: Lesser-studied neuropathic pain diseases. *Pain Medicine*, **5**(S1): S48–S59.

Ballantyne J. C., Carr D. B., Chalmers T. C., Dear K. G. and Angellilo I. F. (1993) Postoperative patient controlled analgesia: meta analyses of initial randomised controlled trials. *Journal of Clinical Anaesthesiology*, **5**: 182–93.

Bandolier (1997) Phytodolor for musculoskeletal pain, http://www.jr2.ox.ac.uk/bandolier/booth/alternat/AT026.html.

Bandolier (1999) Preoperative information-giving interventions and pain, http://www.jr2.ox.ac.uk/bandolier/booth/painpag/Acutrev/Other/AP061.html.

Bandolier (2002) Chronic pain after surgery, http://www.jr2.ox.ac.uk/bandolier/band103/b103-4.html.

Bandolier (2005) League table of analgesia, http://www.jr2.ox.ac.uk/bandolier/booth/painpag/acutrev/analgesics/leagtab.html.

Bell R., Dahl J., Moore R. and Kalso E. (2006) Perioperative ketamine for acute postoperative pain. *Cochrane Database of Systematic Reviews*, http://www.cochrane.org/reviews/en/ab004603.html.

Benjamin L., Swinson G. and Nagel R. (2000) Sickle cell anemia day hospital: an approach for the management of uncomplicated painful crises. *Blood*, **95**(4): 1130–6.

Bennett M., Smith B., Torrance N. and Potter J. (2003) The S-LANSS score for identifying pain of predominantly neuropathic origin: validation for use in clinical and postal research. *Journal of Pain*, **6**(3): 149–58.

Berwick D. (1998) Developing and testing changes in delivery of care. *Annals of Internal Medicine*, **128**(8): 651–6.

Bhutta A., Rovnaghi C., Simpson P., Gosset J., Scalzo F. et al. (2001) Interactions of inflammatory pain and morphine in infant rats: long-term behavioural effects. *Physiology & Behavior*, **73**: 51–8.

Bissell P., Ward P. R. and Noyce P. R. (2001) The dependent consumer: reflections on accounts of the risks of non-prescriptions medicines. *Health*, **5**(1): 5–30.

Blauer T. and Gertsmann D. (1998) A simultaneous comparison of three neonatal pain scales during common NICU procedures. *Clinical Journal of Pain*, **14**: 39–47.

Blomquist K and Edberg A. (2002) Living with persistent pain: experiences of older people receiving home care'. *Journal of Advanced Nursing*, **40**(3): 297–306.

Bodfish J., Harper V., Deacon J. and Symons F. (2001) Identifying and measuring pain in persons with developmental disabilities: a manual for the Pain and Discomfort Scale (PADS). Unpublished MS, Western Carolina Center, Morganton, NC.

Booker M., Blethyn K. and Wright C. (2006) Pain management in sickle cell disease. *Chronic Illness*, **2**(1): 39–50.

Booth K., Maguire P., Butterworth T. and Hillier V. (1996), Perceived professional support and the use of blocking behaviours by hospice nurses. *Journal of Advanced Nursing*, **24**(3): 522–7.

Bowler I. M. (1993) Stereotypes of women of Asian descent in midwifery: some evidence. *Midwifery*, **9**(1): 7–16.

British Pain Society (2005a) *Recommendations for the appropriate use of opioids in persistent non-cancer pain*, http://www.britishpainsociety.org/book_opioid_main.pdf.

British Pain Society (2005b) *Spinal cord stimulation for the management of pain*, http://www.britishpainsociety.org/book_scs_main.pdf.

British Pain Society (2007) *Intrathecal drug delivery for the management of pain and spasticity in adults recommendations for best clinical practice*, http://www.britishpainsociety.org/book_ittd_main.pdf.

Brockopp D., Brockopp G., Warden S., Wilson J., Carpenter J. et al. (1998) Barrier to change: a pain management project. *International Journal of Nursing Studies*, **35**: 226–32.

Brody H. and Brody D. (2001) *The Placebo Response: How You Can Release the Body's Inner Pharmacy for Better Health*. London, Harper Perennial.

Bruster S., Jarman B., Bosanquet N., Weston D., Erens R. et al. (1994) National survey of hospital patients. *British Medical Journal*, **309**: 1542–6.

Buchholz M., Karl H., Pomietto M. and Lynn A. (1998) Pain scores in infants: a modified infant pain scale versus visual analogue. *Journal of Pain and Symptom Management*, **15**: 117–24.

Bucknall T., Manias E. and Botti M. (2001) Acute pain management: implications of the scientific evidence for nursing practice in the postoperative context. *International Journal of Nursing Practice*, **7**: 266–73.

Buttner W. and Finke W. (2002) Analysis of behavioural and physiological parameters for the assessment of postoperative analgesic demand in newborns, infants and young children: a comprehensive report on seven consecutive studies. *Pediatric Anesthesia*, **10**(3): 303–18.

CAIPE (Centre for Advancement of Interprofessional Education) (1997) Interprofessional education: What, how and when? *CAIPE Bulletin* No 13, London.

Carbajal R., Puape A., Hoenn E., Lenclen R. and Olivier-Martin M. (1997) APN: evaluation behavioural scale of acute pain in newborn infants. *Archives of Pediatrics & Adolescent Medicine*, **4**: 623–8.

Callesen T., Bech K. and Kehlet H. (1999) Prospective study of chronic pain after groin hernia repair. *British Journal of Surgery*, **86**(12): 1528–31.

Carlson A. (2007) Hot and cold: tried and true ice and heat modalities still prove effective for acute and chronic pain. *Rehabilitation Management*, **20**(10): 32–3.

Carr D. and Goudas L. (1999) Acute pain. *Lancet*, **353**: 2051–8.

Carr E.C.J. (1990) Postoperative pain: patients' expectations and experiences. *Journal of Advanced Nursing*, **15**: 89–100.

Carr E.C.J. (1997) Evaluating the use of a pain assessment tool and care plan: a pilot study. *Journal of Advanced Nursing*, **26**(6): 1073–9.

Carr E.C.J. (2002) Refusing analgesics: using continuous improvement to improve pain management on a surgical ward. *Journal of Clinical Nursing*, **11**: 743–52.

Carr E.C.J. and Thomas V.J. (1997) Anticipating and experiencing postoperative pain: the patients' perspective. *Journal of Clinical Nursing*, **6**(3): 191–201.

Carr E.C.J., Brockbank K. and Barrett K. (2003) Improving pain management through inter-professional education: evaluation of a pilot project. *Learning in Health and Social Care*, **2**(1): 6–17.

Carroll D. and Seers K. (1998) Relaxation for the relief of chronic pain: a systematic review. *Journal of Advanced Nursing*, **27**(3): 476–87.

Carroll D., Moore R., McQuay H., Fairman F., Tramer M. et al. (2000) Transcutaneous electrical nerve stimulation (TENS) for chronic pain. *Cochrane Database of Systemic Reviews*, http://www.cochrane.org/reviews/en/ab003222.html.

Cassell E. (2004) *The Nature of Suffering and the Goals of Medicine*. Oxford, Oxford University Press.

Cavenagh J., Good P. and Ravenscroft P. (2006) Neuropathic pain: are we out of the woods yet? *Internal Medicine Journal*, **36**: 251–5.

Cecilia B. (2000) Age and pain differences in pain management following coronary artery graft bypass surgery. *Journal of Gerontological Nursing*, **26**: 7–13.

Cepeda M., Carr D., Lau J. and Alvarez H. (2004) Music for pain relief. *Cochrane Database of Systemic Reviews*, http://www.cochrane.org/reviews/en/ab004843.html.

Challapalli V., Tremont-Lukats I., McNicol E., Lau J. and Carr D. (2005) Systemic administration of local anaesthetic agents to relieve neuropathic pain. *Cochrane Database of Systemic Reviews*, Oct 19 (4) CD003345.

Charatan F. (2001) New law requires doctors to learn care of the dying. *British Medical Journal*, **323**(7321): 1088.

Cherkin D., Sherman K., Deyo R. and Shekelle P. (2003) A review of the evidence for the effectiveness, safety and cost of acupuncture, massage therapy and spinal manipulation for back pain. *Annals of Internal Medicine*, **138**: 898–906.

Christensen J. (1993) *Nursing Partnership: A Model for Nursing Practice*. Edinburgh, Churchill Livingstone.

Cignacco E., Mueller R., Hamers J. and Gessler P. (2004) Pain assessment in the neonate using the Bernese Pain Scale for Neonates. *Early Human Development*, **78**: 125–31.

Cignacco E., Hamers J., Stoffel L., VanLingen R., Gessler P. et al. (2007) The efficacy of nonpharmacological interventions in the management of procedural pain in preterm and term neonates: a systematic literature review. *European Journal of Pain*, **11**: 139–52

Clarke E. B., French B., Bilodeau M. L., Capasso V. C., Edwards A. et al. (1996) Pain management knowledge, attitudes and clinical practice: the impact of nurses' characteristics and education. *Journal of Pain and Symptom Management*, **11**(1): 18–31.

Clements S. and Cummings S. (1991) Helplessness and powerlessness: caring for clients in pain. *Holistic Nursing Practice*, **6**(1): 76–85.

Cohen-Mansfield J. and Lipson S. (2002) Pain in cognitiviely impaired nursing home residents: how well are physicians diagnosing it? *Journal of American Geriatrics Society*, **50**: 1039–44.

Cole J. (2004) *Still Lives: Narratives of Spinal Cord Injury*. Cambridge, MA, Bradford Book/MIT Press.

Corley M. and Goren, S. (1998). The dark side of nursing: impact of stigmatizing responses on patients. *Scholarly Inquiry for Nursing Practice*, **12**(2): 99–122.

Corran T. M. and Melita B. (1998) Pain in later life. In Carter B. (ed.) *Perspectives on Pain: Mapping the Territory*. London, Arnold, pp. 243–63.

Covington E. (2000) Psychogenic pain: what it means, why it does not exist, and how to diagnose it. *Pain Medicine*, **1**: 287–94.

Cowan D., White A. and Griffiths P. (2004) Use of strong opioids in the community for chronic noncancer pain: a case study. *British Journal of Community Nursing*, **9**(2): 53–8.

Cowan D., Wilson-Barnett J, Griffiths P. and Allan L. (2003) A survey of chronic non cancer pain patients prescribed opioid analgesics. *Pain Medicine*, **4**(4): 340–51.

Craig K., Whitfield M., Grunau R., Linton J. and Hadjistavropoulos H. (1993) Pain in the preterm neonate: behavioural and physiological indices. *Pain*, **52**: 287–99.

Crombie I, Davies H. and Macrae W. (1998) Cut and thrust: antecedent surgery and trauma among patients attending a chronic pain clinic, *Pain*, **76**(1/2): 167–71.

Cuignet O., Pirson J., Soudon O. and Zizi M. (2007) Effects of gabapentin on morphine consumption and pain in severely burned patients. *Burns*, **33**(1): 81–6.

Dalton J., Carlson J., Blau W., Lindley C., Greer S. et al. (2001) Documentation of pain assessment and treatment: How are we doing? *Pain Management Nursing*, **2**(2): 54–64.

Daousi C, MacFarlane I, Woodward A, Nurmikko T, Bundred P. et al. (2004) Chronic painful peripheral neuropathy in an urban community: a controlled comparison of people with and without diabetes. *Diabetic Medicine*, **21**: 976–82.

Davidhizar R. and Giger J. (2004) A review of the literature on care of clients in pain who are culturally diverse. *International Nursing Reviews*, **51**: 47–55.

Davis S. (2004) *The Use of Pethidine for Pain Management in the Emergency Department*. New South Wales Therapeutic Advisory Group, www.clininfo.health.nsw.gov.au/nswtag/publications/posstats/Pethidinefinal.pdf.

De D. (2005) Sickle cell anaemia 2: management approaches of painful episodes. *British Journal of Nursing*, **14**(9): 844–9.

De Rond M., de Wit R., van Dam F., van Campen B., den Hartog Y. et al. (1999) Daily pain assessment: value for nurses and patients. *Journal of Advanced Nursing*, **29**: 436–44.

Debillon T., Zupan V., Ravault N., Magny J. and Dehan M. (2001) Development and initial validation of the EDIN scale, a new tool for assessing prolonged pain in preterm infants. *Archives of Disabled Child Fetal & Neonatal Edition*, **85**: F36–F41.

Debley J., Carter E., Gibson R., Rosenfeld M. and Redding G. (2005) The prevalence of ibuprofensitive asthma in children: a randomized controlled bronchoprovocation challenge study. *Journal of Pediatrics*, **147**: 233–8.

DH (Department of Health) (1998) *The New National Health Service*. London, HMSO.

DH (Department of Health) (2001) *Valuing People: A New Strategy for Learning Disability for the 21st Century*. London, TSO.

DH (Department of Health) (2005) *Creating a Patient-led NHS: Delivering the NHS Improvement Plan*, http://www.dh.gov.uk/en/Publicationsandstatistics/Publications/Publications-PolicyAndGuidance/DH_4106506.

Diego M., Field T. and Hernandez-Reif M. (2005) Vagal activity, gastric motility and weight gain in massaged preterm neonates. *Journal of Pediatrics*, **147**: 50–5.

Dihle A., Bjolseth G. and Helseth S. (2006) The gap between saying and doing in postoperative pain management. *Journal of Clinical Nursing*, **15**(4): 469–79.

Dr Foster (2004) *Adult Chronic Pain Management Services*, http://www.drfoster.co.uk/library/reports/painManagement.pdf.

Drayer R., Henderson J. and Reidenberg M. (1999) Barriers to better pain control in hospitalised patients. *Journal of Pain and Symptom Management*, **17**(6): 434–40.

Duhn L. and Medves J. (2004) A systematic integrative review of infant pain assessment tools. *Advances in Neonatal Care*, **4**(3): 126–40.

DWP (Department of Work and Pensions) (2008) *No one Written off: Reforming Welfare to Reward Responsibility*, Green Paper, Cm 7363. London, TSO.

Eccleston C. C., de Williams C. and Stainton Rogers W. (1997) Patients' and professionals' understandings of the causes of chronic pain: blame, responsibility and identity protection. *Social Science & Medicine*, **45**(5): 699–709.

Eckhard K., Ammon S., Schanzle G., Mikus G. and Eichelbaum M. (1998) Same incidence of adverse drug events after codeine administration irrespective of the genetically determined differences in morphine formation. *Pain*, **76**(1/2): 27–33.

Eide P. (2000) Wind-up and the NMDA receptor complex from a clinical perspective. *European Journal of Pain*, **4**(1): 5–15.

Elliott A., Smith B., Penny K., Smith W. and Chambers W. (1999) The epidemiology of chronic pain in the community. *Lancet*, **354**(9186): 1248–52.

Elliott T. E. and Elliott B. A. (1992) Physicians' attitudes and beliefs about use of morphine for cancer pain. *Journal of Pain and Symptom Management*, **7**: 141–8.

eMedicine (2006) Muchausen syndrome, www.emedicine.com/emerg/topic830.htm.

Eriksen J., Jensen M., Sjøgren P., Ekholm O. and Rasmussen N. (2003) Epidemiology of chronic nonmalignant pain in Denmark. *Pain*, **106**(3): 221–8.

Ernst E., De Smet P., Shaw D. and Murray V. (1998) Traditional remedies and the ‹test of time›. *European Journal of Clinical Pharmacology*, **54**(2): 99–100.

Ernst E., Pittler M., Stevinson C. and White A. (2001) *The Desktop Guide to Complementary and Alternative Medicine*. Edinburgh, Mosby.

Esselman P., Thombs B., Magyar-Russell G. and Fauerbach J. (2006) Burn rehabilitation: state of the science. *American Journal of Physical Medicine Rehabilitation*, **85**: 383–414.

European Haemoglobinopathy Registry (2006) http://www.hbregistry.org.uk/.

Evans J. M., McMahon A., McGilchrist M. et al. (1995) Topical non-steroidal anti-inflammatory drugs and admission to hospital for upper gastrointestinal bleeding and perforation: a record lineage casecontrol study. *British Medical Journal*, **311**: 22–6.

Evans R. (1992) Some observations on whiplash injuries. *Clinical Neurology*, **10**(4): 975–97.

Fagerhaugh S. and Strauss A. (1977) *Politics of Pain Management: Staff-Patient Interaction*. London, Addison-Wesley.

Fallon M. (1997) Opioid rotation: does it have a role. *Palliative Medicine*, **11**: 177–8.

Feldt K. (2000) The checklist of nonverbal pain indicators (CNPI). *Pain Management Nursing*, **1**: 13–21.

Filitz J., Griessinger N., Sittl R., Likar R., Schüttler J. et al. (2005) Effects of intermittent hemodialysis on buprenorphine and norbuprenorphine plasma concentrations in chronic pain patients treated with transdermal buprenorphine. *European Journal of Pain*, **10**(8): 743–8.

Finnerup N. and Jensen T. (2004) Spinal cord injury pain: mechanisms and treatment. *European Journal of Neurology*, **11**: 73–82.

Fishbain D. (1994) Secondary gain concept: definition problems and its abuse in medical practice. *APS Journal*, **3**(4): 264–73.

Fitzgerald M. (1993) Development of pain pathways and mechanisms. In Anand K. J. and McGrath P. J. (eds) *Pain in Neonates*. Elsevier, Amsterdam, pp. 19–37.

Fitzpatrick R. (2004) It is time we shared good practice in supplementary prescribing. *Hospital Pharmacist*, **12**(5): 182–3.

Flaskerud J., Lesser J., Dixon E., Adnerson N., Conde F. et al. (1999) Health disparities among vulnerable populations: evolution of knowledge over five decades in nursing research publications. *Nursing Research*, **51**(2): 74–85.

Foley D. and McCutcheon H. (2004) Detecting pain in people with an intellectual disability. *Accident and Emergency Nursing*, **12**: 196–299.

Foley K. M. (1993) Pain assessment and cancer pain syndromes. In Doyle D., Hanks G. W. and MacDonald N. (eds) *Oxford Textbook of Palliative Medicine*. Oxford, Oxford Medical Publications, Chapter 4.

Forrest D. (1989) The experience of caring. *Journal of Advanced Nursing*, **14**: 815–23.

Forsyth D. (2007) Pain in patients with cognitive impairment. In Crome P., Main C. and Lally F. (eds) *Pain in Older People*. Oxford, Oxford University Press, Chapter 3.

Francke A. L. and Theeuwen I. (1994) Inhibition in expressing pain: a qualitative study among Dutch surgical breast cancer patients. *Cancer Nursing*, **17**(3): 193–9.

Friedman D. P. (1990) Perspectives on the medical use of drug abuse. *Journal of Pain and Symptom Management*, **5**: S2–S5.

Friedrichs J., Young S., Gallagher D., Keller C. and Kimura R. (1995) Where does it hurt? An interdisciplinary approach to improving the quality of pain assessment and management in the neonatal intensive care unit. *Nursing Clinics of North America*, **30**: 143–59.

Fries B., Simon S., Morris J., Flodstrom C. and Bookstein F. (2001) Pain in U. S. nursing homes: validating a pain scale for the minimum data set. *Gerontologist*, **41**: 173–9.

Fuchs-Lacelle S. and Hadjistavropoulos T. (2004) Development and preliminary validation of the pain assessment checklist for seniors with limited ability to communicate (PACSLAC). *Pain Management Nursing*, **5**: 37–49.

Funnell P. (1995) Exploring the value of interprofessional shared learning. In Soothill K., Mackay L. and Webb C. (eds) *Interprofessional Relations in Health Care*. London, Edward Arnold, pp. 163–71.

Gallego O., Baro G. and Arranz E. (2007) Oxycodone: a pharmacological and clinical review. *Clinical & Translational Oncology*, **9**(5): 298–307.

Gallo A. (2003) The fifth vital sign: implementation of the Neonatal Infant Pain Scale. *Journal of Obstetric, Gynecologic and Neonatal Nursing*, **32**(2): 199–206.

Ganier J., van Tulder M., Berman B. and Bambardier C. (2006) Herbal medicine for low back pain, *Cochrane Database of Systemic Reviews*, http://www.cochrane.org/reviews/en/ab004504.html.

Gatchel R. (2004) Psychosocial factors that can influence the self-assessment of function. *Journal of Occupational Rehabilitation*, **14**(3): 197–206.

Gatchel R. and Epkar J. (1999) Psychological predictors of chronic pain and response to treatment. In Gatchel R. and Turk D. (eds) *Psychosocial Factors in Pain*. New York, Guildford Press, pp. 412–34.

Gear R., Gordon N., Hossaini-Zadeh M., Lee J., Miaskowski C. et al. (2008) A subanalgesic dose of morphine eliminates nalbuphine anti-analgesia in postoperative pain. *Journal of Pain*, **9**(4): 337–41.

Gibson S. and Farrel M. (2004) A review of age differences in the neurophysiology of nociception and the perceptual experience of pain. *Clinical Journal of Pain*, **20**(4): 227–39.

Gibson S. J. and Helme R. D. (1995) Age difference in pain perception and report: a review of physiological, psychological, laboratory and clinical studies. In Budd K. and Hamann W. (eds) *Pain Reviews*, vol. 2. London, Edward Arnold, pp. 111–37.

Gilmartin J. (2007) Day surgery: patients' perceptions of a nurse-led preadmission clinic. *Journal of Clinical Nursing*, **13**(2): 243–50.

Gilmartin J. and, Wright K. (2007) The nurse's role in day surgery: a literature review. *International Nursing Review*, **54**(2): 183–90.

Gilson A. M., Maurer M. A. and Joranson D. (2005) State policy affecting pain management: recent improvements and the positive impact of regulatory health policies, *Health Policy*, http://www.medsch.wisc.edu/painpolicy/publicat/05hlthpol/05hlthpol.pdf.

Glajchen M. and Bookbinder M. (2001) Knowledge and perceived competence of home care nurses in pain management: a national survey. *Journal of Pain and Symptom Management*, **21**(4): 307–16.

Golianu B., Krane E., Seybold J., Almgren C. and Anand K. (2007) Non-pharmacological techniques for pain management in neonates. *Seminars in Perinatology*, **31**: 318–22.

Gordon D., Pellino T., Miaskowski C., McNeill J., Paice J. et al. (2002) A 10-year review of quality improvement monitoring in pain management: recommendations for standardized outcome measures. *Pain Management Nursing*, **3**: 116–30.

Gosline A. (2004) Hypnosis really changes your mind. *New Scientist*, **13**: 28, http://www.newscientist.com/article/dn6385-hypnosis-really-changes-your-mind.html.

Green C., Anderson K., Baker T. and Campbell S. (2003) The unequal burden of pain: confronting racial and ethnic disparities in pain. *Pain Medicine*, **4**(3): 277–94.

Greipp M. E. (1992) Undermedication for pain: an ethical model. *Advances in Nursing Science*, **15**(1): 44–53.

Grunau R., Oberlander T., Holsti L. and Whitfield, M. (1998) Bedside application of the Neonatal Facial Coding System in pain assessment of premature infants. *Pain*, **76**(3): 277–86.

Guay J. (2006) The benefits of adding epidural analgesia to general anaesthesia: a meta analysis. *Journal of Anaesthesia*, **20**(4): 335–40.

Gudin J. (2004) Expanding our understanding of central sensitization. *Medscape Neurology and Neurosurgery*, http://www.medscape.com/viewarticle/481798.

Guinsburg R., Kopelman B., Anand K., de Almeida M. and de Araujo Peres C. (1998) Physiological, hormonal and behavioural responses to a single fentanyl dose in intubated and ventilated preterm neonates. *Journal of Pediatrics*, **132**: 954–9.

Gunningberg L. and Idvall E. (2007) The quality of postoperative pain management from the perspective of patients, nurses and patients records. *Journal of Nursing Management*, **15**: 756–66.

Gustorff B., Dorner T., Likar R., Grisold W., Lawrence K. et al. (2008) Prevalence of self-reported neuropathic pain and impact on quality of life: a prospective representative survey. *Acta Anaesthesiologica Scandinavica*, **52**(1): 132–6.

Gymrek R. and Dahdah M. (2007) Regional anaesthesia and regional nerve block anaesthesia, http://www.emedicine.com/derm/TOPIC824.HTM.

Hadjistavropoulus H. and Shymkiw J. (2007) Predicting readiness to self-manage pain. *Clinical Journal of Pain*, **23**(3): 259–66.

Hall P. (2005) *A New Pain Manifesto: Pain, the 5th Vital Sign*. Chronic Pain Policy Coalition, http://www.paincoalition.org.uk/pain5.html.

Hammonds W., Brena S. and Unikel I. (1978) Compensation for work-related injuries and rehabilitation of patients with chronic pain. *Southern Medical Journal*, **71**(6): 664–5.

Harper P., Ersser S. and Gobbi M. (2007) How military nurses rationalize their postoperative pain assessment decisions. *Journal of Advanced Nursing*, **56**(6): 601–11.

Hawkins R. and Hart A. (2003) The use of thermal biofeedback in the treatment of pain associated with endometriosis: preliminary findings. *Applied Psychophysiology and Biofeedback*, **28**(4): 279–89.

Herr K., Bjoro K. and Decker S. (2006) Tools for assessment of pain in nonverbal older adults with dementia: a state-of-the-science review. *Journal of Pain and Symptom Management*, **31**(2): 170–92.

Hester J. (2007) The forgotten majority: pain in the older person. British Geriatric Society newsletter, http://www.bgsnet.org.uk/jan07nl/18-pain.htm.

Higgins J., Madjar I. and Walton J. (2004) Chronic pain in elderly nursing home residents: the need for nursing leadership. *Journal of Nursing Management*, **12**: 167–73.

Hodgkinson K., Bear M., Thorn J. and Van Blaricum S. (1994) Measuring pain in neonates: evaluating an instrument and developing a common language, *Australian Journal of Advanced Nursing*, **12**: 17–22.

Hoffman H., Patterson D., Carrougher G. and Sharar S. (2001) Effectiveness of virtual reality-based pain control with multiple treatments. *Clinical Journal of Pain*, **17**(3): 229–35.

Hollingshead J., Duhmke R. and Cornblath D. (2006) Tramadol for neuropathic pain. *Cochrane Database of Systematic Reviews*, Jul. http://mrw.interscience.wiley.com/cochrane/clsysrev/articles/CD003726/frame.html.

Horgan M. and Choonara I. (1996) Measuring pain in neonates: an objective score. *Pediatric Nursing*, **8**: 24–7.

Howarth A. (2005) Benefits of aromatherapy in the management of chronic pain. *Nursing Standard*, **19**(17): 20–1.

Hudcova J., McNicol E., Quah C., Lau J. and Carr D. (2006) Patient controlled opioid analgesia versus conventional opioid analgesia for postoperative pain. *Cochrane Database of Systematic Review*, http://www.cochrane.org/reviews/en/ab003348.html.

Hudson-Barr D., Capper-Michel B., Lambert S., Palermo T., Morbeto K. et al. (2002) Validation of the Pain Assessment in Neonates (PAIN) with the scale the Neonatal Infants Pain Scale (NIPS). *Neonatal Network*, **21**(6): 15–21.

Hurley A., Volicer B., Hanrahan P., Houde S. and Volicer L. (1992) Assessment of discomfort in advanced Alzheimer patients. *Research in Nursing & Health*, **15**: 369–77.

Hutchcroft B. and Peakcock J. (1999) The patient's perception of chronic pain. *Professional Nurse*, **15**(1): 26–30.

Im E., Guevara E. and Chee W. (2007) The pain experience of Hispanic patients with cancer in the United States. *Oncology Nursing Forum*, **34**(4): 861–8.

Institute for Cancer Research and the Royal Marsden Hospital (2008) ‹Breaking Barriers: Management of Cancer-related Pain›, CD-ROM. For further information, contact the Interactive Education Unit at the Institute of Cancer Research at ieu@icr.ac.uk or visit http://ieu.icr.ac.uk.

International Association for the Study of Pain (1986) Classification of chronic pain. Descriptions of chronic pain syndromes and definitions of pain terms. *Pain* (Supplement 3): S1–S226.

International Association for the Study of Pain/European Federation of IASP (2004) *Chapters. act Sheet: Unrelieved Pain is a Major Global Healthcare Problem*, http://www.painreliefhumanright.com/pdf/04a_global_day_fact_sheet.pdf.

Irajpour A., Norman I. and Griffiths P. (2006) Interprofessional education to improve pain management. *British Journal of Community Nursing*, **11**(1): 29–32.

Ives M. (2007) Model empathy and respect when immunizing children who fear needles. *Canadian Nurse*, April: 6–7

Izard C. (1995) *The Maximally Discriminative Facial Movement Coding System*, 3rd edn. Neward, DE, University of Delaware.

Jacox A., Ferrell B. and Heidrich G. (1992) Managing acute pain: a guideline for the nation. *American Journal of Nursing*, **92**(5): 49–55.

Jacox A., Carr D. B., Payne R. et al. (1994) *Management of Cancer Pain*. Clinical Practice Guideline No. 9, AHCPR Pub. No. 94–0592. Rockville, MD, Agency for Health Care Policy and Research, Public Health Service, US Department of Health and Human Services.

Jage J. (2005) Opioid tolerance and dependence: do they matter? *European Journal of Pain*, **9**(2): 157–62.

Jankovic D. (ed.) (2004) *Regional Nerve Blocks and Infiltration Therapy*, 3rd edn. Oxford, Blackwell Publishing.

JCAHO (Joint Commission on Accreditation of Healthcare Organisations) (2000) *Standards for Pain and its Management*. Oakbrook Terrace, IL, JCAHO.

Jensen M. and Patterson D. (2006) Hypnotic treatment of chronic pain. *Journal of Behavioural Medicine*, **29**(1): 95–124.

Johnson L. (2004) Managing acute and chronic pain in sickle cell disease. *Nursing Times*, **8**(101): 40–3.

Joranson D. and Ryan K. (2007) Ensuring opioid availability: methods and resources. *Journal of Pain Symptom Management*, **33**(5): 527–32.

Joyce B., Schade J., Keck J., Gerkensmeyer J., Raftery T. et al. (1994) Reliability and validity of preverbal pain assessment tools. *Issues of Comprehensive Pediatric Nursing*, **17**(3): 121–35.

Kaki A., El-Yaski A. and Youseif E. (2005) Identifying neuropathic pain among patients with chronic low-back pain: use of the Leeds Assessment of Neuropathic Symptoms and Signs pain scale. *Regional Anesthesia and Pain Medicine*, **30**(5): 422–9.

Karoly P., Ruehlman L., Aiken L., Todd M. and Newton C. (2006) Evaluating chronic pain impact among patients in primary care: further validation of a brief assessment instrument. *Pain Medicine*, **7**(4): 289–98.

Kaye K., Welch S., Graudins L. and Graudins A. (2005) Pethidine in emergency departments: promoting evidence-based prescribing. *PharmacoEconomics and Outcomes News*, **183**: 129–33, http://www.mja.com.au/public/issues/183_03_010805/kay10502_fm.pdf.

Kehlet H. (1997) Multimodal approach to control postoperative pathophysiology and rehabilitation. *British Journal of Anaesthesia*, **78**: 606–17.

Kehlet H. and Dahl J. (2003) Anaesthesia, surgery and challenges in postoperative recovery. *Lancet*, **362**(9399): 1921–8.

Kehlet H. and Holte K. (2001) Effect of postoperative analgesia on surgical outcome. *British Journal of Anaesthesia*, **87**(1): 62–72

Kehlet H., Jensen T. and Woolf C. (2006) Persistent postsurgical pain: risk factors and prevention. *Lancet*, **367**: 1618–25.

Keogh E., McCracken L. and Eccleston C. (2005) Do men and women differ in their response to interdisciplinary chronic pain management? *Pain*, **114**: 37–46.

Kerns R., Rosenberg R. and Jacob M. (1994) Anger expression and chronic pain. *Journal of Behavioural Medicine*, **17**: 57–67.

Kerr D., Cunningham C. and Wilkinson H. (2006) *Responding to the Pain Experiences of People with a Learning Difficulty and Dementia*. York, Joseph Rowntree Foundation.

Knotkova H. and Pappagallo M. (2007) Adjuvant analgesics. *Medicine Clinics of North America*, **91**(1): 113–124.

Kober S., Scheck T., Greher M., Lieba F., Fleischhackl R. et al. (2002) Prehospital analgesia with acupressure in victims of minor trauma: a prospective, randomized, double-blinded trial. *Anaesthesia & Analgesia*, **95**(3): 723–7.

Koh P. and Thomas V. J. (1994) Patient-controlled analgesia (PCA): does time saved by PCA improve patient satisfaction with nursing care? *Journal of Advanced Nursing*, **20**(1): 61–70.

Kong J., Kaptchuk T., Polich G., Kirsch I. and Gollub R. (2007) Placebo analgesia: findings from brain imaging studies and emerging hypotheses. *Review of Neuroscience*, **18**(3/4): 173–90.

Kong V. and Irwin M. (2007) Gabapentin: a multimodal perioperative drug? *British Journal of Anaesthesia*, **99**(6): 775–86.

Kovach C., Weissman D., Griffie J., Matson S. and Muchka S. (1999) Assessment and treatment of discomfort for people with late-stage dementia. *Journal of Pain Symptom Management*, **18**: 412–19.

Kracke G., Uthoff T. and Tobias S. (2005) Sugar solution analgesia: the effect of glucose on expressed Mu opioid receptors. *Anesthesia & Analgesia*, **101**: 64–8.

Kradin R. (2008) *The Placebo Response and the Power of Unconscious Healing*. New York, Routledge Taylor & Francis.

Krechel S. W. and Bilner J. (1995) CRIES: a new neonatal postoperative pain measurement score. Initial testing of validity and reliability. *Paediatric Anaesthesia*, **5**: 53–61.

Kurth T., Glynn R., Walker A., Chan K., Buring J. et al. (2003) Inhibition of clinical benefits of aspirin on first myocardial infarction by nonsteroidal anti-inflammatory drugs. *Circulation*, **108**(10): 1191–5.

Laffey J., Coleman M. and Boylan J. (2000) Patients' knowledge of perioperative care. *Irish Journal of Medical Science*, **169**(2): 113–18.

Lander J. (1990) Clinical judgements in pain management. *Pain*, **42**: 15–22.

Lang T., Hager H., Funovits V., Barker R., Steinlechner B. et al. (2007) Prehospital analgesia with acupressure at the Baihui and Hegu points in patients with radial fractures: a prospective, randomized, double-blind trial. *American Journal of Emergency Medicine*, **25**(8): 887–93.

Lasch K., Greenhill A., Wilkes G., Carr D., Lee M. et al. (2002) Why study pain? A qualitative analysis of medical and nursing faculty and students' knowledge of and attitudes to cancer pain management. *Journal of Palliative Medicine*, **5**(1): 57–71.

Latham J. (1989) *Pain Control*. London, Austin Cornish.

Lawrence J., Alcock D., McGrath P., Kay J. and MacMurray S. (1993) The development of a tool to assess neonatal pain. *Neonatal Network*, **12**: 59–66.

Layzell M. (2005) Improving the management of postoperative pain. *Nursing Times*, **101**(26): 34–36.

Layzell M. (2007) Pain management: setting up a nurse-led femoral nerve block service. *British Journal of Nursing*, **16**(2): 702–5.

Leape L., Berwick D. and Bates D. (2002) What practices will most improve safety? Evidence-based medicine meets patient safety. *Journal of the American Medical Association*, **288**: 501–7.

Lefebvre-Chapiro S. and the Doloplus Group (2001) The Doloplus 2 scale: evaluating pain in the elderly. *European Journal of Palliative Care*, **8**: 191–4.

Lewindon P. J., Harkness L. and Lewindon N. (1998) Randomised controlled trial of sucrose by mouth for the relief of infant crying after immunisation. *Archives of Disease in Childhood*, **78**: 453–6.

Liebeskind J. C. and Melzack R. (1987) The international pain foundation: meeting a need for education in pain management. *Pain*, **30**: 1–2.

Linton S. J. (1994) Chronic back pain: integrating psychological and physical therapy: an overview. *Behavioural Medicine*, **20**: 101–4.

Loeb J. (1999) Pain management in long-term care. *American Journal of Nursing*, **99**(2): 48–52.

McCaffrey B. and Ferrell B (1997) Nurses' knowledge of pain assessment and management: how much progress have we made? *Journal of Pain and Symptom Management*, **14**(3): 175–88.

McCaffery M. and Beebe A. (1989) *Pain: Clinical Manual for Nursing Practice*. St Louis, CV Mosby.

McCaffery M. and Beebe A. (1994) *Pain: A Clinical Manual for Nursing Practice*, 2nd edn. London, CV Mosby.

McCaffery M. and Robinson E. (2002) Your patient is in pain: here's how you respond. *Nursing*, **32**(10): 36–45.

McCaffrey R. and Freeman E. (2003) Effect of music on chronic osteoarthritis pain in older people. *Journal of Advanced Nursing*, **44**(5): 517–24.

McGrath P. (1989) Evaluating a child's pain. *Journal of Pain and Symptom Management*, **4**(4): 98–214.

McGrath P. J., Johnson G., Goodman J. T., Schillinger J., Dunn J. et al. (1985) CHEOPS: a behavioural scale for rating postoperative pain in children. In Fields H. L., Dubner R. and Cervero F. (eds) *Advances in Pain Research and Therapy*. New York, Raven Press, pp. 395–402.

McHugh G. and Thoms G. (2002) The management of pain following day-case surgery. *Anaesthesia*, **57**(3): 270–5.

Mackintosh C. (2007) Assessment and management of patients with post-operative pain. *Nursing Standard*, **22**(5): 49–55.

McLean S., Clauw D., Abelson J. and Liberzon I. (2005) The development of persistent pain and psychological morbidity after motor vehicle collision: integrating the potential role of stress response systems into a biopsychosocial model. *Psychosomatic Medicine*, **67**(5): 783–90.

McMahon S. and Kolzenburg M. (eds) (2005) *Wall and Melzack's Textbook of Pain*, 5th edn. Edinburgh, Churchill Livingstone.

McQuay H. (2004) Antidepressants in chronic pain, http://www.jr2.ox.ac.uk/bandolier/booth/painpag/wisdom/adbmj2.html.

McQuay H. and Moore A. (1998) *An Evidence-based Resource for Pain Relief*. Oxford, Oxford University Press.

McQuay H., Moore A. and Justins D. (1997) Clinical review: treating pain in hospital. *British Medical Journal*, **314**: 1531–5.

McQuay H. J., Moore R. A., Eccleston C., Morley S. and Williams A. C. (1997) Systematic review of outpatient services for chronic pain control. *Health Technology Assessment*, **1**(6): 1–236.

Madjar I. (1998) *Giving Comfort and Inflicting Pain*. Edmonton, Alberta, Qual Institute Press.

Maguire P. and Pitceathly C. (2002) Key communication skills and how to acquire them. *British Medical Journal*, **325**: 697–700.

Manchikanti L., Fellows B., Pampati V., Damron C. and Barnhill R. (2002) Comparison of psychological status of chronic pain patients and the general population. *Pain Physician*, **5**(1): 40–8.

Mann E. (2003) Chronic pain and opioids; dispelling myths and exploring the facts. *Professional Nurse*, **18**(7): 408–11.

Mann E. and Carr E. (2006) *Pain Management*. Oxford, Blackwell Science.

Mann E. and Redwood S. (2000) Improving pain management: breaking down the invisible barrier. *British Journal of Nursing*, **9**(19): 2067–72.

Marcer D. and Deighton S. (1988) Intractable pain: a neglected area of medical education in the U. K. *Journal of the Royal Society of Medicine*, **81**: 698–700.

Marzinski L. (1991) The tragedy of dementia: clinically assessing pain in the confused, non-violent elderly. *Journal of Gerontological Nursing*, **6**(6): 25–8.

Medicines and Healthcare Products Regulatory Agency (2007), http://www.mhra.gov.uk/home/idcplg?IdcService=SS_GET_PAGE&nodeId=5.

Meinhart N. T. and McCaffery M. (1983) *Pain: A Nursing Approach to Assessment and Analysis*. Norwalk, CO, Appleton Century Crofts.

Melzack R. (1987) The short-form McGill Pain Questionnaire. *Pain*, **30**: 191–7.

Melzack R. (1999) From the gate to the neuromatrix. *Pain,* Aug, Suppl 6: S121–6.

Melzack R. and Katz J. (1994) Pain measurement in persons in pain. In Wall P. D. and Melzack R. (eds) *Textbook of Pain*, 3rd edn. Edinburgh, Churchill Livingstone, pp. 337–56.

Melzack R. and Torgerson W. (1971) On the language of pain. *Anaesthesiology*, **34**(1): 50–9.

Melzack R. and Wall P. (1965) Pain mechanisms: a new theory. *Science*, **150**: 971–9.

Melzack R. and Wall P. (1996) *The Challenge of Pain*, 2nd edn. Harmondsworth, Penguin.

Merkel S., Voepel-Lewis T., Shayevitz J. and Malviya S. (1997) Practice applications of research. The FLACC: a behavioural scale for scoring postoperative pain in young children. *Pediatric Nursing*, **23**: 293–97.

Merskey H. and Bogduk N. (1994) *Classification of Chronic Pain: Description of Chronic Pain Syndromes and Definitions of Pain Terms*, 2nd edn. Seattle, IASP Press.

Mico J., Ardid D., Berrocoso E. and Eschalier A. (2006) Antidepressants and pain. *Trends in Pharmacological Science*, **27**(7): 348–54.

Middleton C. (2004) Barriers to the provision of effective pain management. *Nursing Times*, **100**(3): 42–5.

Molton I., Graham C., Stoelb B. and Jensen M. (2007) Current psychological approaches to the management of chronic pain. *Current Opinion in Anaesthesiology*, **20**(5): 485–9.

Mongin G. (2007) Tramadol extended-release formulations in the management of pain due to osteoarthritis. *Expert Review of Neurotherapeutics*, **7**(12): 1775–84.

Moore A. and McQuay H. (2005) Acupuncture: not just needles? *Lancet*, **366**(9480): 100–1.

Moores Y. (1999) Clinical governance and nursing. *Professional Nurse*, **15**(2): 74–5.

Morgan M., and Horne R. (2005) Explaining patients' behaviour. In report for the National Coordinating Centre for NHS Service Delivery and Organisation R&D, *Concordance, Adherence and Compliance in Medicine Taking*. London, NCCSDO, pp. 39–60.

Morrison R. and Siu A. (2000) A comparison of pain and its treatment in advanced dementia and cognitively intact patients with hip fracture. *Journal of Pain & Symptom Management*, **19**: 240–8.

Murat I. (2003) Procedural pain in children: evidence-based best practice and guidelines. *Regional Anaesthesia and Pain Medicine*, **28**(6): 561–72.

Nagi H. (2004) Acute pain services in the United Kingdom. *Acute Pain*, **5**(3/4): 89–107.

Nagle C. J. and McQuay H. (1990) Opioid receptors; their role in effect and side-effect. *Current Anaesthesia and Critical Care*, **1**: 247–52.

Nagy S. (1998) A comparison of the effects of patients' pain on nurses working in burns and neonatal intensive care units. *Journal of Advanced Nursing*, **27**(2): 335–40.

National Prescribing Centre (2004) *Patient Group Directions: A Practical Guide and Framework of Competencies for all Professionals using Patient Group Directions*, http://www.npc.co.uk/publications/pgd/pgd.pdf.

NLH Learning Disabilities Specialist Library (2007) *Clinical question and answer: What assessments are available to assess pain in people with a learning disability?*, www.library.nhs.uk/learningdisabilities/viewResource.aspx?resID=259948.

NMC (Nursing and Midwifery Council) (2004) *Code of Professional Conduct*, http://www.nmc-uk.org/aFrameDisplay.aspx?DocumentID=201.

Notcutt W. (1997) Better to define and enhance the role of ward surgical nurses (letter). *British Medical Journal*, **314**: 1347.

O'Rorke, J. (2007) Physicians' comfort in caring for patients with chronic nonmalignant pain. *American Journal of the Medical Sciences*, **333**(2): 93–100.

Older C., Carr E. and Warr J. (2007) An exploration of patients decision-making following day case surgery. *Journal of Ambulatory Care*, **13**(1): 41–68, http://www.ambulatorysurgeryorg/.

Oyama O., Paltoo C. and Greengold J. (2007) Somatoform disorders. *American Family Physician*, **76**(9): 1333–8.

Page G. (2005) Surgery-induced immunosuppression and postoperative pain management. *AACN Clinical Issues*, **16**(3): 302–9.

Parmelee P. A. (1996) Pain in cognitively impaired older persons. In Ferrell B. A. (ed.) *Clinics in Geriatric Medicine: Pain Management*. Philadelphia, W. B. Saunders, pp. 473–87.

Payne R. (1989) Pain in the drug abuser. In Foley K and Payne R. (eds) *Current Therapy of Pain*. Philadelphia, BC Decker, pp. 46–54.

Pearson A. (ed.) (1988) *Primary Nursing*. London, Croom Helm. Perkins F. and Kehlet H. (2000) Chronic pain as an outcome of surgery: a review of predictive factors. *Anaesthesiology*, **93**(4): 1123–33.

Peters J., Koot H., Grunau R., de Boer J., van Druenen M. et al. (2003) Neonatal facial coding system for assessing postoperative pain in infants: item reduction is valid and feasible. *Clinical Journal of Pain*, **19**(6): 353–63.

Picker Institute (2007) *A Hidden Problem: Pain in Older People*. Oxford, Picker Institute, http://www.pickereurope.org/Filestore/Publications/paincarehomes_final.pdf.

Pincus T., Vogel S., Burton A., Santos R. and Field A. (2006) Fear avoidance and prognosis in back pain: a systematic review and synthesis of current evidence. *Arthritis and Rheumatology*, **54**(12): 3999–4010.

Pokela M. (1994) Pain relief can reduce hypoxemia in distress neonates during routine treatment procedures. *Pediatrics*, **93**: 379–83.

Porter J. and Jick H. (1980) Addiction rare in patients treated with narcotics. *New England Journal of Medicine*, **301**: 419–26.

Potter J, Higginson I., Scadding J. and Quigley C. (2003) Identifying neuropathic pain in patients with head and neck cancer: use of the Leeds Assessment of Neuropathic Symptoms and Signs Scale. *Journal of the Royal Society of Medicine*, **96**: 379–83.

Potter R. G. (1990) The frequency of presentation of pain in general practice: an analysis of 1000 consecutive consultations. *Journal of the Pain Society*, **8**: 112–16.

Potter R. G. (1998) The prevention of chronic pain. In Carter B. (ed.) *Perspectives on Pain: Mapping the Territory*. London, Arnold, pp. 186–94.

Poyhia R and Kalso E. (1999) Pain related undergraduate teaching in medical faculties in Finland. *Pain,* **79**(2/3): 121–5.

Raiman J. (1986) Pain relief: a two way process. *Nursing Times,* **82**(15): 24–7.

Ranger M., Johnston C. and Anand K. (2007) Current controversies regarding pain assessment in neonates. *Seminar in Perinatology,* **31**(5): 283–8.

RCN (Royal College of Nursing) (2000) *Clinical Practice Guidelines: the Recognition and Assessment of Acute Pain in Children: Technical Report,* http://www.rcn.org.uk/development/practice/clinicalguidelines/pain.

Ready L. B., Oden R., Chadwick H. S. et al. (1988) Development of an anaesthesiology-based postoperative pain management service. *Anaesthesiology,* **68**: 100–6.

Regnard C., Reynolds J., Watson B., Matthews D., Gibson L. et al. (2007) Understanding distress in people with severe communication difficulties: developing and assessing the Disability Distress Assessment Tool (DisDAT). *Journal of Intellectual Disability Research,* **51**(4): 277–92.

Reisner S. J. (1993) The era of the patient: using the experience of illness in shaping the missions of health care. *Journal of the American Medical Association,* **269**(8): 1012–17.

Ren K., Anseloni V., Zou S., Wade E., Novikova S. et al. (2004) Characterization of basal and reinflammation-associated long-term alteration in pain responsivity following short-lasting neonatal local inflamatory insult. *Pain,* **110**(3): 588–96.

Richardson A. (1997) Cancer pain and its management. In Thomas V. N. (ed.) *Pain: Its Nature and Management.* London, Baillière Tindall, pp. 194–219.

Riley J., Eisenberg E., Muller-Schwefe G., Drewes A. and Arendt-Nielsen L. (2007) Oxycodone: a review of its use in the management of pain. *Current Medical Research and Opinion,* **24**(1): 175–92, http://www.informapharmascience.com/.S.

Rohling M., Binder L. and Langhinrichsen-Rohling J. (1995) Money matters: a meta-analytic review of the association between financial compensation and the experience and treatment of chronic pain. *Health Psychology,* **14**(6): 537–47.

Rolke R., Baron R., Maier C., Tolle T., Treede R. et al. (2006) Quantitative sensory testing in the German Research Network on Neuropathic Pain (DFNS): standardized protocol and reference values. *Pain,* **123**(3): 231–43.

Rosenstein D. and Oster H. (1988) Differential facial responses for four basic tastes in newborns. *Child Development,* **59**: 1555–68.

Royal College of Surgeons and College of Anaesthetists (1990) *Report of the Working Party on Pain after Surgery.* London, HMSO.

Ruda M., Qunig-Dong L., Hohmann A., Peng Y. and Tachibana T. (2000) Altered nociceptive neuronal circuits after neonatal peripheral inflammation. *Science,* **289**: 628–30.

Sachs C. (2005) Oral analgesics for acute non-specific pain. *American Family Physician,* **71**(5): 913–18.

Salerno E. (1995) Race, culture and medications. *Journal of Emergency Nurses,* **21**: 560–2.

Sampson K. (2007) Is morphine a suitable analgesia for the ventilated neonate? A discussion of the research findings the alternatives and their implications upon neonatal intensive care. *Journal of Neonatal Nursing,* **13**: 58–63.

Schade J., Joyce B., Gerkensmeyer J. and Keck J. (1996) Comparison of three preverbal scales for postoperative pain assessment in a diverse pediatric sample. *Journal of Pain Symptom Management,* **12**: 348–59.

Schafheutle E., Cantrill J. and Noyce P. (2001) Why is pain management suboptimal on surgical wards? *Journal of Advanced Nursing,* **33**(6): 728–37.

Schenk M., Putzier M., Kugler B., Tohtz S., Voigt K. et al. (2006) Postoperative analgesia after major spine surgery; patient-controlled epidural analgesia versus patient-controlled intravenous analgesia. *Anesthesia & Analgesia*, **103**(5): 1311–17.

Schoenwald A. and Clark G. (2006) Acute pain in surgical patients. *Contemporary Nurse*, **22**(1): 97–108.

Schofield P. (2002) Evaluating Snoezelen for relaxation with chronic pain management. *British Journal of Nursing*, **11**(12): 812–21.

Score M. and Attribute P. (2000) Physicians' attitudes toward pain and the use of opioid analgesics: results of a survey from the Texas Cancer Pain Initiative. *South Medical Journal*, **93**(5): 479–487, or Medscape.com.

Scott N. B. and Hodson M. (1997) Public perceptions of postoperative pain and its relief. *Anaesthesia*, **52**: 438–42.

Seers K. (1997) Chronic non-malignant pain: a community-based approach to management. In Thomas V. J. (ed.) *Pain: Its Nature and Management*. London, Baillière Tindall, pp. 220–37.

Seers K. and Friedli K. (1996) The patients' experiences of their chronic non-malignant pain. *Journal of Advanced Nursing*, **24**: 1160–8.

Shade P. (1992) PCA: can client education improve outcomes? *Journal of Advanced Nursing*, **17**: 408–13.

Sheridan R. L., Petras L., Lydon M. and Salvo P. M. (1997) Once-daily wound cleansing and dressing change: efficacy and cost. *Journal of Burn Care and Rehabilitation*, **18**(2): 139–40.

Sherwood G., Adams McNeill J., Starck P., Nieto B. and Thompson C. (2000) Qualitative assessment of hospitalised patients' satisfaction with pain management. *Research in Nursing and Health*, **23**: 486–95.

Sherwood G., Mcneill J., Hernandez L. and Penarrieta I. (2005) A multinational study of pain management among Hispanics: an evidence-based approach. *Journal of Research in Nursing*, **10**: 403–23.

Siddall P., Yezierski R. and Loeser J. (2000) Pain following spinal cord injury: clinical features, prevalence and taxonomy. *IASP Newsletter 3*, Seattle, IASP Press, http://www.iasp-pain.org/TC00-3.html.

Siddall P., Yezierski R. and Loeser J. (2002) Taxonomy and epidemiology of spinal cord injury pain. In Yezierski R. and Burchiel K. (eds) *Spinal Cord Injury Pain: Assessment, Mechanisms, Management*. Seattle, IASP Press, pp. 9–24.

Siedliecki S. and Good M. (2006) Effect of music on power, pain, depression and disability. *Journal of Advanced Nursing*, **54**(5): 553–62.

Sindhu F. (1996) Are non-pharmacological nursing interventions for the management of pain effective? A meta-analysis. *Journal of Advanced Nursing*, **24**(6): 1152–9.

Sjostrom B., Dahlgren L. and Haljame H. (2000) Strategies used in post-operative pain assessment and their clinical accuracy. *Journal of Clinical Nursing*, **9**: 111–18.

Skrabanek P. and McCormick J. (1990) *Follies and Fallacies in Medicine*. Buffalo, NY, Prometheus Books.

Sloman R., Rosen G., Rom M. and Shir Y. (2004) Nurses' assessment of pain in surgical patients: issues and innovations in nursing practice. *Journal of Advanced Nursing*, **52**(2): 125–32.

Sluka K. A. and Rees H. (1997) The neuronal response to pain. *Physiotherapy Theory and Practice*, **13**(1): 3–22.

Smeets R. and Wittink H. (2007) The deconditioning paradigm for chronic low back pain unmasked? *Pain*, **130**(3): 201–2.

Smith G. (1998) Audit and bridging the analgesic gap. *Anaesthesia*, **53**: 521–2.

Snow A., Weber J., O'Malley K., Cody M. and Beck C. (2004) NOPPAIN: a nursing assistant-administered pain assessment instrument for use in dementia. *Dementia & Geriatric Cognitive Disorders*, **17**: 240–6.

Soberman R. and Christmas P. (2003) The organization and consequences of eicosanoid signaling. *Journal of Clinical Investigation*, **111**: 1107–13.

Solomon L. (2008) Treatment and prevention of pain due to vaso-occlusive crises in adults with sickle cell disease: an educational void. *Blood*, **3**(3): 997–1003.

South M., Strauss R., South A., Boggess J. and Thorp J. (2005) The use of non-nutritive sucking to decrease the physiologic pain response during neonatal circumcision: a randomised controlled trial. *Obstetrics & Gynecology*, **193**: 537–43.

Sparshott M. (1996) The development of a clinical distress scale for ventilated newborn infants: identification of pain and distress based on validated behavioural scores. *Journal of Neonatal Nursing*, **2**: 5–11.

Spence K., Gillies D., Harrison D., Johnston L. and Nagy S. (2005) A reliable pain assessment tool for clinical assessment in the neonatal intensive care unit. *Journal of Obstetric, Gynecologic & Neonatal Nursing*, **34**(1): 80–86.

Stallard P., Williams L., Lenton S. and Velleman R. (2001) Pain in cognitively impaired, non-communicating children. *Archives of Diseases in Childhood*, **85**(6): 460–2.

Stempien L. and Tsai T. (2000) Intrathecal baclofen pump use for spasticity: a clinical survey. *American Journal of Physical Medicine & Rehabilitation*, **79**(6): 536–41.

Stevens B., Yanada H. and Ohlsson A. (2004) Sucrose for analgesia in newborn infants undergoing painful procedures. *Cochrane Database of Systematic Reviews*, http://www.cochrane.org/reviews/en/ab001069.html.

Stevens B., Johnston C., Petryshen P. and Taddio A. (1996) Premature infant pain profile: development and initial validation. *Clinical Journal of Pain*, **12**(1): 13–22.

Stone A., Shiffman S., Schwartz J., Broderick J. and Hufford M. (2002) Patient non-compliance with paper diaries. *British Medical Journal*, **324**(7347): 1193–4.

Streetly A., Maxwell K. and Mejia A. (1997) *Sickle Cell Disorders in London: A Needs Assessment of Screening and Care Services*. London, United Medical and Dental Schools Department of Public Health Medicine (Fair Shares for London report).

Streitberger K., Ezzo J. and Schneider A. (2006) Acupuncture for nausea and vomiting an update of clinical and experimental studies. *Autonomic Neuroscience*, **129**(1/2): 107–17.

Summer G., Puntillo K., Maiskowski C., Green P. and Levene J. (2007) Burn injury pain: the continuing challenge. *Journal of Pain*, **8**(7): 533–48.

Sutherland S. (1996) Procedural burn pain intensity under conditions of varying physical control by the patient. *Journal of Burn Care and Rehabilitation*, **17**(5): 457–63.

Svensson I., Sjöström B. and Haljamäe H. (2001) Influence of expectations and actual pain experiences on satisfaction with postoperative pain management. *European Journal of Pain*, **5**: 125–35.

Symonds, T. L., Burton, A. K., Tillotson, K. M. and Main, C. J. (1996) Do attitudes and beliefs influence work loss due to low back trouble? *Occupational Medicine*, **46**(1): 25–32.

Taddio A., Nulman I., Koren B., Stevens B. and Koren G. (1995) A revised measure of acute pain in infants. *Journal of Pain Symptom Management*, **10**: 456–63.

Taverner T. (2003) A regional pain management audit. *Nursing Times*, **99**(8): 34–7.

Taylor N. M., Hall G. M. and Salmon P. (1996) Patients' experiences of patient-controlled analgesia. *Anaesthesia*, **51**: 525–8.

Thomas V. J. and Rose F. D. (1993) Patient-controlled analgesia: a new method for old. *Journal of Advanced Nursing*, **18**: 1719–26.

Todd K., Green C., Bonham V., Haywood C. and Ivy E. (2006) Sickle cell disease related pain: crisis and conflict. *Journal of Pain*, **7**(7): 453–8.

Tölle T., Xu X. and Sadosky A. (2006) Painful diabetic neuropathy: a cross-sectional survey of health state impairment and treatment patterns. *Journal of Diabetes and its Complications*, **20**(1): 26–33.

Townsend A., Hunt K. and Wyke S. (2003) Managing multiple morbidity in mid-life: a qualitative study of attitudes to drug use. *British Medical Journal*, **327**(837): 348–9.

Tsao J. (2007) Effectiveness of massage therapy for chronic, non-malignant pain: a review. *Evidencebased Complementary. and Alternative. Medicine*, **4**(2): 165–79, http://ecam.oxfordjournals.org/cgi/content/full/4/2/165.

Turan A., Karamanlioglu B., Memis D., Hamamcioglu M., Tukenmez B. et al. (2004) Analgesic effects of gabapentin after spinal surgery. *Anesthesiology*, **100**(4): 935–8.

Turk D. and Okifuji A. (1996) Perception of traumatic onset, compensation status, and physical findings: impact on pain severity, emotional distress, and disability in chronic pain patients. *Journal of Behavioural Medicine*, **19**(5): 435–53.

Tyrer S. P. (1992) *Psychology, Psychiatry and Chronic Pain*. Oxford, Butterworth-Heinemann.

Tywcross R. (1999) Opioids. In Wall P. and Melzack R. (eds) *Textbook of Pain*, 4th edn. Edinburgh, Churchill Livingstone, pp. 1187–1214.

US Bureau of the Census (2004) *2004 American Community Survey*, http://factfinder.censua.gov/.US Food and Drug Administration (2007) www.fda.gov/default.htm.

Valdix S. and Puntillo K. (1995) Pain, pain relief and accuracy of their recall after cardiac surgery. *Progress in Cardiovascular Nursing*, **10**: 3–11.

Vallerand A. and Polomano R. (2000) The relationship of gender to pain. *Pain Management Nursing*, **1**(3 Suppl 1): 8–15.

van den Beuken-van Everdingena M., de Rijkea J., Kesselsb A., Schoutenc H., van Kleefeld M. et al. (2007) High prevalence of pain in patients with cancer in a large population-based study in The Netherlands. *Pain*, **132**(3): 312–20.

van Dijk M, Peters JW, van Deventer P. and Tibboel D. (2005) The Comfort Behaviour Scale: a tool for assessing pain and sedation in infants. *American Journal of Nursing*, **105**(1): 33–6.

Van Twillert B., Bremer M. and Faber A. (2007) Computer-generated virtual reality to control pain and anxiety in pediatric and adult burn patients during wound dressing changes. *Journal of Burn Care & Research*, **28**(5): 694–702.

Villanueva M., Smith T., Erickson J., Lee A. and Singer C. (2003) Pain assessment for the dementing elderly (PADE): reliability and validity of a new measure. *Journal of American Medical Directors Association*, Jan/Feb 1–8.

Waddell G. (1992) Biopsychosocial analysis of low back pain. *Baillière's Clinical Rheumatology*, **6**: 523–51.

Waddell, G. (1997) Low back pain: a twentieth century health care enigma. In Jensen T. S., Turner A. and Weisenfeld-Hallin Z. (eds) *Progress in Pain Research and Management*, vol. 8. Seattle, International Association for the Study of Pain, pp. 101–12.

Wagner Anke A. G., Stenehjem A. E. and Stanghelle J. K. (1995) Pain and life quality within two years of spinal cord injury. *Paraplegia*, **33**: 555–9.

Wall P. (1992) The placebo effect: an unpopular topic. *Pain*, **51**: 1–3.

Wall P. (1999) *Pain: The Science of Suffering*. London, Weidenfeld & Nicolson.

Wall P. and Jones M. (1991) *Defeating Pain: The War against a Silent Epidemic*. New York, Plenum Press.

Wall P. and Melzack R. (1994) *Textbook of Pain*, 3rd edn, Edinburgh, Churchill Livingstone.

Wall P. and Melzack R. (1999) *Textbook of Pain,* 4th edn, Edinburgh, Churchill Livingstone.

Walsh D. (1997) *TENS: Clinical Applications and Related Theory.* Edinburgh, Churchill Livingstone.

Walsh D. and Radcliffe J. (2002) Pain beliefs and perceived physical disability of patients with chronic low back pain. *Pain,* **97**(1/2): 23–31.

Walsh, M. (1993) Pain and anxiety in A&E attenders. *Nursing Standard,* **7**: 40–2.

Warden V., Hurley A. and Volicer L. (2003) Development and psychometric evaluation of the pain assessment in advanced dementia (PAINAD) scale. *Journal of American Medical Directors Association,* Jan/Feb 9–15.

Watt-Watson J., McGillion M. and Hunter J. (2007) A survey of pain education in pre-licensure health science faculties in Canadian Universities. Canadian Pain Society, www.canadian-painsociety.ca/SurveyOfPainCurricula.pdf.

Watt-Watson J., Hunter J., Pennefather P., Librach L., Raman-Wilms L. et al. (2004) An integrated undergraduate pain curriculum, based on IASP curricula, for six health science faculties. *Pain,* **110** (1/2): 140–8.

Weber T., Matzl J., Rokintansky A., Klimscha W., Neumann K. et al. (2007) Superior postoperative pain relief with thoracic epidural analgesia versus intravenous patient-controlled analgesia after minimally invasive pectus excavatum repair. *Journal of Thoracic Cardiovascular Surgery,* **134**(4): 865–70.

Weiner D. and Rudy T. (2002) Attitudinal barriers to effective treatment of persistent pain in nursing home residents. *Journal of American Geriatrics Society,* **50**: 2035–40.

Weiner D., Peterson B. and Keefe F. (1998) Evaluating persistent pain in long term care residents: what role for pain maps? *Pain,* **76**: 249–57.

Weisenberg M. (1998) Cognitive aspects of pain and pain control. *International Journal of Clinical and Experimental Hypnosis,* **46**: 44–61.

WHO (World Health Organization) (1996) *Cancer Pain Relief,* 2nd edn. Geneva, WHO.

Widerstrom-Noga E., Felipe-Cuervo E. and Yezierski R. (2001) Chronic pain after spinal injury: interference with sleep and daily activities. *Archives of Physical Medicine & Rehabilitation,* **82**: 1571–7.

Wiesenfeld-Hallin Z. (2005) Sex differences in pain perception. *Gender Medicine,* **2**(3): 137–45.

Williamson A. and Hoggart B. (2005) Pain: a review of three commonly used pain rating scales. *Clinical Nursing,* **14**(7): 798–804.

Williamson-Smith A. (2007) Education and training of pain nurse specialists in the United Kingdom. *Acute Pain,* **9**(4): 207–13.

Wilson B. (2007) Nurses knowledge of pain. *Journal of Clinical Nursing,* **16**(6): 1012–20.

Windsor A. L., Glynn C. J. and Mason D. G. (1996) National provision of pain services. *Anaesthesia,* **51**: 228–31.

Wu C., Berenholtz S., Pronovost P. and Fleisher L. (2002) Systematic review and analysis of postdischarge symptoms after outpatient surgery. *Anesthesiology,* **96**(4): 994–1003.

Zborowski M. (1952) Cultural components and responses to pain. *Journal of Social Issues,* **8**(4): 16–30.

Zuccaroli J. and Van Schoor J. (2007) Abdominal pain. *Professional Nursing Today,* **11**(4): 35–8.

8.3 Nützliche Adressen

Deutsche Gesellschaft für Schmerztherapie e. V. (DGS)
Adenauerallee 18
D-61440 Oberursel
Telefon +49 6171 28 60 60
Telefax +49 6171 28 60 69
E-Mail: info@dgschmerztherapie.de
Internet: http://www.schmerz-therapie-deutschland.de

Deutsche Gesellschaft zum Studium des Schmerzes (DGSS)
Geschäftsstelle: DGSS-Geschäftsstelle
Frau Beate Schlag
Obere Rheingasse 3
D-56154 Boppard
Telefon +49 6742 8001-21
Telefax +49 6742 8001-22
e-mail: info@dgss.org
Internet: http://www.dgss.org

Deutscher Hospiz- und PalliativVerband e. V.
Aachener Str. 5
D-10713 Berlin
Telefon +49 30 8322 3893
Telefax +49 30 8322 3950
E-Mail: dhpv@hospiz.net
Internet: http://www.hospiz.net

Deutsche Interdisziplinäre Vereinigung für Schmerztherapie (DIVS)
Frau Monika Heussen
Klinik für Anästhesiologie
Universität Bonn
Sigmund-Freund-Str. 25
D-53105 Bonn
Telefon +49 228 2871-4149
Telefax +49 228 2871-4147
E-Mail: Monika.Heussen@ukb.uni-bonn.de
Internet: http://www.divs.info

Deutsche Krebshilfe e. V.
Buschstr. 32
D-53113 Bonn
Telefon +49 228 72990-0
Telefax +49 228 72990-11
E-Mail: deutsche@krebshilfe.de

Deutsche Migräne- und Kopfschmerzgesellschaft
c/o PD Dr. Arne May
Institut für systemische Neurowissenschaften
Leiter der Kopfschmerzambulanz
Universitätsklinikum Hamburg (UKE)
Martinistrasse 52
D-20246 Hamburg
Telefon +49 40 42803 9189
Telefax +49 40 42803 9955
E-Mail: peter.kropp@med.uni-rostock.de
Internet: http://www.dmkg.de

Deutsche Schmerzhilfe e. V.
Sietwende 20
D-21720 Grünendeich
Telefon +49 4142 8104-34
Telefax +49 4142 8104-35
Internet: www.schmerzinfos.de

Deutsche Schmerzliga e. V.
Adenauerallee 18
D-61440 Oberursel
Telefon +49 700 375 375-375
Telefax +49 700 375 375-38
E-Mail: info@schmerzliga.de
Internet: http://www.schmerzliga.de

Informationsdienst Krebsschmerz –
ein telefonischer Service des Deutschen
Krebsforschungszentrums (DKFZ)
Tel. +49 6221 422000 (für Patienten)

NAKOS – Nationale Kontakt- und Informationsstelle
zur Anregung und Unterstützung von Selbsthilfegruppen
Wilmersdorfer Str. 39
D-10627 Berlin
Telefon +49 30 3101 8960
Telefax +49 30 3101 8970
E-Mail: selbsthilfe@nakos.de
Internet: http://www.nakos.de

MigräneLiga e. V.
Unter der Ruth 9
D-65462 Ginsheim-Gustavsburg
Telefon +49 6144 2113
Telefax +49 6144 92319
E-Mail: otto.uhl@t-online.de
Internet: http://www.migraeneliga-deutschland.de

8.3.1 Nützliche Adressen (CH)

VSP Vereinigung Schmerzpatienten
c/o Felix K. Gysin Klingental 5
4058 Basel
Tel. 061/691 88 77
Fax 061/683 83 43
E-Mail info@schmerzpatienten.ch
http://www.schmerzpatienten.ch

www.schmerzinfo.ch
www.swisscancer.ch
www.pain.ch – Schweizerische Gesellschaft zum Studium des Schmerzes (SGSS)
www.schmerz.ch – Schmerzprogramm der Krebsliga Schweiz
www.headache.ch – Schmerzprogramm der Schweizer Kopfwehgesellschaft
www.neurohelp.ch – Hilfe bei neurologischen Erkrankungen

8.4 Literaturverzeichnis (dt.)

Aktories, K.; Förstermann, U.; Hofmann, F. B.; Starke, K. (Hrsg.) (2009[2]): Allgemeine und Spezielle Pharmakologie und Toxikologie. Elsevier, München.

Ankermann, T.; Pankau, R.; Wessel, A. (Hrsg.) (2006[2]): Arzneimitteltherapie und Ernährung im Kindesalter. WVG, Stuttgart.

Arendt-Nielsen, L.: Drewes, Asbjörn M.; Giamberardino, M. A. (2003): Angewandte Physiologie: Bd. 4 – Schmerzen verstehen und beeinflussen. Thieme, Stuttgart.

Arzneimittelkommission der deutschen Ärzteschaft (Hrsg.) (2006[21]): Arzneiverordnungen. Deutscher Ärzte-Verlag, Köln.

Aulbert, E.; Nauck, F.; Radbruch, L. (Hrsg.) (2007[2]): Lehrbuch der Palliativemedizin. Schattauer, Stuttgart.

Baron, R.; Strumpf, M. (Hrsg.) (2006): Praktische Schmerztherapie. Springer, Berlin.

Basler, Heinz D.; Franz, C.; Kröner-Herwig, B.; Rehfisch, H. P.; Seeman, H. (Hrsg.) (1999): Psychologische Schmerztherapie – Grundlagen – Diagnostik – Krankheitsbilder – Behandlung. Springer, Berlin.

Bauer, S. (2006): Schmerztherapie. Verlagshaus der Ärzte

Bausewein, C.; Rémi, C.; Twycross, R.; Wilcock, A. (Hrsg.) (2005): Arzneimitteltherapie in der Palliativmedizin. Elsevier, München.

Bausewein, C.; Roller, S.; Voltz, R. (Hrsg.) (2007[3]): Leitfaden Palliativmedizin – Palliative Care. 3. A. Elsevier, München.

Berthold, Heiner (Hrsg.) (2002[2]): Klinikleitfaden Arzneimitteltherapie. Elsevier, München.

Beubler, E. (2005[3]): Kompendium der medikamentösen Schmerztherapie. Springer, Wien.

Beubler, E. (2007): Nicht-opioide Analgetika. Unimed, Bremen.

Böhme, K. (2000[3]): Besonderheiten der Schmerztherapie alter Menschen. In: Füsgen, I.: Der ältere Patient. U&F, München.

Braun, R. (2002[3]): Manual der Schmerztherapie. Thieme, Stuttgart.

Butler, D. S.; Moseley, L. G. (2009[2]): Schmerzen verstehen. Springer, Berlin.

Carr, E.; Mann, E. (2010[2]): Schmerz und Schmerzmanagement. Praxishandbuch für Pflegeberufe. Huber, Bern.

Carstensen, F. (1999): Therapie chronischer Schmerzen beim alten Menschen. KDA, Köln.

Cegla T.; Gottschalck, A. (2008) Schmerztherapie. Thieme, Stuttgart.

Deutsches Netzwerk für Qualität in der Pflege (DNQP) (Hrsg.) (5–2005): Expertenstandard Schmerzmanagement in der Pflege. Entwicklung – Konsentierung – Implementierung. Osnabrück (www.dnqp.de)

Diener, H. Ch.; Maier, C. (2003): Das Schmerz Therapie Buch. Urban & Fischer (Elsevier), München.

Diener, H. C. (2006): Migräne Taschenatlas spezial. Thieme, Stuttgart.

Dohrenbusch, R.; Genth, E.; Schuldzinski, W. (2004): Chronische Schmerzen – Therapieangebote, Wirksamkeit, Behandlungsqualität. Verbraucher-Zentrale NRW, Düsseldorf.

Egle, U. T.; Hoffmann, S. O.; Lehmann, K. A; Nix, W. A. (Hrsg.) (2003): Handbuch Chronischer Schmerz. – Grundlagen, Pathogenese, Klinik und Therapie aus bio-psycho-sozialer Sicht. Schattauer, Stuttgart.

Egle, U. T.; Derra, C.; Nix, W. A.; Schwab, R. (1999) Spezielle Schmerztherapie. Schattauer, Stuttgart.

Flake, F.; Lutomsky, B. (2003[3]): Medikamente in der Notfall- und Intensivmedizin. Elsevier, München.

Flöter, T.; Zimmermann, M. (Hrsg.) (2003): Der multimorbide Schmerzpatient. Thieme, Stuttgart.
Fresenius, M.; Hatzenbühler, M.; Heck, M. (2006²): Repetitorium Schmerztherapie. Springer, Berlin.
Freynhagen, R.; Baron, R. (2005²): Kompendium Neuropathischer Schmerz, Aesopus.
Glier, B. (2002): Chronische Schmerzen bewältigen – Verhaltenstherapeutische Schmerzbehandlung. Klett-Cotta, Stuttgart.
Göbel, H. (2001): Schmerztherapie in der Praxis. Springer, Berlin.
Gralow, I.; Husstedt, I. W.; Bothe, H.-W.; Evers, S.; Hürter, A.; Schilgen, M. (Hrsg.) (2002) Schmerztherapie interdisziplinär. Schattauer, Stuttgart.
Gutjahr, P. (Hrsg.) (2008): Schmerz bei Kindern – Schmerztherapie in Arztpraxis und Krankenhaus. WVG, Stuttgart.
Hafner, M.; Meier, A. (2005⁴): Geriatrische Krankheitslehre Bd. 1, Kap.: Der Patient mit Schmerzen. Huber, Bern.
Hardt, R. (2003): Der ältere Schmerzpatient in der Praxis. Com Med, Basel.
Huber, H.; Winter, E. (2005): Checkliste Schmerztherapie. Thieme, Stuttgart.
Husebø, S.; Klaschik, E. (2009⁵) Palliativmedizin. Springer, Berlin.
Jage, J.: (2004): Essentials der postoperativen Schmerztherapie – Ein Leitfaden für chirurgische Fächer. Thieme, Stuttgart.
Jage, J. (2003⁴): Medikamente gegen Krebsschmerzen. Thieme, Stuttgart.
Jage, J. (1997): Schmerz nach Operationen, WVG, Stuttgart.
Johnson M.; Maas M.; Moorhead S. (Hrsg.) (2005): Pflegeergebnisklassifikation (NOC). Huber, Bern.
Knipping, C. (Hrsg.) (2007): Lehrbuch Palliative Care. 2. A. Huber, Bern
Kloke M.; Reckinger, K.; Kloke, O. (Hrsg.) (2008): Grundwissen Palliativmedizin. DÄV, Köln.
Kroner, T.; Margulies, A.; Taverna, C. (2008²): Medikamente in der Tumortherapie. Springer, Berlin.
Klöss, Th. (Hrsg.) (2003): Anästhesie – Intensivmedizin, Notfallmedizin, Schmerztherapie. Elsevier, München.
Kuiper, M. de: Schmerz und Schmerzmanagement bei Kindern – Ein Handbuch für die Kinderkrankenpflege. Urban & Fischer, München 1999. [vgr.]
LeBreton, D. (2003): Schmerz – Eine Kulturgeschichte. Diaphanes.
Lüllmann, H.; Hein, L.; Mohr, K. (2006¹⁶) Pharmakologie und Toxikologie.Thieme, Stuttgart.
McCaffery, M.; Beebe, A.; Latham, J. (1997): Schmerz. Ein Handbuch für die Pflegepraxis. Ullstein Mosby, Wiesbaden/Berlin [vergr.].
Meier, I. (2002): Schmerzen lindern und bewältigen – Wirksame Hilfe bei chronischen Schmerzen. Beobachter-Buchverlag, Zürich
Möller, T. B.; Kirsch, A.; Rixecker, H. (2001): Schmerzmanagement in der Praxis. Thieme, Stuttgart. [vgr.]
Moore A.; Edwards, J.; Barden, J.; McQuay, H. (2003): Bandolier's Little Book of Pain. OUP, New York.
Müller-Mundt, G. (2005): Chronischer Schmerz – Herausforderungen für die Versorgungsgestaltung und Patientenedukation. Huber, Bern.
NANDA-I: NANDA-Pflegediagnosen. Definition und Klassifikation 2005–2006. Huber, Bern.
Nauck, F.; Klaschik, E. (2002): Schmerztherapie – Kompendium für Ausbildung und Praxis. WVG, Stuttgart.
Nikolaus, T.; Schuler, M. (2000): Chronischer Schmerz. In: Nikolaus, T.: Klinische Geriatrie. Springer, Berlin

Nikolaus, T. (1994): Chronischer Schmerz im Alter. Quelle und Meyer.

Pioch, E. (2005): Schmerzdokumentation in der Praxis – Klassifikation, Stadieneinteilung, Schmerzfragebögen. Springer Berlin.

Plötz, H. (2007[5]): Kleine Arzneimittellehre für Fachberufe im Gesundheitswesen. Springer, Berlin

Pogatzki-Zahn, E. M.; Van Aken, H. K.; Zahn, P. K. (Hrsg.) (2007): Postoperative Schmerztherapie. Thieme, Stuttgart.

Reichl, F.-X. (2009[3]) Taschenatlas der Toxikologie. Thieme, Stuttgart.

Rosenow, D.; Tronnier, V.; Göbel, H. (2004): Neurogener Schmerz – Management von Diagnostik und Therapie. Springer Berlin.

Rossaint, R.; Werner, C.; Zwissler, B. (Hrsg.) (2004): Die Anästhesiologie – Allgemeine und spezielle Anästhesiologie, Schmerztherapie und Intensivmedizin. Springer, Berlin.

Ruoss, M. (1998): Psychologie des Schmerzes – Chronische Schmerzen in kognitionspsychologischer Perspektive. Hogrefe, Göttingen.

v. Sandweg, R. (2004): Chronischer Schmerz und Zivilisation. V&R, Hannover.

Schenk, M.; Rieger, A. (2008) Multimodale Tumorschmerztherapie. Unimed, Bremen.

Schneider, D.; Richling, F. (2008): Fakten Arzneimittel 2009. Thieme, Stuttgart.

Specht-Tomann, M.; Sandner-Kiesling, A. (2007) Schmerz – Ganzheitliche Wege zu mehr Lebensqualität. Droemer/Knauer, München.

Stiehl, M.; Osterbrink, J. (2004): Schmerztherapie in der Praxis. Com Med, Basel

Striebel, W. (2002): Therapie chronischer Schmerzen. Schattauer, Stuttgart

Sun, P. (2005) Schmerzbehandlung mit chinesischen Arzneien und Akupunktur. Elsevier, München.

Tiemann, H. (2005): Physiotherapie und Schmerz. Pflaum, München.

Thiel, H.; Roewer, N. (2009[2]): Anästhesiologische Pharmakotherapie. Thieme, Stuttgart.

Thomm, M. (2004[5]): Schmerzpatienten in der Pflege. Kohlhammer, Stuttgart.

Yerby, M. (2003): Schmerz und Schmerzmanagement in der Geburtshilfe. Huber, Bern.

Werni-Kourik, M.; Likar, R.; Strohscheer, I. (2009): Palliativmedizin. Unimed, Bremen.

Wieden, T.; Sittig, H. B. (Hrsg.) (2005): Leitfaden Schmerztherapie. Elsevier, München.

Wörz, R. (2001[2]): Differenzierte medikamentöse Schmerztherapie. Urban & Fischer, München

Zenz, M.; Jurna, I. (Hrsg.) (2001[2]): Lehrbuch der Schmerztherapie – Grundlagen, Theorie und Praxis für Aus- und Weiterbildung, WVG, Stuttgart.

Zenz, M.; Donner, B. (Hrsg.) (2002): Schmerz bei Tumorerkrankungen – Interdisziplinäre Diagnostik und Therapie. WVG, Stuttgart.

Zenz, M.; Strumpf, M.: Willweber-Strumpf, A. (2007[3]): Taschenbuch der Schmerztherapie – Bochumer Leitlinien zur Diagnostik und Therapie. WVG, Stuttgart

Zernikow, B. (Hrsg.) (2009): Schmerztherapie bei Kindern, Jugendlichen und jungen Erwachsenen. Springer Berlin.

Zernikow, B. (Hrsg.) (2009[4]) Palliativmedizin bei Kindern und Jugendlichen. Springer, Berlin.

Zusammenstellung: Jürgen Georg, Jürgen Osterbrink, Stand: Juli 2009

8.5 Wichtige Zeitschriften

European Journal of Pain. Journal of the European Federation of Chapters of the International Association for the Study of Pain (EFIC). Editor: F. Cervero, (1/1997 ff), ISSN 1090-3801, London, W. B. Saunders

Intensiv. Fachzeitschrift für Intensivpflege und Anästhesie, 6 Hefte/Jahr, (0/1992, 1/1993 ff), ISSN 0942-6035, Stuttgart, Thieme

Journal of Pain and Symptom Management. Including Supportive and Palliative Care (Special Issues), 12 Ausgaben/Jahr, ISSN 0885-3924, New York, Elsevier Science

Journal of Post Anesthesia Nursing, (1/1986–11/1996), (späterer Titel: «Journal of Perianesthesia Nursing»), ISSN 0883-9433, Philadelphia, Grune & Stratton

Pain. The Journal of the International Association for the Study of Pain (IASP), ISSN 0304-3959, New York, Elsevier Science

The Pain Clinic. (1/1986 ff), ISSN 0169-1112, Utrecht, VNU Science Pr.

Pflegezeitschrift. Zeitschrift für stationäre und ambulante Pflege, 54. Jahrgang 2001, ISSN 0945-1129, Stuttgart, Kohlhammer

Der Schmerz. Editor: M. Zenz, ISSN 0932-433X, Berlin, Springer

8.6 Integrierte Unterrichtseinheit – Schmerz

Einführung

Der Krankenhausaufenthalt stellt sicherlich eine Ausnahmesituation im Leben der von uns versorgten Patienten dar. Insbesondere auf chirurgischen Stationen gehört die Behandlung von akuten Schmerzzuständen zum Alltagsgeschäft jeder Pflegenden. Dennoch ist es für viele Pflegende sicher noch ein Sekundäreffekt, dass wir – abgesehen vom technischen Hergang durch die Applikation des Analgetikums oder durch die Auflage von Kälte/Wärme – die Lebensqualität der Patienten maßgeblich beeinflussen. Bei der Behandlung chronischer Schmerzzustände, auch in der ambulanten Situation, steht nicht nur der Patient, sondern mit ihm die pflegenden Angehörigen im Mittelpunkt des professionellen Interesses. Dies geht einher mit der Frage, was Pflege im Zusammenhang mit Schmerzpatienten eigentlich sein sollte und wie eine Verortung pflegerischer und medizinischer Therapieansätze erfolgen kann. So betrachtet, werden neben Schmerzzuständen auch die Dimensionen Furcht, Angst und Leiden beachtet und können in den Therapieplan integriert werden.

Die «IUE» «Schmerz» verbindet die theoretischen Grundlagen mit der klinischen Wirklichkeit. Das Ziel der «IUE» ist, Schmerz als multidimensionales und interprofessionelles Problem zu verstehen und die konsequente Therapie auch in diesem Sinne auszurichten. Die Betrachtung verschiedener Auffassungen von Schmerzformen und Therapieansätzen sind daher Herzstück der Einheit.

Es wird zunächst versucht, ein «Schmerzverständnis» zu wecken und unterschiedliche Schmerztheorien zu vergleichen, bevor der Lernende selbstreflektiv sein eigenes Schmerzverhalten analysieren kann.

Physiologische, pathophysiologische, wie auch pharmakologische Grundlagen werden in den folgenden Einheiten dargestellt, um Ursprung und Ansatz der Therapie verstehen zu können. Einen breiten Raum erhalten anschließend die pflegedominierten Einheiten. Sowohl pflege- und schmerztherapeutische Ansätze, die Schmerzerkennung beim akuten und beim chronischen Schmerzpatienten, als auch pflegeprozessorientierte Vorgehensweisen, sind durch Selbsterfahrung, wie auch durch die Verküpfung von Theorie und Praxis geprägt.

Schmerz spielt auch bei psychiatrisch erkrankten Patienten eine wesentliche Rolle; sowohl bei der Ursachenforschung als auch bei der Therapieplanung. Physikalische Therapie (Eis, Kälte, Massagen) und Naturheilverfahren (Dinkelspreu, Heublumen) sind ein wichtiger Ansatz im Gesamtgefüge der Therapie und werden daher in der jeweiligen Fachabteilung, oftmals auch am Patienten, unter Berücksichtigung der therapeutischen Auswirkungen demonstriert.

Am Schluß der «IUE» «Schmerz» steht der Projekttag. Hier wird versucht die theoretischen Ergebnisse pragmatisch umzusetzen. Patientenbeispiele wie auch die Simulation pflegerischer Phänomene bieten einen hilfreichen Einstieg in das Thema.

Insgesamt wird in dieser «IUE» der Kerngedanke vermittelt, dass die effektive Linderung von Schmerzen unabhängig von Genese und Auswirkung weitgehend von der Kompetenz und Einstellung derjenigen abhängt, die den Patienten direkt versorgen. Kontinuität und eine klare organisatorische Ordnung der Zuständigkeit sind hierbei unabdingbare Voraussetzungen.

Lernziele

Die Schülerinnen und Schüler sollen:

- verschiedene Theorien zur Schmerzentstehung und Weiterleitung kennen und verstehen
- die physiologische und psychologische Auswirkung und Bedeutung von Schmerzen für den Menschen kennen
- die pharmakologischen Hauptgruppen von Analgetika kennen und um deren Wirkungen und Nebenwirkungen wissen
- die Unterscheidung von akutem und chronischem Schmerz verstehen
- die Bedeutung von multidisziplinärer Teamarbeit bei der Schmerzbekämpfung und -beseitigung begreifen

- mit qualitativen und quantitativen Schmerzerfassungsmethoden für die Schmerzanamnese vertraut sein

- mit pflegetherapeutischen, schmerzlindernden Behandlungsmöglichkeiten vertraut sein und diese (Wärme- und Kälteanwendungen, Entspannungstechniken, Imaginationstechniken Massagen, Ablenkungsübungen) durchführen können

- sich bei Beratungsgesprächen mit Patienten und Angehörigen der Rolle von Pflegenden bewusst sein.

Dozenten

- LehrerInnen (5) für Pflegeberufe
- ÄrztIn Fachbereich Anästhesie
- Pharmakologe/-in
- ÄrztIn: Fachbereich Psychiatrie
- ÄrztIn: Fachbereich Physikalische Therapie.

Stundentafel

Stundenzahl	Fachgebiet KrPflG APrO	Lernziel CULP
3	Fach 1: Berufsethik	1.2.1, 1.2.5, 1.3.1
1	Fach 1: Gesetzeskunde	1.2.1
4	Fach 3: Biologie, Anatomie, Physiologie	3.2.2, 3.2.11, 3.2.11.1, 3.2.11.2, 3.2.12, 3.2.13
4	Fach 5: Pharmakologie	5.3, 5.5
4	Fach 6: Neurologie, Psychiatrie, Anästhesie	6.7, 6.8, 6.12.4
4	Fach 7: Psychologie	7.2.2, 7.2.3, 7.4.3
17	Fach 8: Krankenpflege	8.3.5, 8.3.7, 8.5.4
1	Fach 10: Organisation; Dokumentation	10.3

Stundenplan

1. Tag	2. Tag	3. Tag	4. Tag	5. Tag
Fach 1 Schmerzverständnis, Definition	Fach 5 Pharmakologie, Analgetika	Fach 7 Lebenslauf, Lebensereignisse, Coping	Fach 8 Akuter Schmerz	Fach 8 Projekt
Fach 1 Schmerzverständnis, Definition	Fach 5 Pharmakologie, Analgetika	Fach 7 Lebenskrisen, Schmerz aus psychologischer Sicht	Fach 8 Akuter Schmerz	Fach 8 Projekt
Fach 3 Anatomie/ Physiologie des Schmerzes	Fach 8 Pflegerische Behandlungsmöglichkeiten bei Schmerz	Fach 6 Physikalische Therapie bei Schmerzpatienten	Fach 8 Chronischer Schmerz	Fach 8 Auswertung der Gruppenarbeiten
Fach 3 Anatomie/ Physiologie des Schmerzes	Fach 8 Pflegerische Behandlungsmöglichkeiten bei Schmerz	Fach 6 Physikalische Therapie bei Schmerzpatienten	Fach 8 Chronischer Schmerz	Fach 1 Reflexion der «IUE»

Inhalte

Vorstellen der Dozenten, der Lernziele und des geplanten Unterrichtes

Definition des Schmerzverständnisses

- Bedeutung von Werten für das Menschenbild und das pflegerische Handeln
- Heilvorstellungen, Heilung und Gesundheit
- historische und kulturelle Aspekte der Schmerzbehandlung
- Faktoren, die die individuelle Schmerztoleranz beeinflussen.

Anatomie und Physiologie des Schmerzes

- Überblick über die Gewebearten (Nervengewebe)
- Nervensystem und Reizweiterleitung
- Einblick über Aufbau und Funktion von Sinnesorganen
- Aufbau und Funktion der Haut.

Analgetikagruppen und Gefahren beim Umgang mit Arzneimitteln

- Fertigkeit im sachgerechten Umgang mit Arzneimitteln
- das Betäubungsmittelgesetz
- Umgang mit Betäubungsmitteln
- Kenntnis wichtiger Arzneimittelgruppen (zentral/peripher wirkende Analgetika, nichtsteroidale Antirheumatika)
- Vorteile parenteraler Lösungen bei der Schmerzbehandlung
- Biotransformation
- Morphin: Wirkung und Nebenwirkungen
- PCEA; PCA (Schmerzmittelpumpen)
- Umgang mit Retardpräparaten.

Bewusstsein der Problematik des Schmerzes in der Neurologie

- Kopfschmerzen, Migräne, Phantomschmerz.

Kenntnis der Abhängigkeitskrankheiten

- Medikamenten- und Drogenabhängigkeit
- Schmerztherapie und Sucht/Schmerzverstärkung.

Verschiedene Schmerztheorien

- u. a. Gate-Control-Theory
- Endorphine und Neurotransmitter
- Theorie der Opioidrezeptoren.

Bedeutung psychologisch und pädagogisch fundierter Verhaltensweisen im Zusammenhang mit Schmerz

- Beachten von Persönlichkeitsstruktur und Verhalten
- Eingehen auf das individuelle Krankheitserlebnis
- Stresserleben und individuelle Stressbewältigung
- psychologische Bedeutung des Schmerzes
- psychiatrische Schmerzursachen

- Chronifizierung von Schmerzen (Analgetikaabusus)
- therapeutische Ansätze der Schmerzbekämpfung (pharmakologische Schmerzdistanzierung, Analgetikaentzug, Entspannungsverfahren, Verhaltenstherapie).

Fähigkeit, durch pflegerisches Handeln bei der Schmerzbekämpfung mitzuwirken

- Zusammenhang von Muskelanspannung und Schmerz
- Definition von akutem und chronischem Schmerz
- Auswirkungen von Schmerzen auf die Lebensqualität
- Einschätzungen von und Umgang mit Schmerzäußerungen
- Aspekte der Schmerzeinschätzung (Sprache, Mimik, Gestik, Körperhaltung)
- Erheben der Schmerzqualität und -intensität (Schmerzanamnese, Schmerzskala)
- Tagesschmerz versus Nachtschmerz
- postoperativer Schmerz
- belastende Faktoren für Patienten mit chronischen Schmerzen
- Aufgaben des Pflegepersonals im Rahmen der Schmerztherapie.

Pflegerische Fähigkeiten und Fertigkeiten im Umgang mit Schmerz

- Zuhören, Gespräch, Körperkontakt
- Lagerung, Einreibung und Massage
- Wärme- und Kälteanwendungen
- Ausstreichung des Rückens
- Handmassage
- Dehnlagerung
- Elektrotherapie (TENS)
- Atemübungen
- Entspannungstechniken
- Entspannungstechnik nach Jacobsen
- Verabreichung von Analgetika und Überwachung von Wirkungen und Nebenwirkungen
- korrekter Umgang mit dem Dokumentationssystem.

Workshop

- Gruppenarbeiten anhand des Fallbeispieles mit dem Schwerpunkt eine Patientenberatung zum Thema Morphingabe durchzuführen
- Ausarbeitung einer Pflegevisite zum Fallbeispiel
- Ausarbeitung einer Broschüre zum Thema «Durchführung von Wärme- und Kälteanwendungen» als Gedächtnisstütze für die in der Pflege Tätigen
- Vorstellen und Austeilen dieser Broschüre in der Klasse
- Diskussion der Gruppenergebnisse.

Zeit	Inhalt	Methoden/Medien	Dozent/In
1. Tag			
5'	Vorstellen der «IUE» und Dozenten	F/Stundenplan	«IUE» Team
40'	Bedeutung von Werten für das Menschenbild	LV, FEV Diskussion	2 LP
45'	Zusammenhang zwischen Heilvorstellung, Heilung und Gesundheit	LV, FEV Diskussion	
45'	Zusammenhang zwischen magisch-religiösen Vorstellungen und Heilkunde	Kleine Vernissage*	Pinwände
45'	Historisch-kulturelle Aspekte der Schmerzbehandlung, Biologie, Anatomie, Physiologie	LV, Dias	Arzt/Ärztin
5'	Überblick über die Gewebsarten, Nervengewebe	LV, FEV Dia	
10'	Das Nervensystem	Lehrtafeln	
15'	Prinzip der Erregungsbildung und Erregungsleitung		
90'	Zentrales Nervensystem, Gehirn, Rückenmark, peripheres Nervensystem, vegetatives Nervensystem	Lehrtafeln, Modelle	
45'	Prinzipien des Aufbaus und der Funktion der Sinnesorgane	Anatomiebuch	
15'	Funktion der Haut und der Hautanhangsorgane		

Zeit	Inhalt	Methoden/Medien	Dozent/In
2. Tag	Pharmakologie		PharmakologIn
45'	Gefahren im Umgang mit Arzneimitteln Verantwortung des Apothekers, des verordnenden Arztes, der Pflegekraft. Besonderheiten im Umgang mit dem Betäubungsmittelgesetz	LV, FEV eigene Erfahrung Auszüge BTM-Gesetz	
45'	Kenntnis wichtiger Arzneimittelgruppen. Zentral/peripher wirksame Analgetika, nichtsteroidale Antirheumatika, PCEA, PCA, Umgang mit Retardpräparaten, Bedeutung kontinuierlicher Schmerzmittelgabe	Präparate Schmerzpumpe	
	Krankheitslehre Neurologie		Arzt/Ärztin
45'	Schmerzen als neurologisches Problem, Kopfschmerzen, Migräne, Phantomschmerz		
45'	Medikamenten- und Drogenabhängigkeit. Schmerztherapie und Sucht/Schmerzverstärkung		Arzt/Ärztin
	Krankenpflege		2 LP
45'	Fähigkeit bei der Schmerzbekämpfung zu wirken, Schmerzlinderung, Gespräch, Lagerung, Einreibungen, Massage, Wärme- und Kälteanwendungen, Verabreichung von Analgetika und Überwachung der Nebenwirkungen, Schmerztheorien, Gate-Control-Theory, Endorphine und Neurotransmitter, Theorie der Opioidrezeptoren	LV, FEV	
	Übungen		PA
30'	Ausstreichen des Rückens		
30'	Handmassage		
30'	Dehnlagerung		
30'	Atemübungen		
15'	Evaluation des Unterrichtes		
3. Tag	Psychologie		Psychologe/in
45'	Einsicht in die Bedeutung psychologisch und pädagogisch fundierter Verhaltensweisen im Zshg. mit Schmerz. Beachten von Persönlichkeitsstruktur und Verhalten, Eingehen auf individuelles Krankheitserlebnis	LV/FEV Eigene Erfahrungen	

Zeit	Inhalt	Methoden/Medien	Dozent/In
45'	Stresserleben und individuelle Stressbewältigung, problemorientierte Coping-Modelle		
90'	Einfluss von Krisensituationen, psychologische Bedeutung des Schmerzes, psychiatrische Schmerzursachen, Chronifizierung von Schmerzen (Analgetikaabusus), therapeutische Ansätze der Schmerzbekämpfung, (pharmakologische) Schmerzdistanzierung, Analgetikaentzug, Entspannungsverfahren, Verhaltenstherapie		
	Krankenpflege		
180'	Fähigkeit Maßnahmen der physikalischen Therapie anzuwenden, Schmerzlinderung durch: schmerzlindernde Lagerungen, schmerzarme Bewegungsabläufe, Kälte/Wärme, verschiedene Packungen, Elektrotherapie, Entspannungstechniken	LV, FEV Üben der Inhalte in der Abteilung der physikalischen Therapie	1 LP; Arzt/Ärztin
4. Tag	Akuter Schmerz		1 LP
180'	Schmerztherapeutische Maßnahmen in der post-operativen Phase. Gründe, die eine postoperative Schmerztherapie erfordern. Zusammenhang von Schmerz, Muskelanspannung, Statistik «Schmerzintensität» und «Anspannung und Schmerz», Patientengruppen mit starken Schmerzen. Einschätzung und Umgang mit Schmerzäußerungen durch Pflegende. Aspekte der Schmerzeinschätzung (Sprache, Mimik, Gestik, Körperhaltung), Erheben der Schmerzqualität, Entspannungsübung nach Jacobsen Chronischer Schmerz	LV, FEV Folien Schmerzskala Erstellen einer Schmerzanamnese Übung	Übung
90'	Definition von akutem und chronischem Schmerz. Bedeutung des chronischen Schmerzes für die	LV, FEV Folien	

Schmerz und Schmerzmanagement

Zeit	Inhalt	Methoden/Medien	Dozent/In
	Pflegenden im Hinblick auf gesellschaftliche Entwicklungen und Krankheitsaufkommen. Auswirkungen von chronischen Schmerzen auf die Lebensqualität. Reaktion der Gesellschaft auf die Gruppe der Menschen mit chronischen Schmerzen.	Erfahrungen Statistiken	
90'	Rolle des Pflegepersonals in der Betreuung von Tumorkranken mit chronischen Schmerzen. Häufige Krankheitsbilder, die mit chronischen Schmerzen verbunden sind. Typische Verhaltensmuster, die Patienten aufweisen, die nicht ausreichend schmerztherapiert sind. Sinnvolle und ausreichende Schmerzmittelgabe. Überwachung der Wirkungen und Nebenwirkungen. Rolle und Aufgabe des Pflegepersonals im Rahmen der Schmerztherapie.	LV, FEV Folien Erfahrungen	
5. Tag	Krankenpflege Workshop		2 LP
20'	Wiederholen der Inhalte vergangener Tage	LV, LSG	
25'	Vorstellen der Vorgehensweise des heutigen Tages. Vorstellen des Fallbeispiels. Austeilen der Gruppenaufträge, Arbeitsaufträge:	Fallbeispiel	LV
155'	Erarbeiten der Gruppenaufträge Patientenberatung, Pflegevisite, Merkblatt Ergebnissicherung	GA Patientenzimmer Demoraum Folien Videoaufzeichnung	
120'	Vorstellen der Ergebnisse	SV, Diskussion	
40'	Reflexion der «IUE»	LSG, Diskussion	«IUE»-Team

Unterrichtsverlaufsplan
Methoden/Medien (exemplarisch)

Kleine Vernissage

Auf Pinwänden aufgebrachte Plakate in DIN-A4-Größe bleiben die gesamte «IUE» im Klassenzimmer.

Wo sitzt der Schmerz? Im Bein oder im Kopf?

Aristoteles
«Schmerz ist eines der Leiden der Seele. Er zählt zu den Emotionen.»

160 n. Christus Marc Aurel – Römischer Kaiser, Philosoph
Epiktet – griechischer Sklave, Philosoph
Stoische Schule: Der Schmerz ist entweder für den Körper ein Übel – dann mag dieser es sagen – oder für die Seele. Aber diese hat die Fähigkeit, ihre eigene Heiterkeit und «Meeresstille» zu bewahren und nicht zu glauben, dass er ein Übel sei.

600 n. Christus bis heute?
«Schmerz ist eine ‹Strafe Gottes›, das Gebet ist das erste psychologische Schmerzmittel.»

1225–1274 Thomas von Aquin – einflussreicher Theologe
«Schmerz entsteht durch äußere Stimuli, wird jedoch auch durch Prozesse innerhalb des Körpers vermittelt. Bestimmte psychologische Faktoren (Mitgefühl, Freude, Tränen) können Schmerz verringern.»

1596–1650 Descartes
«Die sich rasch bewegenden Partikel des Feuers reizen die Fäden in den Nerven. Die Reizung wird von den Fäden bis zum Gehirn weitergeleitet, wo die Lebensgeister aktiviert werden. Die Geister wiederum begeben sich durch die Nerven auf die Reise zu den Muskeln und lösen die Bewegung aus, die den Fuß vom Feuer entfernt. Der Impuls, der von der Verletzung zum Gehirn geleitet wird, ruft Schmerz hervor ebenso, wie man in dem Augenblick, in dem man an dem Ende eines Seilzuges zieht, die Glocke zum Klingen bringt, die an dem anderen Ende hängt.»

16. Oktober 1846 Einsatz von Äther
«Skeptische Ärzte und Medizinstudenten wohnen dem ersten öffentlichen Einsatz von Äther bei einer Operation bei. Zu ihrer Überraschung gelingt es einem Zahnarzt aus Boston mit Namen William Morton mit Hilfe eines äthergetränkten Schwammes und eines hastig ersonnenen Inhalators (der nur wenige Stunden zuvor eingetroffen war), den Patienten in einen tiefen Schlaf zu versetzen. Dann entfernt der bekannte und erfahrene Chirurg John Collins Warren, der genauso überrascht ist wie alle anderen, mühelos einen großen Tumor aus dem Kiefer des Patienten – was bis dahin eine mit unvorstellbaren Schmerzen verbundene Operation gewesen wäre.»

1895 v. Frey
Spezifitätstheorie
«Die Intensität des Schmerzes hängt vom Ausmaß der Gewebsschädigung ab. Schmerz ist eine Empfindung, die das Gehirn passiv von spezifischen Nervenfasern empfängt.»

Projekt

Workshop

Dieser Workshop hat für die Lernenden und die Lehrenden verschiedene Bedeutungsebenen. Zum einen dient er dazu, den Lernenden im [schau]spielerischen Umgang das Wissen der gesamten «IUE» abzurufen und als «gespielte» Pflegehandlung der Klassengemeinschaft zu präsentieren. Die so dargebotene Pflegesituation hat auch zur Aufgabe, den Schülerinnen und Schülern die direkte Übertragung theoretischen Pflegewissens auf konkrete Handlungsfelder der Pflege anzuwenden. Für die Lehrenden dient diese Form der Darbietung nicht nur zum Aufzeigen, daß theoretisches Wissen in konkrete Handlung umsetzbar ist, sondern auch zur Lernzielkontolle.

Vorgehensweise

Anhand eines Fallbeispiels bearbeiten drei Gruppen arbeitsteilig eine komplexe Pflegesituation. Es handelt sich um eine Patientin, die längere Erfahrung mit chronischen Schmerzen hat, aber noch nie ausreichend und/oder zufriedenstellend therapiert wurde. Aufgabe der Gruppen ist es nun, sich aufgrund des Unterrichtsgeschehens in die Situation dieser Patientin hineinzuversetzen, um verschiedene Rollen übernehmen zu können. Die Vorstellung der Gruppenergebnisse der Gruppen 1 und 2 erfolgt als schauspielerische Darstellung. Gruppe 1 übernimmt dabei die Rolle der Patientin, Gruppe 2 die der/des Pflegeberaterin/Pflegeberaters. Es wird somit sichergestellt, daß alle Bedürfnissituationen (die der Patienten und des Pflegepersonals) bedacht werden. Gruppe 3 bekommt die Aufgabe eine Broschüre zu Wärme- und Kälteanwendungen zu erstellen, welche Berufstätige als «kleine Gedächtnisstütze» verwenden können. Die Aufgabe ist hierbei, sich zwar an dem Fallbeispiel zu orientieren, jedoch auch allgemeinere Zielsetzungen zu verfolgen.

Fallbeispiel

Frau G., 35 Jahre alt, hat seit 5 Jahren Nacken- und Schulterschmerzen, oft auch zusammen mit Kopfschmerzen. Anfangs wurden diese durch das Heben schwerer Gegenstände am Arbeitsplatz verursacht, später durch einfache tägliche Arbeiten und sogar durch Bewegen der Arme ausgelöst.

Sie ist geschieden und hat drei Kinder im Alter von 7, 9 und 12 Jahren, die bei ihr leben. In der Nähe wohnen keine Familienangehörigen, aber sie spricht von mehreren Freunden und geht ein- bis zweimal pro Woche zur Kirche. Sie ist zur Zeit als Verkäuferin in einem Kaufhaus angestellt, fehlt aber im Durchschnitt 4 Tage im Monat wegen ihrer Schmerzen.

Sie bricht leicht in Tränen aus und sagt, sie sei nicht fähig, alles zu tun, was man von ihr erwarte, und ihr häufiges Fehlen am Arbeitsplatz trete immer dann auf, wenn sie überlastet sei.

Sie hat bereits zahlreiche Ärzte konsultiert, einschließlich einiger Neurologen und ließ sich vor drei Jahren ein strukturiertes Schmerzbehandlungsprogramm im Krankenhaus einer anderen Stadt erstellen.

Auch erhielt sie schon eine Vielzahl von Analgetikaverordnungen und mehrere physiotherapeutische Behandlungen, einschließlich einem erfolglosen Versuch einer TENS. Nun wird sie in eine orthopädische Klinik überwiesen.

Sie nimmt zur Zeit über den Tag hinweg verteilt 30 mg Codein und morgens 500 mg Aspirin gegen Schmerzen und insgesamt 30 mg Diazepam/Tag gegen Nervosität und Schlafstörungen. Sie sagt, sie nehme Diazepam 10 mg im Allgemeinen morgens und zweimal in der Nacht [30 mg/Tag].

Arbeitspapier

Methodische Anleitung: Gruppe Schmerzpatient

Die Gruppenaufträge an die Mitglieder der Arbeitsgruppe «Schmerzpatient»:

- Sie haben bis 11.30 Uhr Zeit, sich mit dem Arbeitsauftrag auseinanderzusetzen.
- Um 12.30 Uhr treffen wir uns wieder in der Klasse.
- Das Arbeitsergebnis Ihrer und der anderen Gruppen wird in Form eines Rollenspieles dargestellt. Darauf sollten Sie sich als gesamte Gruppe vorbereiten.

Arbeitsauftrag
Sie sind die Patientin im Krankenhaus und sollen mit Opioiden behandelt werden. Da Sie diese Medikamente noch nie bekommen haben, möchten Sie über die Wirkung und Nebenwirkungen im Rahmen einer Pflegevisite vollständig aufgeklärt werden. Welche Fragen haben Sie an das Pflegeteam?

Wir empfehlen folgendes Vorgehen:

- Wählen Sie bitte eine Person aus Ihrer Mitte, die bei der späteren Präsentation der Arbeitsergebnisse den/die Patienten/in spielt.
- Diese/r Patient/in wird mit Opioiden behandelt. Überlegen Sie gemeinsam, welche Informationen Sie als Patient/in haben möchten. Ihre Patient/in soll später in der Lage sein, gezielt Fragen an die Gruppen «Pflegevisite» und «Pflegeplanung» zu stellen.
- Beim Rollenspiel wird diese/r Patient/in 15 Minuten die Möglichkeit haben, den beiden anderen Gruppen «Löcher in den Bauch» zu fragen.

Während der Ausarbeitung werden Sie von uns betreut und können bei Unklarheiten jederzeit nachfragen.

Viel Spaß.

Methodische Anleitung: Gruppe Pflegevisite

An die Mitglieder der Arbeitsgruppe «Die Pflegevisite»:

- Sie haben erst einmal bis 11.30 Uhr Zeit, sich mit dem Arbeitsauftrag auseinanderzusetzen.
- Um 12.30 Uhr treffen wir uns wieder in der Klasse.
- Das Arbeitsergebnis Ihrer und der anderen Gruppen wird in Form eines Rollenspieles dargestellt. Darauf sollten Sie sich als gesamte Gruppe vorbereiten.

Arbeitsauftrag
Ein/e Patient/in Ihrer Station soll mit starken Opioiden behandelt werden. Da sie/er mit diesen Medikamenten keine Vorerfahrung hat, sollen Sie sie/ihn im Rahmen einer Pflegevisite beraten. Da der/die Patient/in schon ein Schmerztagesprofil erstellt hat, beziehen Sie bitte auch Beratungsaspekte bezüglich der Medikamenteneinnahme mit ein. Gibt es noch andere Tipps bezüglich der Schmerzbekämpfung und Beruhigung für diese/n Patient/in?

Wir empfehlen folgendes Vorgehen:

- Der/die Patient/in der Gruppe 1, den/die Sie betreuen, wird mit Opioiden behandelt. Überlegen Sie zusammen, welche Informationen Sie dem/der Patienten/in geben möchten. Sie sollten später in der Lage sein, den/die Schmerzpatienten/in gezielt zu informieren und zu beraten.
Natürlich hat der/die Patient/in auch das Recht, Fragen zu stellen.
- Das Rollenspiel Ihrer «Pflegevisite» wird ca. 15 Minuten dauern.

Während der Ausarbeitung werden Sie von uns betreut und können bei Unklarheiten jederzeit nachfragen.

Viel Spaß.

Methodische Anleitung: Wärme- und Kälteanwendung

An die Mitglieder der Arbeitsgruppe «Kälte- und Wärmeanwendung»:

- Sie haben erst einmal bis 11.30 Uhr Zeit, sich mit dem Arbeitsauftrag auseinanderzusetzen.
- Um 12.30 Uhr treffen wir uns wieder in der Klasse.
- Ihr Arbeitsergebnis stellen Sie der Klasse in Form eines Kurzreferates vor.

Schmerz und Schmerzmanagement

Arbeitsauftrag

Stellen Sie der Klasse vor, was bei der Anwendung von Kälte oder Wärme zur Schmerzbehandlung zu beachten ist. Erstellen sie dazu eine Broschüre, die Berufstätigen als «kleine Gedächtnisstütze» dienen kann, wenn Sie Wärme- und Kälteanwendungen einsetzen wollen.

Wir empfehlen folgendes Vorgehen

- Überlegen Sie anhand der Unterlagen und Ihrer praktischen Erfahrung, welche pflegerelevanten Aspekte bei der Anwendung von Wärme/Kälte zu beachten sind.
- Bestimmen Sie eine Person der Gruppe, die das Ergebnis vorstellt.
- Für das Darstellen Ihrer Ergebnisse stehen ca. 10 Min. Zeit zur Verfügung

Während der Ausarbeitung werden Sie von uns betreut und können bei Unklarheiten jederzeit nachfragen.

Viel Spaß.

Auf den folgenden Seiten ist eine Arbeitsprobe dargestellt.

«IUE» Schmerz	Wärmeanwendung
Kurs XX	Feuchte Wärme:
	Trockene Wärme:

Informationsblatt
Kälte- und Wärmeanwendungen bei Patienten mit Schmerzen

Wirkungsweise
- Erweiterung der Blutgefäße, dadurch Entspannung der Muskeln (Durchblutung)

Anwendung
- Packung (Fango, Wärmflasche und Wickel)
- Strahlung und Zurückhaltung der Körperwärme (Infrarot, Kurzwelle)

Packungen werden direkt auf die entsprechende Stelle aufgebracht, wobei immer eine Dämmschicht (Handtuch) dazwischen liegen sollte.
CAVE: Verbrennung!!!

Indikationen
- Muskelkrämpfe (Spannungskopfschmerz)
- Gelenksteifigkeit (Gicht)
- Oberflächliche Abszesse
- Oberflächliche Thrombophlebitis
- Rückenschmerzen
- Juckreize (Insektenstiche)

Wirkungsweise
- Kälteanwendungen wirken langanhaltender als Wärmeanwendungen

Kontraindikationen
- Sensibilitätsstörungen
- akutes Trauma
- Blutungen oder Schwellungen
- nach Anaesthesien
- Bewusstlose/Komatöse Patienten
- oberflächliche Tumore
- Gewebe mit irreversibler, inadäquater Gefäßversorgung

Kälteanwendung	Kontraindikation
Wirkungsweise • schmerzlindernd, kühlend • entzündungshemmend • abschwellend • fiebersenkend Anwendungen • Wasserdichte Beutel mit Eiswürfel gefüllt • Gelpackungen • natürliche Kühlumschläge • Frotteetücher in Eiswasser getaucht Indikationen • Kopfschmerzen • Muskelkrämpfe nach Knochen- und Nervenerkrankung • akute und leichte Verletzungen • chirurgische Eingriffe • Sportverletzungen	• Kehlkopferkrankungen • Neugeborene bis zum 3. Lebensmonat • Verletzungen der Haut • Verbrennungen • Herzpatienten • periphere Gefäßerkrankungen • Bewusstlosigkeit • Magengeschwüre

Literatur

Brechbühler M. (1997). Kampagne erfolgreich abgeschlossen – jetzt geht es weiter. Krankenpflege/Soins infirmiers/Cure infermieristiche; 90 (1), 10–8.

Fieseler H. G., Petermann C. (1997). Analgetika auf der Allgemeinstation und zur prä- und Postoperativen Schmerztherapie. Die Schwester/Der Pfleger, 36 (6), 474–482.

Fieseler H. G., Sinner G., Petermann C. (1997). Schmerztherapie mit mechanischen PCA-Pumpen. Die Schwester/Der Pfleger, 36 (1), 51–54.

Goeke H., Herbst M. (1997). Trotz schwerster Schmerzen zu Hause leben. Vorteile der Schmerzbehandlung mit der kontinuierlichen subcutanen Opioidinfusion. Pflege Ambulant, 8 (2), 24–22.

Hofer S., Högström H. (1998). Der Patient ist das Mass aller (Schmerz)Dinge. Krankenpflege/Soins infirmiers/Cure infermieristiche, 91 (9), 18–12.

Hofer S., Menzi C. (1997). Verbesserte Schmerzerfassung und -therapie. Krankenpflege/Soins infirmiers/Cure infermieristiche, 90 (1), 17–11.

Hüper C. (1997). Schmerz – Ein Thema der Pflege. Die Schwester/Der Pfleger, 36 (3), 223–226.

Koch G. (1998). Schmerzmanagement in einer Chirurgischen Klinik. Die Schwester/Der Pfleger, 37 (8), 660–664.

McCaffery M., Beebe A., Latham L. (1997). Schmerz. Ein Handbuch für die Pflegepraxis. Osterbrink J. Hrsg. Berlin/Wiesbaden: Ullstein Mosby.

Mensdorf B. (1997). Sorgfältige Patientenbeobachtung ist oberstes Gebot. Pflegezeitschrift, 50 (12), 731–735.
Osterbrink J., Strunk H. (1995). Von der Pflegeanamnese zur Pflegeplanung; Die Schwester/Der Pfleger, 34 (12), 1064–1073.
Osterbrink, J. (1998). Pflegerische Maßnahmen bei onkologischen Patienten mit chronischen Schmerzzuständen. In: Bartsch H. H., von Hornstein W. (Hrsg.) Interdisziplinäre Schmerztherapie bei Tumorpatienten. Basel Karger, pp 38–47.
Osterbrink, J. (1999). Tiefe Atementspannung. Bern: Huber.
Schapper v A. (1997). Es betrifft den ganzen Menschen: Wie Pflegende Patienten mit Schmerzen helfen können. Pflege Ambulant, 8 (4), 22–18.
Schulte Strathaus R. (1997). Chronische Schmerzen: Musik, der sanfte Wirkstoff. *Psychologie Heute*, 24 (9), 11–10.
Strunk H., Osterbrink J. (1995). Pflegetheorie nach Orem. *Von der Pflegephilosophie zur Aufgabenbeschreibung, Die Schwester/Der Pfleger,* 34 (12), 1057–1063.
Sümpelmann R., Schröder D., Strauß J. M. (1997). Patientenkontrollierte Analgesie im Kindesalter. *Die Schwester/Der Pfleger,* 36 (1), 61–66.
Thomm M. (1997). Eine Therapie verspricht Hilfe bei chronischen Schmerzen. *Pflegezeitschrift*, 50 (6), 318–320.
Wolf A. (1997). Tagträume und Phantasien: Unser traumhafter Alltag. *Psychologie Heute*, 24 (12), 27–20.

Anlage

Opioide zur Therapie mittelstarker und starker Schmerzen

Freiname	Handelsname z. B.	Dosis orale Gabe initial	Zeitintervall	Analgetische Äquipotenz
Morphin	MST Mundipharma® Retardtablette	10–30 mg	12 h	1
Buprenorphin	Temgesic®	0,2–0,6 mg	6–8 h	60–70
L-Methadon	L-Polamidon® (Dauertherapie)	2,5 mg	6 h	3–4
Oxycodon	Oxygesic®	10–20 mg	12	2
Hydromorphon	Palladon®	4 mg	12	7,5
Fentanyl	Durogesic ®	25 mg/h (transdermal)	alle 72 h Pflasterwechsel	70–100
Buprenorphin	Transdec®	35–70 mg/h (transdermal)	alle 72 h Pflasterwechsel	10–20

Opioide zur Therapie schwacher und mittelstarker Schmerzen

Frei-name	Handelsname z. B.	Dosisinter-vall	Zeit (Stunden)	Neben-wirkungen	Analgetische Äquipotenz
Tilidin N	Findol N® Valeron N retard	50–100 mg 100–300 mg	4 h (8–)12 h	Schwindel, Übelkeit, Erbrechen, Diarhoe, Müdigkeit	1/10
Dihydro-codein	DHC 60/90/120 Mundipharma® (teilbare Retard-tabletten)	60–300 mg	8–12 h	Obstipation, Übelkeit	1/6
Tramadol	Tramal® Tramundin® (Kps., Tropfen, Supp.) Tramundin® (teilbare Retard-tabletten) Tramundin® SL	50–100 mg 50–100 mg 100–400 mg	2–4 h 2–4 h 8–12 h	Übelkeit, Erbrechen, Schwitzen, Mund-trockenheit, Obstipation (selten)	1/10

8.7 Das Projekt «Schmerzfreies Krankenhaus»

8.7.1 Idee des Projektes

Viele Anfragen aus Krankenhäusern und Erfahrungen aus Veranstaltungen haben in der Vergangenheit die immer noch unzureichende schmerztherapeutische Versorgung von Patienten in deutschen Krankenhäusern aufgezeigt. Diese auch aus Studien bekannten Probleme [1; 2] beklagten viele Pflegende und Ärzte. Sie äußern Fortbildungsbedarf, aber auch die Notwendigkeit struktureller Hilfen zur Umsetzung eines optimierten Schmerzmanagements in ihren Kliniken. Diese offenkundigen Missstände veranlassten verschiedene Experten und Wissenschaftler aus der Pflegewissenschaft und der Medizin mit Unterstützung eines Sponsors[5] das interprofessionelle Forschungsprojekt «Schmerzfreies Krankenhaus» als

---

5 Das Projekt wurde finanziell durch die Firma Mundipharma ermöglicht, die aber auf Inhalte des Projektes keinen Einfluss genommen hat.

Studie der Ruhr-Universität Bochum in Kooperation mit der Universität Witten-Herdecke ins Leben zu rufen.

Ziel des Projektes war die Verbesserung der Schmerztherapie in deutschen Kliniken, wobei den Initiatoren schnell deutlich wurde, dass generelle Schulungen zum Thema Schmerz den Pflegenden und Ärzten vor Ort nicht helfen würden.

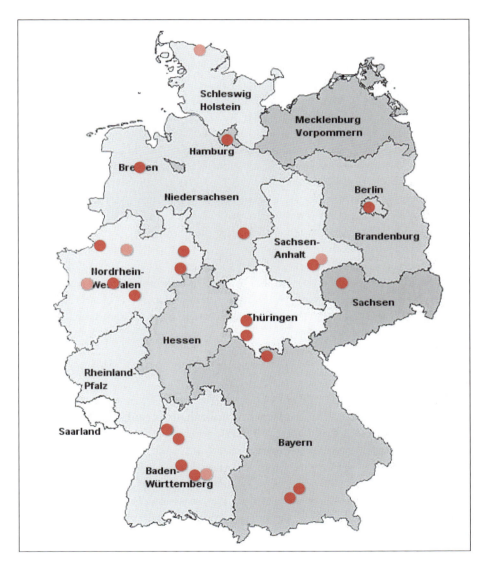

Abb. 8.7-1: Regionale Verteilung der am Projekt «Schmerzfreies Krankenhaus» beteiligten Kliniken

Die Notwendigkeit gezielter Interventionen wurde deutlich, um die Strukturen und bestehenden Konzepte in der jeweiligen Klinik aufzugreifen und aufbauend darauf Optimierungen anzustreben. Daher wurde eine Interventionsstudie geplant, die die Analyse der Ist-Situation, eine gezielte Intervention und die Erhebung des Schmerzmanagements nach der Intervention umfasste.

8.7.2 Besonderheiten des Projektaufbaus

Über 120 Kliniken aus Deutschland haben sich zur Teilnahme an dem Projekt beworben und 25 Krankenhäuser wurden von der Forschergruppe nach festgelegten Hauptkriterien (Größe des Krankenhauses über 300 und unter 1000 Betten, schriftliche Zusage der Beteiligung aller Kernabteilungen, regionale Verteilung) ausgewählt (Abb. 8.7-1).

Die Planung des Projektes und auch die Auswahl der Kliniken oblag einer Projektgruppe, die aus Pflegewissenschaftlern und Medizinern besetzt war. So konnte von Beginn an die Interprofessionalität des Projektes gewährleistet und die unterschiedlichen Perspektiven der Berufsgruppen in die Planung der einzelnen Projektschritte einbezogen werden. Dabei wurden sehr schnell die zentrale Rolle der Pflegenden im Schmerzmanagement und ihre Bedeutung für die Umsetzung der Schmerztherapie deutlich.

Anders als in anderen Untersuchungen sollte im Projekt «Schmerzfreies Krankenhaus» die Schmerztherapie in operativen und konservativen Abteilungen untersucht und verbessert werden. Die Grundannahme der Projektgruppe war, dass Patienten in allen Abteilungen Schmerzen haben und daher auch Optimierungen in allen Abteilungen notwendig sind.

8.7.3 Ablauf und Methodik

8.7.3.1 Projektdurchführung

Die gesamte Durchführung des Projektes umfasste einen Ist-Analyse, eine Interventionsphase und eine Erhebung der Situation nach der Intervention (Re-Evaluation). Der Ablauf des Projektes wird in **Abbildung 8.7-2** dargestellt.

Zur Erhebung der Ist-Situation gehörten die Erfassung der schmerztherapeutischen Strukturen der Kliniken (Verfahrens-, Zuständigkeitsregelungen und Therapiepläne) und die Analyse der Schmerztherapie anhand für das Projekt entwickelter Fragebögen für Patienten und Mitarbeiter. Zudem fanden Interviews mit Pflegenden und Ärzten statt und nicht-teilnehmende Beobachtungen wurden in Pflegesituationen durchgeführt.

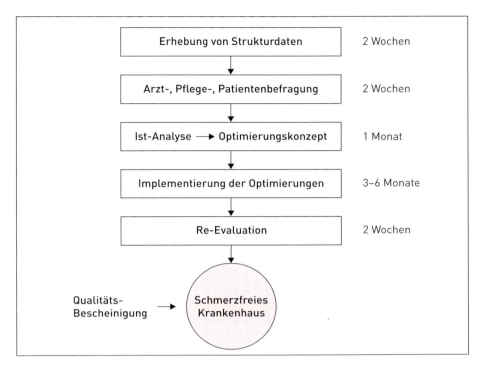

Abb. 8.7-2: Ablauf des Projektes

Die Datenerhebungen erfolgten in einem festgelegten Zeitraum über 14 Tage pro Klinik. Die Patienten der operativen Abteilungen wurden am ersten postoperativen Tag und die Patienten der konservativen Abteilungen am ersten Tag der Datenerhebung in der jeweiligen Klinik befragt. Die Mitarbeiter erhielten parallel dazu separate Fragebögen pro Berufsgruppe (Pflegende, Stations- und Oberärzte, Anästhesisten). Alle Patienten und Klinikmitarbeiter wurden anonymisiert befragt. In den ersten fünf Kliniken erfolgten neben der Erhebung der Fragebögen auch Interviews mittels Interviewleitfaden mit Pflegenden und Ärzten. Dabei wurden Pflegedienstleitungen, pflegerische Stationsleitungen und Stationsmitarbeiter separat durch einen Pflegewissenschaftler befragt. Die Ärzte wurden ebenfalls nach dem gleichen Konzept durch einen Arzt interviewt.

Nicht teilnehmende Beobachtungen fanden während der pflegerischen Versorgung durch Studierende der Pflegewissenschaft am Morgen und am Abend für jeweils zwei Stunden statt. Die Interviews und die nicht-teilnehmenden Beobachtungen wurden in den ersten fünf Kliniken durchgeführt, danach wurden sie nicht weiter verfolgt, da keine neuen Erkenntnisse zu erwarten waren.

Nach der Auswertung der Ist-Situation des Schmerzmanagements wurden gezielte Schulungen und Beratungen für Pflegende und Ärzte in den einzelnen Kliniken durchgeführt. Hierbei stand neben der Schulung allgemeiner Wissensinhalte zur Schmerzerfassung, medikamentösen wie nicht-medikamentösen Schmerztherapie, die Beratung der pflegerischen Mitarbeiter vor Ort im Vordergrund. Die konkreten Hemmnisse eines berufsgruppenübergreifenden Schmerzmanagements standen im Fokus und Lösungsansätze wurden gemeinsam erarbeitet. Die Schulungen waren eng angelehnt an den für die Bundesrepublik geltenden Nationalen Expertenstandard in der Pflege zum Thema Schmerzmanagement [3]. Die Fragebögen wurden in das Programm SPSS 15.0 eingegeben und analysiert.

Im Anschluss an die oben beschriebene Intervention konnten die Kliniken innerhalb von etwa sechs Monaten Optimierungen einführen und ihre Nachhaltigkeit sichern. Abschließend erfolgte dann als Posttest erneut eine Befragung der Patienten und Mitarbeiter in Analogie zur ersten Befragung.

8.7.3.2 Befragung der Mitarbeiter

Die Mitarbeiter der operativen und konservativen Fachabteilungen wurden anonymisiert zum Schmerzmanagement in ihrer Klinik befragt. Dabei wurden sowohl die Methode der Schmerzerfassung, interprofessionelle Regelungen zur medikamentösen Schmerztherapie, die angewendeten Methoden der nicht-medikamentösen Therapie als auch Einschätzungen der Mitarbeiter zur Qualität der Schmerztherapie, der Kommunikation innerhalb der eigenen Berufsgruppe, die Kommunikation mit anderen Berufsgruppen bezogen auf das Thema Schmerz und die Bewertung der eigenen Kenntnisse zum Schmerzmanagement erfasst.

In den Kliniken wurden insgesamt 5058 Pflegende und 1900 Stations- und Oberärzte von operativen und konservativen allgemeinen Pflegestationen und 801 Anästhesisten befragt. Mitarbeiter der Funktionsabteilungen und nicht-bettenführenden Abteilungen waren von der Befragung ausgeschlossen.

8.7.3.3 Befragung der Patienten

Die operierten und nicht-operierten Patienten wurden ebenfalls anonymisiert mittels Fragebogen befragt. Die operativen Patienten erhielten den Fragebogen am 1. postoperativen Tag, die nicht-operierten Patienten wurden unabhängig vom Tag der Aufnahme auf den Stationen am ersten Tag der Datenerhebung befragt.

Nicht eingeschlossen waren Kinder und Jugendliche unter 18 Jahren, Intensivpflegepatienten, Patienten auf Belegabteilungen, psychiatrisch erkrankte Patien-

Befragung	Erstevaluation		nach Intervention		Alle*
	operativ	konservativ	operativ	konservativ	
Patienten	2452	1705	2463	1694	8314
Pflegende	1419	1192	972	972	5776
Stationsärzte	462	307	522	522	1900
Anästhesisten	383		418		801
	4716	3204	4375	3188	16791

* inkl. Fragebögen ohne Fachzuordnung

Abb. 8.7-3: Datenbasis der Befragung des Projekts «Schmerzfreies Krankenhaus»

ten sowie alle Patienten, die krankheits- oder durch ihre Herkunft bedingt nicht in der Lage waren, die Fragebögen auszufüllen.

Alle Patienten erhielten den Fragebogen durch speziell geschulte Studienassistenten. Jeder Patient hatte die Möglichkeit der Unterstützung bei der Beantwortung der Fragen. Die Fragebögen enthielten 26 Fragen. Die Befragung bezog sich neben einigen Fragen zur schmerztherapeutischen Vorgeschichte, auf andere Beschwerden und auf den Allgemeinzustand. Die Patienten waren aufgefordert die Klinik, die Ärzte und Pflegenden (Schulnote 1 bis 6) zu benoten, ihre Schmerzerfahrung darzustellen (Intensität der aktuellen Schmerzen in Ruhe, unter Belastung und die Maximalschmerzen in den vergangenen 24 Stunden (mittels einer 11-teiligen Numerischen Rang Skala)) als auch die Qualität der schmerztherapeutischen Versorgung und die erlebte Qualität der Schmerztherapie mittels einer Schulnote (1 bis 6) zu benoten. Insgesamt wurden 4102 Patienten der operativen und 2783 Patienten der nicht-operativen Kliniken befragt (Abb. 8.7-3).

8.7.4 Ergebnisse

Die erste Befragung zeigte gravierende Optimierungsnotwendigkeiten in den beteiligten 25 Kliniken sowohl in den operativen als auch nicht-operativen Abteilungen. Mehr als 60 % der Patienten litten an behandlungsbedürftigen Schmerzen [4]. 51 % der Patienten nannten Anlässe besonders starker Schmerzen. Von ihnen gaben 63 % der operativen und 48 % der konservativen Patienten Schmerzen durch das Aufstehen an, dagegen nannten nur wenige Patienten Schmerzen auf Grund von Punktionen oder das Entfernen von Drainagen (Abb. 8.7-4). Dabei war die Situation in der Nacht besonders problematisch, da viele Patienten zu diesen Zeiten besonders starke Schmerzen angaben.

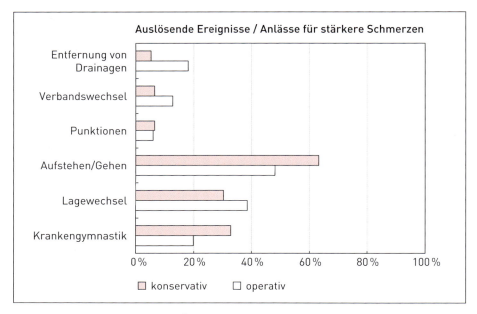

Abb. 8.7-4: Auslösende Ereignisse/Anlässe für stärkere Schmerzen

Auch die Pflegenden und Ärzte beurteilten die Schmerztherapie in den Kliniken als optimierungsbedürftig. Sie beschreiben die Situation außerhalb der Regelarbeitszeiten als besonders problematisch. Zudem erkannten sie häufig die mangelnde Kommunikation untereinander als Problem. Häufig war den Mitarbeitern der Kliniken das Problem «Schmerz» bewusst, allerdings fehlten die notwendigen Konzepte sowohl im medizinischen wie pflegerischen Bereich zur systematischen Bearbeitung des Problems. Es wurde weder eine Schmerzerfassung durchgeführt, noch nach einheitlichen Therapiekonzepten gearbeitet.

Für die Pflege bedeuteten diese Ergebnisse für die Interventionsphase die umfängliche Umsetzung des Nationalen Expertenstandards Schmerzmanagement in der Pflege [3] und die damit verbundene verbindliche Zusammenarbeit mit dem ärztlichen Dienst.

Nach den Interventionen in den Kliniken zeigte sich, dass eine berufsgruppenübergreifende Optimierung des Schmerzmanagements möglich ist. Voraussetzung hierfür war die Bereitschaft der Klinik zur gemeinsamen Arbeit und der Nutzung bestehenden Wissens und getesteter Instrumente. Es wurden in allen Kliniken Strukturen geschaffen, die das Schmerzmanagement berufsgruppenübergreifend regelten, den Mitarbeitern Sicherheit gaben und vor allem eine kontinuierliche Schmerztherapie sicherten.

Der Anteil von Patienten mit zu hohem Ruhe- und Maximalschmerz (Abb. 8.7-5) konnte in beiden Fachbereichen deutlich gesenkt werden. Während sich vor der Intervention viele Patienten trotz Schmerzen nicht gemeldet haben, waren es nach der Intervention deutlich weniger Patienten. Dies kann damit erklärt werden, dass die Patienten nun regelmäßig durch Pflegende nach Schmerzen befragt wurden und sie ein für ihren Schmerz offenes Klima erlebten.

Auch die schmerzbezogenen Anlässe wie das Aufstehen und die Lagerung traten deutlich seltener auf.

Insgesamt wurde die Schmerzversorgung der Patienten verbessert und die Zufriedenheit der Mitarbeiter mit dem Schmerzmanagement auf ihren Stationen deutlich gesteigert.

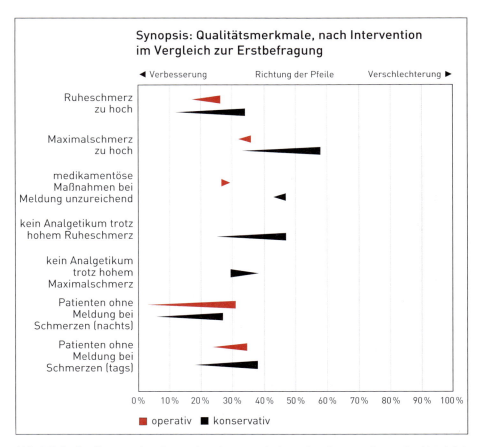

Abb. 8.7-5: Qualitätsmerkmale, nach schmerzreduzierenden Interventionen im Vergleich zur Erstbefragung

8.7.5 Bedeutung für die Pflege

Das interprofessionelle Projekt «Schmerzfreies Krankenhaus» war von Beginn an darauf ausgerichtet ein berufsgruppenübergreifendes Schmerzmanagement in den Kliniken einzuführen. Dabei konnte durch die Ergebnisse der Patienten- als auch Mitarbeiterbefragung die zentrale Rolle der Pflege im Schmerzmanagement herausgearbeitet werden. Es wurde deutlich, dass ein optimiertes Schmerzmanagement nur gelingen kann, wenn die Pflegenden ihre Aufgaben im Schmerzmanagement, die im nationalen Expertenstandard Schmerzmanagement in der Pflege [3] formuliert sind, wahrnehmen. Dabei war aber auch von Beginn an deutlich, dass ein berufsgruppenübergreifendes Vorgehen notwendig ist und für alle verbindliche Regelungen Voraussetzung hierfür sind. Die Pflegenden haben durch diese Regelungen Handlungssicherheiten erlangt und hatten dann die Möglichkeit, die pflegerischen Schwerpunkte der Schmerztherapie in Form nichtmedikamentöser Maßnahmen systematisch einzuführen.

Das Projekt hat durch die Integration der Pflegewissenschaft in die Projektgruppe neue Wege in der Versorgungsforschung begangen. Neben der Medizin haben die Pflegewissenschaftler der Projektgruppe ihre Forschungsschwerpunkte einbringen können. Typische pflegewissenschaftliche Methoden wie halbstandardisierte Interviews oder nicht-teilnehmende Beobachtungen konnten Ergebnisse befördern, die für die klinikspezifischen Interventionen bedeutsam waren.

8.7.6 Zertifizierung

Mit Abschluss des Projektes «Schmerzfreies Krankenhaus» wurde die Sinnhaftigkeit einer Zertifizierung auf dem Gebiet der Schmerztherapie deutlich. Kliniken, die an der Optimierung ihres Schmerzmanagements arbeiten, sollte die Möglichkeit gegeben werden, diese Optimierungen in Form eines Zertifikats dokumentieren, transportieren und kommunizieren zu können.

Daher gründeten im September 2006 die Deutsche Gesellschaft zum Studium des Schmerzes, die MEDICA Deutsche Gesellschaft für Interdisziplinäre Medizin, die Deutsche Gesellschaft für Palliativmedizin und der Deutsche Berufsverband für Pflegeberufe die Gesellschaft für Qualifizierte Schmerztherapie – Certkom e. V. Vorrangiges Ziel der Gesellschaft ist die Zertifizierung der Schmerztherapie in Krankenhäusern und Einrichtungen im Gesundheitswesen. Nach erfolgreichem Abschluss des Zertifizierungsverfahrens können Krankenhäuser im deutschsprachigen Raum mit dem Zertifikat «Certkom – qualifizierte Schmerztherapie» für ein nach internationalen Standards empfohlenes, patientenzentriertes und auditiertes Schmerzmanagement werben.

Certkom e. V. hat die für die Zertifizierung notwendigen Zertifizierungskriterien erarbeitet und berät die Kliniken in der Vorbereitungsphase auf die Zertifizierung. Grundlage der Kriterien sind die Daten des Forschungsprojektes «Schmerzfreies Krankenhaus», in dem in 25 Kliniken unterschiedlicher Versorgungsstrukturen über 8000 Patienten, 5400 Pflegende sowie 2900 Ärzte intensiv zur Schmerztherapie befragt wurden.

Die Zertifizierung selber erfolgt nach Abschluss des Beratungsprozesses durch Certkom e. V. über eine durch Certkom e. V. akkreditierte Zertifizierungsstelle.

8.7.6.1 Aufbau der Gesellschaft

Die Gesellschaft für Qualifizierte Schmerztherapie – Certkom e. V. wird von den oben genannten Gesellschaften getragen. Diese sind im Vorstand des Vereins vertreten, wodurch die Interprofessionalität der Arbeit der Certkom e. V. gesichert wird. Besonders bedeutsam ist dies für die Erarbeitung der Zertifizierungskriterien und die Beratung der Kliniken. Unterstützt wird die Gesellschaft durch einen wissenschaftlichen Beirat, der Empfehlungen zu Zertifizierungskriterien auf der Basis internationaler pflegewissenschaftlicher und medizinischer Literatur und der Ergebnisse der fortlaufenden Datenerhebungen zur Schmerztherapie ausspricht.

8.7.6.2 Inhalte der Zertifizierung

Mit der Zertifizierung «Certkom – Qualifizierte Schmerztherapie» wird einer Klinik bestätigt, dass die Patienten in dieser Klinik eine effektive Schmerzbehandlung erhalten haben. Dies erfolgt an Hand der Ergebnisse einer für die Zertifizierung durchgeführten Patientenbefragung. Ebenso wird bestätigt, dass die für eine qualifizierte Schmerztherapie notwendigen Strukturen und Prozesse in der Klinik gegeben sind. Die Vernetzung von Struktur-, Prozess- und Ergebniskriterien ist erstmalig Voraussetzung für eine Zertifizierung und basiert auf den Erfahrungen, dass eine nachhaltige Ergebnisqualität nur dann erzielt werden kann, wenn zugleich bestimmte Strukturen und Prozessabläufe in der Klinik vorhanden und geregelt sind.

Die Strukturkriterien (Abb. 8.7-6) beschreiben dabei strukturelle Voraussetzungen einer Klinik zum Schmerzmanagement, die sichergestellt und überprüft werden müssen. Die Prozesskriterien (Abb. 8.7-7) beschreiben, in welchem Umfang und auf welche Art und Weise Prozesse gesteuert und kontrolliert werden. Die Ergebniskriterien Schmerzkontrolle, Therapieeffekt, Therapieprozess werden aus der Patientenbefragung abgeleitet und sind mathematisch berechnete Grenzwer-

- multiprofessionelle Arbeitsgruppe Schweiz
- Regelung zur quantifizierbaren Schmerzerfassung
- Regelung zur Dokumentation von Schmerzen und Vorhalten von Dokumentationsvorlagen
- Fachübergreifende Verfahrensregelungen zur nicht-medikamentösen Schmerztherapie
- Fortbildungsveranstaltungen
- Vorhalten: Information für den Patienten
- Beteiligung operativer Fachabteilungen am Projekt QUIPS

Punkte:
0 in keiner Abteilung, 1 in wenigen, 2 in mehreren, 3 in den meisten Kliniken umgesetzt
Cut off: 6 Punkte

Abb. 8.7-6: Strukturkriterien für die Zertifizierung

- Schmerzanamnese bei Aufnahme
- Messung und Dokumentation des Schmerzverlaufes
- Umsetzung der interprofessionellen Verfahrensregelung zur medikamentösen Schmerztherapie
- Beachtung der klinikinternen Interventionsgrenzen
- Prophylaxe von Schmerzen
- Prophylaxe und Behandlung von Nebenwirkungen
- Information und Beratung des Patienten
- Beteiligung operativer Fachabteilungen am Projekt QUIPS

Punkte:
0 in keiner Abteilung, 1 in wenigen, 2 in mehreren, 3 in den meisten Kliniken umgesetzt
Cut off: 6 Punkte

Abb. 8.7-7: Prozesskriterien für die Zertifizierung

te. Grundlage der Auswertungen sind die Daten von etwa 8000 operativ und konservativ behandelten Patienten aus dem Forschungsprojekt «Schmerzfreies Krankenhaus».

Voraussetzung für die Zertifizierungsfähigkeit eines Krankenhauses ist ein berufsgruppenübergreifendes Schmerzmanagement, bei dem alle am Behandlungsprozess Beteiligten ihre Aufgaben verantwortlich wahrnehmen. Grundlage für den pflegerischen Aufgabenbereich ist dabei der Nationale Expertenstandard in der Pflege zum Thema Schmerzmanagement [3].

8.7.6.3 Aufgaben der Certkom e. V.

8.7.6.3.1 Beratung zur Vorbereitung auf die Zertifizierung

Die Zertifizierung «Certkom – Qualifizierte Schmerztherapie» beinhaltet neben der Bewertung von Strukturen und Prozessen auch die Beurteilung des Erfolgs der Schmerztherapie anhand von Ergebnissen. Hierzu werden vor dem Zertifizierungsverfahren die Ist-Situation der Schmerztherapie in der jeweiligen Klinik erfasst und notwendige Optimierungsprozesse eingeleitet. Das bedeutet, dass sowohl die schmerztherapeutischen Strukturen, die Prozessabläufe als auch das Schnittstellenmanagement innerhalb der Kliniken erhoben werden.

Certkom e. V. berät die Kliniken in der Vorbereitungszeit und unterstützt bei der Erstellung von z. B. schriftlichen Regelungen und der Umsetzung der Strukturen in den Abteilungen. Zum Abschluss der Beratung durch Certkom e. V. wird die grundsätzliche Zertifizierungsmöglichkeit ermittelt. Dazu gehört auch eine Patienten- und Mitarbeiterbefragung in der Klinik. Diese dokumentiert, wie umfassend die Schmerztherapie der Klinik ist.

8.7.6.3.2 Zertifizierungsvisitation

Nach erfolgter Optimierung des Schmerzmanagements und Durchführung der Patienten- und Mitarbeiterbefragung wenden sich die Kliniken an eine durch Certkom e. V. akkreditierte Zertifizierungsstelle, die dann das Zertifizierungsverfahren einleitet.

Die Zertifizierungsstelle führt eine Visitation in der Klinik durch einen ärztlichen und pflegerischen Visitor durch. Mit diesem Vorgehen wird die tatsächliche Umsetzung des Schmerzmanagements in der Klinik erfasst und die Zertifizierungseignung überprüft. Nach erfolgter Visitation und Befürwortung der Zertifizierungseignung durch die Visitoren verleiht Certkom e. V. das Zertifikat «Certkom – Qualifizierte Schmerztherapie». Dieses Zertifikat ist 3 Jahre gültig. Danach ist eine Rezertifizierung möglich.

8.7.6.4 Bedeutung für die Pflege

Wie bereits in dem Projekt Schmerzfreies Krankenhaus ist auch im Zertifizierungsprozess «Certkom – Qualifizierte Schmerztherapie» ein berufsgruppenübergreifendes Schmerzmanagement von grundlegender Bedeutung. Dabei hat die Pflege eine zentrale Rolle, da primär sie die Schmerzerfassung durchführt und auch die Verantwortung für die Durchführung der durch den Arzt angeordneten Schmerztherapie hat.

Literatur

1 Bruster S, Jarman B, Bosanquet N, Weston D, Erens R, Delbanco TL. National survey of hospital patients. BMJ 1994; **309**:1542–6.
2 Carr DB, Goudas LC. Acute pain. Lancet (England), Jun 12 1999, 353(9169): 2051–8.
3 Deutsches Netzwerk zur Qualitätsentwicklung in der Pflege. Expertenstandard Schmerzmanagement in der Pflege. Osnabrück 2005.
4 Maier C et al., Qualität der Schmerztherapie in deutschen Krankenhäusern, Manuskript eingereicht bei Deutsches Ärzteblatt.

8.8 Expertenstandard Schmerzmanagement in der Pflege. Entwicklung – Konsentierung – Implementierung (Mai 2005)

Herausgeber: Deutsches Netzwerk für Qualitätsentwicklung in der Pflege (2005)

Autoren: Expertenarbeitsgruppe «Schmerzmanagement in der Pflege»

Kristine Böhm, Jutta Busch, M. A., Prof. Dr. George C. M. Evers †, Hedwig François-Kettner, Hubert R. Jocham, Barbara Jung, MPH, Sabine Metzing, MScN (Literaturstudie), Gabriele Müller-Mundt, Dipl.-Pflegewiss. Nadja Nestler, Prof. Dr. Jürgen Osterbrink (wiss. Leitung), Dipl.-Pflegewirtin Christa Schulte, Barbara Strohbücker (Literaturstudie), MScN, Monika Thomm

Präambel zum Expertenstandard

Schmerzen beeinflussen das physische, psychische und soziale Befinden und somit die Lebensqualität der Betroffenen und ihrer Angehörigen. Darüber hinaus entstehen dem Gesundheitswesen durch schmerzbedingte Komplikationen und einer daraus oft erforderlichen Verweildauerverlängerung im Krankenhaus sowie durch die Chronifizierung von Schmerzen beträchtliche Kosten, die durch ein frühzeitiges Schmerzmanagement in den meisten Fällen erheblich verringert werden könnten. Der vorliegende Expertenstandard beschreibt den pflegerischen Beitrag zum Schmerzmanagement und hat zum Ziel, die Schmerzwahrnehmung der

Pflegefachkräfte zu verbessern und so die Zeit zwischen dem Auftreten von Schmerzen und deren Linderung deutlich zu verkürzen. Er berücksichtigt alle Patienten mit akuten oder tumorbedingten chronischen Schmerzen, schmerzbedingten Problemen oder zu erwartenden Schmerzen in allen Bereichen der pflegerischen Versorgung. Patienten/Betroffene mit nicht-tumorbedingtem chronischen Schmerz werden in diesem Standard explizit nicht als Zielgruppe angesprochen, da aufgrund der Unterschiede im Schmerzmanagement die Standardaussagen zu allgemein würden und keine konkrete Orientierung für die pflegerische Praxis bieten könnten. Die Expertenarbeitsgruppe war sich darüber im Klaren, dass Patienten/Betroffene, die sich nicht, noch nicht oder nicht mehr adäquat äußern können, z. B. Säuglinge, beatmete Patienten, Patienten im Wachkoma oder demente Patienten, über die Reichweite des Standards hinaus besonderer Aufmerksamkeit bedürfen. Aus diesem Grund findet sich in der Literaturanalyse ein Kapitel zur Schmerzeinschätzung bei Kindern, älteren Menschen und Menschen mit kognitiven und schweren kognitiven Einschränkungen, in dem Besonderheiten der Schmerzeinschätzung bei diesen Patientengruppen beschrieben werden. Dieses Kapitel soll die eigenständige Anpassung des Expertenstandards an die jeweiligen Anforderungen dieser Patientengruppen in den verschiedenen Einrichtungen unterstützen.

Angehörige von Schmerzpatienten – gemeint sind damit die primären Bezugspersonen, also auch solche, die nicht im gesetzlichen Sinne Verwandte sind – sind häufig «Mitbetroffene» und sollten daher sowohl im Rahmen der Schmerzeinschätzung als auch bei der Schulung/Beratung mit einbezogen werden. Voraussetzung dafür ist selbstverständlich die Einwilligung des Patienten/Betroffenen. Besonders bei Kindern, aber auch bei den übrigen vulnerablen Patientengruppen, ist die Einbeziehung der Bezugspersonen als Experten für den Umgang mit Schmerz auf allen Ebenen des Schmerzmanagements unabdingbar.

Dem Expertenstandard liegt eine umfassende Recherche der nationalen und internationalen Literatur zugrunde, die aufgrund der Weiterentwicklung in den letzten zwei Dekaden auf dem Gebiet der Schmerztherapie evidenzbasiert ist. Neben der umfangreichen Literaturanalyse wurden die klinischen und außerklinischen Erfahrungen der Mitglieder der Expertenarbeitsgruppe genutzt, um den aktuellen Stand der Therapie wie auch eine Vielzahl verschiedener moderner Versorgungsmuster und damit verbundene Bedingungen zu erfassen. Die Ergebnisse der Literaturrecherche und des Expertenkonsenses zeugen von einer vielschichtigen schmerztherapiebezogenen Wissensbasis. Jedoch sprechen die Erfahrungen aus den Krankenhäusern, Hospizen und Altenhilfeeinrichtungen sowie aus dem häuslichen Pflegebereich dafür, dass diese Erkenntnisse noch unzureichend umgesetzt werden. Folge ist ein deutliches Versorgungsdefizit bei Patienten/Betroffenen mit Schmerzproblemen. Therapien, die nicht dem aktuellen Stand der Wissenschaft entsprechen, wie die Gabe von zu gering dosierten Schmerzmedikamenten oder die Verabreichung von Placebos, sollten innerhalb der Berufsgruppen kritisch betrachtet werden.

Den Pflegefachkräften[6] kommt im interdisziplinären Team auf Grund ihres häufigen und engen Kontaktes zu den Patienten und Bewohnern eine Schlüsselrolle im Rahmen des Schmerzmanagements zu. Grundvoraussetzung für ein gelungenes pflegerisches Schmerzmanagement ist eine personelle Kontinuität in der pflegerischen Betreuung sowie eine gute Kooperation mit den behandelnden Ärzten. Zentrales Anliegen des Expertenstandards ist, Patienten/Betroffenen mit Schmerzen oder zu erwartenden Schmerzen unnötiges Leid zu ersparen sowie einer Chronifizierung vorzubeugen. Aufgabe der Pflege im Rahmen des Schmerzmanagements ist es, Frühzeichen des erfahrenen Schmerzes zu erkennen und adäquate Therapien zu koordinieren oder durchzuführen. Unabdingbare Voraussetzung dafür ist eine aktuelle wie auch systematische Schmerzeinschätzung und Verlaufskontrolle mit Hilfe von Einschätzungsinstrumenten oder bei tumorbedingten chronischen Schmerzen mittels komplexer Dokumentationsverfahren wie zum Beispiel Schmerztagebüchern. Zur Stärkung der Selbstkompetenzen der Patienten/Betroffenen und ihrer Angehörigen gehört das Angebot von Schulungen und Beratungen zu einem möglichst frühen Zeitpunkt. Nur so können bestehende Vorurteile gegenüber Schmerzmedikamenten abgebaut und eine aktive Einbindung von Patienten/Betroffenen in das Schmerzmanagement mit dem Ziel eines weitestgehenden Selbstmanagements erreicht werden. Ziel einer gelenkten Schmerztherapie bei akuten Schmerzen ist die Schmerzfreiheit. Bei chronischen Schmerzpatienten steht eine umfassende Schmerzlinderung im Vordergrund.

Für die Umsetzung des Expertenstandards ist es wesentlich, dass die Wissensbasis von professionell Pflegenden in Aus-, Fort- und Weiterbildungen vertieft und verbreitet wird. Darüber hinaus bedarf es interner und externer Verfahrensregelungen zwischen den Berufsgruppen und den verschiedenen Einrichtungen, die die interdisziplinäre Kooperation, insbesondere die Vorgehensweisen und Zuständigkeiten im Rahmen des Schmerzmanagements, beschreiben.

Die Einführung und Umsetzung des Expertenstandards muss als gemeinsame Aufgabe der Betriebsleitung, des Pflegemanagements und der beteiligten Pflegefachkräfte sowie weiterer beteiligter Berufsgruppen in den Versorgungsbereichen der Kliniken, der ambulanten Pflegedienste, der Altenheime wie auch der Hospize erkannt und umgesetzt werden. Nur durch die konsequente Bearbeitung auf der Management- wie auch auf Stationsebene oder im ambulanten Bereich werden

---

6 Im Standard werden die Mitglieder der verschiedenen Pflegeberufe (Gesundheits- und Krankenpflegerin/Gesundheits- und Krankenpfleger, Gesundheits- und Kinderkrankenpflegerin/Gesundheits- und Kinderkrankenpfleger, Altenpflegerin/Altenpfleger) berufsgruppenübergreifend als «Pflegefachkraft» angesprochen. Angesprochen werden darüber hinaus auch diejenigen Fachkräfte im Pflegedienst, die über eine Hochschulqualifikation in einem pflegebezogenen Studiengang verfügen.

Wissensdefizite reduziert, adäquate Maßnahmen geplant und konsequent versorgungsstrukturübergreifend umgesetzt. Das Ergebnis der Umsetzung eines auf dem Stand der Pflegewissenschaft wie auch ihrer Bezugswissenschaften basierenden Schmerzmanagements wird sein, dass die gesundheitsökonomischen und gesellschaftlichen Erfordernisse und nicht zuletzt die Lebensqualität der Betroffenen umfassend interprofessionell Berücksichtigung finden.

Expertenstandard Schmerzmanagement in der Pflege

Stand: Januar 2004

Standardaussage:
Jeder Patient/Betroffene mit akuten oder tumorbedingten chronischen Schmerzen sowie zu erwartenden Schmerzen erhält ein angemessenes Schmerzmanagement, das dem Entstehen von Schmerzen vorbeugt, sie auf ein erträgliches Maß reduziert oder beseitigt.

Begründung:
Eine unzureichende Schmerzbehandlung kann für Patienten/Betroffene gravierende Folgen haben, z. B. physische und psychische Beeinträchtigungen, Verzögerungen des Genesungsverlaufs oder Chronifizierung der Schmerzen. Durch eine rechtzeitig eingeleitete, systematische Schmerzeinschätzung, Schmerzbehandlung sowie Schulung und Beratung von Patienten/Betroffenen und ihren Angehörigen tragen Pflegefachkräfte maßgeblich dazu bei, Schmerzen und deren Auswirkungen zu kontrollieren bzw. zu verhindern.

Struktur	Prozess	Ergebnis
Die Pflegefachkraft	**Die Pflegefachkraft**	
S1a	**P1**	**E1**
• verfügt über das notwendige Wissen zur systematischen Schmerzeinschätzung.	• erhebt zu Beginn des pflegerischen Auftrags, ob der Patient/Betroffene Schmerzen oder schmerzbedingte Probleme hat. Ist dies nicht der Fall, wird die Einschätzung in individuell festzulegenden Zeitabständen wiederholt.	Eine aktuelle, systematische Schmerzeinschätzung und Verlaufskontrolle liegen vor.
S1b		
Die Einrichtung stellt zielgruppenspezifische Einschätzungs- und Dokumentationsinstrumente zur Verfügung.	• führt bei festgestellten Schmerzen oder schmerzbedingten Problemen eine systematische Schmerz-Ersteinschätzung mittels geeigneter Instrumente durch.	
	• wiederholt die Einschätzung der Schmerzintensität sowie der schmerzbedingten Probleme in Ruhe und bei Belastung/Bewegung in individuell festzulegenden Zeitabständen.	
S2a	**P2**	**E2**
• verfügt über das erforderliche Wissen zur medikamentösen Schmerzbehandlung.	• setzt spätestens bei einer Schmerzintensität von mehr als 3/10 analog der Numerischen Rangskala (NRS) die geltende Verfahrensregelung um oder holt eine ärztliche Anordnung zur Einleitung oder Anpassung der Schmerz-	Der Patient/Betroffene ist schmerzfrei bzw. hat Schmerzen von nicht mehr als 3/10 analog der Numerischen Rangskala (NRS).
S2b		
Die Einrichtung verfügt über eine interprofessio-		

Struktur	Prozess	Ergebnis
nell geltende Verfahrensregelung zur medikamentösen Schmerzbehandlung.	behandlung ein und setzt diese nach Plan um. • überprüft bei Neueinstellung bzw. Anpassung der Medikation den Behandlungserfolg in den Zeitabständen, die dem eingesetzten Analgesieverfahren entsprechen. • sorgt dafür, dass bei zu erwartenden Schmerzen präventiv ein adäquates Analgesieverfahren erfolgt.	
S3 • kennt schmerzmittelbedingte Nebenwirkungen, deren Prophylaxe und Behandlungsmöglichkeiten.	**P3** • führt in Absprache mit dem zuständigen Arzt Maßnahmen zur Prophylaxe und Behandlung von schmerzmittelbedingten Nebenwirkungen durch.	**E3** Schmerzmittelbedingte Nebenwirkungen wurden verhindert bzw. erfolgreich behandelt.
S4 • kennt nicht-medikamentöse Maßnahmen zur Schmerzlinderung sowie deren mögliche Kontraindikationen.	**P4** • bietet in Absprache mit den beteiligten Berufsgruppen dem Patienten/Betroffenen und seinen Angehörigen als Ergänzung zur medikamentösen Schmerztherapie nicht-medikamentöse Maßnahmen an und überprüft ihre Wirkung.	**E4** Die angewandten Maßnahmen haben sich positiv auf die Schmerzsituation und/oder die Eigenaktivität des Patienten/Betroffenen ausgewirkt.
S5a • verfügt über die notwendigen Beratungs- und Schulungskompetenzen in Bezug auf Schmerz und schmerzbedingte Probleme. **S5b** Die Einrichtung stellt die erforderlichen Beratungs- und Schulungsunterlagen zur Verfügung.	**P5** • gewährleistet eine gezielte Schulung und Beratung für den Patienten/Betroffenen und seinen Angehörigen.	**E5** Dem Patienten/Betroffenen sind gezielte Schulung und Beratung angeboten worden, um ihn zu befähigen, Schmerzen einzuschätzen, mitzuteilen und zu beeinflussen.

Die vollständige Veröffentlichung zum Expertenstandard Schmerzmanagement in der Pflege enthält darüber hinaus eine ausführliche Kommentierung der Standardkriterien, eine umfassende Literaturstudie zum Thema, ein im Modellprojekt zur Implementierung des Expertenstandards entwickeltes Audit-Instrument zur Messung des Zielerreichungsgrades bei der Anwendung des Expertenstandards sowie detaillierte Empfehlungen für eine erfolgreiche Implementierung.

Die abschließende Veröffentlichung kann zu einem Preis von 19 € schriftlich beim DNQP bestellt werden.

Deutsches Netzwerk für Qualitätsentwicklung in der Pflege (DNQP)
Fachhochschule Osnabrück

Wissenschaftliche Leitung: Prof. Dr. Doris Schiemann

Wissenschaftliches Team:
Prof. Dr. Martin Moers, Prof. Dr. Doris Schiemann
Dipl.-Pflegewirtin Petra Blumenberg, Dipl.-Pflegewirt Moritz Krebs,
Dipl.-Pflegewirt Heiko Stehling, MScN

Postfach 1940, 49009 Osnabrück
Fax: 0541/969–2971
E-Mail: dnqp@fh-osnabrueck.de
Internet: http://www.dnqp.de

8.9 Opioidinduzierte Obstipation: Literaturanalyse zu Pathophysiologie und Behandlung

Opioid-Induced Bowel Dysfunction: A Literature Analysis on Pathophysiology and Treatment

8.9.1 Summary

Bowel dysfunction is a frequent and serious side effect of opioid analgetics. In spite of its common occurence, in the course of clinical routine it is frequently ignored or underestimated. Authors of the analysed literature widely agree that a prophylactic and routine pharmacotherapy is necessary. For this purpose, laxatives, enemas and suppositories, prokinetic agents and opioid antagonists can be considered.

Bulk-forming laxatives did not prove to be effective, since the quantity of fluid intake required for action usually can not be provided. Furthermore, the benefit of emollient agents is doubted. As a monotherapy they are not sufficient. In contrast, stimulant and osmotic laxatives proved to be active. Prokinetic drugs are not recommended because of their serious side effects.

Effective abatement of opioid-induced obstipation by opioid antagonists has been proven in numerous studies. However, loss of analgesia and opioid withdrawal symptoms were described as adverse effects. Development of quaternary opioid antagonists such as methylnaltrexone allowed for mitigating these adverse effects.

8.9.2 Key words

Analgesia, Opioids, Constipation, Laxatives, Opioid antagonists

8.9.3 Zusammenfassung

Obstipation ist eine häufige und schwerwiegende Nebenwirkung von Opioidanalgetika. Trotz ihres gehäuften Auftretens wird sie im klinischen Alltag vielfach übersehen oder unterschätzt. In der analysierten Literatur herrscht Einigkeit darüber, dass eine prophylaktische und routinemäßige medikamentöse Therapie vonnöten ist. Hierfür kommen Laxantien, rektale Entleerungshilfen, prokinetische Medikamente und Opioidantagonisten in Betracht.

Unter den Laxantien haben sich Füll- und Quellstoffe nicht bewährt, weil die Zufuhr der für die Wirkung notwendigen Flüssigkeitsmenge meist nicht gewährleistet werden kann. Auch der Nutzen von Weichmachern ist umstritten und als Monotherapie nicht ausreichend. Dagegen haben sich Stimulantien und osmotisch wirksame Laxantien bewährt. Prokinetische Medikamente sind wegen ihrer schwerwiegenden Nebenwirkungen nicht zu empfehlen.

Die effektive Linderung der opioidinduzierten Obstipation durch Opioidantagonisten wurde in zahlreichen Studien belegt. Als nachteilige Wirkungen wurden Analgesieverlust und Entzugssymptomatika beschrieben. Durch die Entwicklung der quartären Opioidantagonisten wie Methylnaltrexon konnten diese nachteiligen Effekte entschärft werden.

8.9.4 Schlüsselwörter

Analgesie, Opioide, Obstipation, Laxantien, Opioidantagonisten

8.9.5 Hintergrund

Obstipation gehört zu den häufigsten Nebenwirkungen einer Schmerztherapie mit Opioiden [1–5]. In einer systematischen Übersichtsarbeit von Kalso et al. [6], bei der insgesamt 1145 Nicht-Tumorpatienten mit chronischen Schmerzen aus 15 randomisierten doppeltblinden Plazebokontrollierten Studien erfasst wurden, trat Obstipation bei 41 % der Patienten unter Opioidtherapie und nur bei 11 % der Kontrollgruppe auf. Somit war Obstipation die häufigste Nebenwirkung, gefolgt von Nausea (32 %) und Somnolenz (29 %). Die Prävalenz der Obstipation wird jedoch tendenziell eher unterschätzt, da in vielen klinischen Studien zu Opioid-Analgetika Obstipation nicht als definierte Nebenwirkung erfasst wird oder es fehlen spezifische Erhebungsinstrumente (z. B. als Fragebogen zur qualitativen und quantitativen Stuhlentleerung bzw. zu zusätzlichem Bedarf an Laxantien).

Trotz der hohen Prävalenz wird Obstipation unter allen Nebenwirkungen der Opioid-Therapie vom medizinischen Fachpersonal am häufigsten übersehen und am meisten unterschätzt [2, 7]. Dies führt dazu, dass sie häufig überhaupt nicht oder nicht ausreichend behandelt wird. Zahlreiche Komplikationen können die Folge sein (Tab. 8.9-1). Eine schwere Obstipation kann den Nutzen der Schmerzbe-

Tabelle 8.9-1: Mögliche Komplikationen der Obstipation

Komplikation	Referenzen
verstärkter gastrointestinaler Reflux	2, 9
Überblähung des Darmes	2, 3, 9, 15
Akkumulation von Gas	9
Retention des gastrointestinalen Inhaltes	9
Hemmung der gastrischen Entleerung	2, 25
paradoxe Diarrhoe	8, 15
Impaktbildung	8, 9
Ileus	3
inadäquate Resorption oraler Medikamente	2, 8, 9
Urinretention	9, 16, 18
Prädisposition für eine Infektion des ableitenden Harnsystems	16
Urininkontinenz	18
Aspirationspneumonie als Folge des Erbrechens	16
Verwirrtheit	9

handlung somit deutlich reduzieren [8] und die Lebensqualität der Patienten erheblich beeinträchtigen. Dies kann dazu führen, dass die Dosierung der Opioide der Schmerzsituation nicht angepasst wird [9], effektive Schmerzmedikamente nur zögernd eingenommen werden [10], oder dass es sogar zum Abbruch der Opioid-Therapie kommt [8].

Die opioidinduzierte Obstipation sollte nach Ansicht der meisten Autoren von Anfang der Opiodtherapie an prophylaktisch behandelt [10, 11] und bei einer Langzeittherapie routinemäßig fortgesetzt werden [12]. Anders als bei den anderen Nebenwirkungen der Opioidtherapie wie Übelkeit, Erbrechen und Sedierung stellt sich bei der Darmfunktion keine Toleranz gegenüber den Opioiden ein [4, 13].

8.9.6 Literaturrecherche

In der vorliegenden Analyse internationaler wissenschaftlicher Fachartikel aus den Bereichen Medizin und Pflege wird die opioidinduzierte Obstipation in den Blick genommen. Die in der Literaturanalyse verwendete Literatur wurde in PubMed® recherchiert. Die Verknüpfung der Suchbegriffe «constipation» und «opioid» ergab 578 Literaturangaben. Die Recherche wurde dann folgendermaßen eingegrenzt: Artikel der letzten 10 Jahre, englische oder deutsche Sprache, Alter der Patienten > 19 Jahre und klinische und pflegerische Fachzeitschriften. Das Rechercheergebnis ergab 23 Angaben. Die Verknüpfung der Suchbegriffe «constipation» und «naloxon» führte zu weiteren drei Angaben. Zusätzliche Quellen wurden anhand der Angaben im Literaturverzeichnis der Artikel ermittelt. Die recherchierten Artikel wurden gesichtet und entsprechend ihrer Relevanz in die Literaturanalyse einbezogen. Die Aspekte Pathophysiologie und Therapie der opioidinduzierten Obstipation wurden in insgesamt 37 Fachartikeln berücksichtigt.

8.9.7 Pathophysiologie

Die opioidinduzierte Obstipation (opioid-induced bowel dysfunction) ist ein komplexes Syndrom mit multiplen Manifestationen im Gastrointestinaltrakt, das durch Bindung der Opioide an Rezeptoren des zentralen Nervensystems und des Plexus myentericus im Darm verursacht wird [3, 8, 13, 14]. Im Dünn- und im Dickdarm bewirken Opioide die Abnahme der propulsiven Motorik [1–3, 13, 15, 16], wodurch sich die Verweildauer des Stuhles verlängert und sich die Stuhlkonsistenz ändert [13]. Durch ein vermindertes intestinales Flüssigkeitsvolumen [3, 17] und die vermehrte Resorption von Flüssigkeit wird der Stuhl zusätzlich eingedickt [1, 2, 9, 13–15, 16]. Darüber hinaus kommt es zu einer Zunahme der segmentalen Kontraktion des Darms, was die Darmpassage zusätzlich verzögert [2, 3, 13, 14]. Weitere Faktoren, welche die Obstipation fördern, sind ein erhöhter intestinaler Ruhetonus [15], die Zunahme des Tonus des intestinalen Sphinkters [1, 3, 13, 17], die Verminderung der intestinalen bzw. biliären sowie der pankreatischen Sekretion [14] und die Abnahme des Defäkationsreizes [13].

Die opioidinduzierte Obstipation tritt auch bei niedrigen Dosierungen auf und scheint daher nicht von der Dosis abzuhängen. Auch gibt es keine Korrelation zwischen der Opioiddosis und der Menge an verschriebenen Laxantien [18]. Die pathophysiologischen Mechanismen, welche die Obstipation hervorrufen, scheinen für alle Opioide gleich zu sein. Das Ausmaß der Obstipation wird jedoch von der Affinität des jeweiligen Opioids zu den Rezeptoren im Plexus myentericus des Darmes bestimmt [14]. So benötigten Patienten, die starke Opioide einnehmen (WHO-Stufe III), mehr Laxantien als solche, die mit schwachen Opioiden (WHO-Stufe II) behandelt wurden [19].

8.9.8 Behandlungsoptionen

Als mögliche Behandlungen der opiodinduzierten Obstipation werden im folgenden Text nicht pharmakologische Behandlungen, Behandlungen mit Laxantien, rektale Entleerungshilfen, prokinetische Medikamente und die Behandlung mit Opioidantagonisten diskutiert.

8.9.8.1 Nicht pharmakologische Behandlung

Zur Behandlung der Obstipation existieren allgemeine Maßnahmen in den Bereichen Flüssigkeitszufuhr, Ernährung und körperliche Aktivität [13, 18]. Diese allgemeinen Maßnahmen sind jedoch bei einer regelmäßigen Opioideinnahme [20] nicht ausreichend [4, 9]. Darüber hinaus sind sie bei Patienten in palliativmedizinischen Versorgungssettings nicht durchführbar. Bei diesen Patienten ist die Mobilität eingeschränkt, die Flüssigkeitszufuhr häufig gering, der Appetit reduziert und ballaststoffreiche Kost wird oft abgelehnt [13].

Weitere nicht pharmakologische Maßnahmen umfassen komplementäre Ansätze, wie abdominelle Massage, Akupunktur und Reflexologie. Die Effektivität dieser Maßnahmen wurde bislang jedoch nicht nachgewiesen [18]. Weiterhin wird empfohlen, die zusätzliche Medikation auf ihre obstipierende Wirkung hin zu überprüfen und für eine regelmäßige Darmentleerung zu sorgen. Das digitale Ausräumen des Stuhles kann eingesetzt werden, wenn andere Methoden versagt haben.

8.9.8.2 Behandlung mit Laxantien

In der Literatur finden sich zahlreiche Behandlungsempfehlungen zur Auswahl, Kombination und Abfolge von Laxantien [3–5, 10, 11, 13, 15, 20, 21], (Tab. 8.9-2 und 8.9-3). Mehrere Behandlungsempfehlungen setzen zuerst Stimulanzien zusammen mit Weichmachern ein [3, 15, 20]. Falls diese Kombination nicht zum Erfolg führt, wird die intermittierende Gabe von Magnesiumsalzen vorgeschlagen [3, 20]. O'Mahony [3] sowie Klaschik et al. [13] empfehlen Laktulose nur als Reservemittel. Bei effektiven Dosierungen wird Laktulose aufgrund von Flatulenz, Meteorismus, Bauchkrämpfen und des süßen Geschmacks von vielen Patienten nicht vertragen.

O'Mahony und Mitarbeiter fangen mit niedrigen Laxantien-Dosierungen an und steigern die Dosis allmählich – innerhalb von wenigen Tagen – bis zum

Tabelle 8.9-2: Übersicht der osmotisch wirksamen Laxantien

Laxans	Dosierungs-Empfehlungen	Wirkungseintritt[a]	Klinischer Einsatz	Nebenwirkungen
Magnesiumsalze (z. B. Magnesium-Hydroxid)	2–4 g alle 2–3 Tage[3]	1–6 h[3]	Effektiv, Wirkung jedoch oft unerwünscht stark und schnell[1], daher Reservemittel[13].	abdominelle Krämpfe[24] Schmerzen[15] Übelkeit[3, 15] Flatulenz[3, 15, 24, 25] Inkontinenz[24]
Zuckeralkohole (z. B. Laktulose)	15–30 ml 2–3 × täglich[3]	1–2 d[3]	Der Stellenwert von Laktulose wird sehr unterschiedlich beurteilt[1, 3, 16].	Dehydration[12, 24, 25] Elektrolytverschiebung[25] Hypermagnesiämie[25]c Hypokaliämie[25]c Hyperphosphatämie[25]c
Macrogole (z. B. Polyethylenglycol 3350 + Elektrolyte)	8,8–52,5 g/d[21] (40 g/d[b])	2–3[13] d	Macrogol hat sich als das Laxans 1. Wahl bewährt[1, 16, 21].	

[a] In Abhängigkeit u. a. vom Ausmaß und der Dauer der vorbestehenden Obstipation und der Dosierung
[b] Retrospektiv ermittelter Mittelwert der eingesetzten Dosis in der zugrunde liegenden Studie[21]
[c] Vor allem bei Patienten mit Nieren- und Herzerkrankungen[12]

Tabelle 8.9-3: Übersicht der nicht osmotisch wirksamen Laxantien

Laxans	Dosierungsempfehlungen	Wirkungseintritt[a]	Klinischer Einsatz	Nebenwirkungen
Füll- und Quellstoffe	>8 g/d[3] mit mind. 2 l Flüssigkeit/d[20]	2–4 d[3]	Bei Patienten, die die ausreichende Flüssigkeitsmenge nicht zu sich nehmen können und/oder bettlägerig sind, nicht zu empfehlen[1, 12, 13, 15, 16, 18, 25]	Obstruktion bei unzureichender Flüssigkeitszufuhr[3] Meteorismus[24,25] Flatulenz[10, 24] Eisen- und Kalziummalabsorption[25]
Weichmacher (z. B. Natrium-Docusat)	150–300 mg/d[3]	1–3 d[3]	Ihr Nutzen ist bei opioidinduzierter Obstipation fraglich[12]. Als Monotherapie sind sie ineffektiv[4, 5]. Bei ungenügender Flüssigkeitszufuhr können sie ihre Wirkung nicht entfalten[4]	Diarrhöe[3] Übelkeit[25]
Stimulanzien Senna Bisacodyl Natrium-Picosulfat	15–120 g/d[3] 10–20 mg/d[21] 0,375–13,4 mg/d[21] (5,3 mg/d[b])	6–22 h[3, 21]	Natriumpicosulfat, Senna und Bisacodyl werden alleine oder in Kombination mit osmotischen Laxantien in vielen Behandlungsempfehlungen eingesetzt.[3, 5, 15, 20, 22], Senna v. a. in den	kolikartige abdominelle Schmerzen[3, 10, 12, 16, 24] Inkontinenz[24] Melanosis coli[16, 25] Urindiskoloration[3] Hyperkaliämie[24] Elektrolytverschiebung[25] Dermatitis[25]

erwünschten Effekt. Wenn nach dem Ablauf der Latenzzeit immer noch kein Erfolg zu beobachten ist, empfehlen sie den Wechsel oder die Kombination der Laxantien [3]. Bei Änderungen der Opioid-Therapie muss die Laxantien-Dosierung erneut titriert werden [20].

Den Stellenwert des Macrogols Polyethylenglykol (PEG) 3350 mit Elektrolyten, welches 1998 zur Behandlung der chronischen Obstipation zugelassen wurde, haben Wirz und Klaschik bei der opioidinduzierten Obstipation zum ersten Mal getestet [21]. Aufgrund der guten Wirksamkeit und Verträglichkeit ersetzte es

Laxans	Dosierungs-empfehlungen	Wirkungs-eintritt[a]	Klinischer Einsatz	Nebenwirkungen
Rizinusöl	k.A.		USA[1]. Bisacodyl hat einen schwächeren Effekt auf die Peristaltik als Senna bei gleichzeitig früher einsetzender Wirkung[1]. Rizinusöl wird nur als Reservemittel bei speziellen Indikationen empfohlen[22].	
Gleitmittel (z. B. Paraffin)	0,3–9,6 g/d[21] (4,1 g/d[b])	1–3 d[3]	Ergänzende Therapie, wenn andere Mittel nicht ausreichen[21].	Lipidpneumonie[3, 24] Dehydratation[24] Inkontinenz[24] Malabsorption von fettlöslichen Vitaminen[24] perianale Irritationen[3]

[a] In Abhängigkeit u. a. vom Ausmaß und der Dauer der vorbestehenden Obstipation und der Dosierung
[b] Retrospektiv ermittelter Mittelwert der eingesetzten Dosis in der zugrunde liegenden Studie[21]

Natrium-Picosulfat als die erste Stufe eines insgesamt 8-stufigen Schemas (Abb. 8.9-1). Die Kombination PEG 3350 mit Elektrolyten und Natrium-Picosulfat plus Paraffin (Stufe 3) war die effektivste Kombination und bei den meisten Patienten ausreichend [21]. In der Therapieempfehlung von Klaschik et al. kommen Magnesiumsalze nicht vor.

Unbefriedigende Therapieergebnisse, zahlreiche Nebenwirkungen sowie das Potenzial der Überdosierung beschränken leider den therapeutischen Nutzen von Laxantien. Ergebnisse diverser Studien zeigen, dass Laxantien die opioidinduzierte Obstipation in vielen Fällen nicht effektiv behandeln können (21,6 % [21], 25 % [22], 34 % [23], 46 % [4]). Die angeführten Prozentsätze könnten das Problem allerdings unterschätzen, da keine quantitative und qualitative Erfassung dieser speziellen Nebenwirkung in den angeführten Studien erfolgte.

1. PEG 3350 mit Elektrolyten
2. PEG 3350 mit Elektrolyten + Natrium-Picosulfat
3. PEG 3350 mit Elektrolyten + Natrium-Picosulfat + Paraffin
4. PEG 3350 mit Elektrolyten + Senna + Paraffin
5. PEG 3350 mit Elektrolyten + Senna + Paraffin + Bisakodyl
6. PEG 3350 mit Elektrolyten + Senna + Paraffin + Klistiere
7. Senna + Paraffin + Diatrizoat-Lösung
8. Rizinusöl, manuelle Behandlung

Abbildung 8.9-1: Stufenschema für die Behandlung opioidinduzierter Obstipation nach Klaschik et al. [21]

8.9.8.3 Rektale Entleerungshilfen

Suppositorien und Klistiere sind in palliativen Versorgungssettings Alternativen zur oralen Therapie [1]. Bei der Impaktbildung hat sich der Einsatz von großvolumigen Einläufen bewährt [15]. Da die Verwendung von rektalen Entleerungshilfen für die Patienten unangenehm ist und zu einem Verlust an Würde führen kann [1, 15, 16], sollten sie nur verwendet werden, wenn andere Mittel nicht ausreichen [1, 15].

Stimulantien wirken lokal und sind ineffektiv, wenn sich Stuhl im Kolon befindet [1]. Bei Klistieren besteht die Gefahr der Elektrolytverschiebung [1]. Als weitere Nebenwirkungen von Klistieren und Einläufen können Blähungen [16], Inkontinenz [24], Dehydratation [25], Hypokaliämie [25] und bei Patienten mit Nierenfunktionsstörungen Hyperphosphatämie auftreten [25]. Darüber hinaus kann es bei rektalen Entleerungshilfen zu Irritationen oder mechanischen Traumata kommen [24].

8.9.8.4 Prokinetische Medikamente

Prokinetische Medikamente werden von manchen Autoren eingesetzt, wenn sich die Obstipation durch die Behandlung mit üblichen Laxantien nicht beheben lässt [3]. Ihr Nutzen ist allerdings nicht unumstritten. Prokinetische Medikamente wie Metoclopramid und Tegasterod erhöhen die gastrische Motilität im Magen und im Dünndarm über Motilinrezeptoren [16], welche im Kolon jedoch nicht vorkommen [12]. In einer Studie mit 50 Patienten einer Intensivstation waren prokinetische Medikamente nicht mit dem Eintreten einer Darmentleerung assoziiert

[12]. Außerdem wurden erhebliche Nebenwirkungen bekannt: Beim Einsatz von Metoclopramid traten extrapyramidale Symptome auf [15]. Cisaprid führte zu kardialen Nebenwirkungen und wird daher nicht mehr eingesetzt [17].

8.9.8.5 Behandlung mit Opioidantagonisten

Während die bisher beschriebenen herkömmlichen Therapiemaßnahmen über unspezifische Mechanismen wirken, ermöglichen Antagonisten des µ-Opioidrezeptors die unerwünschten Wirkungen der Opioide spezifisch aufzuheben [9]. Die Eigenschaften der wichtigsten Vertreter sind in **Tabelle 8.9-4** zusammengefasst. Naloxon, der erste verfügbare – nicht selektive – Opioidantagonist, welcher in intravenöser Formulierung seit Jahrzehnten gegen Symptome der Opioid-Überdosierung wie Atemdepression eingesetzt wird, wurde bereits in den 1980er Jahren bei opioidinduzierter Obstipation getestet. [1]. Diverse Studien mit oralen Naloxon-Formulierungen zeigen eine signifikante Aufhebung der Opioid-induzierten Obstipation [26, 27, 28, 29]. Bei manchen Patienten war dies bereits bei einer Dosierung von 20 % der Opioiddosierung deutlich [28]. Der Laxantienkonsum konnte reduziert werden [29].

In den gleichen Studien wurde jedoch von einer Aufhebung der Analgesie und einer Entzugssymptomatik durch Naloxon berichtet [26, 27, 28, 29]. Offensichtlich gibt es eine Obergrenze der Dosierung, die jedoch individuell sehr unter-

Tabelle 8.9-4: Übersicht von µ-Opioidrezeptor-Antagonisten

Opioid-antagonist	Passage der Blut-Hirn-Schranke	Analgesie-verlust	Entzugs-symptomatika	Klinischer Einsatz
Naloxon	Ja[9]	Ja[26, 27]	Ja[27, 28, 29]	Schmaler therapeutischer Index: Analgesie kann schon bei Dosierungen reduziert werden, die für eine Darmentleerung nicht ausreichend sind.[2, 9]
Methylnaltrexon	Nein[31]	Nein[33, 34]	Nein[33, 34]	Vielversprechende Ergebnisse, ihre therapeutische Bedeutung kann jedoch noch nicht abgeschätzt werden.[30]
Alvimopan	Nein[32]	Nein[36, 37]	k. A.	

schiedlich ist. Insbesondere Patienten, die höhere Opioiddosen benötigen, scheinen von einer Aufhebung der Analgesie und der Entzugssymptomatik betroffen zu sein [26]. Es wurde festgehalten, dass der therapeutische Index von Naloxon relativ schmal ist [2]. Auf dem Markt ist zurzeit eine orale retardierte Formulierung verfügbar, die Oxycodon mit Naloxon in zwei unterschiedlichen Dosierungen (10/5 mg und 20/10 mg) kombiniert.

McNicol und Kollegen [30] kommen in ihrer systematischen Übersichtsarbeit der Cochrane Collaboration zum Schluss, dass keine ausreichende Evidenzen existieren, um die Wirksamkeit und Sicherheit von Naloxon bei der opioidinduzierten Obstipation beurteilen zu können. Die kleine Anzahl sehr heterogener Studien involvierten zu wenige Teilnehmer und haben eine eingeschränkte Aussagekraft.

Durch die Entwicklung der quartären Opioidantagonisten eröffneten sich neue Perspektiven. Methylnaltrexon und Alvimopan können die Blut-Hirn-Schranke nicht überwinden, sodass die Blockierung der Opioidrezeptoren auf die peripheren Opioidrezeptoren beschränkt bleibt [31, 32]. Klinischen Studien zufolge wurden beim Einsatz von intravenös appliziertem Methylnaltrexon kein Analgesieverlust und keine Entzugssymptomatik beobachtet. Es zeigte sich ein Anstieg der Darmentleerungshäufigkeit und der Kolontransitzeit im Vergleich zur Kontrollgruppe [33, 34]. Dosierungen von 0,32 mg/kg Körpergewicht wurden von Gesunden gut toleriert. Bei Dosierungen von mehr als 0,64 mg/kg Körpergewicht traten Symptome einer orthostatischen Hypotonie auf [35].

Auch beim Einsatz von Alvimopan wurde ein beschleunigtes Einsetzen der ersten Darmentleerung und ein geringerer Laxantienkonsum im Vergleich zur Kontrollgruppe festgestellt. Ein Verlust der Analgesie trat nicht auf [36, 37]. Zurzeit sind quartäre Opioidantagonisten noch nicht verfügbar, aber die Entwicklung von Methylnaltrexen und Alvimopan ist bereits weit vorangeschritten. McNicol und Kollegen zufolge stellen diese beiden Substanzen vielversprechende Therapieoptionen dar [30]. Da jedoch über die Effektivität und die Sicherheit in der Langzeitbehandlung sowie über die Inzidenz und die Natur seltener Nebenwirkungen noch keine Erfahrungen vorliegen, kann der therapeutische Stellenwert dieser Mittel noch nicht beurteilt werden [30]. Eine eventuelle Therapie sollte daher engmaschig überprüft und so kurz wie möglich gehalten werden [30].

8.9.9 Fazit

Eine der wichtigsten und hartnäckigsten Nebenwirkungen von Opioidanalgetika ist die Hemmung der normalen Darmfunktion, wobei die Häufigkeit in der Literatur eher unterschätzt wird. Diese opioidinduzierte Obstipation sollte von Beginn der Opioidtherapie an prophylaktisch und routinemäßig behandelt werden. Für diesen Zweck stehen eine Reihe von Behandlungsoptionen zur Verfügung. Eine übergreifende Empfehlung konnte aus der analysierten Literatur nicht abgeleitet werden. Die Behandlung sollte dem individuellen Bedarf angepasst werden und – falls erforderlich – eine Kombination mehrerer Strategien umfassen. Es wäre wünschenswert, dass Analgetika der Zukunft neben einer ausreichenden Schmerzlinderung weniger Obstipation verursachen.

Literatur

1 Herndon CM, Jackson KC, Hallin PA. Management of opioid-induced gastrointestinal effects in patients receiving palliative care. Pharmacotherapy 2002; 22:240–250.
2 Holzer P. Opioids and opioid receptors in the enteric nervous system: from a problem in opioid analgesia to a possible new prokinetic therapy in humans. Neurosci Lett 2004; 361:192–195.
3 O'Mahony S, Coyle N, Payne R. Current management of opioid-related side effects. Oncology (Williston Park) 2001; 15: 61–73, discussion 77–78, 80–82.
4 Pappagallo M. Incidence, prevalence, and management of opioid bowel dysfunction. Am J Surg 2001; 182: 11–18.
5 Swegle JM, Logemann C. Management of common opioid-induced adverse effects. Am Fam Physician 2006;74: 1347–1354.
6 Kalso E, Edwards JE, Moore RA, McQuay HJ. Opioids in chronic non-cancer pain: systematic review of efficacy and safety. Pain 2004;112: 372–380.
7 McMillan SC, Tittle M, Hagan S, Laughlin J. Management of pain and pain-related symptoms in hospitalized veterans with cancer. Cancer Nurs 2000; 23: 327–336.
8 Foss JF. A review of the potential role of methylnaltrexone in opioid bowel dysfunction. Am J Surg 2001;182: 19–26.
9 Kurz A, Sessler DI. Opioid-induced bowel dysfunction: pathophysiology and potential new therapies. Drugs 2003; 63: 649–671.
10 Tamayo AC, Diaz-Zuluaga PA. Management of opioid-induced bowel dysfunction in cancer patients. Support Care Cancer 2004;12: 613–618.
11 Fallon MT, Hanks GW. Morphine, constipation and performance status in advanced cancer patients. Palliat Med 1999;13: 159–160.
12 Patanwala AE, Abarca J, Huckleberry Y, Erstad BL. Pharmacologic management of constipation in the critically ill patient. Pharmacotherapy 2006; 26: 896–902.
13 Klaschik E, Nauck F, Ostgathe C. Constipation – modern laxative therapy. Support Care Cancer 2003; 11: 679–685.
14 Schwarzer A, Nauck F, Klaschik E. [Strong opioids and constipation]. Schmerz 2005; 19: 214–219.
15 Thorpe DM. Management of opioid-induced constipation. Curr Pain Headache Rep 2001; 5: 237–240.
16 Thomas J. Cancer-related constipation. Curr Oncol Rep 2007; 9: 278–284.
17 Holzer P. Treatment of opioid-induced gut dysfunction. Expert Opin Investig Drugs 2007; 16: 181–194.
18 Kyle G. Constipation and palliative care – where are we now? Int J Palliat Nurs 2007; 13: 6–16.

19 Sykes NP. The relationship between opioid use and laxative use in terminally ill cancer patients. Palliat Med 1998; 12: 375–382.
20 Plaisance L, Ellis JA. Opioid-induced constipation. Management is necessary but prevention is better. Am J Nurs 2002; 102: 72–73.
21 Wirz S, Klaschik E. Management of constipation in palliative care patients undergoing opioid therapy: is polyethylene glycol an option? Am J Hosp Palliat Care 2005; 22: 375–381.
22 Twycross RG, McNamara P, Schuijt C, Kamm MA, Jordan C. Sodium picosulfate in opioid-induced constipation: results of an open-label, prospective, dose-ranging study. Palliat Med 2006; 20: 419–423.
23 Bennett M, Cresswell H. Factors influencing constipation in advanced cancer patients: a prospective study of opioid dose, dantron dose and physical functioning. Palliat Med 2003; 17: 418–422.
24 Locke GR, Pemberton JH, Phillips SF. American Gastroenterological Association Medical Position Statement: guidelines on constipation. Gastroenterology 2000; 119: 1761–1766.
25 Panchal SJ, Müller-Schwefe P, Wurzelmann JI. Opioid-induced bowel dysfunction: prevalence, pathophysiology and burden. Int J Clin Pract 2007; 61:1181–1187.
26 Liu M, Wittbrodt E. Low-dose oral naloxone reverses opioid-induced constipation and analgesia. J Pain Symptom Manage 2002; 23: 48–53.
27 Latasch L, Zimmermann M, Eberhardt B, Jurna I. Treament of morphine-induced constipation with oral naloxone. Anaesthesist 1997; 46: 191–194.
28 Sykes NP. An investigation of the ability of oral naloxone to correct opioid-related constipation in patients with advanced cancer. Palliat Med. 1996; 10: 135–144.
29 Meissner W, Schmidt U, Hartmann M, Kath R, Reinhart K. Oral naloxone reverses opioid-associated constipation. Pain 2000; 84: 105–109.
30 McNicol E, Boyce D, Schumann R, Carr D. Cochrane Database Syt Rev 2002;Apr 16(2): CD00633231.
31 Lembo A. Peripheral opioids for functional GI disease: a reappraisal. Dig Dis 2006;24: 91–98.
32 Neary P, Delaney P. Alvimopan. Expert Opin Investig Drugs 2005;14: 479–488
33 Yuan CS, Foss JF, O'Connor M, Osinski J, Karrison T, Moss J, Roizen MF. Methylnaltrexone for reversal of constipation due to chronic methadone use: a randomized controlled trial. JAMA 2000; 283: 367–372.
34 Yuan CS, Foss JF. Oral methylnaltrexone for opioid-induced constipation. JAMA 2000; 283: 1383–1384.
35 Foss JF. A review of the potential role of methylnaltrexone in opioid bowel dysfunction. Am J Surg 2001; 182: 19–26.
36 Herzog TJ, Coleman RL, Guerrieri JP, Gabriel K, Du W, Techner L, Fort JG, Wallin B. A double-blind, randomized, placebo-controlled phase III study of the safety of alvimopan in patients who undergo simple total abdominal hysterectomy. Am J Obstet Gynecol 2006; 195: 445–453.
37 Paulson DM, Kennedy DT, Donovick RA, Carpenter RL, Cherubini M, Techner L, Du W, Ma Y, Schmidt WK, Wallin B, Jackson D. Alvimopan: an oral, peripherally acting, mu-opioid receptor antagonist for the treatment of opioid-induced bowel dysfunction – a 21-day treatment-randomized clinical trial. J Pain 2005; 6: 184–192.

Jürgen Osterbrink, Ute Haas, Paracelsus Medizinische Privatuniversität, Institut für Pflegewissenschaft, Salzburg, Österreich

Korrespondenz:
Univ.-Prof. Dr. Jürgen Osterbrink
Paracelsus Medizinische Privatuniversität
Institut für Pflegewissenschaft
Strubergasse 21, 5020 Salzburg, Österreich
Tel. +43(0)662 442002 12-75; Fax -79
E-Mail: juergen.osterbrink@pmu.ac.at

Abdruck mit freundlicher Genehmigung der Wiener Medizinischen Wochenschrift (WWZ) nach: Osterbrink, J.; Haas, U. (2008): Opiodinduzierte Obstipation: Literaturanalyse zur Pathophysiologie und Behandlung. WWZ, 158/21–22: 621–626. (© Springer-Verlag, Wien, Austria)

Sachwortverzeichnis

A
A-beta-Fasern 35, 39
– Reizung 37
A-delta-Fasern 32
– Aktivität, synaptische 33
Abbey Pain Scale 226
Abhängigkeit, medikamentöse 45, 48, 108, 148, 149, 271
Ablenkung 38, 160, 238, 256
Acetylsalicylsäure s. ASS
Acute Pain Assessment Chart 80
Acute Pain Rating Scale for Neonates 233
ADD 226
Adrenalin 191
Aggressivität 222
Aktivität, gesellschaftliche 203
Aktivität, körperliche 201
Akupressur 191, 239
Akupunktur 190, 195, 239, 259
Akut-Schmerz-Dienst 129
Allodynie 49, 75, 259
Alter 178
Amitriptylin 259
Analgesie, patientenkontrollierte intravenöse s. PCIA
Analgetika s. Medikamente
Analgetikapumpen 124
Analogskala, visuelle 69
Angst 266
Anomalien, neurologische 63
Antagonist 45
Antidepressiva 183, 259
Antihypertonika 185
Antikonvulsiva 184, 255, 259
Antiphlogistica, nichtsteroidale s. NSA
Antipyretika s. NSA
Anxiolytika 255

Anzeichen, emotionale 63
Arbeitstempo, hohes 110
Arbeitszufriedenheit, geringe 281
Aromatherapie 194
Ashwagandha 199
ASS 138
Assessment 57
– Alter 66
– Anzeichen, physische 64
– Anzeichen, sichtbare 62
– Charts 78, 81
– Faktoren, beeinträchtigende/Pflegende, Patienten 65
– Formen 61
– Geschlecht 68
– Gründe/Hintergrund 58
– Instrumenten-Einführung 85
– Kommunikation, verbale 61
– Literatur 57, 92
– Multiple-Choice-Test 88, 90
– Skalen 68
– Skalen, deskriptive/numerische 70
– Vorteile 58
– Zeitpunkt 60
– Zusammenfassung 87
Assessment of Discomfort in Dementia s. ADD
Atelektase 127
Atemdepression 45
Atemfunktion, beeinträchtigte 127
Atemübungen, tiefe 160
Ausbildung, spezifische 95; s. IUE
Ausbildung, unzureichende 99
Ausdruck, stimmlicher 63
Auswirkungen, psychosoziale 45
Avocadoöl 200

B

Baby FACS 233
Barrieren/Hemmnisse 93
– Aspekte, organisatorische 109
– Bereich, klinischer 110
– Gesundheitsfachpersonen 94
– Hintergrund 94
– Literatur 93, 121
– Multiple-Choice-Test 117, 119
– Patienten 104
– Praxisverbesserung 99
– Teamarbeit, fehlende 97
– Verantwortung 111
– Wissensdefizit 94, 99
– Zusammenfassung 116
Begleitung, kompetente 162
Behavioral Pain Score 232
Belastungsstörung, posttraumatische 267
Benzodiazepine 185
Berner Schmerz-Score für Neugeborene s. BPSN
Berühren 219, 238
Berührungsempfinden 35, 39
Betäubungsmittelgesetz/BtMG 113, 115
Bewegung 201
Biofeedback 196
Biphosphonate 186
Blutdruck, erhöhter 127
Blutdruckveränderung 63
Blutstörung, genetisch bedingte s. Sichelzellanämie
Borago officinalis 199
Borretsch 199
Boswellia 199
BPSN 233
Bradykinin 40
Brief Pain Inventory 73
Buprenorphin 43, 146

C

C-Fasern 34
– Aktivität, synaptische 35, 36
Capsaicin 186, 199
Capsicum 199
Carbamazepin 184
Ceiling-Effekt 138
Certkom e. V. 348
– Aufgaben 351
– Gesellschaft/Aufbau 349
– Literatur 352
– Zertifizierung/Inhalte 349
Charts 78
– PCIA/PCEA 81
Checklist of Nonverbal Pain Indicators s. CNPI
Chemikaliensuppe, entzündliche 31, 40, 42
Chemotherapie 186
CHEOPS 233, 235
Childrens and Infants Postoperative Pain Scale s. CHIPPS
Chili 199
CHIPPS 233
Chiropraktik 192
Chondroitin 200
Clinical Scoring System s. CSS
Clonidin 185
CNPI 226
Codein 43, 141
COX-2 139
CRIES 233, 234
CSS 232
Curcuma domestica 199
Cyclooxygenase 41

D

Darmmotilität, verringerte 127, 358
Dauerschmerzen s. Schmerzen, chronische nichtmaligne
Decartes, René 27
Definitionen 30
Demenz 215, 220, 226
Depression 127, 181, 183, 267
Diamorphin 43, 143
Dihydrocodein 141
Disability Distress Assessment Tool s. DisDAT
Discomfort Scale – Dementia of the Alzheimer's Type s. DS-DAT
DisDAT 229
Distanz 63
Dokumentation, geringe 181
Doloplus 2 226
DS-DAT 226
DSVN 233
Dynorphine 43
Dysphorie 186

E

EDIN 232
Einflüsse, physikalische/psychologische 252
Einsamkeit 203
EMLA®-Creme 237
EMONA 150
Emotionen 46, 63, 177
Endorphine 43
Enkephaline 43
Entonox™ 150
Entspannung 46
– Kinder 239
–, psychologische 196
– Techniken 160
– Therapie 46
Epiduralanalgesie, patientenkontrollierte s. PCEA
Equimolar mixture of oxygen and nitrous oxide 150
Erbrechen/Übelkeit 128
Erschöpfung 127
Erwerbsunfähigkeitsrenten 280
Espe 199
Expertenstandard 352

F

Facilitated Tucking 239
Faktoren, personen-/situationsbedingte 26
Familie 282
Fehlinterpretationen 27
Fentanyl 43, 144
FLACC 226
Fraxinus excelsior 199
Fußreflexzonenmassage 195

G

Gabapentin 147, 184, 255, 259
Gate-Control-Theorie 27, 30, 37, 38, 45
– Fallgeschichte 37
– Komponente, affektiv-motivationale 46
– Komponente, kognitiv-evaluative 46
– Komponente, sensorisch-diskriminative 46
– Schmerzmodulation 39
Gedankenprozesse, negative 49
Gefühle s. Emotionen
Gelbwurz 199
Geschlecht 178

Gesichterskala 221
Gesichtsausdruck 62
Gewebeschädigung 31, 42
Glocosamin 200
Glossar 289
Goldrute, echte 199

H

Hämoglobin, abnormales 261
Harpagophytum procumbens 199
Hautveränderungen 63
Heilungsverzögerung 128
Herz-Kreislauf-Kapazität, verminderte 178
High-dependency Unit 116
Hirnverletzungen 228
Hydromorphin 43
Hyperalgesie 40, 75
–, primäre 40
–, sekundäre 40, 49
Hypnose 197
Hypochondrie 268
Hypotonie 185

I

IBCS 232
Ibuprofen 139
Imagination, geleitete 197
Immobilität 128, 177
Infant Body Coding System s. IBCS
Ingwer 199
Isolation 203
IUE/Integrierte Unterrichtseinheit – Schmerz 321
– Arbeitspapier 334
– Dozenten 323
– Inhalte 324
– Lernziele 322
– Literatur 338
– Projekt 332
– Stundenplan 324
– Stundentafel 323
– Verlaufsplan/Methoden/Medien 331
– Workshop 327

J

JCAHO 78
Johannisbeere, schwarze 199

K

Kälte/-behandlung 38, 194, 239
Känguruen 239
Karpaltunnelsyndrom 258
Kaskade, chemische 31, 40, 42
Kernreaktion, biologische 31, 40
Ketamin 147, 185, 259
Kinder, kommunikationsunfähige 67, 230
– Analgetikaverordnung 236
– Assessment 231, 232
– Literatur 240
– Richtlinien, allgemeine 238
– Strategien, nichtmedikamentöse 237
– Verhaltensweisen, schmerzbezogene 234
Knochenschmerzen 186
Kognition, fluktuierende 222, 223
Kommunikationsunfähigkeit 213, 214, 216, 221, 226, 228, 230
Komplementärtherapien 46, 159, 189
Konditionsabbau 128, 177
Körper-Selbst-Neuromatrix 51
Körperbewegung, angespannte 222
Körpersprache 62
Kortikosteroide 185
Krankenhaus, schmerzfreies s. Projekt
Krankheitsgewinn/-verlust, sekundärer 278
Kräuterheilmittel 199
Kryotherapie s. Kälte
Kultur 107
Kulturen, fremde s. Minderheiten, ethnische

L

Lachgas 150
Laminae 32
LANSS-Schmerzskala 75, 76
Lautäußerungen, schmerzbedingte 222
Lavendel 194
Laxantien 363
Leeds Assessment of Neuropathic Symptoms and Signs Pain Scale 75, 76
Leiden 52
Lernbehinderung 228
Leukotriene 40
Lidocain 186
LIDS 233
Literaturverzeichnis 296, 318
Liverpool Infant Distress Scale s. LIDS
Livopan® 150
Lodocain 259
Lokalanästhetika 186, 188, 237
London Hospital Pain Observation Chart 70
Lungenembolie/-entzündung 127

M

Major-Depression 267
Malignom 173
Massage 160, 191, 239, 259
MAX 232
MBPS 233
McGill Pain Questionnaire 71
Medikamente/Akutschmerzen 136
– Abhängigkeit/Sucht/Toleranz 148
– Analgetika, häufig angewandte 136
– Analgetikaverordnung, verbesserte 152
– Injektionen 158
– Kinder 236
– Literatur 168
– Multiple-Choice-Test 165, 167
– NSA 137
– Opioide 140
– Opioide, schwächere 141, 339, 340
– Opioide, stärkere 143, 339, 340
– PCA/PCIA 156
– PCEA 157
– Schmerzen, leichte/mittelmäßige 137
– Zusammenfassung 164
Medikamente/Schmerzen, chronisch nicht-maligne 182
– Ko-Analgetika 182
– Literatur 209
– Multiple-Choice-Test 206, 209
– Opioide 187
– Scheinmedikation 200
– Therapie, adjuvante 183
Medikamentenverordnung 113
–, bedarfsorientierte 114
–, komplizierte 113
– Richtlinien, globale 115
– Richtlinien, nationale 114
Melzack/Wall 27, 37, 50
Menschen, ältere 66, 215
– Assessment-Instrumente 226, 227
– Beeinträchtigung, kognitive 220, 222
– Kommunikationsunfähigkeit 213, 214, 226
– Literatur 228

- Schmerzursachen, häufige 219
- Strategien/Behandlung 218
Methadon 43, 145
Mexiletin 186
Mimik, verzerrte 222
Minderheiten, ethnische 240
- Literatur 244
- Stereotypisieren, negatives 242
- Strategien, kulturübergreifende 243
Missbrauch s. Substanzmissbrauch
Mobilität 201, 282
Modell, biosoziales 178
Modified Behavioral Pain Scale s. MBPS
Modified Postoperative Comfort Score s. PCS
Mohn 42, 43
Morphin 42, 43, 143, 184
MPQ 71
Münchhausen-Syndrom 269
Musiktherapie 198
Muskel-Skelett-Schmerzen 185, 176, 197, 266
Muskelanspannung 160, 196, 266
Muskelanspannung/-veränderung 63
Muskelatrophie 177
Muskelrelaxanzien, zentral wirksame 185
Muskelschwäche 184
Muskelspasmen 184, 185

N

N-Butyl-Scopolamin 184
Nachtkerzenöl 199
Nahrungsergänzungsmittel 199, 200
Nalbuphin 146
Naloxon 44, 147
Narcanti® 147
Natur, mehrdimensionale 25
- Hintergrund 26
- Literatur 25, 55
- Multiple-Choice-Test 53, 55
Nebenwirkungen, medikamentöse 43, 44, 45, 140, 148, 358
Nelkenöl 194
Neonatal Pain and Discomfort Scale s. EDIN
Nerven/-reizung 32
Nervenblockaden 124, 158, 188
Nervenschädigungen 174, 184
Nervenstimulation, transkutane s. TENS
Nervenwurzelkompression 258

Nervenzellen 40
Neugeborene 67, 230
- Analgetikaverordnung 236
- Assessment 231, 232
- Literatur 240
- Richtlinien, allgemeine 238
- Strategien, nichtmedikamentöse 237
- Verhaltensweisen, schmerzbezogene 234
Neuromatrix-Theorie 30, 50
- Informationseingänge 51
- Leiden/Schmerz 52
Neuropathie, diabetische 188
Neuropathie, kompressionsbedingte 258
Neurophysiologie 31
- Fallgeschichte 33
Neurosignatur 51
Neurotransmitter, schmerzlindernde 41
NMDA-Rezeptor 50
NOPPAIN 226
Noradrenalin 183
Norpethidin 145
NSA 41, 137, 138, 237
NSAspezifische/COX-2 139
Nubain® 146

O

Obstipation, opioidinduzierte 358
- Behandlung, nichtmedikamentöse 362
- Entleerungshilfen, rektale 366
- Fazit 368
- Hintergrund 360
- Komplikationen, mögliche 360
- Laxantien 363
- Literatur 369
- Medikamente, prokinetische 366
- Opioidantagonisten 367
- Pathophysiologie 361
- Stufenschema 366
Oenothera biennis 199
Omega-3-Fettsäuren 200
Opioidabhängigkeit/-sucht/-toleranz 45, 148, 149, 271
- Schmerzkontrolle 273
Opioidantagonist 44
Opioidantagonisten 367
Opioide 41, 43, 259, 265, 358; s. auch Medikamente
- Akutschmerzen 140

- Kinder/Neugeborene 237
- Pflaster 187
- Nebenwirkungen 43, 44, 45, 140, 148, 358
- Schmerzen, chronische nichtmaligne 187
- Verordnungsrichtlinien 115, 116

Opioidrezeptoren 43, 44
Opioidrezeptoren, endogene 41, 42
Osteoporose 186
Oxycodon 144

P

PADE 226
PADS 229
Pain and Discomfort Scale s. PADS
Pain Rating Index 71
Pain Rating Scale s. PRS
PAINAD 226
Panikattacken 267
Papaver somniferum 42
Paracetamol 137, 237
Parästhesie 75
PASLAC 226
Patienten, opioidabhängige
    s. Substanzmissbrauch
Patienten, schutzbedürftige/vulnerable 211
- Hemmnisse/Definition 215
- Hintergrund 212
- Hirnverletzungen/Lernbehinderung 228
- Kinder/Neugeborene 230
- Kommunikationsunfähigkeit 213, 214, 226, 228, 230
- Literatur 211, 228, 230
- Menschen, ältere 215, 220, 222
- Minorität, ethnische s. Minderheiten, ethnische
- Multiple-Choice-Test 245, 247
- Zusammenfassung 244

Patienten/Einstellung, hemmende 104
- Angst vor Abhängigkeit/Injektionen 108
- Auffassungen 105
- Auswirkung, psychische 109
- Erwartungen, geringe 107
- Pflegewissen 106
- Überzeugung, kulturelle/religiöse 107

PATS 233
PCA 156
PCEA 81, 82, 124, 156, 157
PCIA 81, 124, 156

PCS 232
Persönlichkeitsmerkmale 177
Pethidin 43, 145
Pflanzenöle 194
Pflegeheimbewohner 215
Phantomschmerzen 50, 158
Phenytoin 184
Phytodolor 199
PIPP 233
Placebo 200
Plastizität, neuronale 176
POPS 232
Populus tremula 199
Postoperative Pain Score s. POPS
PPI 71
Present Pain Intensity 71
PRI 71
Prilocain 237
Projekt Schmerzfreies Krankenhaus 340
- Ablauf/Methodik 342
- Bedeutung/Pflege 348
- Befragung/Ergebnisse 345
- Befragung/Mitarbeiter, Patienten 344
- Durchführung 342
- Klinikverteilung 341
- Zertifizierung 348, 349

Prostaglandine 40, 41
PRS 232

Q

Qualitätsverbesserung 102

R

Radiotherapie 186
Reaktionen, geschlechtsbedingte 68
Rechtsstreitigkeiten 280
Refexologie 195
Religion 107
Resignation 64
Rezeptoren 40
Ribes nigrum 199
Riley Infant Pain Scale s. RIPS
RIPS 232
Rückenmark 32, 33, 35
- Querschnitt 36, 42

Rückenmarkstimulation 193
Rückenmarkverletzung 257
- Forschungsergebnisse 258

– Leben mit 259
– Literatur 260
Rückzug, sozialer 203

S

S-adenosyl-Methionin 200
Salix 199
Sauerstoff 150
Säuglinge s. Kinder; Neugeborene
Schadensersatzprozess, verlorener 280
Schlaf, gestörter 63, 127
Schlafbeere 199
Schlafmohn 42
Schlafstörungen 177
Schmerz 25
– Einflüsse, physikalische/psychologische 252
– Einschätzung s. Assessment
– Management/Linderung, ineffektive 93
– Natur, mehrdimensionale 25
Schmerz-Assessment-Skalen s. Assessment
Schmerz, neuropathischer/nozizeptiver 75
Schmerz, therapierefraktärer 278
– Arbeits-/Berufssituation, schlechte 281
– Familieneinfluss 282
– Literatur 284
– Rechtsstreitigkeiten, beeinflussende 280
– Sozialpolitik 280
– Zusammenfassung 284
Schmerzauslöser, genetisch bedingte 176
Schmerzauslöser, potenziell pathologische 174
Schmerzauslöser, psychosoziale 176
Schmerzeinschätzung s. Assessment
Schmerzen, akute 37, 50
– Folgeerscheinungen 125
Schmerzen, akute/Behandlung 123
– Ablenkung 160
– Algorithmus/Opioide 134
– Analgesie, patientenkontrollierte s. PCA/PCIA
– Analgetika s. Medikamente
– APS 129
– Aufkleber/Analgetika 132
– EMONA 150
– Entspannung/Massage 160
– Hintergrund 124
– Literatur 123, 168
– Multiple-Choice-Test 165, 167
– Patienten-Sicht 125
– Stressreaktionen 127
– Stufenschema 153
– Therapie, nichtmedikamentöse 159
– Trost 162
– Vorbereitung, psychologische 159
– Zusammenfassung 164
Schmerzen, chronische 50
Schmerzen, chronische nichtmaligne 171
– Aktivitäten, gesellschaftliche 203
– Aufrechterhaltung 176
– Auslöser/Ursachen 174, 176
– Bewegung 201
– Beziehung, vertrauensvolle 201
– Definition 172
– Hintergrund 172
– Interprofessionalität 203
– Interventionen, psychologische 195
– Kliniken 204
– Literatur 171, 209
– Management 180
– Multiple-Choice-Test 206, 207
– Nahrungsergänzung/Kräuter 199
– Nervenblockaden, regionale 188
– Patientensicht 178
– Patientenumfeld, soziales 179
– Präparate s. Medikamente
– Scheinmedikation 200
– Therapie, nichtmedikamentöse 189, 190
– Zusammenfassung 205
Schmerzen, komplizierte 249
– Hintergrund 250
– Literatur 249
– Multiple-Choice-Test 285, 287
Schmerzen, neuropathisch bedingte 174, 188, 258
Schmerzen, postoperative 123, 124, 125, 176
Schmerzerfahrung, individuelle 45, 46
Schmerzfasern 32, 38
Schmerzkliniken 204
Schmerzkomponenten 46
Schmerzmanagement, ineffektives s. Barrieren/Hemmnisse
Schmerzstufenschema/WHO 153
Schmerztagebücher 78, 225
Schmerztherapie, qualifizierte 348
Schmerzübertragung 31, 32, 38

Schmerzwahrnehmung 26
– Auswirkungen, psychosoziale 45
– Neurophysiologie 31
–, nicht schmerzbezogene 35
–, schmerzbezogene 33, 34
Schonhaltung 222
Schulung, spezifische 95; s. IUE
Schutzbedürftigkeit s. Patienten, schutz-
 bedürftige
Schutzmechanismen, körperliche 46
Selbstwirksamkeit 177
Selen 200
Serotonin 183, 191
SF-MPQ 71, 72
Sichelzellanämie 261
– Forschungsergebnisse 264
– Leben mit 262
– Leitlinien 265
– Literatur 265
– Medikamente 261, 265
– Strategien, nichtmedikamentöse 264
Skilled Companionship 162
Sojaöl 200
Solidago virgaurea 199
Somatisierungsstörungen 268
Sozialpolitik 280
Spasmolytika 184
Sprache, fremde s. Minderheiten, ethnische
Steroide 185
Stickoxidul 150
Stimmungsschwankungen 127
Stimmungswechsel 63
Stoizismus 213, 217, 243
Störung, somatoforme 269
Störungen, affektive 266
– Literatur 271
– Zusammenfassung 70
Strahlentherapie 186
Stress 47, 50, 177, 267
Stress, mentaler 281
Stressabbau 160
Stressreaktion 127
Substantia gelatinosa 35, 36
Substanz P 40
Substanzen, beteiligte 40
Substanzen, nichtsteroidale entzündungs-
 hemmende s. NSA
Substanzmissbrauch 271

– Entzugssymptome 272
– Leitlinien/Protokoll 276
– Missbrauch, bekannter 271
– Schmerzkontrolle 273
Sucht, medikamentöse 148, 271
Syringomyelie 258
System, limbisches 194

T
Tachykardie 127
Teamverantwortung 111
Teebaumöl 194
Temgesic® 146
TENS 38, 46, 163, 192, 259
Teufelskralle 199
The Childrens Hospital of Eastern Ontario
 Pain Scale s. CHEOPS
The Comfort Scale 233
The Distress Scale for Ventilated Newborn
 s. DSVN
The Pain Assessment Tool s. PATS
The Premature Infant Pain Profile s. PIPP
Therapie, medikamentöse s. Medikamente
Therapie, nicht-medikamentöse 46
– Akutschmerzen 159
– Kinder/Neugeborene 236, 237
– Schmerzen, chronische nichtmaligne 189
Thrombozytenaggretation, erhöhte 127
Tramadol 141
Trauma, psychisches 45, 50
Trost 162
Trösten 239
Tumore 186
Tumorschmerzen 185

U
Überschattung, diagnostische 228
Unterricht s. IUE

V
Venenthrombose, tiefe 127
Verantwortlichkeit 111
– Bedeutung 112
–, fehlende 111
Verbrennung, schwere 252
– Interventionen, psychosoziale 254
– Literatur 257
– Medikamente 255

- Strategien, psychologische 256
- Verbandwechsel 253

Verhaltensänderungen, schmerzbedingte 222
Verhaltenstherapie, kognitive 195
Verhaltensweisen, institutionelle ineffiziente 113
Vermeidungsverhalten 177
Vertrauensbeziehung 201
Verwirrtheit 184
Vorstellungen, falsche 96
Vulnerabilität 212

W

Wärme 38
Wärmebehandlung 194
Weidenrinde 199
Weihrauchpflanze 199
Weinerlichkeit 222, 223
Wind-up-Phänomen 49, 185
Wissensdefizit, fachliches 94, 99
Withansia somnifera 199
Wut, verinnerlichte 281

Z

Zeitmangel 110
Zertifizierung
Zingiber officinale 199
Zitterpappel 199
Zusammenarbeit, interdisziplinäre 97, 99, 203

7

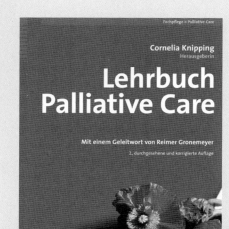

Cornelia Knipping (Hrsg.)

Lehrbuch Palliative Care

Mit einem Geleitwort
von Reimer Gronemeyer.
2., durchges. u. korr. Aufl. 2007.
740 S., 62 Abb., 46 Tab., Gb
€ 49.95 / CHF 79.00
ISBN 978-3-456-84460-2

Das erfolgreiche Lehrbuch stellt das gesamte Palliative-Care-Konzept umfassend, interdisziplinär, organisationsübergreifend sowie praxisorientiert dar. Es zeigt, dass Palliative Care nicht erst mit dem Sterben beginnt! Es stellt von Anfang an den betroffenen Menschen und seine Familie in den Mittelpunkt und leitet davon die patientenbezogenen Behandlungs- und Versorgungskonzepte ab. Es wirbt um die Entwicklung von Haltung und Kultur im Umgang mit schwer kranken, alten und sterbenden Menschen und überträgt diese auf eine würdevolle Behandlung, Pflege und Begleitung bis zuletzt. Es wendet sich an Pflegende und Personen in anderen Gesundheitsberufen, die schwer kranke und sterbende Menschen in verschiedenen Settings der palliativen Spezialversorgung und in der Normalversorgung, sei es zu Hause oder in Alters- und Pflegeheimen, betreuen. Das «Lehrbuch Palliative Care» avancierte in kürzester Zeit zum Standardwerk für alle, die sich in «Palliative Care» fort- und weiterbilden oder ein Studium absolvieren.

«Ich empfehle dieses Lehrbuch und Nachschlagewerk allen Pflegefachkräften in ambulanten wie stationären Bereichen, die mit Palliative Care zu tun haben. Es bietet effektiv zusammengestellt eine umfassende Auswahl an Pflegehandlungen und Informationen.» *pflegen: palliativ*

«Die Schwachen und Kranken zu achten und zu schätzen ist die Würde der Gesunden» *Klaus Dörner, 2003.*

«Das Lehrbuch Palliative Care ist als Standardwerk unverzichtbar für Lernende, Studierende und für Angehörige aller Berufsgruppen, die in der Pflege und Betreuung von schwer kranken und sterbenden Menschen tätig sind.» *Kathrin Derksen, NOVA*

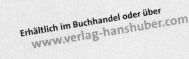

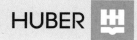